"十四五"职业教育国家规划教材

 "十四五"卫生高等职业教育专科校院合作"双元"规划教材

供护理、助产及相关专业用

病理学与病理生理学

第 2 版

主 编

赵其辉 魏 昕

副主编

萧 赪 石娅莉 曲晓媛 张可丽 许连静

编 委（按姓名汉语拼音排序）

陈燕枝	江西医学高等专科学校	曲晓媛	山东中医药高等专科学校
杜丽娟	北京卫生职业学院	石娅莉	四川护理职业学院
段旭艳	菏泽医学专科学校	王 慧	菏泽医学专科学校
贺 军	南华大学附属南华医院	魏 昕	遵义医药高等专科学校
李清叶	湖南环境生物职业技术学院	魏 严	南阳医学高等专科学校
李珍发	衡阳市中心医院	萧 赪	湖南环境生物职业技术学院
梁 萍	北京卫生职业学院	许连静	铁岭卫生职业学院
梁 芹	遵义医药高等专科学校	张可丽	江西医学高等专科学校
蒙雪琼	洛阳职业技术学院	张婷婷	遵义医药高等专科学校
潘 琦	铁岭卫生职业学院	赵其辉	湖南环境生物职业技术学院
彭 莉	毕节医学高等专科学校		

编写秘书 萧 赪

北京大学医学出版社

BINGLIXUE YU BINGLISHENGLIXUE

图书在版编目（CIP）数据

病理学与病理生理学 / 赵其辉，魏昕主编 . —2 版 . —北京：北京大学医学出版社，2024.7（2025.12 重印）
ISBN 978-7-5659-3145-1

Ⅰ.①病… Ⅱ.①赵…②魏… Ⅲ.①病理学 – 高等职业教育 – 教材 ②病理生理学 – 高等职业教育 – 教材 Ⅳ.① R36

中国国家版本馆 CIP 数据核字（2024）第 081549 号

病理学与病理生理学（第 2 版）

主　　编：	赵其辉　魏　昕
出版发行：	北京大学医学出版社
地　　址：	（100191）北京市海淀区学院路 38 号　北京大学医学部院内
电　　话：	发行部 010-82802230；图书邮购 010-82802495
网　　址：	http://www.pumpress.com.cn
E-mail：	booksale@bjmu.edu.cn
印　　刷：	北京信彩瑞禾印刷厂
经　　销：	新华书店
责任编辑：刘云涛	责任校对：靳新强　责任印制：李 啸
开　　本：	850 mm×1168 mm　1/16　印张：20.25　字数：580 千字
版　　次：	2019 年 8 月第 1 版　2024 年 7 月第 2 版　2025 年 12 月第 3 次印刷
书　　号：	ISBN 978-7-5659-3145-1
定　　价：	75.00 元

版权所有，违者必究

（凡属质量问题请与本社发行部联系退换）

第 2 轮修订说明

党和国家高度重视职业教育发展，《国家职业教育改革实施方案》《职业院校教材管理办法》《高等学校课程思政建设指导纲要》《习近平新时代中国特色社会主义思想进课程教材指南》《关于推动现代职业教育高质量发展的意见》《全国护理事业发展规划（2021—2025年）》等重要文件陆续发布，对卫生健康职业教育、高职专科护理人才培养及教材建设提出了更高的要求。

本套高职专科护理专业教材第1轮于2018年启动，北京大学医学出版社组织全国具有代表性的骨干院校共同建设。在教育部、国家卫生健康委员会相关机构和职业教育教学指导委员会的指导下，共编写出版教材28种，其中入选教育部"十三五"职业教育国家规划教材11种（教职成厅函〔2020〕20号文）、"十四五"职业教育国家规划教材15种（教职成厅函〔2023〕19号文）。

高质量的教材是实施教育改革、提升人才培养质量的重要支撑。为全面贯彻党的教育方针，深入贯彻党的二十大精神，落实立德树人的根本任务，更好地支持新时代卫生健康职业教育事业发展、服务于我国高职专科护理专业人才培养，北京大学医学出版社启动了高职专科护理专业教材第2轮修订编写工作。本轮教材共包含27种。全套教材均为北京大学医学出版社"十四五"规划教材。

第2轮教材修订编写工作"以学生为中心"，对标教育部高职专科护理专业教学标准、护士执业资格考试大纲，以技术技能教育为根本，满足3个需要（学科需要、教学需要、行业需要），注重基本理论、基本知识和基本技能，内容以"必需、够用"为度，遵循学生认知规律，注重教学适用性，优化编写体例，深化产教融合，优化数字融合，强化思政融合，围绕"岗课赛证"综合育人机制建设，力争打造一套既满足多数院校教学实际，又适度引领教学，培根铸魂、启智增慧，适应新时代要求的精品高职专科护理专业教材。

本轮教材的修订编写得到了多方面的大力支持，参编院校教学管理部门提出了宝贵建议，职教专家精心指导、把关，临床护理学专家认真编写、审稿。他们为锤炼精品教材、服务教学改革、提高人才培养质量做出了贡献，在此一并表示感谢！

最后，希望广大师生多提宝贵意见，反馈使用信息，以使教材内容日臻完善。让我们共同为新时代高职专科护理教育发展和人才培养做出贡献！

前 言

"健康中国"是我国新时期、新任务、新要求的国家战略之一，健康服务行业的全面提质升级，《国家职业教育改革实施方案》的实施，《中华人民共和国职业教育法》的正式颁布，标志着职业教育进入提质发展的快速期，对护理专业高职教育提出了更高、更明确的要求。同时"三教"改革不断深化，以及党的二十大报告中提及的推进健康中国建设，都要求进一步完善高职护理教材建设。

病理学与病理生理学是医学教育体系中的桥梁学科，是卫生类高职高专学生必修基础课程。本教材的编写力求体现现代职业教育理念，以专业人才培养目标为导向，以职业任务需要为根本，与课堂教学改革相呼应，为学生专业能力构成和职业成长奠定基础。

本教材涵盖病理学和病理生理学的基础性内容。全书共分二十一章：第一章到第六章为总论，主要阐述疾病发生、发展的一般规律；第七章到第十二章为基本的病理过程；第十三、十五、十七、十九、二十一章是各论内容；第十四、十六、十八、二十章是各系统器官病理生理学内容，介绍重要系统和器官相关的病理生理学知识，包括心、肺、肝、肾相关疾病的发生、发展过程中具有共性的病理过程和机制。为了便于理解，各章节穿插了百余幅病理形态学图片，以及病理过程发生机制示意图；各章正文前列出了思维导图，并以微课形式呈现，章节中还有重难点微课、课程思政微课、重难点动画、考点以及丰富的案例（导入案例、课中案例、思政案例、自测案例），上述内容都配有二维码解析。全书呈现了有意义的历史知识、经典病例、典故，突出了病理学与病理生理学科技领域的重要成果等，同时与临床紧密结合。每章均设有思政园地，内容具有本学科专业特色，并且挖掘了中国元素，讲好中国故事。另外，本教材附有多媒体教学课件，供师生参考。

本教材编者具有丰富的教学经验及临床病理经验，为本教材顺利完稿付出了辛勤劳动。各位编者的编写工作得到了所在单位领导和同行的关心和支持，也参考了许多专家学者的相关著作及教材，在此一并致谢。

本教材内容虽经过反复修改和校正，但仍有不足之处，恳请老师和同学们批评指正。

赵其辉

目 录

第一章　绪论 ··· 1
　　一、病理学与病理生理学的内容和任务 ··· 1
　　二、病理学与病理生理学在医学中的地位和作用 ··· 1
　　三、病理学与病理生理学的研究方法 ··· 1
　　四、病理学与病理生理学的学习方法 ··· 2
　　五、病理学与病理生理学的发展简史 ··· 3

第二章　疾病概论 ·· 4
　第一节　健康、疾病和亚健康 ··· 5
　　一、健康的概念 ··· 5
　　二、疾病的概念 ··· 5
　　三、亚健康状态 ··· 6
　第二节　病因学 ·· 6
　　一、疾病发生的原因 ·· 6
　　二、疾病发生的条件 ·· 7
　第三节　发病学 ·· 8
　第四节　疾病的经过与转归 ·· 10
　　一、潜伏期 ··· 10
　　二、前驱期 ··· 10
　　三、症状明显期 ··· 10
　　四、转归期 ··· 10

第三章　细胞和组织的适应、损伤与修复 ·· 15
　第一节　细胞和组织的适应 ··· 16
　　一、萎缩 ·· 16
　　二、肥大 ·· 18
　　三、增生 ·· 18
　　四、化生 ·· 19
　第二节　细胞、组织的损伤 ··· 20
　　一、可逆性损伤——变性 ··· 20
　　二、不可逆性损伤——细胞死亡 ·· 23
　第三节　损伤的修复 ·· 27
　　一、再生性修复 ··· 27
　　二、纤维性修复 ··· 29

  三、创伤愈合 ······ 30

第四章　局部血液循环障碍 ······ 35
第一节　充血和淤血 ······ 36
  一、充血 ······ 36
  二、淤血 ······ 36
第二节　出血 ······ 37
  一、出血的类型及原因 ······ 37
  二、出血的病理变化 ······ 38
  三、出血的后果 ······ 38
第三节　血栓形成 ······ 38
  一、血栓形成的条件和机制 ······ 38
  二、血栓形成的过程 ······ 39
  三、血栓的结局 ······ 40
  四、血栓对机体的影响 ······ 40
第四节　栓塞 ······ 40
  一、栓子的运行途径 ······ 41
  二、栓塞的类型和对机体的影响 ······ 41
第五节　梗死 ······ 42
  一、梗死的原因和条件 ······ 42
  二、梗死的病变及类型 ······ 42
  三、梗死对机体的影响 ······ 43

第五章　炎症 ······ 45
第一节　炎症的概述 ······ 46
  一、炎症的概念 ······ 46
  二、炎症的原因 ······ 46
  三、炎症的基本病理变化 ······ 47
  四、炎症介质 ······ 51
  五、炎症的局部表现和全身反应 ······ 52
  六、炎症的类型 ······ 53
第二节　急性炎症 ······ 53
  一、急性炎症的病理学类型 ······ 54
  二、急性炎症的结局 ······ 56
第三节　慢性炎症 ······ 57
  一、一般慢性炎症 ······ 58
  二、肉芽肿性炎 ······ 58

第六章　肿瘤 ······ 60
第一节　肿瘤的概念 ······ 61
第二节　肿瘤的特性 ······ 62
  一、肿瘤的一般形态 ······ 62

目录

　　二、肿瘤的组织结构 ……………………………………………………………… 63
　　三、肿瘤的异型性 ………………………………………………………………… 63
　　四、肿瘤的生长与扩散 …………………………………………………………… 64
　　五、肿瘤的复发 …………………………………………………………………… 66
第三节　肿瘤对机体的影响 …………………………………………………………… 66
　　一、良性肿瘤对机体的影响 ……………………………………………………… 66
　　二、恶性肿瘤对机体的影响 ……………………………………………………… 66
第四节　良性肿瘤与恶性肿瘤的区别 ………………………………………………… 67
第五节　肿瘤的命名与分类 …………………………………………………………… 68
　　一、肿瘤的命名原则 ……………………………………………………………… 68
　　二、肿瘤的分类 …………………………………………………………………… 69
　　三、癌与肉瘤的区别 ……………………………………………………………… 71
第六节　癌前病变、原位癌及早期浸润癌 …………………………………………… 71
　　一、癌前病变 ……………………………………………………………………… 71
　　二、原位癌 ………………………………………………………………………… 73
　　三、早期浸润癌 …………………………………………………………………… 73
第七节　常见肿瘤举例 ………………………………………………………………… 73
　　一、上皮组织肿瘤 ………………………………………………………………… 73
　　二、间叶组织肿瘤 ………………………………………………………………… 75
　　三、淋巴造血组织肿瘤 …………………………………………………………… 76
　　四、黑色素瘤 ……………………………………………………………………… 77
　　五、多种组织肿瘤 ………………………………………………………………… 77
第八节　肿瘤的病因和发病机制 ……………………………………………………… 78
　　一、肿瘤的病因 …………………………………………………………………… 78
　　二、肿瘤的发病机制 ……………………………………………………………… 80

第七章　水与电解质代谢紊乱 …………………………………………………… 83

第一节　脱水和水中毒 ………………………………………………………………… 84
　　一、脱水 …………………………………………………………………………… 84
　　二、水中毒 ………………………………………………………………………… 87
第二节　水肿 …………………………………………………………………………… 88
第三节　钾代谢紊乱 …………………………………………………………………… 93
　　一、低钾血症 ……………………………………………………………………… 93
　　二、高钾血症 ……………………………………………………………………… 95

第八章　发热 ……………………………………………………………………… 99

第一节　发热的概述 …………………………………………………………………… 100
第二节　发热的原因和机制 …………………………………………………………… 101
　　一、发热激活物 …………………………………………………………………… 101
　　二、内生致热原 …………………………………………………………………… 102
　　三、发热的发生机制 ……………………………………………………………… 103
　　四、发热的时相 …………………………………………………………………… 104

第三节　发热时机体的代谢和功能变化 ·· 105
　一、代谢变化 ·· 105
　二、功能变化 ·· 106
第四节　发热的生物学意义和防治原则与护理 ·································· 107
　一、发热的生物学意义 ·· 107
　二、发热的防治原则与临床护理 ·· 108

第九章　酸碱平衡紊乱 ·· 111
第一节　酸碱平衡的调节 ·· 112
　一、体液中酸碱物质的来源 ·· 112
　二、机体对酸碱平衡的调节 ·· 113
第二节　酸碱平衡紊乱的类型及常用指标 ·· 116
　一、酸碱平衡紊乱的分类 ·· 116
　二、常用检测指标及其意义 ·· 116
第三节　单纯型酸碱平衡紊乱 ·· 118
　一、代谢性酸中毒 ·· 118
　二、呼吸性酸中毒 ·· 120
　三、代谢性碱中毒 ·· 121
　四、呼吸性碱中毒 ·· 122
第四节　混合型酸碱平衡紊乱 ·· 123
　一、双重性酸碱平衡紊乱 ·· 123
　二、三重性酸碱平衡紊乱 ·· 124
第五节　单纯型酸碱平衡紊乱的分析判断方法 ······································ 124

第十章　缺氧 ·· 128
第一节　临床常用的血氧指标 ·· 129
　一、血氧分压 ·· 129
　二、血氧容量 ·· 129
　三、血氧含量 ·· 130
　四、动静脉血氧含量差 ·· 130
　五、血氧饱和度 ·· 130
　六、氧合血红蛋白解离曲线 ·· 130
第二节　缺氧的原因和类型 ·· 130
　一、低张性缺氧 ·· 130
　二、血液性缺氧 ·· 131
　三、循环性缺氧 ·· 132
　四、组织性缺氧 ·· 133
第三节　缺氧对机体的影响 ·· 133
　一、呼吸系统的变化 ·· 134
　二、循环系统的变化 ·· 134
　三、中枢神经系统的变化 ·· 135
　四、血液系统的变化 ·· 135

五、组织细胞的变化 ··· 135
第四节　缺氧的治疗 ··· 136

第十一章　休克 ·· 138

第一节　休克的病因及分类 ··· 139
一、休克的病因 ··· 139
二、休克的分类 ··· 139

第二节　休克的发展过程及发病机制 ·· 141
一、微循环缺血缺氧期 ··· 141
二、微循环淤血缺氧期 ··· 143
三、微循环衰竭期 ·· 144

第三节　休克时机体的代谢和功能改变 ·· 147
一、机体代谢变化及细胞损伤 ·· 147
二、休克时主要器官的功能改变 ··· 148

第十二章　弥散性血管内凝血 ·· 151

第一节　弥散性血管内凝血的原因和发病机制 ··· 152
一、弥散性血管内凝血的原因 ·· 152
二、弥散性血管内凝血的发病机制 ·· 153

第二节　弥散性血管内凝血的诱发因素 ·· 155
一、单核吞噬细胞系统功能障碍 ··· 155
二、严重肝功能障碍 ··· 155
三、血液呈高凝状态 ··· 155
四、微循环障碍 ··· 155

第三节　弥散性血管内凝血的分期和分型 ··· 155
一、弥散性血管内凝血的分期 ·· 155
二、弥散性血管内凝血的分型 ·· 157

第四节　弥散性血管内凝血的病理临床联系 ·· 157
一、出血 ··· 157
二、休克 ··· 158
三、器官功能障碍 ·· 159
四、微血管病性溶血性贫血 ··· 159

第五节　弥散性血管内凝血的护理原则 ·· 160
一、密切观察病情 ·· 160
二、出血的护理 ··· 160

第十三章　心血管系统疾病 ··· 163

第一节　动脉粥样硬化 ·· 165
一、病因和发病机制 ··· 165
二、基本病理变化 ·· 165
三、重要器官的动脉粥样硬化 ·· 167

第二节　冠状动脉粥样硬化性心脏病 ··· 167

一、心绞痛 ··· 167
　　二、心肌梗死 ··· 167
　　三、心肌纤维化 ··· 168
　　四、冠状动脉性猝死 ··· 168
　第三节　原发性高血压 ··· **169**
　　一、病因和发病机制 ··· 169
　　二、类型和病理变化 ··· 170
　第四节　风湿病 ··· **172**
　　一、病因和发病机制 ··· 172
　　二、病理变化 ··· 173
　　三、各器官的病变及临床病理联系 ··································· 173
　第五节　感染性心内膜炎 ··· **175**
　　一、急性感染性心内膜炎 ··· 175
　　二、亚急性感染性心内膜炎 ··· 175
　第六节　心瓣膜病 ··· **176**
　　一、二尖瓣狭窄 ··· 176
　　二、二尖瓣关闭不全 ··· 177
　　三、主动脉瓣狭窄 ··· 177
　　四、主动脉瓣关闭不全 ··· 178

第十四章　心功能不全 ··· 180

　第一节　心力衰竭的病因、诱因和分类 ······························ **181**
　　一、病因 ··· 181
　　二、诱因 ··· 182
　　三、分类 ··· 183
　第二节　心力衰竭时机体的代偿反应 ································· **184**
　　一、心脏本身的代偿反应 ··· 185
　　二、心脏以外的代偿 ··· 186
　第三节　心力衰竭的基本发生机制 ····································· **187**
　　一、心肌收缩性减弱 ··· 187
　　二、心室舒张功能障碍和顺应性降低 ······························· 188
　　三、心室各部舒缩活动不协调 ··· 188
　第四节　心力衰竭时机体的代谢和功能变化 ····················· **188**
　　一、心排血量减少 ··· 189
　　二、肺循环淤血 ··· 189
　　三、体循环淤血 ··· 190
　第五节　心力衰竭的防治和护理原则 ································· **191**
　　一、防治原发病，消除诱因 ··· 191
　　二、调整心脏前负荷 ··· 191
　　三、降低心脏后负荷 ··· 191
　　四、改善心脏的舒缩功能 ··· 192
　　五、纠正水、电解质和酸碱平衡紊乱 ······························· 192

六、护理措施 ··· 192

第十五章　呼吸系统疾病 ·· **194**

第一节　慢性支气管炎 ··· **195**
　　一、病因和发病机制 ··· 195
　　二、病理变化 ··· 196
　　三、临床病理联系 ··· 196

第二节　肺气肿 ··· **197**
　　一、病因和发病机制 ··· 197
　　二、病理类型 ··· 197
　　三、病理变化 ··· 198
　　四、临床病理联系 ··· 198

第三节　慢性肺源性心脏病 ··· **199**
　　一、病因和发病机制 ··· 199
　　二、病理变化 ··· 200
　　三、临床病理联系 ··· 200

第四节　肺炎 ··· **200**
　　一、细菌性肺炎 ·· 201
　　二、病毒性肺炎 ·· 204
　　三、支原体肺炎 ·· 206

第五节　呼吸系统常见肿瘤 ··· **207**
　　一、鼻咽癌 ·· 207
　　二、肺癌 ··· 208

第十六章　呼吸衰竭 ·· **213**

第一节　呼吸衰竭的病因和发病机制 ··· **214**
　　一、病因 ··· 214
　　二、发病机制 ··· 215

第二节　呼吸衰竭时机体的代谢和功能变化 ···································· **219**
　　一、酸碱平衡及电解质代谢紊乱 ··· 219
　　二、呼吸系统的变化 ·· 219
　　三、循环系统的变化 ·· 220
　　四、中枢神经系统的变化 ·· 220
　　五、其他变化 ··· 221

第三节　呼吸衰竭的防治与护理原则 ··· **221**
　　一、防治原发病 ·· 221
　　二、保持气道通畅，改善肺通气 ··· 221
　　三、氧疗，合理提高氧分压 ··· 221
　　四、改善内环境，保护重要器官的功能 ·· 222

第十七章　消化系统疾病 ··· **224**

第一节　慢性胃炎 ·· **225**

一、病因和发病机制 … 225
二、类型及病理变化 … 226

第二节　消化性溃疡 … **229**
一、病因和发病机制 … 229
二、病理变化 … 229
三、临床病理联系 … 230
四、结局与并发症 … 231

第三节　病毒性肝炎 … **231**
一、病因和发病机制 … 232
二、基本病理变化 … 233
三、常见的临床病理类型 … 234

第四节　肝硬化 … **237**
一、门脉性肝硬化 … 238
二、坏死后性肝硬化 … 240

第五节　消化系统常见肿瘤 … **241**
一、食管癌 … 241
二、胃癌 … 242
三、原发性肝癌 … 244
四、大肠癌 … 246

第十八章　肝性脑病 … **249**

第一节　肝性脑病的病因与分类 … **250**
一、内源性肝性脑病 … 250
二、外源性肝性脑病 … 250

第二节　肝性脑病的发病机制 … **251**
一、氨中毒学说 … 251
二、假性神经递质学说 … 252
三、氨基酸代谢失衡学说 … 252
四、GABA 学说 … 253

第三节　影响肝性脑病发生发展的因素 … **253**
一、高蛋白饮食 … 253
二、消化道出血 … 253
三、感染 … 253
四、其他因素 … 253

第四节　肝性脑病的防治和护理原则 … **254**
一、去除诱因 … 254
二、降低血氨 … 254
三、恢复神经传导功能 … 254
四、恢复血浆氨基酸的平衡 … 254
五、肝移植 … 254
六、加强护理 … 254

第十九章　泌尿系统疾病 ·· 257

第一节　肾小球肾炎 ·· 258
一、病因与发病机制 ·· 258
二、基本病理变化 ·· 259
三、临床与病理联系 ·· 260
四、肾小球肾炎的常见病理类型 ···································· 260

第二节　肾盂肾炎 ·· 265
一、病因及发病机制 ·· 266
二、类型及病理变化 ·· 266

第三节　泌尿系统常见恶性肿瘤 ······································ 268
一、肾细胞癌 ·· 268
二、尿路与膀胱上皮肿瘤 ·· 269

第二十章　肾功能不全 ·· 273

第一节　急性肾衰竭 ·· 275
一、急性肾衰竭的原因和分类 ······································ 275
二、急性肾衰竭的发病机制 ·· 276
三、急性肾衰竭时机体的功能和代谢变化 ····························· 278
四、急性肾衰竭的防治和护理原则 ··································· 279

第二节　慢性肾衰竭 ·· 279
一、慢性肾衰竭的原因 ·· 280
二、慢性肾衰竭的发病过程及其机制 ································· 280
三、慢性肾衰竭时机体的功能和代谢变化 ····························· 281
四、尿毒症 ··· 283
五、慢性肾衰竭与尿毒症的防治和护理原则 ··························· 283

第二十一章　传染病与寄生虫病 ······································ 286

第一节　结核病 ·· 287
一、概述 ··· 287
二、肺结核病 ··· 289
三、肺外器官结核病 ··· 291

第二节　伤寒 ·· 292
一、病因和发病机制 ··· 292
二、病理变化和临床病理联系 ····································· 293
三、结局和并发症 ··· 294

第三节　细菌性痢疾 ·· 294
一、病因和发病机制 ··· 294
二、病理变化和临床病理联系 ····································· 294

第四节　流行性脑脊髓膜炎 ·· 295
一、病因和发病机制 ··· 296
二、病理变化及临床病理联系 ····································· 296

第五节　流行性乙型脑炎 … **296**
　　一、病因和发病机制 … 296
　　二、病理变化和临床病理联系 … 296
第六节　常见性传播疾病 … **297**
　　一、淋病 … 297
　　二、尖锐湿疣 … 298
　　三、梅毒 … 298
　　四、获得性免疫缺陷综合征 … 299
第七节　血吸虫病 … **301**
　　一、病因和感染途径 … 301
　　二、病理变化及临床病理联系 … 301
第八节　阿米巴病 … **301**
　　一、病因和发病机制 … 301
　　二、病理变化和临床病理联系 … 301

主要参考文献 … **304**

中英文专业词汇索引 … **305**

第一章 绪 论

病理学与病理生理学（pathology and pathophysiology）是研究疾病的病因、发病机制、病理变化（形态结构、功能代谢的变化）、结局和转归规律的基础医学学科。其任务是揭示疾病的本质和发生、发展的规律，为疾病的预防、诊断、治疗和护理提供理论基础。

一、病理学与病理生理学的内容和任务

本教材包括病理学和病理生理学两部分内容，病理学侧重于形态结构变化的研究，病理生理学侧重于功能和代谢变化的研究，在疾病的发生、发展过程中，机体的形态结构和功能代谢是互相影响、紧密联系的。本教材共二十一章：第一章到第六章是总论，主要阐述疾病发生、发展的一般规律，包括疾病概论和基本病理过程；第七章到第十二章是基本的病理过程，指可在多种器官或系统疾病中出现的共同、成套的功能代谢变化；第十三、十五、十七、十九、二十一章是各论内容，主要讨论各器官系统不同疾病发生、发展的特殊规律，总论是学习各论的基础，各论可加深对总论的理解；第十四、十六、十八、二十章是各系统器官病理生理学内容，介绍重要系统和器官涉及的病理生理学知识，包括心脏、肺、肝、肾相关疾病发生、发展过程中的具有共性的病理过程和机制。

二、病理学与病理生理学在医学中的地位和作用

病理学与病理生理学是重要的医学基础学科，也是联系基础医学和临床医学的桥梁学科。病理学与病理生理学与基础医学中的人体解剖学、组织胚胎学、生理学、生物化学、病原生物学、免疫学等学科都有密切的联系，这些基础学科的每一次重大进展，都会促进病理学与病理生理学的发展。因此，掌握基础医学的相关知识，是学好病理学与病理生理学的前提条件。而病理学与病理生理学又是学习临床医学的重要基础，可为临床正确认识疾病提供理论依据，对学习临床课程能起到承前启后的作用。此外，病理学与病理生理学还是一门临床属性较强的学科，病理学与病理生理学的研究方法如活体组织检查能直接对疾病做出最终诊断，提高疾病的防治水平。另外，病理学与病理生理学的相关知识，可以对疾病的症状、体征以及实验室检查结果进行分析从而指导和改进对疾病的诊断、治疗和护理。

三、病理学与病理生理学的研究方法

1. **尸检** 尸检（autopsy）是病理学的基本研究方法之一，是对死者的遗体进行病理剖验，通过肉眼和显微镜系统地观察全身各部位的形态结构变化，可以明确诊断，查明死亡原因。同时验证临床诊断和治疗的准确性，总结经验教训，提高医疗质量，并通过尸检积累的大量病理资料，对深入认识疾病、促进病理学的发展做出贡献。尸检还可以发现和确诊某些新的疾病，包括传染病、地方病、流行病等疾病，为疾病预防控制中心提供实施防治措施的依据。2020年初解放军第五医院王福生院士团队在国际著名医学学术期刊《柳叶刀呼吸医学》发布了全球首例"新冠肺炎"尸检病理报告，为"新冠肺炎"接下来的防治提供了重要依据。

2. **活体组织检查（biopsy）** 用手术切除、钳取和穿刺针吸等方法从活体内取下病变组织，进行病理检查，以确定诊断，称为活体组织检查，简称活检。活检是临床上最常用的病理学检查诊断方法，由于活检取材的组织新鲜，固定后能较好地保存病变的原貌，有利于及时、准确地对疾病做出病理诊断，可作为指导治疗和判断预后的依据，特别是对性质不明的肿瘤等疾患；必要时还可在手术中进行冰冻切片快速诊断，协助临床医生选择最佳的手术方案和治疗方案；患者在某些疾病（例如胃溃疡、结肠息肉等）治疗过程中定期活检可动态地了解病变的发展以及判断疗效。

3. **细胞学检查** 是通过各种方法和途径采集病变（口腔、食管、鼻咽部以及女性生殖系统等）脱落的细胞，或者是自然分泌物、体液、排泄物中的细胞制成细胞涂片，进行光学显微镜检查，做出细胞学病理诊断，对体检普查和发现早期恶性肿瘤具有重要意义。

4. **动物实验（animal experiment）** 即在各种实验动物身上复制某些人类疾病的模型，针对性地研究某种疾病的病因和发病机制，动态观察其形态、功能和代谢的异常变化以及疾病的经过与表现，验证疗效，探索疗效和机制。动物实验的结果可以作为临床医学的重要借鉴和参考。

5. **组织和细胞化学检查** 是应用某些化学试剂在组织及细胞上进行特异性化学反应，呈现特殊颜色，从而鉴定组织、细胞中的某种蛋白质、脂类、糖原、酶类或核酸等化学成分。如用糖原染色法显示细胞内糖原的变化，用苏丹Ⅲ染色法显示细胞内的脂肪成分，对一些代谢性疾病的诊断有一定的参考价值。

6. **超微结构观察** 运用透射电镜和扫描电镜对组织、细胞内部和表面的超微结构进行观察。电镜技术的应用可以在超微结构水平上将形态结构与功能、代谢变化有机地结合起来，为深入研究疾病过程中的功能代谢变化提供形态学依据。

除上述方法外，还有放射自显影技术、组织和细胞培养、分析电镜技术、显微分光光度技术、流式细胞技术以及形态定量技术等一系列分子生物学技术，这些新的方法和手段，为研究疾病，发展病理学与病理生理学新理论提供了更多的途径。

四、病理学与病理生理学的学习方法

病理学与病理生理学是一门形态和功能相结合的学科，也是一门理论性和逻辑性都很强的课程，在学习的过程中要注重学习方法。

1. **密切联系总论和各论** 总论是各论学习的基础，各论是总论学习的延伸和展开，要注意两者密切结合。

2. **重视形态结构变化和功能、代谢变化的关系** 三者相互联系、相互影响。通过形态结构的变化，来理解功能、代谢的变化，从而全面认识疾病的本质。

3. **在理论课学习的同时重视实验课** 对大体标本、病理切片、动物实验的观察，有助于对病变特点的记忆并加深对理论的理解，有助于理论联系实际。

4. **重视病变局部和整体的联系** 机体是一个统一的整体，局部病变可累及全身，但又受到整体的制约，全身性疾病又可以局部表现为主。要注重两者之间不可分割的联系。

5. **加强病理学、病理生理学与各基础医学学科的联系** 运用解剖学、生理学、生物化学、组织胚胎学等基础医学学科的知识，以正常人体形态结构、功能和代谢的特点为标准，来判断患病机体的各种病理变化，从而达到对病理学与病理生理学知识理解的目的。

6. **重视病理变化与临床联系** 病理学与病理生理学的知识是各临床学科学习的基础，学会灵活应用病理学与病理生理学的理论知识解释患者的临床表现，培养全面思考问题的能力。

五、病理学与病理生理学的发展简史

病理学与病理生理学的发展经历了漫长的历史过程。在西方，公元前 5 世纪古希腊著名学者希波克拉底（Hippocrates）就提出了"体液学说"，到 18 世纪中叶意大利医学家莫尔加尼（Morgagni）创立了器官病理学，奠定了近代病理学的基础。19 世纪中叶，德国病理学家魏尔啸借助光学显微镜观察疾病时细胞及组织的变化，创立了细胞病理学，对病理学的发展做出了划时代的贡献。在我国，秦汉时期的医学丛书《黄帝内经》、隋唐时代巢元方的《诸病源候论》、南宋时期宋慈的《洗冤集录》，也对病理学的发展做出了卓越的贡献。

病理学与病理生理学的发展与自然科学的发展和技术进步有着密切的联系。近半个多世纪以来，电子显微镜和生物组织超薄技术的应用，使病理形态学研究能深入到亚细胞水平来了解组织和细胞的超微病变结构。特别是近 30 年来，免疫学、细胞生物学、分子生物学、细胞遗传学的进展以及免疫组化、流式细胞术、图像分析技术等理论和技术的应用，极大地推动了传统的病理学与病理生理学的发展。目前，病理学与病理生理学的研究已经深入到分子水平，极大地加深了对疾病本质的认识。

（赵其辉）

第二章 疾病概论

第二章数字资源

本章思维导图

- 疾病概论
  - 健康、疾病和亚健康
    - 健康的概念
    - 疾病的概念
    - 亚健康状态
  - 病因学
    - 疾病的发生原因
      - 生物性因素
      - 物理性因素
      - 化学性因素
      - 营养性因素
      - 遗传性因素
      - 先天性因素
      - 免疫性因素
      - 神经内分泌因素
      - 精神、心理、社会因素
    - 疾病的发生条件
  - 发病学
    - 疾病发生发展的一般规律
      - 稳态的紊乱
      - 损伤与抗损伤
      - 因果交替
      - 局部与整体
    - 疾病发生发展的共同机制
  - 疾病的经过与转归
    - 潜伏期
    - 前驱期
    - 症状明显期
    - 转归期
      - 康复
        - 完全康复
        - 不完全康复
      - 死亡
        - 传统死亡观念
          - 濒死期
          - 临床死亡期
          - 生物学死亡期
        - 现代死亡观念
          - 脑死亡
            - 概念
            - 判断标准
            - 意义

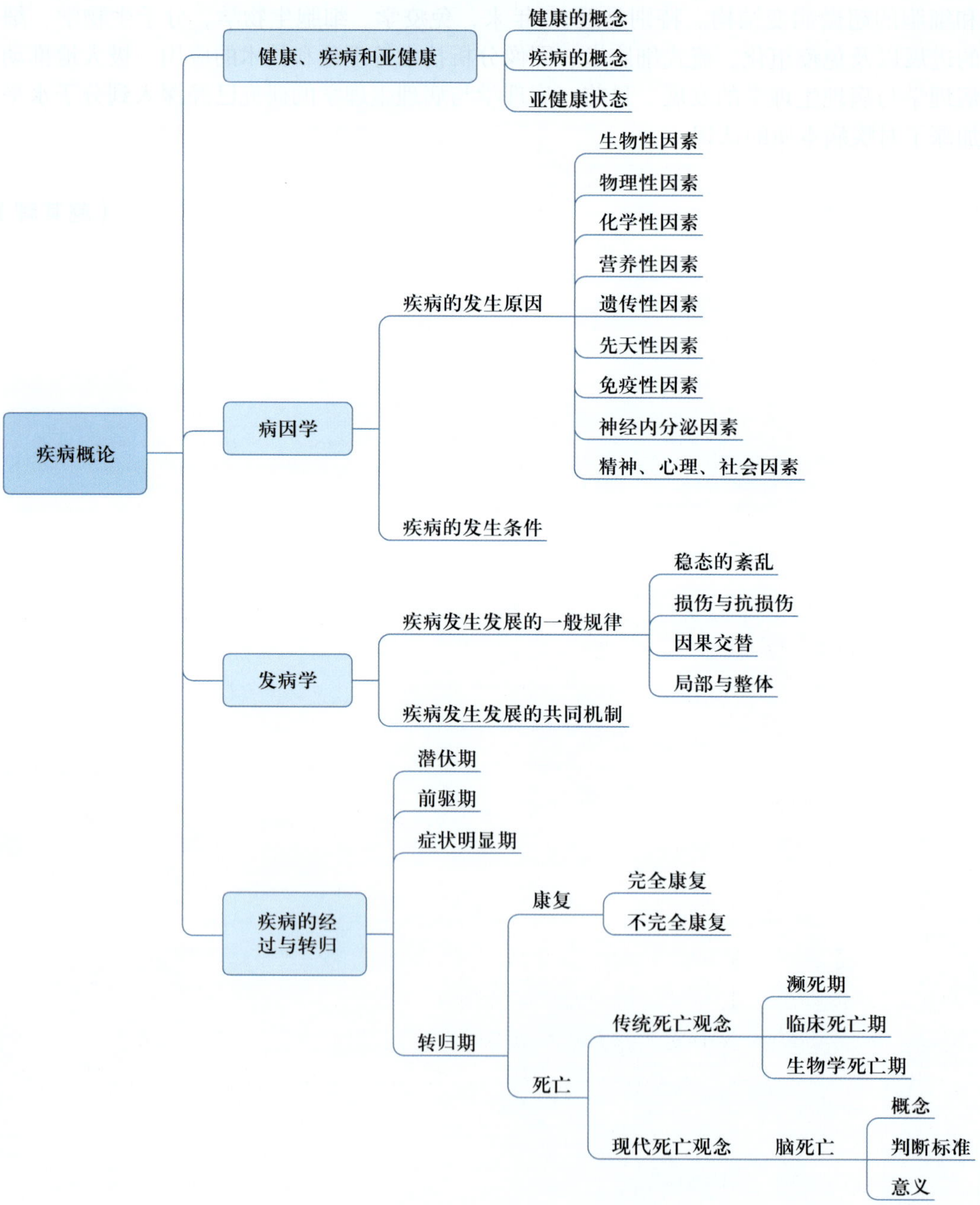

第二章 疾病概论

学习目标

1. 解释健康、疾病和脑死亡的概念。
2. 归纳病因的种类，疾病发生、发展过程中的共同规律和机制。
3. 能够区分疾病的发生原因和发生条件。
4. 熟记疾病的经过与转归、传统死亡观以及脑死亡的判断标准。
5. 运用所学知识，牢固树立"生命至上，人民至上""以患者为中心"的理念。

导入案例 2-1

患者李某，男，48岁，因突发心前区持续性疼痛、心搏骤停 10 min 急诊入院。体格检查：在呼吸机支持和去甲肾上腺素的维持下，HR 95/min，BP 90/60 mmHg，深昏迷，双侧瞳孔散大固定，眼球突出，对光反射、角膜反射及吞咽反射均消失，无自主呼吸，脑电图未显示波形。医生建议家属放弃对患者的抢救和治疗。

问题：
1. 该患者是否已死亡？有无脑死亡？
2. 你觉得医生的建议是否合理？为什么？
3. 现阶段，我们国家临床上判断死亡的依据是什么？

第一节 健康、疾病和亚健康

健康（health）与疾病（disease）是生命过程中的两种不同形式，是一组相对应的概念。健康和疾病，两者之间缺乏明确的判断界限。不同社会文化背景下，健康与疾病的概念也不尽相同。

一、健康的概念

人们常认为不生病就是健康，但实际上这种观念是不全面的。目前普遍采用世界卫生组织（World Health Organization，WHO）对健康所提出的定义，即"健康不仅是没有疾病或衰弱现象，而是躯体上、精神上和社会适应上的一种完好状态"。也就是说健康不仅包含强健的体魄，还需要具有健全的心理精神状态和良好的社会适应能力。

躯体上的完好状态是指躯体结构、功能和代谢正常，采用科技手段检查未发现任何异常。精神上的完好状态是指人的情绪、心理、学习、记忆及思维等处于正常状态，表现为精神饱满、积极乐观向上，能愉快地学习和工作，能应对紧急事件、处理复杂问题。社会适应上的完好状态则指人的行为与社会道德规范相吻合，人际关系良好，能在社会中承担合适的角色。

值得注意的是，心理健康与躯体健康可相互影响。心理不健康会伤害身体，甚至引起躯体疾病。而长期的躯体疾病也可引发精神和心理障碍。

健康的标准也并非一成不变。随着经济发展和社会进步，健康的内涵和标准也会变化。不同年龄和地区的人群，健康的标准亦不完全相同。增强居民健康意识、保障居民健康是广大医务工作者的职责所在。

二、疾病的概念

疾病是指机体在病因和条件的作用下，由于自稳调节紊乱而发生的异常生命活动过程。在此过程中，病因与机体相互作用而产生损伤与抗损伤的斗争，机体的功能、代谢和形态结构发生改变，临床出现相应的症状与体征，机体与外环境间的协调发生障碍。

三、亚健康状态

亚健康（sub-health）状态是指介于健康与疾病之间的生理功能低下的状态，此时机体处于非病、非健康并有可能趋向疾病的状态，又称为"机体的第三种状态"。

引起亚健康状态的真正原因目前尚不清楚，可能与社会环境压力、不良生活习惯、环境污染及机体的自我调节能力等多种因素有关。亚健康的表现形式多样，既可有躯体表现，也可是精神心理异常，①躯体性亚健康状态：疲乏无力、精神萎靡不振、失眠健忘、食欲缺乏、性功能减退、免疫功能低下等；②心理性亚健康状态：烦躁易怒、焦虑、易激惹，严重者可出现心悸、胃痛等表现；③人际交往性亚健康状态：主要表现为与社会成员关系不稳定，心理距离变大，产生被社会抛弃和遗忘的孤独感。上述表现持续一定时间，经医院检查排除疾病后可诊断为亚健康。

亚健康的原因多而复杂，如工作或学习负荷过重使人身心疲惫，导致神经、内分泌功能失调是亚健康最常见的原因，由此引起的亚健康称为"慢性疲劳综合征"。吸烟、酗酒、膳食结构不合理、缺乏体力活动、作息不规律等不健康的生活方式；家庭、社会及个人的不顺心事情过多使人焦虑或恐惧；各种污染（环境、食品、噪声等）均可导致机体抵抗力下降，从而引起亚健康。亚健康处于可向健康或疾病转化的动态变化之中。医务工作者应充分认识亚健康的危害性，积极进行干预，促使亚健康向健康转化，防止其发展为疾病。

 考点：

健康和疾病的概念。

第二节　病　因　学

病因学（etiology）主要研究疾病发生的原因与条件。

一、疾病发生的原因

疾病发生的原因简称为病因，是指引起疾病必不可少的，并且决定疾病特异性的因素，又称为致病因素。任何疾病都是由一定的病因引起的，没有病因的疾病是不存在的。常见的病因有以下几类。

（一）生物性因素

生物性因素是最常见的致病因素，包括各种病原微生物（细菌、病毒、真菌、支原体、衣原体、立克次体、螺旋体等）和寄生虫（原虫、蠕虫、线虫等）。其致病性主要与病原体入侵的数量、侵袭力、毒力以及病原体逃避或抵抗宿主的攻击能力有关。此类病因侵入机体后常构成传染过程。

（二）物理性因素

物理性因素包括机械力、温度（高温、低温）、大气压、噪声、电离辐射等。该因素的致病作用及其所致疾病的严重程度，取决于其对机体的作用强度、作用部位和持续时间。

（三）化学性因素

化学性因素包括无机毒物（强酸、强碱、一氧化碳、汞、砷、氰化物等）、有机毒物（四氯化碳、甲醇等）和生物性毒物（蜂毒、蛇毒等）。化学因素致病作用与毒物本身的性质、剂量、作用部位及机体的功能状态均有关。有些化学因素对机体的组织器官有一定的选择性损伤作用，如四氯化碳主要引起肝细胞中毒。

（四）营养性因素

一切维持机体正常生命活动所必需的物质缺乏或过量，都会影响细胞的代谢和功能，均可引起疾病，甚至导致死亡。包括维持生命的基本物质（氧气、水等），各种营养素（如糖、脂肪、蛋白质、维生素、无机盐等）及某些微量元素（锌、硒、碘、氟等）。营养过剩也能引起疾病，如长期高脂、高糖饮食会引起肥胖。

（五）遗传性因素

遗传性因素包括直接致病作用和遗传易感性两种情况。

1. **直接致病作用** 即引起遗传性疾病，是由基因突变或染色体畸变而导致的。基因突变引起分子病，如血友病、地中海贫血、家族性腺瘤息肉病。染色体畸变引起染色体病，如先天愚型、两性畸形。

2. **遗传易感性** 是指具有易患某种疾病的遗传素质。如原发性高血压、糖尿病、精神分裂症、肿瘤和肥胖等。

（六）先天性因素

先天性因素是指能够损害生长发育中的胎儿的有害因素。由先天性因素引起的疾病称为先天性疾病。如妊娠早期孕妇感染风疹病毒可引起胎儿先天性心脏病。孕妇感染梅毒，可致胎儿患先天性梅毒。

（七）免疫性因素

当免疫反应异常强烈或免疫功能低下甚至缺陷时，可导致免疫性疾病的发生。

机体的免疫系统对一些外来抗原刺激发生异常强烈的反应，导致组织细胞损伤和生理功能障碍。这种异常的免疫反应称为变态反应或超敏反应，引起的疾病称变态反应性疾病，如青霉素导致过敏性休克，花粉、粉尘、皮毛等导致支气管哮喘、荨麻疹等。如果机体对自身抗原发生免疫反应并引起自身组织的损害，则称为自身免疫性疾病，如系统性红斑狼疮、溃疡性结肠炎、类风湿性关节炎等。此外还有体液免疫或细胞免疫缺陷引起的免疫缺陷性疾病，如艾滋病、先天性丙种球蛋白缺乏症等。

（八）神经内分泌因素

神经内分泌因素对某些疾病的发生亦具有重要影响。如婴幼儿大脑皮质下中枢兴奋性较高，体温升高时易发生高热惊厥；十二指肠溃疡与迷走神经兴奋性增高有关；胰岛素分泌不足时可引起糖尿病。

（九）精神、心理、社会因素

近年来随着生物医学模式向生物 - 心理 - 社会医学模式的转换，精神、心理、社会因素引起的疾病越来越受到重视，如应激性疾病、变态人格、心身疾病（如高血压、消化性溃疡）等逐渐增多。人不仅是生物学领域内的动物，更是社会学领域里的生物，因此社会因素与疾病的发生密切相关。

疾病的发生可主要由一种病因引起，也可由多种病因同时作用或先后参与引起。没有病因是不可能发生疾病的。因此，在疾病的防治中也强调对因处理的相应策略。目前很多疾病的病因尚不明确，相信随着医学研究的不断进展，更多疾病的病因将会得到明确。

二、疾病发生的条件

能够影响疾病发生的各种机体内外因素，称为疾病发生的条件。条件本身虽不能直接引起疾病，但可左右病因对机体的影响，直接作用于机体或促进、阻碍疾病的发生。如营养不良、过度疲劳等可削弱机体的抵抗力，此时如有少量不足以引起正常人致病的结核分枝杆菌进入机体，就可引起结核病；相反，营养充足、生活条件良好、锻炼身体等都可增强机体的抵抗力，此时即使有结核分枝杆菌的侵入，也可以不发生结核病。

其中能加强病因作用或促进疾病发生的因素，称为诱因（precipitating factor），如发热、情绪激动、寒冷等可诱发心力衰竭。诱因亦属于条件的范畴。此外年龄和性别也可作为条件影响某些疾病的发生发展，如小儿和老年人易患呼吸道感染和消化道感染，女性易患泌尿系感染、胆结石和甲状腺功能亢进，男性易患动脉粥样硬化、胃溃疡、胃癌等疾病。

疾病的原因与条件是相对的。对于不同的疾病，同一因素可以是某一疾病发生的原因，也可以是另一疾病发生的条件。如寒冷是冻伤的原因，也是感冒、肺炎等疾病发生的条件。

当某些疾病的原因、条件不能完全区分清楚时，则笼统地将该因素称为危险因素，如高脂血症、吸烟、高血压、肥胖等是动脉粥样硬化的危险因素。从病因学的角度而言，危险因素不是一个很确切的概念，但它可以帮助我们从众多的致病因素中，找出与疾病发生密切相关的因素。

考点：

区分疾病的发生原因和发生条件。

第三节　发　病　学

发病学（pathogenesis）主要研究疾病发生、发展过程中的一般规律和共同机制。疾病发生、发展的共同机制有神经机制、体液机制、细胞机制和分子机制。疾病发生、发展的一般规律指各种疾病发生、发展过程中普遍存在的共同规律，归纳如下。

（一）稳态的紊乱

稳态是正常机体通过调节作用，使各个器官、系统协调活动，共同维持内环境的相对稳定状态。稳态是机体进行正常生命活动的必要条件。稳态的维持主要是在神经和体液等因素的调节下实现的。其中，反馈机制起着重要作用，如甲状腺素（T_3、T_4）分泌增多时，可反馈性抑制下丘脑分泌促甲状腺激素释放激素（thyrotropin-releasing hormone，TRH）和垂体分泌促甲状腺激素（thyroid stimulating hormone，TSH），从而使 T_3、T_4 分泌减少并降至正常水平，反之亦然。在遗传性甲状腺素合成酶缺陷时，甲状腺素合成不足，上述反馈机制不能发挥作用可导致稳态失衡，此时 TSH 分泌过度，将引起甲状腺实质细胞大量增生、甲状腺肿、T_3 和 T_4 分泌过多，机体出现怕热、多汗、食欲旺盛、体重下降等甲状腺功能亢进的表现。因此，稳态的紊乱是疾病发生发展的基础。

（二）损伤与抗损伤

损伤与抗损伤斗争贯穿于疾病的始终，二者相互联系又相互斗争，这是构成疾病各种临床表现、推动疾病发展的基本动力。在疾病中损伤与抗损伤作用常同时出现，不断变化（图 2-1）。

以烫伤为例，高温引起皮肤、组织坏死，大量渗出引起有效循环血量减少、血压下降等损伤性变化，与此同时机体内可出现白细胞增多、微动脉收缩、心率加快、心输出量增加等抗损伤反应。若损伤较轻，通过抗损伤反应和正确治疗，机体可恢复健康；若损伤较重，抗损伤反应无法抗衡损伤反应，又无恰当及时的治疗，则病情恶化。由此可见，损伤与抗损伤反应的斗争及两者之间的力量对比常影响疾病的发展方向和结局。此外，损伤与抗损伤之间无严格界限，可相互转化：如烫伤早期，小动脉、微动脉收缩有利于维持动脉血压；但收缩时间过久，

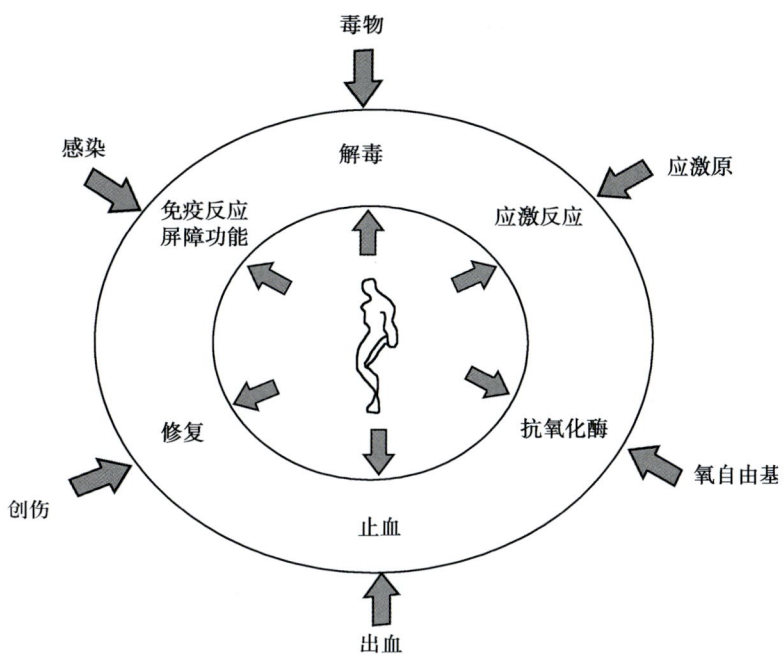

图 2-1　疾病时体内的损伤与抗损伤反应

则会加重组织器官的缺血、缺氧，甚至导致组织、细胞坏死和器官功能障碍。

不同疾病中损伤与抗损伤的斗争亦不相同，这就构成了各种疾病的不同特征。在临床疾病防治过程中，应尽量支持和加强抗损伤反应而减轻和消除损伤反应，以使病情稳定或好转。

（三）因果交替

在疾病的发生发展过程中，原因和结果可相互交替、相互转化。即病因作用于机体引起的后果，可在一定条件下转化为另一些变化的原因。由于原因结果的相互交替和转化，即使病因已消失，上述的因果交替仍可推动疾病过程不断发展。因此，因果交替的过程常是疾病发展的重要形式。以大出血为例，说明其发展过程中的因果交替见图 2-2。

疾病中因果交替规律的发展，可形成恶性循环，使疾病恶化，直到死亡。但如果治疗恰当

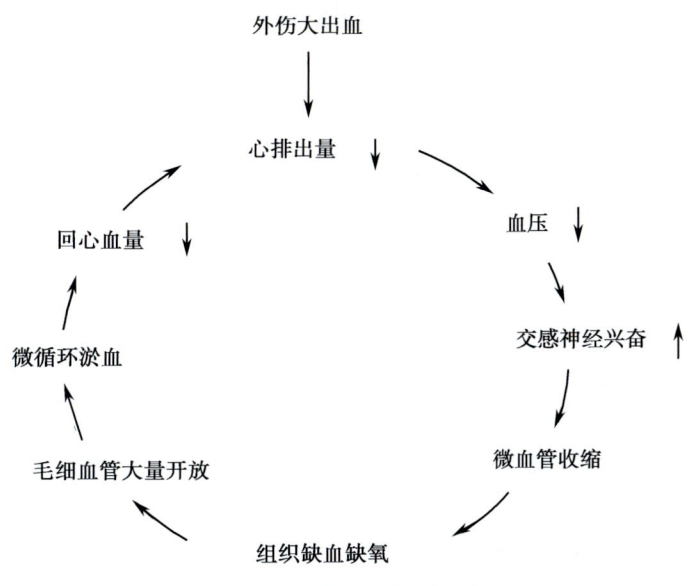

图 2-2　大出血时的恶性循环

及时，在疾病的康复过程中又可形成良性循环，从而促进机体康复。临床上医护人员应及早采取措施，在疾病发展的某一环节上打断因果转化和恶性循环，从而使疾病朝着有利于康复的方向发展。

（四）局部与整体

疾病既可以有局部表现，也可以有全身反应。局部病变可通过神经和体液途径影响整体，而机体的全身功能状态也可影响局部病变的发生发展。如急性化脓性扁桃体炎，可出现扁桃体充血、水肿等炎症反应，还可通过神经-体液机制影响全身，出现末梢血白细胞升高、发热、寒战等全身性表现。若身体功能状态良好，加以适当的抗炎治疗，扁桃体局部炎症可很快痊愈，全身性反应也会随之消失。而有些局部改变则是全身性疾病的表现，如经久不愈的皮肤伤口可能是全身代谢障碍性疾病——糖尿病的局部表现，此时若只给予局部治疗而不控制糖尿病，则伤口难以愈合。由此可见，正确认识局部和整体的关系，对疾病的正确诊治具有重要意义。医务工作者要善于抓住主要矛盾进行处理，不能简单地"头疼医头，脚疼医脚"。

第四节　疾病的经过与转归

疾病的发生、发展是一个过程，大多数疾病发生、发展到一定阶段后终将结束，这就是疾病的转归。

一、潜伏期

潜伏期是指从病因作用于机体到最初出现症状前的一段时期。不同疾病潜伏期长短不同，与病因的特异性、疾病的类型和机体自身的特征有关。传染病潜伏期比较明显。正确认识疾病的潜伏期具有重要意义，如确定或怀疑某些个体已经感染某种传染病时应及早隔离。如新型冠状病毒肺炎，其传染源主要是被新型冠状病毒感染的患者和无症状感染者，在潜伏期即有传染性。

二、前驱期

前驱期是指从最初症状开始出现到典型症状出现之前的一段时期。此期主要表现为非特异症状，如周身不适、食欲缺乏、头痛、乏力、低热等，缺乏特异性，容易误诊。此期及时就诊，有利于疾病的早期诊断和早期治疗。

三、症状明显期

症状明显期是指出现疾病典型症状的时期，临床上可根据典型表现迅速做出诊断。如大叶性肺炎病变进展至红色肝样变期时，可出现该病的典型症状——咳铁锈色痰，此时容易确诊。

四、转归期

疾病的转归有康复和死亡两种形式。

（一）康复

康复（recovery）分为完全康复（complete recovery）和不完全康复（incomplete recovery）。完全康复指疾病时的损伤性变化完全消失，机体的自稳调节完全恢复正常。不完全康复指疾病时的损伤性变化得到控制，但基本病理变化尚未完全消失，通过代偿后功能代谢恢复，主要症状消失，有时可留有后遗症，如心肌梗死后形成的瘢痕。

(二)死亡

死亡(death)是生命活动的终止,分为生理性死亡和病理性死亡。生理性死亡又称为自然死亡或老死,是机体衰老的结果。绝大多数死亡属于病理性死亡,如生命的重要器官(心、脑、肝、肾等)发生严重的不可逆性损伤;结核病、恶性肿瘤等慢性消耗性疾病引起的全身极度衰竭;以及因失血、电击、中毒、溺水等引起的呼吸、循环功能急剧障碍。

长期以来,习惯将心搏、呼吸的永久性停止作为死亡的标志(即心肺死亡模式)。按照传统观点,死亡是一个过程,分为以下三个阶段。

1. 濒死期(agonal stage) 又称临终状态,是生命的垂危阶段。主要特点是脑干以上的中枢神经系统处于深度抑制状态,机体各系统功能、代谢严重障碍,表现为意识模糊或丧失,反应迟钝,呼吸和循环功能进行性下降。

2. 临床死亡期(stage of clinical death) 延髓以上的中枢神经系统处于深度抑制状态,表现为心搏、呼吸停止,各种反射消失,瞳孔散大。但组织细胞仍有微弱的代谢活动,生命活动尚未完全终止。如及时进行抢救,有可能复苏成功。

3. 生物学死亡期(stage of biological death) 死亡的不可逆阶段。中枢神经系统及其他各器官系统的新陈代谢相继停止,并逐渐出现尸冷、尸僵和尸斑,最后腐败分解。

近年来,随着起搏器、呼吸机等复苏技术的普及以及器官移植的开展,对死亡观念又有了新的认识,强调死亡是机体作为一个整体功能永久性的丧失,并提出了脑死亡(brain death)的概念。脑死亡是指全脑(包括大脑皮质和脑干)功能不可逆地永久性丧失。脑死亡成了近年来判断死亡的一个重要标志。一旦出现脑死亡,就意味着人的实质性死亡。脑死亡时各器官不一定同时均死亡。

脑死亡的判断标准:①不可逆性深昏迷,对外界刺激无反应;②脑干神经反射(如瞳孔反射、角膜反射、咳嗽及吞咽反射)消失;③自主呼吸停止,施行人工呼吸 15 min 以上仍无自主呼吸,这是判断脑死亡的首要指标;④瞳孔散大或固定;⑤脑电波消失,呈平直线;⑥脑血管造影示脑血液循环完全停止。

脑死亡一旦确立,意义重大:①意味着法律上具备死亡的合法依据;②有助于医务人员准确判断死亡时间和确定终止复苏抢救的界限,既可节约医疗资源,又可减轻社会、家庭的经济负担和情感负担;③为器官移植创造了良好时间和合法根据。脑死亡并非器官移植所必需,但借助于呼吸、循环辅助装置,可使脑死亡者在一定时间内维持器官组织的低水平血液灌注,有利于局部器官移植后的功能复苏,从而为更多人提供生存和健康生活的机会。脑死亡作为死亡的标准是社会发展的需要,但宣告脑死亡要慎重。

考点:

脑死亡的概念。

知识链接

脑死亡

1966 年国际医学界正式提出"脑死亡"的概念。芬兰是世界上第一个以国家法律形式确定脑死亡为人体死亡的国家。目前,国际上包括美国、日本等在内的很多国家都已有脑死亡立法。全球有 100 多个国家和地区正式承认脑死亡。我国从 1980 年开始,对脑死亡有过几次比较大的讨论,但一直没有确立相关法律。直到 2018 年 9 月,全国人民代表大会同意脑死亡立法，意味着从1959年法国学者P. Mollaret和M. Goulon在第23届国际神经学会上首次提出"脑死亡"一词60余年后，中国的脑死亡法真正进入到实质性立法阶段。我国没有关于脑死亡完善立法的历史也有望在不久的将来终结。

知识链接

植 物 人

植物人（植物状态）是指因颅脑外伤或大脑缺血缺氧等导致的长期意识障碍。患者有自主呼吸、脉搏、血压，体温可以正常，能吞咽食物、入睡和觉醒，保留新陈代谢、生长发育等躯体生存的基本功能，但无任何言语、意识、思维，完全失去生活自理能力，可持续达3个月甚至12个月以上。

思政园地

健康所系，性命相托

"健康所系，性命相托。当我步入神圣医学学府的时刻，谨庄严宣誓：我志愿献身医学，热爱祖国，忠于人民，恪守医德，尊师守纪，刻苦钻研，孜孜不倦，精益求精，全面发展。我决心竭尽全力除人类之病痛，助健康之完美，维护医术的圣洁和荣誉。救死扶伤，不辞艰辛，执着追求，为祖国医药卫生事业的发展和人类身心健康奋斗终生。"这是《医学生誓言》，是医学生在从业或者入学之前所宣誓的誓词。《医学生誓言》反映了医学道德原则和道德规范，是医学生和行医者的标尺和指南针。

习近平总书记在党的二十大报告中强调，要"推进健康中国建设"，"把保障人民健康放在优先发展的战略位置，完善人民健康促进政策"。

"人民至上、生命至上"。同学们作为现今的一名医学生、未来的一名医护人员，肩负着重大使命。救死扶伤是医务工作者义不容辞的责任和义务，而前提是我们拥有救死扶伤的本领。同学们唯有好好学习，学知识、学做人、学做事，将来方能成为具有知识、技能和仁心的生命健康守卫者和医学事业的接班人，从而真正为守护人民生命健康保驾护航，为助力健康中国建设贡献自己的一份力量。

自 测 题

一、选择题

1. WHO对健康的定义是
   A. 躯体上的完好状态
   B. 心理上的完好状态
   C. 心理和躯体上的完好状态
   D. 躯体上、心理上和社会适应上的完好状态
   E. 实验室检查身体各项指标未见异常

2. 关于亚健康状态下列哪项叙述不正确
   A. 有生理功能低下　　B. 机体处于非病、非健康状态　　C. 有自稳调节紊乱
   D. 可有精神心理上的异常　　E. 有可能趋向疾病
3. 有关疾病的概念下列哪种提法较确切
   A. 疾病是不健康的生命活动过程
   B. 疾病是机体对外环境的协调发生障碍
   C. 疾病是机体在一定病因的作用下，因自稳调节紊乱而发生的异常生命活动过程
   D. 疾病是指机体的不舒服
   E. 疾病是细胞受损的表现
4. 下列哪种疾病不是由遗传因素引起的
   A. 色盲　　　　　　B. 高血压　　　　　　C. 血友病
   D. 流感　　　　　　E. 糖尿病
5. 对疾病而言，离开了某一因素的作用，该疾病绝对不可能发生。那么，这一因素就是该疾病的
   A. 发生条件　　　　B. 发生原因　　　　　C. 诱因
   D. 危险因素　　　　E. 高危因素
6. 对死亡的概念叙述不正确的是
   A. 机体生命的终结
   B. 意识永久性消失而呈植物人状态
   C. 分成濒死期、临床死亡期和生物学死亡期
   D. 包括生理性死亡和病理学死亡
   E. 机体作为一个整体的功能永久性停止
7. 诊断脑死亡的首要指标是
   A. 瞳孔散大或固定
   B. 脑电波消失，呈平直线
   C. 自主呼吸停止，施行人工呼吸 15 min 以上仍无自主呼吸
   D. 脑干神经反射消失
   E. 不可逆性深昏迷
8. 下列哪项不是生物学死亡期的主要特点
   A. 心搏停止　　　　B. 呼吸停止　　　　　C. 反射消失
   D. 代谢活动尚在　　E. 出现尸冷、尸僵、尸斑
9. 完全康复时下列哪项是错误的
   A. 损伤性变化完全消失
   B. 自稳调节恢复正常
   C. 主要症状消失
   D. 劳动力恢复正常
   E. 在某些传染病可获得终生免疫

二、简答题

1. 什么是健康？
2. 引起疾病的因素有哪些？
3. 传统死亡观念如何分期？每个时期的特点是什么？

4. 什么是脑死亡？脑死亡的判断标准是什么？

三、案例分析

患者商某，女，23岁。在一次车祸中头部遭受严重创伤，入院3天后，医生告诉患者父母："患者目前处于脑死亡状态，已不能康复，等于事实上的死亡，建议终止抢救和治疗。"但患者的父母看到女儿在呼吸机的辅助下仍然可以呼吸，并能感受到女儿的脉搏，因此不能认同这一事实，坚决不同意撤掉呼吸机。

请回答：
在这种情况下，医生怎么做才更合乎道德？

（曲晓媛）

第三章 细胞和组织的适应、损伤与修复

本章思维导图

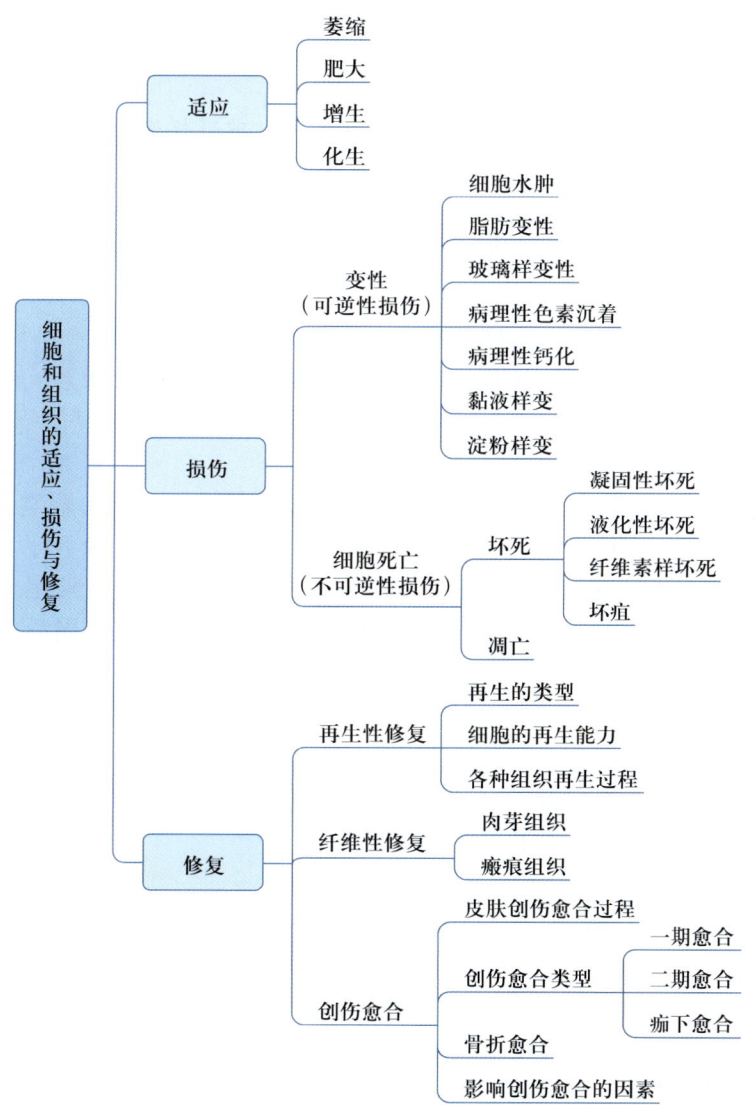

机体的细胞和组织在受到内外环境变化的刺激后，会发生代谢、功能和形态的改变。当生理性负荷过多或过少时，或是遇到轻度持续的病理性刺激时，细胞和组织会发生适应性变化。当病理性刺激超过了细胞和组织的耐受与适应能力时，则会发生损伤性变化。细胞的轻度损伤大部分是可逆的，但严重者可导致细胞不可逆性损伤。适应性变化与损伤性变化是大多数疾病

发生发展过程中的基础性病理变化。正常细胞、适应细胞、可逆性损伤细胞和不可逆性损伤细胞在一定条件下可以相互转化（图 3-1）。

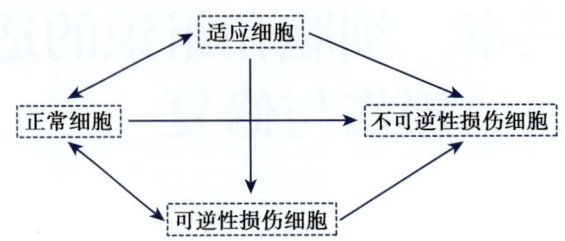

图 3-1 正常细胞、适应细胞、可逆性损伤细胞和不可逆性损伤细胞之间的关系

学习目标

1. 解释肥大、增生、萎缩、化生、变性、脂肪变性、玻璃样变性、坏死、坏疽、机化、再生、肉芽组织等概念。熟记病理性萎缩的类型、化生的类型及坏死的类型、结局。
2. 描述细胞水肿、脂肪变性、坏死的基本病理变化，描述肉芽组织的形态特点及功能。
3. 归纳各类型坏死的病变特点、各种组织的再生能力、一期愈合和二期愈合的特点及影响再生修复的因素。
4. 能理解机体的适应、损伤以及修复过程在护理工作中的意义。
5. 能运用各类型适应、损伤、修复的形态学变化解释其临床病理联系从而进行健康教育。

导入案例 3-1

患者，男，32 岁，因腹痛、呕吐急诊入院。入院前 2 h，曾在婚宴上饱餐饱饮，之后上腹部突发性疼痛，并很快转移至右下腹。体格检查：T 39 ℃，P 128 次 / 分，BP 135/95 mmHg，呼吸急促，右下腹压痛、反跳痛。初步诊断为急性阑尾炎，遂急诊手术，术中见阑尾直径 0.8 cm，局部墨绿色，表面可见脓苔。切除阑尾 1 周后，伤口愈合良好，出院。

问题：
1. 患者阑尾发生了什么病理变化？
2. 手术伤口为何是 1 周后愈合？
3. 护理过程中，为使伤口愈合良好应注意什么？

第一节　细胞和组织的适应

适应（adaptation）是机体的细胞、组织或器官对内外环境中各种有害因素的刺激而发生的非损伤性应答反应。适应在一定程度上反映了机体的调整应答能力，其目的在于避免细胞和组织受损，主要涉及细胞体积、数目或细胞分化的改变，其形态学上表现为萎缩、肥大、增生和化生。当病因消除后，适应性改变的细胞大多可逐渐恢复正常。

一、萎缩

萎缩（atrophy）是发育正常的细胞、组织或器官的体积缩小。萎缩的器官或组织，细胞体积缩小，可伴有实质细胞的数目减少。组织、器官的未发育或发育不全不属于萎缩范畴。

（一）类型

1. **生理性萎缩** 其发生与年龄有关，大多数生理性萎缩通过细胞凋亡而实现。如青春期后胸腺萎缩，更年期后卵巢、子宫等的萎缩。

2. **病理性萎缩** 按其发生原因分为：

（1）营养不良性萎缩：由于蛋白质消耗过多、摄入不足或血液供应不足而引起。分为：①全身营养不良性萎缩，常见于恶性肿瘤晚期、慢性消耗性疾病、消化道梗阻等。首先发生萎缩的是脂肪、肌肉等组织，最后心、脑等重要器官也发生萎缩。②局部营养不良性萎缩，常见于局部缺血，如冠状动脉缺血引起的心肌萎缩，脑动脉粥样硬化引起的脑萎缩等（图3-2）。

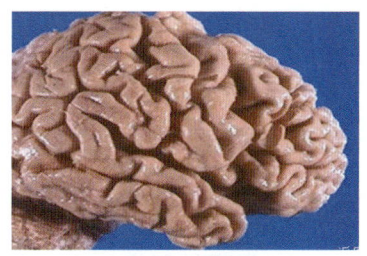

图3-2 脑萎缩

（2）压迫性萎缩：组织与器官长期受压引起的萎缩，主要机制是受压组织和细胞缺氧、缺血。如尿路结石发生梗阻时肾盂积水，可压迫周围肾组织，引起肾实质萎缩（图3-3），肉眼观，肾盂积水扩张，皮、髓质变薄，间质脂肪组织增生，并可见肾盂结石（黑色）。

（3）失用性萎缩：因器官、组织长期不活动或功能、代谢低下所引起的萎缩，如骨折后长期卧床，可引起患肢肌肉萎缩和骨质疏松，宇航员从太空归来后体重减轻等。

（4）去神经性萎缩：运动神经元或神经干损伤引起的效应器官萎缩，如脊髓灰质炎患者，出现下肢肌肉萎缩。其主要机制是神经受损后对所支配的肌肉运动调节丧失，并且局部活动减少、骨骼肌的分解代谢加快。

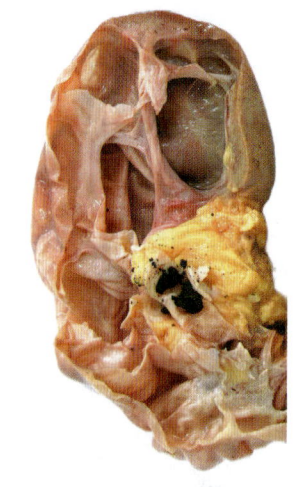

图3-3 肾压迫性萎缩

（5）内分泌性萎缩：由于内分泌腺功能下降引起靶器官萎缩，如垂体功能减退引起的肾上腺、甲状腺及性腺萎缩。此外，肿瘤细胞也会发生萎缩，如前列腺癌患者给予雌激素治疗后癌细胞可以萎缩。

器官、组织的萎缩可由多种原因引起，如临床上老年人心、脑等器官的萎缩，既有生理性因素，也有病理性因素。

（二）病理变化

萎缩的器官体积变小，重量减轻，颜色变深，质地变硬，包膜皱缩。镜下观，实质细胞体积缩小或数目减少，胞质浓染，胞质内见脂褐素颗粒（图3-4）。

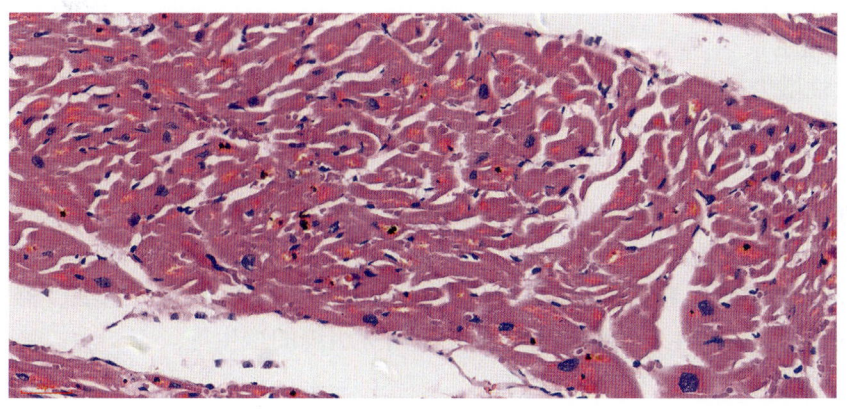

图3-4 心肌脂褐素沉积

(三) 影响和后果

萎缩的细胞、组织或器官功能下降，通过减少细胞体积、数量并降低功能代谢，以适应营养水平低下的环境。萎缩是可恢复的，轻度萎缩，去除病因后，萎缩的细胞有可能恢复正常。但病因持续存在时，萎缩的细胞不断缩小，直至消失。

二、肥大

肥大（hypertrophy）是指细胞、组织和器官的体积增大，伴有合成代谢加快、功能增强。组织、器官肥大时，除了实质细胞体积增大外，也可伴有实质细胞数目的增加。

（一）类型

根据性质不同，肥大可分为生理性肥大和病理性肥大。

1. **生理性肥大** 生理状态下，负荷增加及需求旺盛，如举重运动员出现上肢骨骼肌的肥大。激素作用于相应的靶器官也可引起生理性肥大，如妊娠期子宫肥大、哺乳期乳腺肥大等。

2. **病理性肥大** 可分为代偿性肥大和内分泌性肥大。前者由相应器官的功能负荷加重所致。如高血压时，左心室后负荷加重，引起左心室心肌肥大（图3-5）。后者由内分泌激素增多而使靶细胞肥大，如肝硬化患者的乳腺肥大；甲状腺功能亢进患者的甲状腺激素分泌增加，引起甲状腺滤泡上皮细胞肥大。

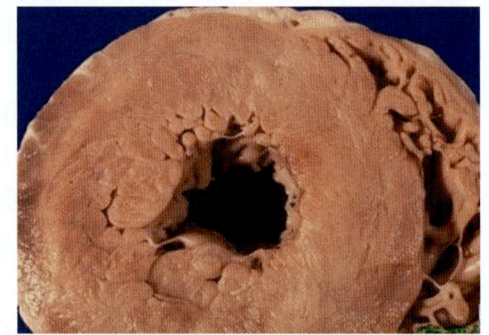

图 3-5 高血压左心室心肌肥大

（二）病理变化

肥大细胞体积增大，细胞核肥大深染，肥大的组织、器官体积也增大。

（三）影响和后果

适度肥大的组织、器官的实质细胞功能增强，有一定的代偿意义。但肥大细胞功能代偿有限度，如高血压晚期左心室心肌过度肥大，血液供应相对缺乏，最终会诱发心功能不全。

三、增生

增生（hyperplasia）指组织或器官内实质细胞数量增加的现象，常导致组织或器官的体积增大。

（一）类型

1. **生理性增生** 为适应生理需要，如女性月经周期子宫内膜周期性的增生，青春期正常女性出现乳腺小叶腺上皮增生。

2. **病理性增生**

（1）代偿性增生：当器官、组织受损后，为代偿病变器官的功能而发生的原器官、组织或其他器官、组织中细胞数量的增多。例如，肝部分切除后，残存肝细胞大量增生。

（2）内分泌性增生：病理性的增生多见于激素过多或生长因子过多。如雌激素增加，会引起子宫内膜腺体增生，临床出现功能性子宫出血。

（3）再生性增生：具有再生能力的组织发生损伤时，在生长因子刺激下，损伤周围健康的细胞及局部成纤维细胞、毛细血管内皮细胞等发生增生，以恢复原有组织、器官的结构和功能。如溃疡周围的上皮增生，创伤愈合时上皮及肉芽组织的增生等。

（二）病理变化

增生时实质细胞数目增多，细胞形态正常或稍增大。弥漫性的细胞增生表现为组织、器官均匀、弥漫性增大；而局限性细胞增生，常常在组织、器官中形成单发的或多发的增生结节。

（三）影响和后果

增生常伴有组织、器官的功能增强，一般在病因去除后可停止增生。若增生过度，则有可能演化为肿瘤性的增生。

一般而言，细胞本身的增殖特性决定了它是单纯性肥大还是伴有增生。对于细胞分裂增殖能力活跃的器官，比如乳腺、子宫，其肥大可以是细胞体积增大（肥大）和细胞数目增多（增生）的共同结果。但对于细胞分裂增殖能力较弱的心肌、骨骼肌等，其肥大仅仅因细胞肥大所致。

四、化生

化生（metaplasia）是一种已分化成熟的细胞被另一种分化成熟的细胞所取代的过程。化生只见于分裂增殖能力较强的组织，如上皮组织、结缔组织等，且只能在同源细胞间进行，即上皮细胞之间或间叶细胞之间。化生不是成熟细胞之间直接转化，而是具有多分化潜能的细胞发生转分化的结果，其本质是细胞中部分基因活化或受抑制，导致基因重新程序化后的表达产物，形态学表现为组织、细胞成分分化、生长调节改变。

（一）类型

1. **鳞状上皮化生** 一般指柱状上皮或移行上皮转化为复层鳞状上皮，简称鳞化。常见于气管和支气管黏膜、宫颈黏膜。如慢性支气管炎时呼吸道上皮由于长期受炎症刺激，正常的假复层纤毛柱状上皮可被鳞状上皮取代（图3-6）。慢性宫颈炎时，宫颈黏膜单层柱状上皮被鳞状上皮取代，称为子宫颈鳞状上皮化生。

2. **肠上皮化生** 简称肠化，多见于胃黏膜。如慢性萎缩性胃炎时，胃黏膜长期受炎症刺激，其上皮转变为含潘氏细胞或杯状细胞的肠上皮组织，称为肠上皮化生（图3-7）。

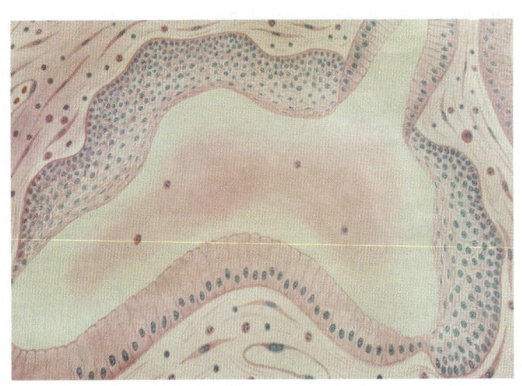

图3-6　鳞状上皮化生

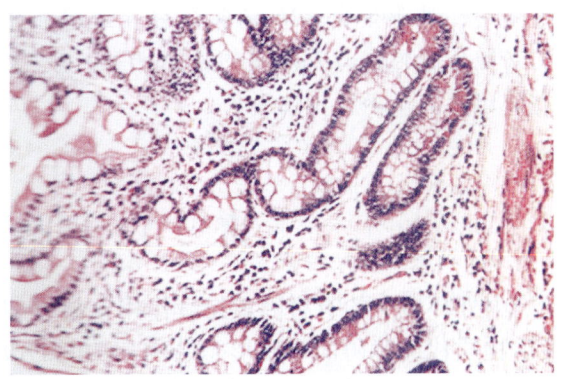

图3-7　肠上皮化生

3. **结缔组织化生** 在正常不形成骨的部位，幼稚的成纤维细胞在损伤后，可转化为成骨或成软骨细胞，称为骨化生或软骨化生（图3-8）。这类化生多见于骨化性肌炎等受损的软组织，以及一些肿瘤的间质。

（二）影响和后果

化生一般是由特异性较低的细胞类型取代特异性较高的细胞类型，其影响利弊兼有。通过化生，增强了机体局部组织对有害因素的抵抗力，但改变了原有组织的结构，削弱或丧失了原有组织的功能。如慢性支气管炎发生鳞化后，使纤毛丧失，减弱了黏膜自净的能力。若引起化生的因素持续存在，则有可能引起恶变，如气管、支气管黏膜的鳞状上皮化生可成为发生肺鳞状细胞癌的基础。上皮组织的化生在原因消除后可恢复，但间叶组织的化生大多不可逆。

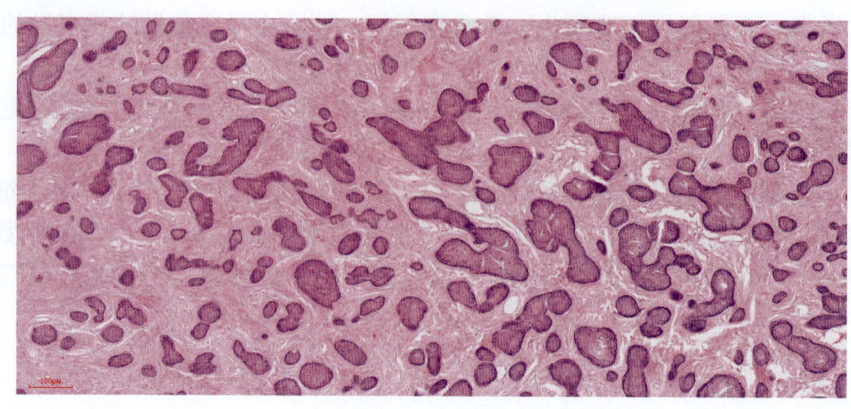

图 3-8 骨化生

 考点：

化生。

知识链接

上皮-间质转化

上皮细胞通过特定程序转化为具有间质细胞表型的生物学过程，称为上皮-间质转化（epithelial-mesenchymal transition，EMT）。EMT 在胚胎发育、慢性炎症、肿瘤生长转移及多种纤维化疾病中都发挥重要作用。上皮细胞转化为间质细胞的特征是上皮细胞表型逐渐丧失，而获得间质细胞表型。如 E-钙黏蛋白、细胞骨架角蛋白表达减少，纤维连接蛋白、波形蛋白、N-钙黏蛋白表达增加。EMT 发生在上皮性恶性肿瘤时，会改变上皮细胞的极性，与基底膜的连接丧失，使肿瘤细胞迁移、侵袭能力增强。同时，使肿瘤更易向周围组织浸润性生长、更容易随血流运行形成转移灶。

第二节 细胞、组织的损伤

当内外环境中的有害因素持续作用，超过细胞和组织的适应能力后，可引起细胞和细胞间质发生物质代谢障碍而导致形态结构和功能的改变，称为损伤（injury）。引起细胞、组织损伤的原因，大致可分为外界致病因素（如生物性、理化性、营养性）、机体内部因素（如免疫、遗传、神经内分泌）、社会心理因素等几类。损伤的病变包括变性和细胞死亡。其中变性为可逆性损伤，细胞死亡为不可逆性损伤。

一、可逆性损伤——变性

变性（degeneration）是由于物质代谢障碍，细胞或细胞间质内出现异常物质或正常物质数量显著增多的现象，变性常伴有细胞功能低下。病因作用下，正常或异常的物质产生过多，而细胞、组织缺乏相应清除或转运利用机制，使其积聚在细胞器、细胞质或间质中。

（一）细胞水肿

细胞水肿（cellular swelling）指细胞内水、钠增加，又称水变性，是细胞损伤中最早的改变。主要发生于心脏、肝、肾等器官的实质细胞。感染、缺血、缺氧、中毒等原因，使线粒体受损，ATP生成减少，细胞膜Na^+-K^+泵功能障碍，导致细胞内钠、水增多。

1. **病理变化**　肉眼观：水肿的器官体积增大，包膜紧张，边缘圆钝，颜色变淡。镜下观：细胞水肿早期，体积增大，胞质内出现红染的细颗粒状物（为肿胀的线粒体和内质网）。若细胞水肿进一步加重，细胞体积明显增大，线粒体和内质网进一步扩张呈空泡状，胞质疏松透明、淡染，称气球样变，常见于病毒性肝炎（图3-9）。

2. **影响和后果**　病变的组织或器官功能降低。引起细胞水肿的病因去除后，多可恢复正常；若病因持续存在，细胞水肿可进一步发展为坏死。

（二）**脂肪变性**

脂肪变性（fatty change，steatosis）是指非脂肪细胞中出现中性脂肪（三酰甘油）的蓄积。脂肪变性多发生于耗氧多、代谢旺盛的心脏、肝、肾等实质器官，以肝最常见。

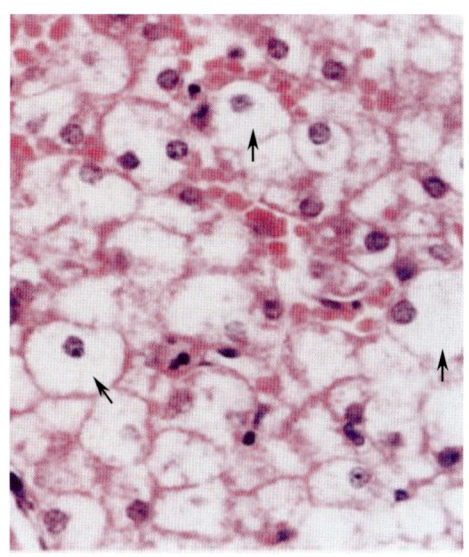

图3-9　肝细胞水肿

1. **肝脂肪变性的机制**　肝脂肪变性与感染、酒精中毒、缺氧、贫血、营养障碍、糖尿病及肥胖等因素有关。脂肪酸进入肝细胞后，通过多种途径代谢，导致肝细胞发生脂肪变性的主要机制包括：①肝细胞内脂肪酸增多：如缺氧，肝细胞内乳酸大量转化为脂肪酸；大量高脂饮食，产生过多的游离脂肪酸由血液入肝。②脂蛋白合成减少：如营养不良、缺血、缺氧时，脂蛋白、载脂蛋白合成减少，不能将脂肪转运出肝而堆积于细胞内。③中性脂肪合成增加：如长期饥饿或糖尿病患者，糖利用障碍导致大量脂肪酸进入肝细胞，氧化障碍使脂肪蓄积于肝内。

2. **脂肪变性的病理变化**　肉眼观：脂肪变性的器官体积增大，包膜紧张，边缘钝圆，质软，淡黄色，有油腻感。镜下观：细胞体积增大，细胞质内有大小不等的脂肪空泡（在HE染色的石蜡切片中，脂肪被有机溶剂溶解），细胞核可被大的脂肪滴挤压而偏位（图3-10）。

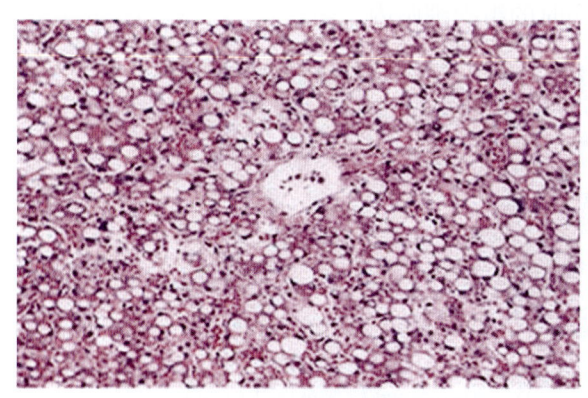

图3-10　肝细胞脂肪变性

冷冻切片中，细胞中的脂肪滴可被苏丹Ⅲ染成橘红色。显著而弥漫性的肝脂肪变性，称为脂肪肝。重度脂肪肝可继发肝坏死和肝硬化。严重的缺血、缺氧或慢性的酒精中毒，可引起心肌发生脂肪变性，脂肪变性的心肌呈黄色，与正常心肌的暗红色相间排列，称为"虎斑心"。

3. **影响和后果**　轻度脂肪变性的器官功能降低，病因去除后，细胞可恢复正常。若病因持续存在，脂肪变性加重，则引起器官功能严重障碍。如严重的肝脂肪变性，继续发展可引起肝硬化。

（三）**玻璃样变性**

玻璃样变性（hyaline degeneration），又称透明变性，指在细胞内或间质中出现均质红染、半透明的玻璃样物质。根据病变部位不同，常见的玻璃样变性有：

1. **血管壁玻璃样变性**　主要见于缓进性高血压及糖尿病患者的脑、肾、脾等器官的细小动脉，又称细小动脉硬化（arteriolosclerosis）。高血压时，全身细动脉持续痉挛，导致血管内膜缺血受损，通透性增高，血浆蛋白渗入内膜下，使细小动脉管壁增厚、变硬，管腔狭窄（图3-11）。玻璃样变性导致细小动脉壁弹性减弱，脆性增加，容易发生血管破裂和出血。

2. **结缔组织玻璃样变性**　为纤维组织老化的表现，常见于含大量胶原纤维的瘢痕组织、纤维化的肾小球以及动脉粥样硬化的纤维性斑块等部位。肉眼观：灰白色，均质半透明，质地坚韧，缺乏弹性。镜下观：病变部位的胶原纤维增粗、变宽，纤维细胞和血管明显减少，形成均质红染的梁状、索状、片状结构（图3-12）。

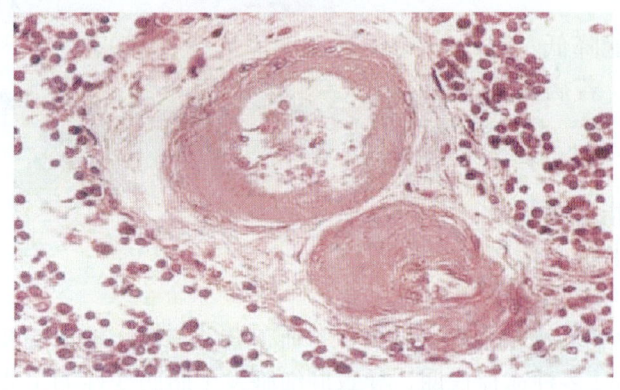
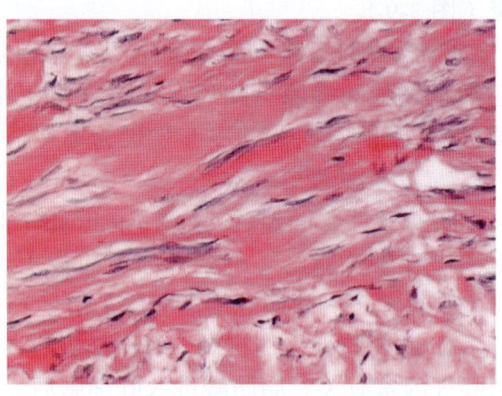

图3-11　细小动脉玻璃样变性　　　　　　图3-12　纤维结缔组织玻璃样变性

3. **细胞内玻璃样变性**　是细胞内异常蛋白质蓄积的形态学改变。表现为细胞内出现大小不等、均质红染的圆形小体。常发生于肾小管上皮细胞、肝细胞，还可见于浆细胞。

（四）病理性色素沉着

病理情况下，部分内源性色素（含铁血黄素、脂褐素）或某些外源性色素增多，积聚于细胞内外，称为病理性色素沉着（pathologic pigmentation）。

1. **含铁血黄素**　是巨噬细胞吞噬、降解血红蛋白后所产生的铁蛋白微粒聚集体。镜下观：呈金黄色或褐色颗粒（图3-13）。正常情况下，肝、脾、骨髓、淋巴结内可有少量含铁血黄素形成。病理情况下，见于陈旧性出血、溶血性疾病时的组织细胞内。

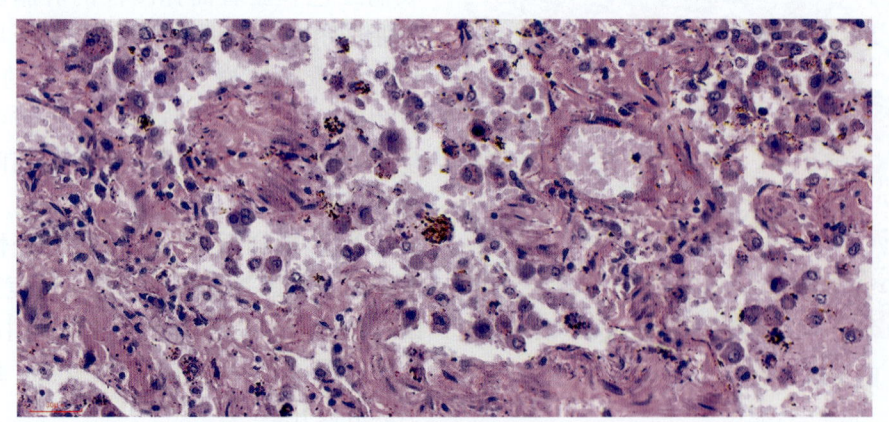

图3-13　含铁血黄素沉积

2. **脂褐素**　细胞自噬溶酶体内未被消化的细胞器碎片残体，是磷脂和蛋白质的混合物。镜下观：呈黄褐色微细颗粒状。多见于老年人或消耗性疾病的患者，其萎缩的心肌细胞及肝细胞核周围出现脂褐素（图3-4）。

3. 胆红素 主要为血液中红细胞衰老破坏后的产物，也可来源于血红蛋白，不含铁。镜下观：呈棕黄色或黄绿色、粗糙的颗粒状。若血中胆红素过高，患者皮肤黏膜出现黄染，称为黄疸。

（五）病理性钙化

在骨和牙齿之外的部位出现固态钙盐（主要是磷酸钙和碳酸钙）的沉积，称为病理性钙化（pathologic calcification）。肉眼观：灰白色，细小颗粒或团块，有沙砾感。镜下观：呈蓝色颗粒或片块状。病理性钙化可分为以下两种类型。

1. 营养不良性钙化 指钙盐沉积于变性、坏死组织或其他异物内，此时体内钙磷代谢正常。见于结核病、动脉粥样硬化及瘢痕组织等（图3-14），其形成可能与局部碱性磷酸酶增多有关。

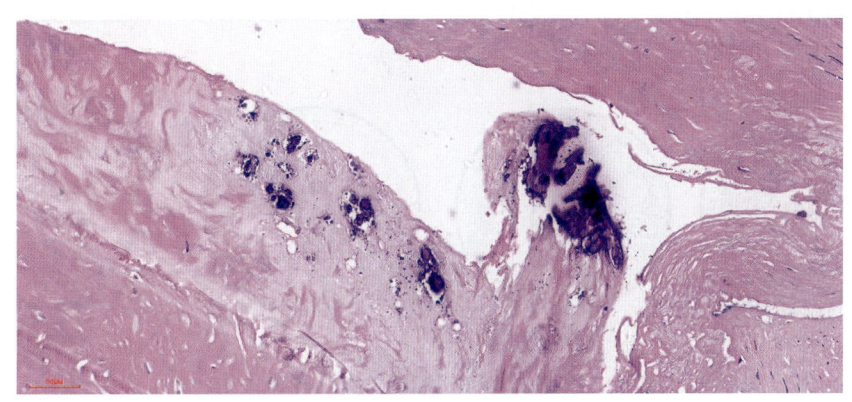

图3-14 动脉粥样硬化斑块内钙化

2. 转移性钙化 由于钙磷代谢失调（高血钙）导致钙盐沉积于正常组织内，称为转移性钙化。在肾衰竭、甲状旁腺功能亢进、维生素D摄入过多等病理情况下多见，钙盐易沉积在血管、肾、肺及胃的间质组织中。

（六）黏液样变

细胞间质内出现黏多糖和蛋白质的积聚称为黏液样变（mucoid change），常见于间叶组织肿瘤、动脉粥样硬化斑块、风湿病灶和营养不良的骨髓和脂肪组织等。

镜下观：间质内有淡蓝色的黏液样物质积聚，可见散在的星芒状纤维细胞。甲状腺功能低下时，透明质酸酶活性受抑制，含有透明质酸的黏液样物质及水分在皮肤及皮下蓄积，形成特征性的黏液水肿。

（七）淀粉样变

细胞间质中出现淀粉样蛋白质和黏多糖复合物沉淀，称为淀粉样变（amyloidosis）。镜下观：HE染色为淡红色均质状物，刚果红染色为橘红色，遇碘为棕褐色，再加稀硫酸呈蓝色（淀粉样呈色反应）。

淀粉样变可分为局部性和全身性两类。局部性淀粉样变发生于皮肤、结膜、舌、喉、肺等处，也可见于阿尔茨海默病的脑组织及霍奇金病、多发性骨髓瘤、甲状腺髓样癌等肿瘤的间质内。全身性淀粉样变又可分为原发性和继发性两类，前者主要累及肝、肾、脾、心脏等多个器官；后者主要见于老年人和结核病等慢性炎症及某些肿瘤的间质中。

二、不可逆性损伤——细胞死亡

细胞严重受损而累及细胞核时，出现代谢停止、结构破坏和功能丧失等不可逆性变化，称为细胞死亡（cell death），包括坏死和凋亡两种类型。坏死是细胞病理性死亡的主要形式，凋亡主要见于细胞的生理性死亡，但也见于某些病理过程中，两者各自具有相对不同的发生机制、生理病理学意义、形态学和生化学特点。

（一）坏死

活体内局部组织、细胞的死亡称为坏死（necrosis）。坏死组织细胞的代谢停止，功能丧失，出现溶酶性改变的一系列不可逆性的病理变化。坏死可由变性逐渐发展而来，但致病因素特别强烈时，也可直接导致细胞坏死。

1. 基本病理变化 包括细胞核、细胞质、间质三部分的变化。

（1）细胞核的变化：是细胞坏死的主要形态学标志。主要表现为：①核固缩，核染色质DNA浓缩，核体积缩小，染色变深；②核碎裂，核染色质崩解为小碎片，核膜破裂，染色质碎片分散在胞质内；③核溶解，染色质的DNA及核蛋白被酶溶解，核染色变淡，结构模糊，只能见到核的轮廓，最终核完全溶解消失（图3-15）。

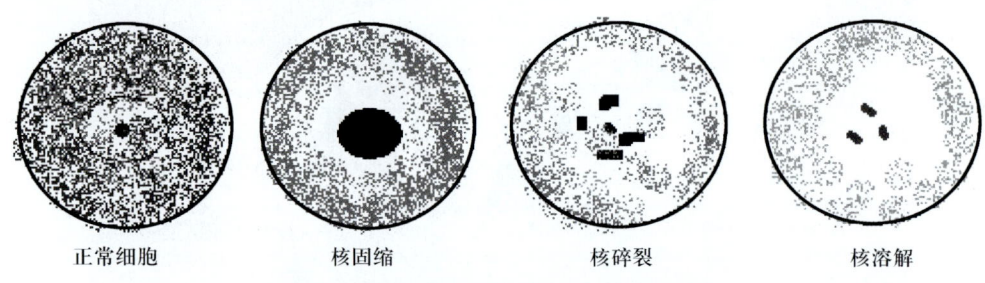

图3-15　细胞坏死时细胞核变化的模式图

（2）细胞质的改变：嗜酸性染色增强（由于核糖体及糖原颗粒减少、变性蛋白质增多等原因）。胞质微细结构破坏后呈红染细颗粒状或均质状，随后，细胞膜破裂，整个细胞溶解消失。

（3）间质的改变：表现为间质的基质崩解，胶原纤维肿胀、崩解、断裂或液化，融合成片状模糊、红染的无结构物质。

组织坏死后，超微结构的变化至少要在几小时后才出现。但是，细胞坏死时细胞膜通透性增加，具有组织特异性的乳酸脱氢酶、琥珀酸脱氢酶、肌酸激酶、谷草转氨酶、淀粉酶及其同工酶等被释放入血，导致细胞内和血清中酶活性的变化在细胞坏死初发时即可检出。因此，其酶活性的变化可作为临床诊断某些细胞坏死的参考指标。临床中将坏死后失去活力的组织，称为失活组织。失活组织混浊、无光泽，颜色苍白；刺激后回缩不良、失去弹性；摸不到血管搏动、无新鲜血液流出；失去正常的感觉及运动功能。清创术中必须切除失活组织，伤口方能愈合。

 考点：

细胞坏死时细胞核的变化。

2. 坏死的类型

（1）凝固性坏死（coagulative necrosis）：最为多见，常因缺血缺氧、细菌毒素等作用引起，坏死组织失水变干、蛋白质变性凝固而呈灰白或黄白色、干燥质实、无弹性、无光泽的固体性物质，故称为凝固性坏死。坏死组织与健康组织间分界明显，常发生于心脏、肝、脾、肾等实质器官（图3-16）。镜下观：组织结构大体轮廓保存，但细胞的微细结构消失，坏死组织周围形成炎症反应带。

干酪样坏死是凝固性坏死的特殊类型，其坏死更为彻底。见于结核病时，坏死组织中含较多脂质，坏死区呈黄色，质地松软，状似干酪，故称干酪样坏死（图3-17）。镜下观：原有组织结构消失，为红染、无结构的颗粒状物质。

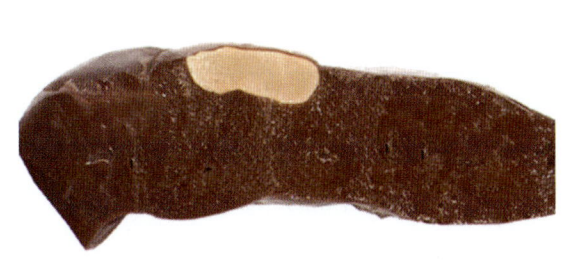

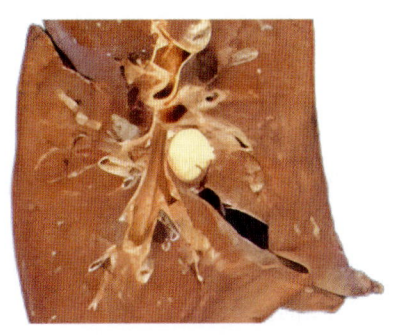

图3-16 脾凝固性坏死　　　　　　　　　图3-17 干酪样坏死

（2）液化性坏死（liquefactive necrosis）：组织坏死后在酶和水的作用下，发生溶解液化而呈液态，称为液化性坏死。常发生在含蛋白质少、脂质多或产生蛋白酶多的组织，如脑、胰腺。化脓性感染形成的脓肿也属于液化性坏死。脑组织的液化性坏死又称为脑软化。

脂肪坏死是一种特殊类型的液化性坏死，有酶解性和外伤性两种。急性胰腺炎时，胰酶分解脂肪组织；乳房创伤时脂肪细胞破裂，释放出的脂肪酸与钙离子结合，形成肉眼可见的灰白色钙皂。

（3）坏疽（gangrene）：较大范围的组织坏死，继发腐败菌感染，称为坏疽。由于腐败菌分解坏死组织产生硫化氢，与血红蛋白中的铁离子结合，形成硫化亚铁，坏死组织呈现黑色或暗绿色。坏疽可分为干性坏疽、湿性坏疽、气性坏疽三种类型（表3-1）。

表3-1 三种坏疽的区别

区别项目	干性坏疽	湿性坏疽	气性坏疽
好发部位	四肢末端	与外界相通的内脏器官	深达肌肉的开放性创伤
发生条件	动脉阻塞、静脉回流通畅	动脉阻塞、静脉回流受阻	合并厌氧菌感染
病变特点	干硬皱缩，呈黑色，与正常组织分界清楚	湿肿、污黑色，与正常组织分界不清，恶臭	肿胀呈蜂窝状，污黑色，与周围组织分界不清，奇臭
影响结局	感染轻，病变发展慢，全身中毒症状较轻	感染较重，病变进展快、预后差	严重的全身中毒症状，病变发展迅速，可致中毒死亡

①干性坏疽：多发生于四肢末端（图3-18）。由于动脉受阻而静脉回流通畅，坏死组织水分蒸发，故坏死局部干硬皱缩，呈黑色，与正常组织有明显界线。由于坏死组织干燥、水分少，腐败菌繁殖相对慢，全身中毒症状轻。

②湿性坏疽：多发生在与外界相通的内脏器官（肠、子宫、肺等）。其原因是动脉阻塞，同时静脉回流也受阻。静脉淤血，使坏死灶含水分较多，故腐败菌感染严重，局部明显肿胀，呈暗绿色或污黑色，有恶臭，与健康组织间无明显分界线。由于组织分解毒性产物及细菌毒素被吸收，全身中毒症状严重。

③气性坏疽：常见于深达肌肉的开放性创伤，如

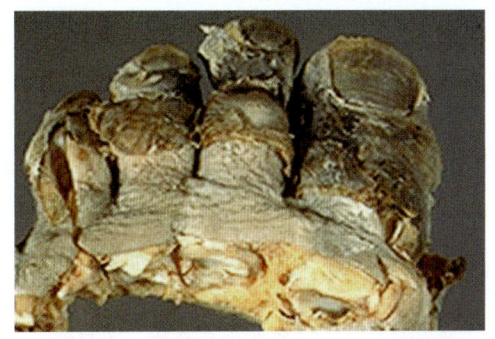

图3-18 足干性坏疽

战伤，合并产气荚膜梭菌等厌氧菌感染。细菌分解坏死组织时产生大量气体，使病变部位明显肿胀、污秽、暗黑色、呈蜂窝状，按之有"捻发"感，奇臭。气性坏疽病变发展迅速，大量毒素吸收入血，中毒症状明显，常危及生命，需紧急处理。

 考点：

坏疽。

（4）纤维素样坏死：为发生在结缔组织、小血管壁的一类坏死。病变部位组织结构慢慢消失，局部形成细丝状、颗粒状、条块状的无结构物质，其染色与纤维素染色相似，呈强嗜酸性，故称为纤维素样坏死。纤维素样坏死常见于变态反应性疾病，如风湿病，也见于急进性高血压的血管壁坏死。

3. 坏死的结局

（1）溶解吸收：较小的坏死灶可由坏死组织本身或中性粒细胞释放的蛋白水解酶将坏死物质分解液化，由淋巴管或血管吸收，不能吸收的碎片则由巨噬细胞吞噬清除。坏死组织可成为潜在的致炎因子，能引发坏死组织周围出现炎症反应。

（2）分离排出：较大坏死灶不易被完全吸收，在白细胞释放的蛋白水解酶作用下，使之与健康组织分离，脱落或排出后形成组织缺损。皮肤和黏膜的浅表性缺损称为糜烂，较深的组织缺损称为溃疡。肾、肺等内脏器官坏死组织液化后可经自然管道（输尿管、气管）排出，留下的空腔称为空洞。

（3）机化（organization）：若坏死组织不能完全吸收，也不能分离排出，新生的肉芽组织长入取代坏死组织、血栓、异物等的过程，称为机化。最后成为瘢痕组织。

（4）包裹、钙化：若坏死组织范围大，难以溶解吸收或完全机化，则由肉芽组织增生后形成纤维结缔组织将其包绕，称为包裹。包裹的陈旧坏死组织中出现大量钙盐沉积，称为钙化。

（二）细胞凋亡

凋亡（apoptosis）是活体内单个细胞或小团细胞在基因调控下发生的程序性细胞死亡，即由体内外某些因素触发细胞内预存的死亡程序而导致的细胞主动死亡。凋亡可出现在生理或病理过程中。生理过程中，如胚胎的发生与发育、细胞老化衰亡等；病理过程中，如肿瘤细胞的死亡、病毒性肝炎中嗜酸性小体的形成等。凋亡在形态特点上与坏死不同的是：死亡细胞的质膜不破裂，不引发死亡细胞自溶，也不引起急性炎症反应，而是表现为单个或者小团细胞出现细胞固缩、细胞核浓缩形成凋亡小体。凋亡在形态学上及生化特点上均与坏死不同（表3-2、图3-19）。

表3-2 细胞坏死与凋亡的区别

项目	坏死	凋亡
发生因素	病理性损伤（低氧、毒素等）因素	生理性和病理性因素
基因调控	无，被动过程	有，主动过程
死亡范围	发生于成片的细胞	多发生于单个或数个细胞
形态特征	细胞肿胀，胞膜破裂，细胞核固缩、碎裂、溶解	细胞皱缩，核固缩，胞膜及细胞器相对完整，膜可发泡成芽，形成凋亡小体
周围反应	引起周围组织炎症反应和修复再生	不引起周围组织炎症反应和修复再生，但凋亡小体可被邻近实质细胞和巨噬细胞吞噬
生化特征	无新蛋白质合成，不耗能	有新蛋白质合成，耗能

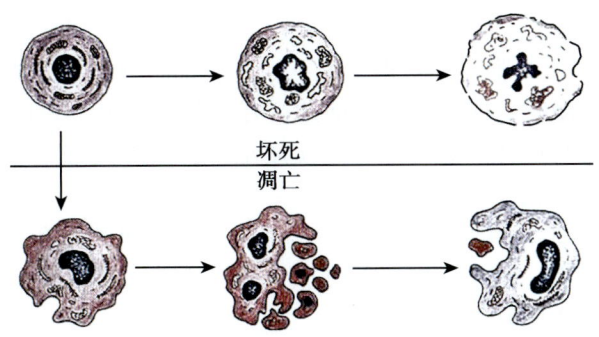

图3-19 细胞坏死与凋亡的区别

> **知识链接**
>
> **细胞老化**
>
> 细胞老化（cellular aging）是细胞随生物体年龄增长而发生的退行性变化，是生物个体老化的基础。老化细胞表现为细胞体积缩小，水分减少，细胞及细胞核变性，线粒体及高尔基体数量减少并扭曲，胞质色素沉着。由此导致器官重量减轻，间质增生硬化，代谢功能降低，储备功能不足。细胞老化具有普遍性、进行性、内因性、有害性的特征，其机制主要有遗传程序学说和错误积累学说两种。遗传程序学说认为，细胞老化是由细胞基因库中既定基因按事先安排好的程序，依次表达完成，最终细胞老化死亡是遗传信息耗竭的结果。其中，端粒和端粒酶学说能够解释多数分化成熟体细胞的老化过程。

第三节 损伤的修复

机体对细胞组织损伤后造成的缺损进行修补和恢复的过程，称为修复（repair）。修复有再生性修复和纤维性修复两种方式。修复后可完全或部分恢复原组织的结构和功能。

一、再生性修复

再生（regeneration）是指组织损伤后由周围同种细胞分裂增生来完成修复的过程。

（一）类型

1. **生理性再生** 在生理情况下，有些组织、细胞不断衰老死亡，由新生的同种细胞进行增生补充，以维持原组织的形态和功能，称为生理性再生。如红细胞衰老清除后，骨髓不断地生成新的红细胞加以补充；子宫内膜周期性脱落后，由基底层细胞增生进行恢复。

2. **病理性再生** 指组织、细胞损伤后发生的再生，可分为完全性再生或不完全性再生，与损伤组织的再生能力有关。若损伤较轻，而组织再生能力很强，修复后可完全恢复原有组织结构和功能，称完全性再生。若损伤严重、范围大、组织再生能力弱，除再生外，还有纤维性修复参与，以后形成瘢痕，则称为不完全性再生。

（二）各组织再生能力

按组织再生能力强弱不同，人体细胞分为以下三类。

1. **不稳定细胞** 又称持续分裂细胞，此类细胞再生能力最强。在生理情况下，这类细胞总在不断地分裂增生，以代替衰亡或破坏的细胞。如表皮细胞、呼吸道和消化道黏膜被覆细胞、淋巴及造血细胞等。

2. **稳定细胞** 又称静止细胞。在生理情况下，此类细胞处在细胞周期的静止期，不分裂增生。但是当受到损伤或刺激时，即进入合成前期，开始分裂增生，表现出较强的增殖能力。

属于此类细胞的有各种腺体、腺样器官的实质细胞，成纤维细胞，内皮细胞等。平滑肌细胞、软骨细胞虽属于稳定细胞，但再生能力弱。

3. **永久性细胞** 又称非分裂细胞，包括神经细胞、骨骼肌细胞和心肌细胞。这类细胞再生能力极弱或不具有再生能力，出生后即脱离细胞周期，不能进行有丝分裂；一旦受损伤将造成永久性的缺失，通过纤维性修复后形成瘢痕。

（三）组织再生过程

1. **上皮组织的再生** 鳞状上皮受损后，由缺损边缘或底部的基底层细胞分裂增生，向缺损的中心区伸展，先形成单层上皮，后再增生分化为鳞状上皮，将缺损处覆盖。胃肠黏膜的上皮缺损后，也同样由邻近的基底细胞分裂增生完成修补。腺上皮损伤后，依据损伤状态不同而异：如果腺体基底膜未破坏，通过残存细胞分裂可完全再生修复；如果腺体完全被破坏，则不能再生。

2. **血管的再生**

（1）毛细血管的再生：毛细血管再生，即血管形成，以生芽方式完成。在蛋白分解酶作用下基底膜被分解，该处内皮细胞分裂增生，形成突起的幼芽；随后，继续增生形成实心细胞索，血流的冲击下出现管腔，形成新生的毛细血管，互相吻合后形成毛细血管网（图3-20）。新生的毛细血管，为适应功能需要，可改建为小动脉或小静脉。

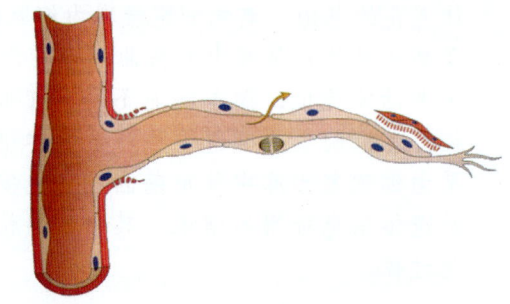

图3-20 血管形成示意图

（2）大血管的修复：通过手术吻合离断的大血管，吻合处两侧内皮细胞分裂增生，互相连接，并恢复原来内膜结构。但离断的平滑肌层很难完全再生，而形成瘢痕修复。

3. **纤维组织的再生** 在损伤刺激下，静止状态的纤维细胞及未分化的间叶细胞转变为成纤维细胞。当成纤维细胞停止分裂后，合成并分泌胶原蛋白，在细胞周围形成胶原纤维，同时细胞逐渐成熟，呈长梭形，胞质越来越少，核染色越来越深，成为纤维细胞。

4. **神经组织的再生** 脑、脊髓内的神经细胞被破坏后，不能再生，由神经胶质细胞及纤维进行修补后形成胶质瘢痕。外周神经纤维损伤时，如与其相连的神经细胞仍存活，并且断端距离较近，也无感染及异物，那么神经纤维可以完全再生。最初，断端两侧的轴突崩解吸收；随后，神经膜细胞增生连接断端；最后，近端轴突逐渐向远端生长，到达末梢鞘细胞，多余的神经膜细胞消失，同时髓鞘形成。此再生过程需要数月才能完成。若断端相距太远，或两断端之间有异物、感染或失去远端，再生轴突则不能到达远端，与增生的结缔组织混杂后形成创伤性神经瘤，临床上可发生顽固性疼痛。

知识链接

干细胞

干细胞分为胚胎干细胞（embryonic stem cell，ESC）和成体干细胞，是个体发育过程中产生的具有无限或较长时间自我更新和多向分化能力的一类细胞。ESC具有向三个胚层分化的能力，可以分化为成体所有类型的成熟细胞。成体干细胞是存在于各组织器官中，具有自我更新及一定分化潜能的不成熟细胞。研究发现，部分组织中的成体干细胞不仅可以分化为本身组织，而且可以发生转分化（向无关组织类型的成熟细胞分化）。若转分化机制被阐明，则有望利用患者自身正常组织中的干细胞，诱导分化后成为可替代病变组织功能的细胞来治疗各种疾病。

二、纤维性修复

当机体损伤严重、范围较大时，首先通过肉芽组织增生，溶解、吸收损伤局部的坏死组织及其他异物，并填补组织缺损，最终形成瘢痕组织，此过程称为纤维性修复（fibrous repair），又称瘢痕修复。

（一）肉芽组织

肉芽组织（granulation tissue）是由新生的毛细血管、增生的成纤维细胞及浸润的炎症细胞构成的幼稚的结缔组织。

1. 形态特点　肉眼观：新鲜的肉芽组织呈鲜红色、颗粒状、柔软湿润、触之易出血而无痛觉，形似鲜嫩的肉芽，故称为肉芽组织。镜下观：①新生毛细血管由伤口底部和边缘向创面垂直生长，接近创面时相互吻合形成弓形突起；②增生的成纤维细胞散在分布于毛细血管周围；③在毛细血管周围有数量不等的炎症细胞（中性粒细胞、巨噬细胞等）浸润（图 3-21、图 3-22）。

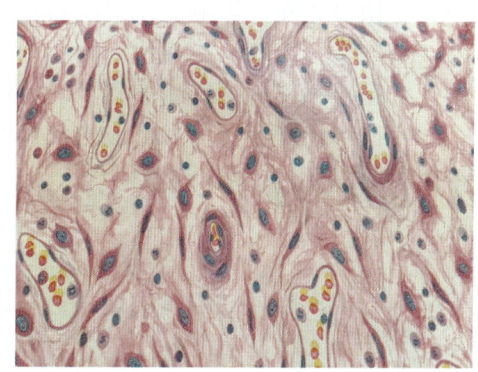

图 3-21　肉芽组织示意图

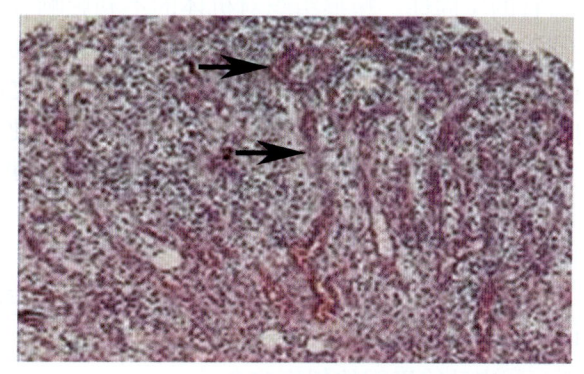

图 3-22　肉芽组织镜下观

2. 功能和结局　肉芽组织在组织损伤修复过程中起非常重要的作用。①抗感染保护创面：肉芽组织中的中性粒细胞和巨噬细胞通过吞噬细菌及部分坏死组织碎片，释放水解酶，将坏死组织溶解吸收，因而肉芽组织能消除感染、清除异物，保护伤口洁净，以利愈合。②填补创口及组织缺损。③机化或包裹坏死组织、血栓、血凝块、炎性渗出物及其他异物等。

组织损伤后的 2～3 天肉芽组织即可出现，随着修复进展，1～2 周后，按其生长的先后顺序，肉芽组织逐渐成熟，转为瘢痕组织。其主要形态表现为：多数毛细血管管腔闭合、数量减少，少数毛细血管按功能需要改建为小动脉或小静脉；成纤维细胞产生大量的胶原纤维，数目逐渐减少，后转变为纤维细胞；炎症细胞逐渐减少并消失。

 考点：

肉芽组织。

（二）瘢痕组织

瘢痕组织是肉芽组织在改建过程中形成的老化阶段的纤维结缔组织。

1. 瘢痕组织的形态特点　肉眼观：灰白色或苍白色，半透明，质地硬韧，缺乏弹性。镜下观：瘢痕组织主要由大量平行、交错分布的胶原纤维束组成，纤维束发生玻璃样变性，呈均质性红染，其间有少量纤维细胞，核细长、深染，小血管减少（图3-23）。

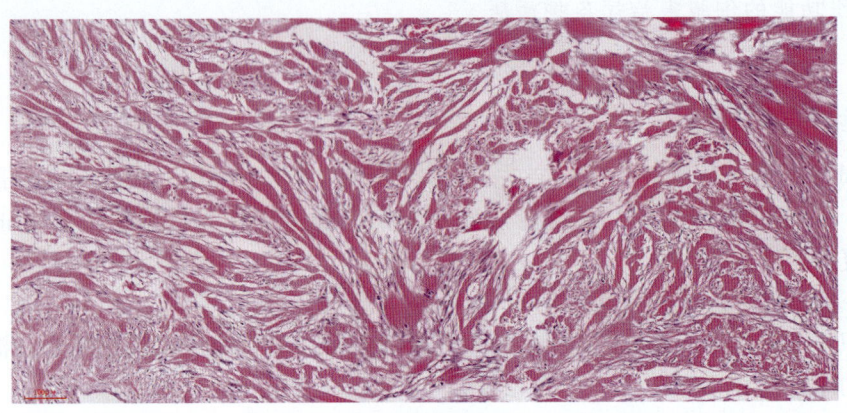

图3-23　瘢痕组织

2. 瘢痕组织对机体的影响　瘢痕组织形成对机体有利的方面主要是：将损伤的创口或组织缺损长期地填补并连接起来，保持组织器官的完整性；胶原纤维的抗拉力作用增强，可保持组织器官的坚固性。瘢痕组织对机体的不利影响表现为：①瘢痕收缩，影响受累组织器官的功能。如关节附近的瘢痕收缩可引起关节挛缩或活动受限，十二指肠溃疡的瘢痕收缩则会引起幽门梗阻。②瘢痕粘连，器官之间或器官与体腔壁之间的纤维瘢痕粘连，会影响器官功能；而器官内广泛的纤维化玻璃样变性，甚至可发生器官硬化。③瘢痕组织增生过度，形成肥大性的瘢痕，突出于皮肤表面并向周围不规则地扩延，称为瘢痕疙瘩，临床上又称"蟹足肿"。

三、创伤愈合

创伤愈合（wound healing）是指机体在外力作用下组织出现离断或缺损后的愈合过程，包括组织再生、肉芽组织增生、瘢痕形成等过程。

（一）皮肤软组织的创伤愈合

仅限于皮肤表皮层的创伤可通过上皮再生愈合。有皮肤、软组织断裂的创伤愈合，主要由肉芽组织和上皮组织再生来完成。以皮肤手术切口为例，创伤愈合的基本过程如下。

1. 伤口的早期变化　伤口局部数小时内便出现炎症反应，表现为充血、液体渗出、白细胞游出，引起局部红肿。随后，伤口中的血液、渗出液凝固形成凝块，干燥后形成痂皮，凝块、痂皮共同覆盖在伤口表面起着保护创口的作用。

2. 伤口收缩　其意义在于缩小伤口。伤后2～3天开始，伤口边缘的肌成纤维细胞牵拉，引起皮肤及皮下组织向伤口中心移动，伤口缩小，14天左右停止。

3. 肉芽组织增生和瘢痕形成　伤后第3天开始，长出的肉芽组织填平伤口。从第5～6天起，胶原纤维产生逐渐增多，出现瘢痕形成过程，大约1个月后瘢痕完全形成。

4. 表皮再生　最早在伤后24 h内，伤口边缘的基底细胞开始增生，在凝块下由周围向伤口中心迁移，形成单层上皮后覆盖在肉芽组织表面。当这些细胞彼此相遇时，便停止迁移；随之，增生、分化为鳞状上皮。若患者的伤口过大，再生上皮很难将伤口完全覆盖，则需要植皮。

（二）创伤愈合类型

根据组织损伤程度及有无感染，创伤愈合分为以下三种类型。

1. 一期愈合（primary healing）　见于伤口组织缺损少、创缘整齐、无感染和异物、缝合后创面对合严密的伤口。如皮肤的无菌手术切口，此类伤口仅有少量血凝块，炎症反应轻微，在伤后 24～48 h 内，表皮再生便可将伤口覆盖。第 3 天开始肉芽组织从伤口边缘长入，填满伤口。第 5～7 天伤口两侧形成胶原纤维连接，表明伤口达到临床愈合标准，此时可拆线，切口在数月后形成一条线状瘢痕（图 3-24）。

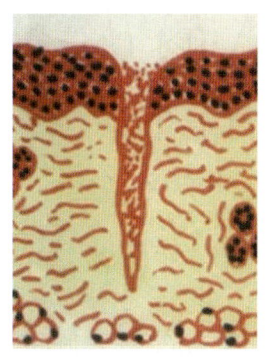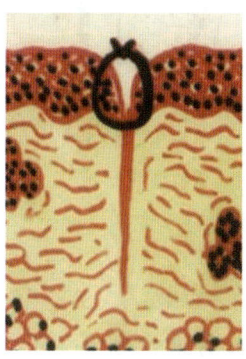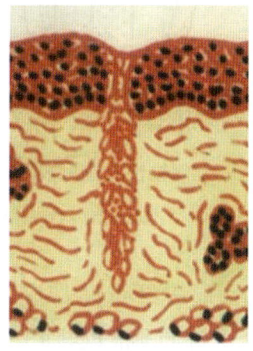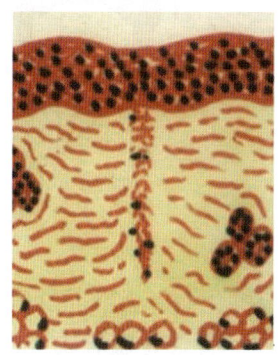

图 3-24　一期愈合示意图

2. **二期愈合**（secondary healing）　见于组织缺损较大、创缘不整齐、无法严密对合或伴有感染、异物的伤口。此类伤口炎症反应明显，只有感染被控制、坏死组织被清除后，再生才开始。与一期愈合相比，此类伤口愈合较慢，时间长，形成瘢痕较大（图 3-25）。

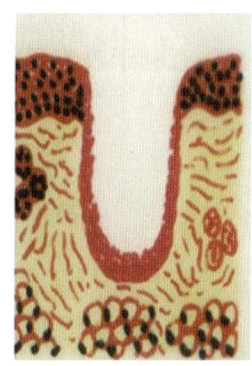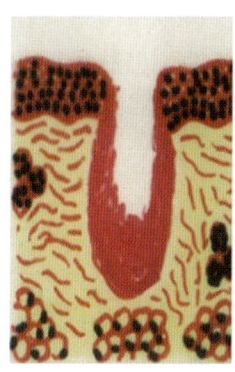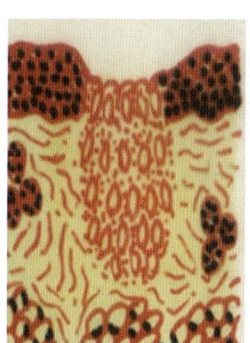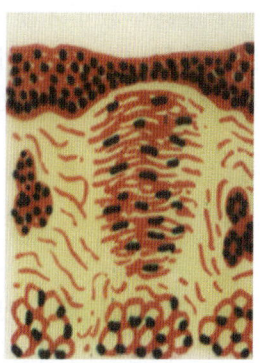

图 3-25　二期愈合示意图

3. **痂下愈合**　多见于浅表的皮肤擦伤，伤口表面的渗出液、血液及坏死物质干燥后形成黑褐色硬痂，在痂下进行的愈合过程，待表皮再生完成后，痂皮即脱落，称为痂下愈合。痂皮对伤口有一定的保护作用，痂下愈合所需时间比无痂者长。

 考点：

一期愈合和二期愈合的特点。

（三）骨折愈合

骨组织再生能力强，骨折后，经过良好复位的单纯外伤性骨折，数月后便可完全愈合，数年后可完全恢复正常结构和功能。骨折的愈合是通过骨膜细胞再生完成的，其愈合过程分为以下 4 个阶段（图 3-26）：

1. **血肿形成**　由于骨组织和骨髓血管丰富，骨折后局部血管破裂出血，在两断端及周围形成血肿。同时出现轻度的炎症反应，局部红肿。

2. **纤维性骨痂形成**　骨折后 2～3 天，骨膜细胞、成纤维细胞、毛细血管再生，形成肉芽

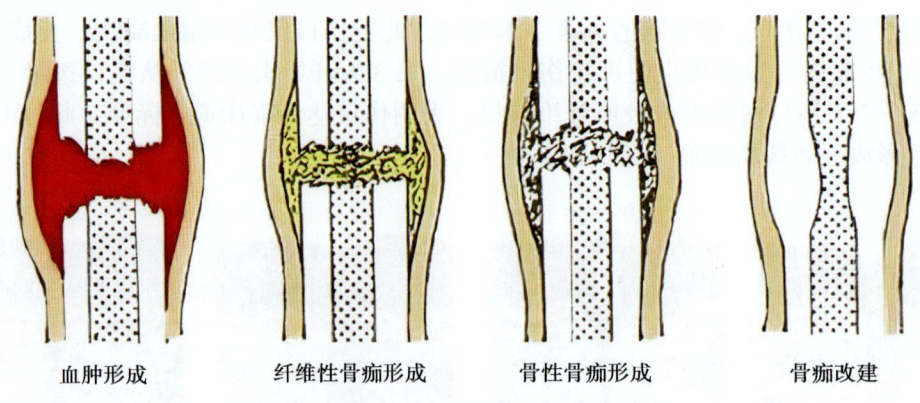

| 血肿形成 | 纤维性骨痂形成 | 骨性骨痂形成 | 骨痂改建 |

图3-26　骨折愈合过程示意图

组织机化血肿，继而纤维化，形成纤维性骨痂，但不牢固。

3. **骨性骨痂形成**　在纤维性骨痂的基础上，成骨细胞分泌大量骨基质，沉积于细胞间，形成结构上似骨但无钙盐沉积的类骨组织（骨样骨痂）。待骨折 3～6 周后，成骨细胞发育成熟为骨细胞，骨基质钙化，形成骨性骨痂，使骨折两断端牢固地结合，具有支持和负重功能。此过程需 4～8 周。但此期新生的骨小梁排列紊乱，不能满足正常功能要求。

4. **骨痂改建**　不成熟的编织骨逐渐变为成熟的板层骨，在破骨细胞的骨质吸收、成骨细胞新骨形成的共同协调下，皮质骨和骨髓腔的解剖关系、骨小梁正常的排列结构也重新恢复。此期需几个月甚至数年才能完成。

良好的复位和固定是骨折愈合过程中的重要条件。患肢早期的活动，有利于改善局部血液循环及促进骨痂的形成，也可促进骨痂的改建和功能恢复。

 考点：

骨折愈合。

（四）影响创伤愈合的因素

影响创伤愈合的因素包括全身及局部因素两方面。

1. **全身因素**

（1）年龄：儿童和青少年的组织再生能力较强，创伤愈合快；而老年人组织再生能力差，愈合慢，这与老年人血管硬化、血液供应减少及代谢减慢有关系。

（2）营养状况：影响伤口愈合的营养因素主要包括蛋白质、维生素、微量元素等。如含硫的氨基酸严重缺乏时，肉芽组织生长不良，延缓伤口愈合；若维生素 C 缺乏，会影响胶原纤维的形成，而使愈合延迟。

2. **局部因素**

（1）感染与异物：是严重影响伤口愈合的重要因素。细菌感染产生的毒素和酶，引起组织坏死、基质溶解。同时，炎症渗出增加伤口张力，不利于愈合。一般有感染的伤口，只有感染被控制后，才能进行修复。此外，伤口局部的坏死组织和其他异物，也会妨碍伤口愈合，应先进行清创术，确保没有感染的情况下再缝合伤口。

（2）局部血液循环：良好的血液供应为组织再生提供充足的氧、营养物质，同时，影响着坏死物质的吸收及局部感染的控制。因此，伤口局部血液供应良好时，创伤愈合相对快。相反，如下肢血管出现动脉粥样硬化等病变时，影响局部血液供应，发生在该处的伤口则愈合延迟。

（3）神经支配：正常神经支配对局部血液循环起调节作用。如麻风患者出现的溃疡不易愈合，主要是神经受累，局部发生神经性营养不良。

（4）电离辐射：能破坏细胞、损伤血管、抑制组织再生，延迟创伤的愈合。

> **思政园地**
>
> **抗击脊灰，任重道远**
>
> 脊髓灰质炎是我国重点控制的重大疾病之一，严重危害人民健康。脊髓灰质炎病毒侵犯中枢神经系统，造成典型的失神经性萎缩，轮椅、拐杖、四肢变形伴随患者终身。
>
> 我国在 1986 年成立了全国计划免疫协调领导小组，并确定每年 4 月 25 日为全国儿童预防接种宣传日，加强社会各界对免疫接种的认识。随着在全国接种活动和常规免疫接种服务中越来越多地使用疫苗，脊髓灰质炎病例数大幅度减少。直到 2000 年中国被世界卫生组织认定为"无脊灰"国家，为达到这个目标，顾方舟、董德祥、闻仲权、蒋竞武等科学家付出了毕生精力。现在中国很少再见到小儿麻痹症的患者，看着一个个孩子飞快奔跑的身影，我们最应该感谢的就是我们的祖国母亲和无数个默默无闻的医务工作者。
>
> 在全球消灭脊髓灰质炎之前，日益增加的国际、国内人员流动让中国面临着脊髓灰质炎野病毒输入的风险。中国与仍有脊髓灰质炎流行的三个国家中的两个接壤：巴基斯坦和阿富汗。这意味着中国在维持"无脊灰"状态工作中要特别保持警惕。医学生要勇于担当，以攻坚克难的精神、求真务实的态度，为人类健康奋斗终生。

自 测 题

一、选择题

1. 下列哪项属于细胞、组织的适应性变化
   A. 坏疽   B. 发育不全
   C. 细胞水肿   D. 化生
   E. 脂肪变性
2. 发生液化性坏死的基本条件应包括
   A. 含有较多的可凝固蛋白   B. 组织淤血较严重
   C. 组织比较松软   D. 产生蛋白酶较多
   E. 有双重血供
3. 导致四肢骨折石膏固定后引起的骨骼肌萎缩的主要原因是
   A. 生理性萎缩   B. 失用性萎缩
   C. 神经性萎缩   D. 压迫性萎缩
   E. 内分泌性萎缩
4. 化生不可能发生于
   A. 纤维结缔组织   B. 神经纤维组织
   C. 胃黏膜上皮   D. 胆囊黏膜上皮
   E. 宫颈黏膜上皮

5. 细胞坏死时，具有标志性的改变是
   A. 核溶解、胞质浓缩和胞膜破裂
   B. 核固缩、核碎裂和核溶解
   C. 核溶解、核质少和胞膜破裂
   D. 核固缩、胞质浓缩和细胞膜皱缩
   E. 核碎裂、胞质浓缩和细胞膜皱缩

二、简答题

1. 简述坏死的基本病理变化及分类，并举例。
2. 肉芽组织的各种成分与其功能有何关系？
3. 简述骨折的基本愈合过程。

三、案例分析

患者男性，78岁，因"双下肢行走无力2年，右足趾发凉疼痛、溃破发黑2个月"入院。患2型糖尿病16年，近1个月血糖控制不稳定；高血压、冠心病病史20年。查体：右足第3、4、5趾发紫发黑溃破，足背部灰黑色，局部皮肤干燥皲裂，趾甲过度角化。

请回答：

1. 患者足部出现的病变是什么？
2. 试分析发生这种改变的原因。

（魏　严）

第四章　局部血液循环障碍

本章思维导图

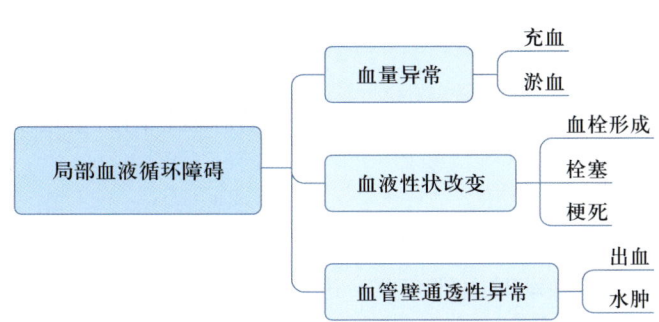

正常的血液循环是维持机体新陈代谢、保证机体内环境稳定和功能活动的基本条件。如果某些原因导致血液循环障碍，并超出了机体的代偿调节能力，就可能给机体带来一系列严重的后果。

血液循环障碍分为全身性和局部性两种，前者是整个心血管系统的功能失调，常见于心力衰竭、休克等。后者是指个别器官或局部组织的血液循环异常，通常表现为局部器官或组织内循环血量的异常（如充血与缺血）、血中异常物质的出现（如血栓形成、栓塞）以及这些异常物质阻塞血管造成的组织梗死，血管内成分溢出（如水肿与出血）等。

全身性和局部性血液循环障碍往往是相互影响的，全身性血液循环障碍可使局部组织发生不同程度的病理变化，如左心衰竭引起肺淤血，右心衰竭引起肝淤血等局部血液循环障碍的表现。反之，局部血液循环障碍也可影响全身血液循环，如冠状动脉血流障碍引起心肌缺血或梗死，可导致心力衰竭、休克等全身血液循环障碍。

本章主要阐述局部血液循环障碍。

学习目标

1. 解释充血、淤血、出血、血栓形成、栓塞和梗死的概念。
2. 说出淤血的原因和后果，慢性肝淤血和慢性肺淤血的原因及病理临床联系，血栓形成的条件和机制，栓塞的类型和对机体的影响。
3. 知道血栓形成的过程以及血栓的类型，栓子运行的途径，不同类型梗死的病变特点。
4. 描述血栓形成的过程和结局、梗死的结局。
5. 运用所学知识，树立敬佑生命、救死扶伤和爱岗敬业的奉献精神。

> **导入案例 4-1**
>
> 患者，女，30 岁，产后大出血，经治疗后出血停止，病情好转，患者长时间安静卧床休息，不愿下床活动，近日左下肢出现肿胀、疼痛及压痛。
>
> 问题：
> 1. 该患者左下肢发生了什么病变？
> 2. 导致该患者左下肢病变的主要原因是什么？护士应该怎样指导产妇预防此病发生？

第一节　充血和淤血

一、充血

动脉性充血指器官或组织由于动脉血输入过多、动脉血管内血量增多的现象，简称为充血（hyperemia）。

（一）原因和类型

充血通常由小动脉扩张引起，分为生理性充血和病理性充血。生理性充血常因组织器官生理活动增强而引起。如情绪激动时面部充血，进食后消化道充血，运动后骨骼肌组织充血等。病理性充血可按原因分为以下几种。

1. **炎性充血**　局部炎症早期，由于致炎因子和炎症介质的作用，局部小动脉和毛细血管扩张而充血。

2. **减压后充血**　长期受压的动脉，当压力骤然解除，可引起受压动脉的反射性扩张而引起充血，如一次性抽取大量胸腔积液或腹水时，可因局部动脉减压后充血而引起脑供血不足，严重者可发生头晕甚至昏厥。

3. **侧支性充血**　当局部血管因血栓形成、血管受压变形等原因发生管腔狭窄或阻塞时，其周围的动脉吻合支发生反射性扩张，血流量增多的现象称为侧支性充血。如肝硬化门脉高压症时侧支循环开放而发生充血。

（二）病理变化

动脉性充血的组织或器官，体积增大，颜色鲜红，局部温度升高。

（三）对机体的影响

由于动脉性充血多为暂时性的，一般对机体影响不大。足浴、泡温泉、局部热敷等就是利用动脉性充血，加速血液循环，促进局部组织代谢增强，对机体是有利的。但是，对于本身血管有病变的情况，如原有脑动脉硬化的老年人，情绪激动造成脑血管充血，可能造成脑血管破裂的严重后果。

二、淤血

淤血（congestion）又称静脉性充血，是指器官或组织由于静脉回流受阻，血液淤积于小静脉和毛细血管内而发生的充血。

（一）原因

1. **静脉受压**　静脉血管受压引起狭窄甚至闭合，导致静脉血液回流受阻，引起相应器官或组织淤血。如妊娠期子宫压迫腹腔静脉引起下肢淤血水肿；输液前绑止血带压迫静脉，使静脉淤血充盈，便于穿刺。

2. **静脉管腔阻塞**　静脉管腔内血栓或者异物阻塞管腔，引起静脉血回流受阻，发生淤血。

3. **心力衰竭** 心泵功能衰竭时，心腔内血液无法排出，致使静脉血液无法回流，发生相应部位淤血。如左心衰竭时可引起肺淤血；右心衰竭时，引起体循环淤血。

（二）病理变化

淤血的器官和组织体积增大，重量增加，包膜紧张，颜色暗红，局部温度降低。当血液中脱氧血红蛋白含量大于 50 g/L 时，可使皮肤黏膜呈现青紫色或紫蓝色，称为发绀。镜下见局部小静脉和毛细血管扩张，血液含量明显增多。

（三）对机体的影响

1. **淤血性水肿和出血** 淤血时，毛细血管受缺氧影响，血管壁通透性增加，同时毛细血管内流体静压增高，导致血管内液体渗出，引起组织水肿，严重时可以有红细胞漏出，引起出血。

2. **实质细胞萎缩、变性、坏死** 淤血时，实质细胞缺氧，营养供应不足从而引发不同程度的损伤。

3. **淤血性硬化** 长期慢性淤血可引起组织器官纤维组织增生，网状纤维胶原化，使器官或组织逐渐变硬。

（四）重要器官的淤血

1. **慢性肺淤血** 多见于左心衰竭。肉眼观：肺体积增大，重量增加，呈暗红色，挤压时可有粉红色或暗红色泡沫状液体流出。镜下观：肺泡周围毛细血管扩张淤血，肺泡腔内充满水肿液、红细胞、巨噬细胞等，肺淤血时红细胞漏出到肺泡腔，被巨噬细胞吞噬后分解生成大量棕黄色的含铁血黄素颗粒，这种胞质内含有棕黄色含铁血黄素颗粒的巨噬细胞称为心力衰竭细胞。长期淤血，肺组织纤维化，质地变硬，同时因大量含铁血黄素颗粒沉积，肺呈现棕褐色外观，称肺褐色硬化（图 4-1）。

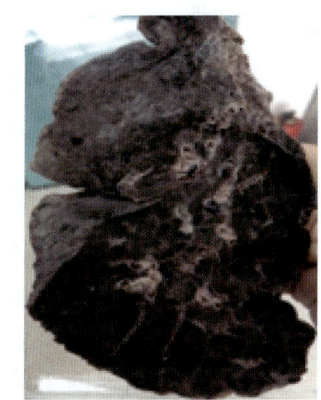

图 4-1 肺褐色硬化

2. **慢性肝淤血** 多见于右心衰竭。肉眼观：肝体积增大，包膜紧张，表面有红黄相间的花纹（红色为淤血扩张的血管，黄色为肝细胞脂肪变性），形似槟榔的切面，又称为槟榔肝。镜下观：肝小叶中央静脉和肝窦扩张充血，中央静脉附近肝细胞萎缩甚至消失，小叶周边肝细胞发生脂肪变性。

第二节 出 血

血液从血管或心腔溢出，称为出血（hemorrhage）。当血液流入组织间隙或体腔内，称为内出血；血液流出到体外，称为外出血。

一、出血的类型及原因

出血有生理性出血和病理性出血。前者如正常月经的子宫内膜出血；后者多由创伤、血管病变及出血性疾病所引起。按血液溢出的机制可分为破裂性出血和漏出性出血。

（一）破裂性出血

破裂性出血是由心脏或高血压血管破裂所致。见于机械性创伤，也可由心脏、血管自身病变所致，如心肌梗死、动脉瘤或动脉粥样硬化、高血压血管的破裂，或因组织病变侵蚀血管而破裂，如肺结核、胃十二指肠溃疡等。

（二）漏出性出血

漏出性出血是毛细管和微静脉通透性增高，红细胞从血管内漏出。有以下常见原因。

1. **血管壁的损害**　这是很常见的出血原因，常由于缺氧、感染、中毒等因素的损害引起。
2. **血小板减少或功能障碍**　如再生障碍性贫血、白血病等可使血小板生成减少；原发性或继发性血小板减少性紫癜、弥散性血管内凝血使血小板破坏或消耗过多。
3. **凝血因子缺乏**　如血友病、肝硬化、肝癌等。

二、出血的病理变化

肉眼观，皮下可见出血点或瘀斑。浆膜腔出血可见积血或血凝块。镜下观：组织中有红细胞或含铁血黄素。外出血因发生部位不同可见伤口渗血，或可见咯血、呕血、便血、尿血等。

三、出血的后果

出血对机体的影响，因出血量、速度和部位有异。如迅速丧失总血量的20%～25%，则可以引起休克。心脏破裂出血、脑出血、肺大量出血，常危及生命。如漏出性出血丢失血量少且为缓慢发生，则对机体影响较小。

第三节　血栓形成

在活体的心血管腔内，血液发生凝固或者血液中某些有形成分互相黏集形成固体质块的过程称为血栓形成（thrombosis），所形成的固体质块称为血栓（thrombus）。

一、血栓形成的条件和机制

（一）心血管内膜损伤

心血管内膜损伤是血栓形成的最重要因素和最常见的原因。内皮细胞损伤后，内皮下胶原暴露，激活血小板和凝血因子Ⅻ，启动了内源性凝血途径，同时，损伤的内皮细胞还释放出组织因子，激活凝血因子Ⅷ，启动外源性凝血途径。促进血液凝固，引起血栓形成。

心血管内膜损伤导致血栓形成多见于风湿性心脏病、动脉粥样硬化、感染性心内膜炎、心梗后心内膜炎、创伤性血管损伤等。缺氧、中毒、感染可以引起广泛内皮损伤，从而造成全身微血栓形成。

（二）血流状态异常

血流状态异常主要指血流缓慢或血液形成涡流等，有利于血栓形成。正常血流中，红细胞、白细胞位于中轴，其外是血小板，最外一层是血浆。血小板不易与内皮接触，但当血流缓慢或涡流形成时，血小板进入边流，增加了与内皮接触和黏附的机会。同时，当血流缓慢时，被激活的凝血因子不容易被冲走，在局部达到一定的浓度，增加血液凝固的机会。临床上静脉血栓较动脉血栓多见。尤其是下肢静脉血栓易于形成，原因是下肢静脉血流受重力作用和静脉瓣膜的影响，血流缓慢并且涡流多见，所以，对于久病或手术后长期卧床者，应鼓励患者尽早下床活动，预防血栓的发生。

血栓常见于严重创伤、大手术或产后等大量失血者，血液中补充了大量的新生幼稚的血小板和凝血因子，这些凝血物质活性强，更易于凝集。此外，高脂血症、妊娠、肥胖等，也可以增加血液黏稠度，容易形成血栓。因此，针对个体需要，合理给患者输液，稀释血液黏稠度，对于预防血栓有积极意义。

上述血栓形成的条件往往是同时存在、共同作用的。

> 考点：
>
> 血栓形成的条件和机制。

二、血栓形成的过程

（一）白色血栓

心血管内膜损伤时，裸露的内皮下胶原吸引血小板聚集，激活的血小板释放 ADP，TXA2 等物质，促进更多的血小板聚集，逐渐形成珊瑚状的血小板小梁，其中混有少量纤维素和中性粒细胞，此时的血栓为呈灰白色的小结或赘生物，表面略粗糙，与血管黏着牢固，不易脱落，称为白色血栓。

（二）混合血栓

白色血栓形成后不断增大，导致局部血管狭窄，下游血流缓慢，新的血小板聚集形成新的珊瑚状血栓，凝结成网，网眼中网罗了大量的红细胞和血凝块，形成红白相间的混合血栓（图 4-2）。

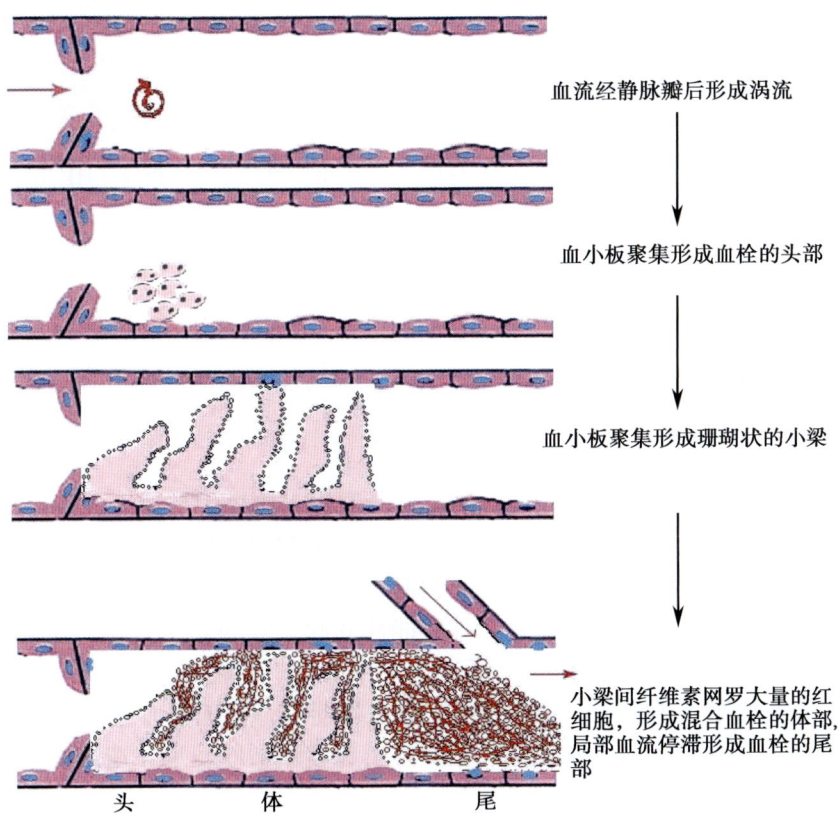

图 4-2 血栓形成过程示意图

（三）红色血栓

位于延续性血栓的尾部，主要分布于静脉，随着血栓的逐渐增大，阻塞血管管腔，下游的血液极度缓慢甚至停滞，血液发生凝固，形成暗红色的血凝块，成为红色血栓。红色血栓干燥后易于脱落，进入血流形成血栓栓子，造成栓塞。

（四）透明血栓

形成微血管内的血栓，体积小，显微镜下才能看见，因此称为微血栓，又称透明血栓。主要由纤维素构成，常见于弥散性血管内凝血。

三、血栓的结局

（一）软化、溶解、吸收

新形成的血栓内的纤溶酶激活和细胞崩解释放的溶蛋白酶可使血栓软化并逐渐溶解。小的新鲜血栓可被快速溶解，大的血栓可以部分软化，软化后血栓容易受到血液冲击而脱落，随着血液流动造成栓塞。

（二）机化、再通

如果纤溶系统活性不足，血栓可逐渐长入肉芽组织，由肉芽组织取代坏死组织的过程称为机化。较大的血栓一般2周即可以发生机化，机化后的血栓与血管壁连接紧密，不再脱落。

在血栓机化的过程中，由于水分被吸收，血栓干燥开始出现裂隙，新生的毛细血管内皮细胞长入缝隙并相互融合形成新的血管腔，血液可以经由管腔流通，这个过程叫作再通（图4-3）。

（三）钙化

长时间存在的血栓可发生钙盐沉积，称为钙化。钙化后的血栓成为静脉石或动脉石。

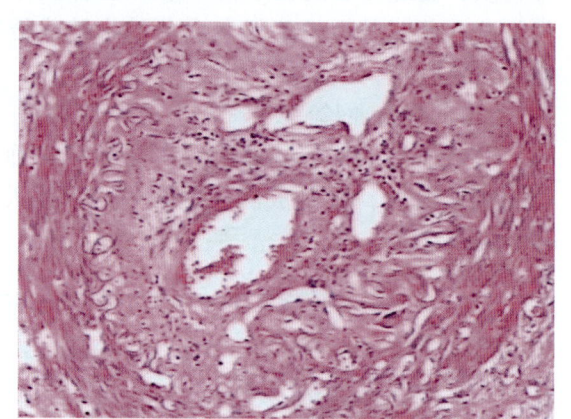

图4-3　血栓的再通（HE染色，低倍镜）

四、血栓对机体的影响

（一）有利方面

血栓可以起到止血的作用。如慢性消化性溃疡、肺结核空洞等的血管在病变侵蚀前已发生血栓，避免了大出血的发生。

（二）不利方面

大部分的血栓都会对机体造成不同程度的影响，取决于血栓的部位、大小、类型等。

（1）阻塞血管腔：动脉血栓未完全阻塞血管时，可引起局部器官或组织缺血，实质细胞萎缩。如完全阻塞又无有效侧支循环建立时则会引起梗死。如冠状动脉血栓引起心肌梗死，脑动脉血栓引起脑梗死等。静脉血栓阻塞血管，如不能建立起有效的侧支循环，则会发生局部器官或组织的淤血、水肿、出血甚至坏死。

（2）栓塞：若血栓附着不牢固，发生脱落变成血栓栓子，可随着血液流动，引起栓塞。

（3）心瓣膜病：心内膜上的血栓发生机化，可引起瓣膜增厚变形，造成瓣膜口狭窄或关闭不全。

（4）出血：弥散性血管内凝血时，微循环内广泛的微血栓形成，消耗掉大量的凝血物质，从而引起广泛性出血甚至休克。

第四节　栓　塞

循环血液中出现不溶于血液的异常物质，随着血液流动阻塞血管管腔的现象称为栓塞（embolism）。阻塞管腔的异常物质称为栓子，最常见的栓子是脱落的血栓栓子。

一、栓子的运行途径

栓子的运行方向跟血流方向一致。来自不同部位的栓子运行途径不同（图4-4）。

1. **右心和体循环静脉的栓子** 来自右心和体循环静脉的栓子随着血液流动阻塞肺动脉主干或其分支（取决于栓子大小），某些体积小的脂肪栓子可以通过肺毛细血管进入体循环动脉系统而造成小动脉栓塞。

2. **主动脉和左心的栓子** 来自主动脉和左心的栓子可随血液流动阻塞于各器官的小动脉内，常见于脑、肾、脾、四肢等。

3. **门静脉系统的栓子** 来自肠系膜静脉的栓子由于随着血液流动方向经门静脉入肝，所以会造成肝内门静脉分支的栓塞。

4. **交叉性栓塞** 见于房（室）间隔缺损，如来自右心的栓子，在右心腔压力升高时会经缺损处进入左心，导致体循环动脉的栓塞，又称为反常性栓塞。

5. **逆行性栓塞** 这种栓塞十分罕见，可发生于下腔静脉内血栓，在胸腔或腹腔压力突然增高的情况下，血栓受压力作用逆流入肝、肾等静脉分支。

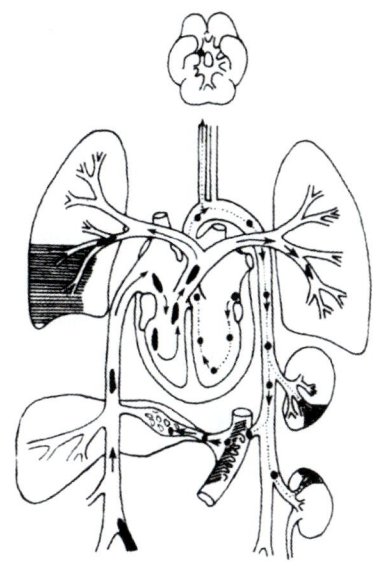

图4-4 栓子的运行途径与栓塞部位示意图

（血管内的黑色小体示意栓子，箭头示意栓子运行方向）

二、栓塞的类型和对机体的影响

栓塞最常见为血栓栓塞，其他的栓塞有脂肪栓塞、羊水栓塞、气体栓塞等。

1. **血栓栓塞** 占所有栓塞的99%以上，血栓栓塞对机体的影响与栓子的来源、大小和栓塞部位有关。

（1）肺动脉栓塞：引起肺动脉栓塞的栓子大多数来源于下肢深部静脉，尤其是腘静脉、股静脉、髂静脉等。偶尔可见来自盆腔静脉或右心附壁血栓。肺动脉栓塞的后果取决于栓子的大小和数量。体积较小、数量不多的栓子，一般不会引起严重后果；体积较大的栓子，栓塞在肺动脉主干或者大的分支，或者数量较多的小分支栓塞，均可以引发呼吸困难、发绀、休克甚至猝死。

（2）体循环动脉栓塞：约80%的体循环动脉栓塞的栓子来自左心腔，常见为感染性心内膜炎、二尖瓣狭窄、心肌梗死等心腔内附壁血栓脱落，也可见于主动脉粥样硬化以及动脉瘤等的附壁血栓。体循环动脉栓塞常发生于脑、脾、肾以及下肢，可引起相应器官和组织的梗死，发生在下肢的梗死还有机会合并腐败菌的感染导致坏疽。

2. **脂肪栓塞** 循环血液中出现较大的脂肪滴并阻塞血管，称为脂肪栓塞。脂肪栓塞常发生于长骨骨折、脂肪组织严重挫伤、烧伤等。这些损伤可以使脂肪细胞受到破坏，释放脂肪滴，脂肪滴通过开放的静脉血管进入血液循环引起栓塞。少量的脂肪滴进入血液循环后可被吞噬细胞吞噬，不会引起严重后果，大量的脂肪滴（9～20 g）可造成75%的肺组织受阻，引起窒息或急性右心衰竭。

3. **气体栓塞** 大量气体迅速进入血液或者溶解于血液中的气体迅速游离出来阻塞血管管腔，称为气体栓塞。

（1）空气栓塞：多见于静脉损伤，大量气体由静脉损伤处进入血液。如头颈、胸部手术或者创伤等，损伤部位的空气进入静脉血管，跟随静脉血流到达右心，在右心腔被心脏收缩挤压混合血液形成泡沫，阻塞右心至肺动脉出口，血液不能有效地搏出，导致循环衰竭而猝死。大于100 ml的气体快速进入血液即可引起循环衰竭，少量气体入血，可溶解在血液中，一般不会引起严重后果。

（2）减压病：是指从高压环境下迅速进入低压环境后，如深海潜水员过快浮上水面、飞行员快速升离地面而机舱未密闭等，由于气压突然降低，原本溶解在血液中的氮气迅速游离出来形成气泡而引起广泛栓塞。

4. **羊水栓塞** 羊水栓塞是产科的一种严重并发症。发病率不高，但死亡率很高。常发生于分娩过程中，羊水中的成分受到子宫收缩的挤压作用，通过开放的子宫壁血管进入母体血液循环，从而引起栓塞。常引起肺动脉栓塞，产妇突发呼吸困难，发绀、休克甚至死亡。少量羊水也可穿过肺动脉和毛细血管进入左心，引起全身各器官栓塞。

5. **其他栓塞** 恶性肿瘤血液转移、细菌团、寄生虫等均可引起栓塞。

知识链接

羊 水

羊水是指妊娠时子宫羊膜腔内的液体。在整个妊娠过程中，它是胎儿赖以生存的内环境，是维持胎儿生命所不可缺少的重要成分。

羊水的成分98%是水，另有少量无机盐类、胎毛、胎脂、脱落的胎儿细胞及胎粪等混悬其中。在妊娠期，羊水能缓和腹部外来压力或冲击，使胎儿不至直接受到损伤。

第五节 梗 死

器官或组织由于动脉血流供应中断，而侧支循环又不能代偿时发生的缺血性坏死称为梗死（infarction）。

一、梗死的原因和条件

1. **血栓形成** 血栓形成是引起梗死的最常见原因，主要见于冠状动脉、脑动脉粥样硬化合并血栓形成从而引起心肌梗死和脑梗死。

2. **动脉栓塞** 最常见为动脉血栓栓塞，也可见脂肪栓塞、空气栓塞等，可引起肾、脾、脑和肺等器官的梗死。

3. **动脉痉挛** 常发生于血管病变的基础上，如动脉粥样硬化时，由于情绪激动，强烈刺激或者过度劳累等因素影响，血管持续痉挛，导致原本狭窄的血管腔内血流中断，可引起相应部位的梗死。

4. **动脉受压** 如肠扭转、肠套叠等压迫血管、肿瘤压迫血管、卵巢囊肿蒂扭转压迫血管等均可引起动脉血管受压闭塞，血流中断，局部组织发生梗死。

5. **其他影响因素**

（1）侧支循环情况：通常有双重血供的器官不容易发生梗死，如肺有肺动脉和支气管动脉两条血供，因此，肺部的梗死通常在有严重淤血的情况下才容易发生。

（2）局部组织对缺血的敏感程度：脑细胞缺血时间超过5 min即可发生坏死，心肌细胞缺血持续30 min以上可发生梗死，对缺血敏感、不耐受缺血的器官和组织容易发生梗死。

二、梗死的病变及类型

1. **贫血性梗死** 好发于心脏、肾、脾等。这些器官组织结构致密而侧支循环较少，当发生动脉阻塞时，供血区内及其邻近的动脉分支反射性痉挛，梗死灶内的血液被挤到周围组织。肉眼观：贫血性梗死灶的局部呈灰白色，质地干燥，与周围正常组织分界清晰，在梗死区周围有一条暗红色清晰的充血出血带。

（1）肾、脾梗死：多为肾和脾的凝固性坏死。梗死区域呈锥形或扇形，尖端指向器官中心，底部贴近器官表面（图4-5）。

（2）心肌梗死：常发生在动脉粥样硬化等血管基础病变基础上，动脉血流中断，心肌组织发生严重的缺血缺氧而发生凝固性坏死，梗死区呈不规则地图状，大面积心梗可引起严重的心律失常甚至发生猝死。

2. **出血性梗死** 好发于肺和肠。这些器官组织结构疏松，有双重血供或侧支循环丰富，所以梗死通常发生在严重淤血的基础上。

（1）肺梗死：梗死灶多位于肺下叶，呈锥形，尖端朝向肺门，底部靠近胸膜，梗死区局部呈暗红色，潮湿，分界不清。临床上常有咳嗽、咯血、胸痛等表现。

（2）肠梗死：梗死区肠段呈节段性，边界不清，呈暗红色，肠壁增厚（图4-6）。临床上常因肠套叠、肠扭转而发生，患者可有剧烈腹痛，逆行性呕吐，甚至可因肠壁穿孔而发生腹膜炎。

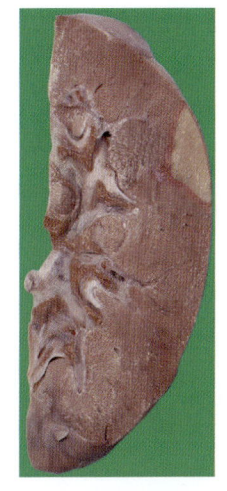

图 4-5 肾贫血性梗死图

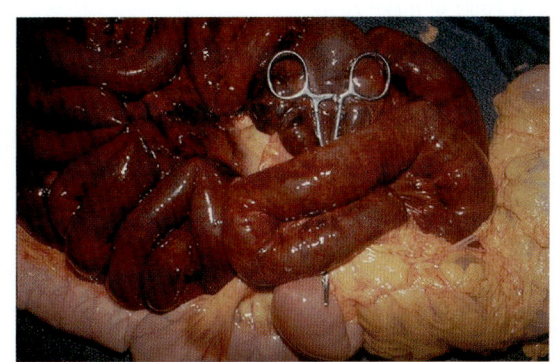

图 4-6 肠出血性梗死

三、梗死对机体的影响

梗死对机体的影响取决于梗死区的生理重要性、梗死范围的大小、是否有很强的再生能力等。脾肾梗死一般影响较小，肾梗死可有血尿和腰痛的症状。肺梗死常引起咳嗽、咯血、胸痛等。肠梗死易出现剧烈腹痛、血便、腹膜炎等。心肌梗死影响心脏功能，根据梗死面积大小，严重者可出现急性心力衰竭甚至猝死。脑梗死的影响取决于梗死区面积以及生理功能，常见症状有失语、偏瘫甚至死亡。四肢和肺、肠等部位的梗死有机会结合腐败菌感染而发生坏疽。

> **思政园地**
>
> **血栓的秘密——魏尔啸三联征**
>
> 鲁道夫·魏尔啸（德国），现代病理学之父。魏尔啸可以说是超越时代的天才，令现代人闻风丧胆的"血栓、栓塞"，他176年前就提出来了并且还提出了著名的"魏尔啸三联征"，他认为形成血栓的三要素是：①静脉血液淤滞；②静脉系统内皮损伤；③血液高

凝状态。目前这个理论仍被现代医学所认可。我们经常能遇上患者拿个血黏稠的检查单过来一脸忧愁地说害怕血栓，作为医护人员一定要用专业知识来解释：血液高凝状态只是三要素之一，并不代表血液高凝状态就一定发生血栓，回去多喝点水，适当运动都比忧愁有用。另外，魏尔啸理论也很好地解释了下肢为什么比上肢更容易长血栓？为什么对长期卧床的患者医生经常复查双下肢深静脉超声？因为下肢血液回心脏"路途更遥远"，平躺状态下肢失去了"肌肉泵"的作用，下肢静脉血液比上肢更容易出现淤滞现象，所以卧床患者是下肢血栓的高危人群。

长期卧床患者，血流速度减慢是血栓形成的原因之一，同学们在临床工作中要多关心患者，帮助患者减少并发症的产生，加强责任心的培养，注重人文关怀，为打造和谐的医患关系奠定基础。

自 测 题

一、选择题

1. 分娩过程常见的栓塞是
   A. 氮气栓塞　　　　B. 血栓栓塞　　　　C. 气体栓塞
   D. 羊水栓塞　　　　E. 脂肪栓塞
2. 长骨粉碎性骨折成人患者突然死亡的原因可能是
   A. 羊水栓塞　　　　B. 脂肪栓塞　　　　C. 气体栓塞
   D. 氮气栓塞　　　　E. 肿瘤栓塞
3. 临床护理中的热敷是利用了
   A. 动脉血充血　　　B. 静脉性充血　　　C. 防止散热
   D. 减少产热　　　　E. 预防感染

二、简答题

1. 血栓形成的三要素有哪些？
2. 简述栓子的运行途径。

三、案例分析

女，30岁，农民，主诉：间歇性心悸，气短1年，伴下肢水肿。现病史：于1年前开始出现劳动后心悸、气促、休息后缓解，近1个月不能平卧，咳粉红色泡沫状痰。查体：心界向左扩大。病理切片观察可见心力衰竭细胞。

请回答：

1. 患者最可能的病理诊断是什么？诊断依据及病变特点是什么？
2. 对这样的患者，你会给出怎样的日常护理建议？

（许连静）

第五章 炎 症

本章思维导图

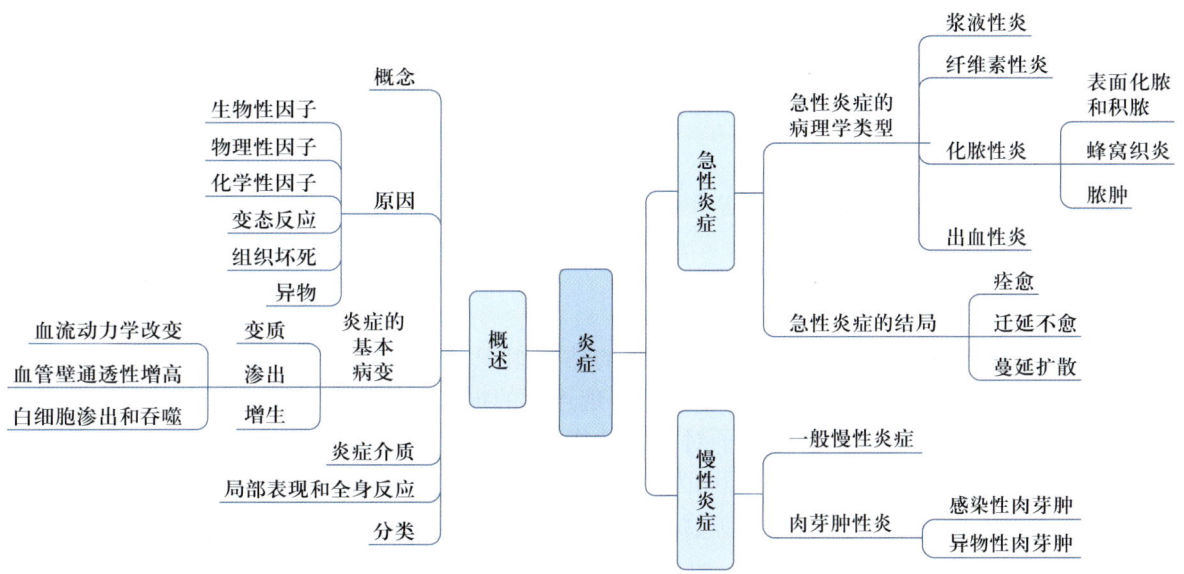

学习目标

1. 解释炎症、渗出、炎细胞浸润、炎症介质、化脓性炎、脓肿、蜂窝织炎、窦道、瘘管、假膜性炎、肉芽肿性炎的概念。

2. 阐述炎症局部的基本病理变化、渗出液和漏出液的区别。

3. 描述炎症发生的原因、炎症介质的类型及其主要作用、炎症局部临床表现和全身反应及炎症的结局。

4. 举例说明炎症的主要类型及其病变特点。

5. 运用所学知识，体会认真严谨的学习态度和强化责任的担当意识的重要性，逐步养成工作中精益求精、耐心细致的优良作风。

炎症是很重要的一种基本病理过程，肺炎、肝炎、胃炎、肾炎等都是临床上常见的炎症性疾病。另外，风湿病、细菌性痢疾、结核病、痤疮等名称中没有"炎"字的疾病，也属于炎症性疾病的范畴。炎症过程中，发生的一系列血管反应，有利于消灭致炎因子、稀释毒素、吞噬异物等，促进局部组织再生和修复，防止炎症蔓延。没有炎症，机体就不能控制感染和修复损伤，因此，一方面炎症对人体是有利的，是机体的防御反应。但是在一定的条件下炎症也会给机体带来危害，如大叶性肺炎肺泡腔内渗出的纤维素不能被及时清除，则会发生机化，导致肺肉质变，严重影响肺功能；急性弥漫性增生性肾小球肾炎在肾小球内增生的大量内皮细胞和系膜细胞降低滤过膜的面积使肾小球滤过率下降等。理解炎症的两面性对正确认识其本质具有重要的意义。

导入案例 5-1

患者，女性，30 岁。转移性右下腹疼痛 24 h。查体：T 39 ℃，P 95 次/分，R 26 次/分，右下腹壁紧张，麦氏点压痛、反跳痛明显，急诊行阑尾切除术，镜检：阑尾壁各层显著充血水肿，大量中性粒细胞弥漫浸润，黏膜部分坏死脱落，腔内大量脓细胞，浆膜面覆盖大量纤维素及中性粒细胞。

问题：
1. 该患者可能的病理诊断是什么？
2. 该患者可能感染了什么细菌？
3. 该患者外周血白细胞的变化如何？

第一节 炎症的概述

一、炎症的概念

炎症（inflammation）是指具有血管系统的活体组织，在致炎因子引起的损伤下，发生的以防御反应为主的基本病理过程。整个过程呈现连续的损伤、抗损伤、渗出、修复等一系列动态变化。包括以下步骤：①损伤因子对机体造成损伤；②巨噬细胞识别损伤因子和组织坏死物，产生释放炎症介质；③炎症介质引发炎症反应，白细胞和血浆蛋白渗出到炎症所发生的部位，稀释、中和及清除有害物质；④炎症反应结束；⑤实质细胞和间质细胞增生，受损伤的组织被修复。

二、炎症的原因

凡是能引起组织和细胞损伤的因素都可引起炎症，称为致炎因子，主要包括以下几大类。

1. **生物性因子** 如细菌、病毒、立克次体、支原体、真菌、螺旋体和寄生虫等，是炎症最常见的原因。由生物病原体引起的炎症又称感染。

2. **物理性因子** 如高温、低温、机械性创伤、放射线和紫外线等。

3. **化学性因子** 包括外源性化学物质和内源性毒性物质。外源性化学物质如强酸、强碱、强氧化剂等；内源性毒性物质如坏死组织的分解产物及堆积于体内的代谢产物如尿素、尿酸等。

4. **变态反应** 多种异常免疫反应所造成的组织损伤可以引起炎症反应，如过敏性鼻炎、荨麻疹、肾小球肾炎等。

5. **组织坏死** 各种原因引起的组织坏死可诱发炎症反应。

6. **异物** 手术过程中残留在体内的缝线、物质碎片等可引起炎症。

知识链接

荨麻疹

荨麻疹俗称风疹块，是由于皮肤黏膜小血管扩张及渗透性增加而出现的一种局限性的水肿反应，通常在 2～24 h 内消退，但反复发生新的皮疹。病程迁延数日或数月，临床上较为常见。荨麻疹的基本病因是过敏原或者其他因素引发的以肥大细胞为核心的多种炎症细胞的活化，释放炎症介质，包括组胺、5-羟色胺、细胞因子、趋化因子、花生四烯酸代谢产物等，引起血管扩张和血管的通透性增加，平滑肌收缩及腺体的分泌增加，除了有皮肤的过敏症状外，还能引起黏膜、呼吸道、消化道等一系列的局部和全身性的过敏症状和表现。

三、炎症的基本病理变化

炎症局部基本病理变化包括变质、渗出和增生。不同炎症或炎症的不同阶段，三者变化程度不同，一般早期以变质和渗出为主，晚期以增生为主。变质是损伤性过程，渗出和增生是对损伤的防御反应和修复过程。

（一）变质

炎症局部组织所发生的变性和坏死称为变质（alteration）。变质主要是致炎因子的直接损伤作用，或局部血液循环障碍及炎症反应物等共同作用引起的。变质既可发生在实质细胞，也可见于间质细胞。

1. 形态变化 实质细胞常发生细胞水肿、脂肪变性、细胞凝固性坏死及液化性坏死等。间质可发生黏液性变性、纤维蛋白样坏死等。

2. 代谢变化

（1）局部分解代谢增强：糖、脂肪、蛋白质分解代谢增强，由于局部酶系统受损和血液循环障碍，各种物质氧化不全产生大量乳酸、酮体、氨基酸等堆积，出现局部酸中毒。

（2）局部渗透压增高：炎症病灶分解代谢增强和坏死组织崩解，以及盐类解离过程增强和氢离子、钾离子、硫酸根、磷酸根等离子浓度增加，使炎症病灶的胶体和晶体渗透压均升高，为炎症渗出提供了重要的物质条件。

（二）渗出

炎症局部组织血管内的液体和细胞成分通过血管壁进入组织间隙、体腔、黏膜表面和体表的过程称为渗出（exudation）。以血管反应为中心的渗出环节是炎症的重要病理过程，发挥着抗损伤和防御作用。渗出性过程包括：①血流动力学的改变；②血管壁通透性增高与液体渗出；③白细胞渗出和吞噬。

1. 血流动力学改变

（1）细动脉痉挛：炎症过程中，组织发生损伤后，通过神经反射及炎症介质的作用，立即出现细小动脉短暂痉挛性收缩，仅持续几秒钟。

（2）炎性充血：经过短暂性痉挛后，局部细动脉和毛细血管扩张，血流加速，血流量增加，形成动脉性充血（即炎性充血），此时炎症区组织代谢也增强，引起局部组织发红和发热，持续时间数分钟至数小时不等。随着炎症的发展，炎症介质发挥作用和氢离子、钾离子的堆积，使细小静脉扩张、血流由快变慢，形成静脉性充血（淤血），炎区呈暗红色。此时血管壁通透性增加，血浆渗出，血管内红细胞聚集，血液黏滞度增加，甚至发生血流停滞。为白细胞的黏附、游出创造了有利条件（图5-1）。

2. 血管壁通透性增高与液体渗出 血管壁通透性增高是炎症局部液体和蛋白渗出血管的重要原因。血管壁通透性的高低取决于血管内皮细胞的完整性。炎症时，血管壁的通透性增加可见于以下几种情况。

（1）内皮细胞收缩：导致内皮细胞间隙增加，与组胺、缓激肽等许多炎症介质有关。

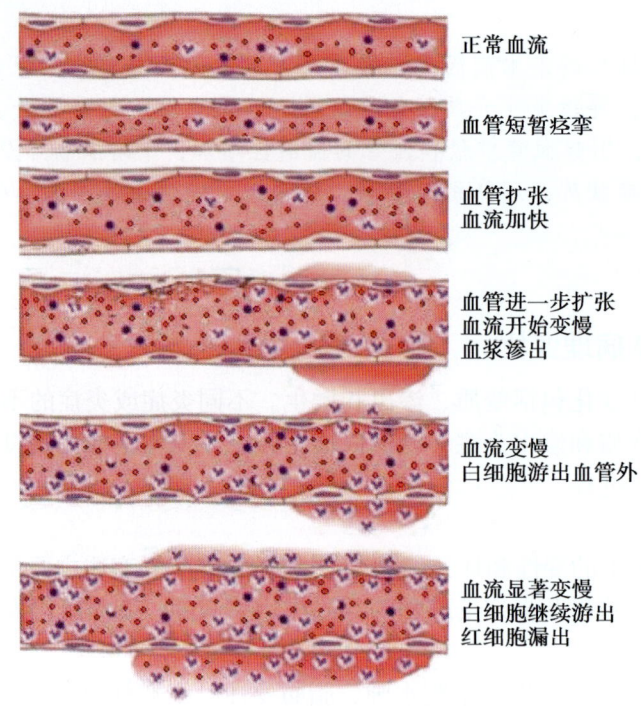

图 5-1　急性炎症时血流动力学变化模式图

（2）穿胞作用增强：穿胞作用是通过内皮细胞胞质内存在的囊泡性细胞器相互连接形成的穿胞通道而形成，血管内皮细胞生长因子，可以增加这种细胞器的数量和大小，从而引起血管壁通透性增加。另外，组胺和大多数炎症介质也可通过此途径增加血管壁通透性。

（3）内皮细胞的损伤：诸如严重的烧伤、化脓菌感染等严重刺激可直接造成内皮细胞损伤，引起内皮细胞坏死和脱落，导致血管壁通透性迅速增加。

（4）新生毛细血管的高通透性：在组织修复时，出芽形成新生毛细血管，其内皮细胞连接不健全，因此这种新生的毛细血管通透性较高（图 5-2）。

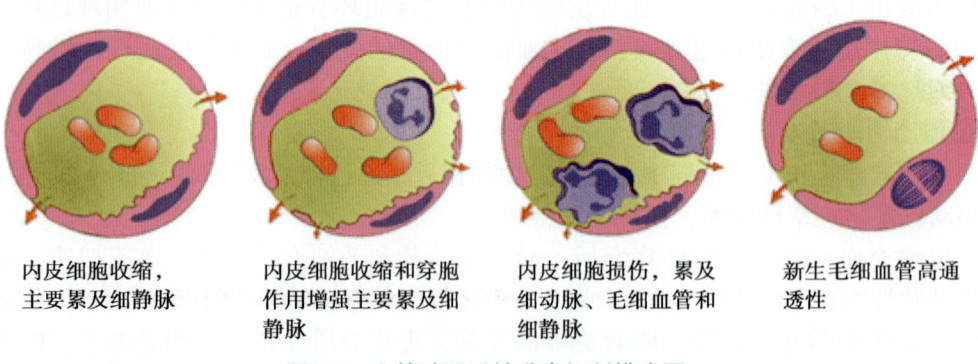

图 5-2　血管壁通透性升高机制模式图

血管内流体静压增高和组织间渗透压升高，导致液体外渗。炎症时，血液中的液体成分通过细静脉和毛细血管壁到达血管外的过程，称为液体渗出。渗出的液体称为渗出液。渗出液聚集于组织间隙，称为炎性水肿，聚集于体腔或关节腔称为积液。渗出液与一般水肿出现的漏出液不同（表 5-1）。

表 5-1　渗出液与漏出液的鉴别表

	渗出液	漏出液		渗出液	漏出液
原因	炎症	非炎症	有核细胞数	$>1000 \times 10^6/L$	$<300 \times 10^6/L$
外观	混浊	澄清	黏蛋白实验	阳性	阴性
蛋白量	30 g/L 以上	25 g/L 以下	凝固性	能自凝	不自凝
比重	>1.018	<1.018			

液体渗出具有重要的防御作用：①渗出液能稀释毒素和有害物质，减轻毒素对局部的损伤作用；②渗出液中含有抗体、补体等，可增强细胞防御能力，消灭病原体；③给炎症病灶带来葡萄糖、氧等营养物质，带走代谢产物；④渗出的纤维蛋白原转变成纤维素，交织成网能限制病原菌扩散，使病灶局限，并有利于吞噬细胞发挥吞噬作用，后期还可作为组织修复的支架。

但过多的液体渗出，也可对机体造成不利的影响：①会造成压迫和阻塞器官，影响其正常功能。如肺泡腔内渗出液可影响换气功能，心包积液可压迫心脏等。②渗出液中大量纤维素不能完全被吸收时，最终发生机化粘连，影响器官功能，如心包粘连可影响心脏的舒缩功能。

 考点：

渗出液特点及作用。

3. 白细胞渗出和吞噬作用

白细胞通过血管壁游出到血管外的过程称为白细胞渗出。白细胞的渗出构成炎症反应的主要防御环节，是炎症反应最重要的特征。白细胞的渗出及其在局部的防御作用是极为复杂的连续过程，主要包括白细胞边集和附壁、黏着、游出、趋化作用和吞噬作用。渗出的白细胞又称为炎细胞，炎细胞进入组织间隙内称炎细胞浸润。

（1）白细胞边集和附壁：由于血管扩张、血管通透性增加和血流缓慢，白细胞由轴流进入边流，靠近血管壁，并沿内皮滚动，最后黏附于血管内皮细胞上。

（2）白细胞黏着：白细胞和内皮细胞紧紧黏着，是白细胞从血管中游出的前提。该过程是靠细胞表面的黏附分子相互识别、相互作用来完成的。

（3）白细胞游出：白细胞通过血管壁进入周围组织的过程称为游出。黏附于内皮细胞表面的白细胞沿内皮表面缓慢移动，在内皮细胞连接处伸出伪足，整个白细胞逐渐以阿米巴样运动方式从内皮细胞缝隙移出血管外。白细胞游出血管后，沿着组织间隙，以阿米巴运动的方式向炎症病灶集中（图 5-3）。

（4）趋化作用：白细胞游出后主动向某些化学物质做定向移动，称为趋化作用。具有吸引白细胞定向游走的物质，称为趋化因子。趋化因子可以是内源性的，如补体成分等；也可以是外源性的，如细菌产物等。趋化因子的作用是有特异性的，即不同的趋化因子只对某一种或几种炎细胞有趋化作用，如化脓菌产物对中性粒细胞有趋化作用。此外，不同细胞对趋化因子的反应能力也不同，中性粒细胞和单核细胞对趋化因子的反应较强，而淋巴细胞对趋化因子的反应则较弱。

（5）吞噬作用：吞噬作用是炎症防御反应最重要的环节。白细胞游出到达炎症区，吞噬和消灭病原体以及组织崩解产物的过程，称吞噬作用。具有吞噬功能的细胞主要是中性粒细胞和巨噬细胞。其吞噬过程是通过对颗粒的识别和黏着、包围吞入和杀灭降解三个步骤（图 5-4）。经吞噬细胞的吞噬作用，大多数病原微生物可被杀灭，但有些病毒和细菌（如结核分枝杆菌）

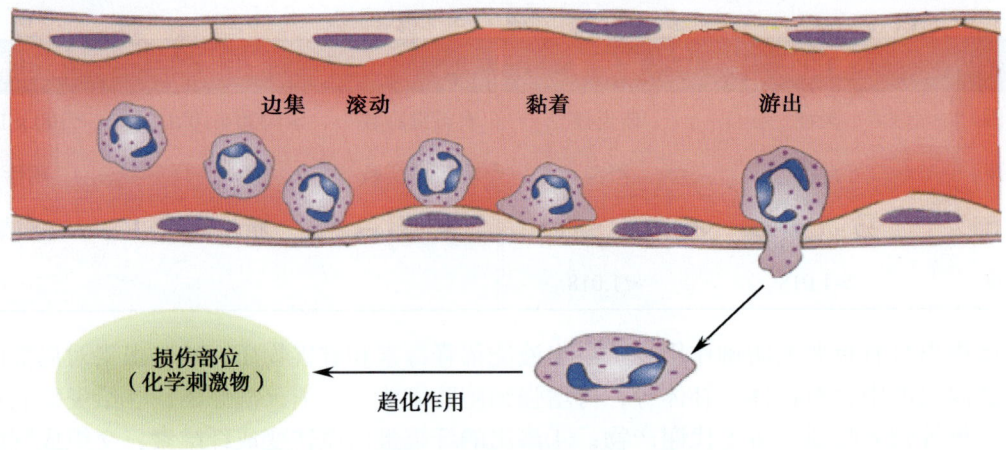

图 5-3　中性粒细胞的游出和聚集过程模式图

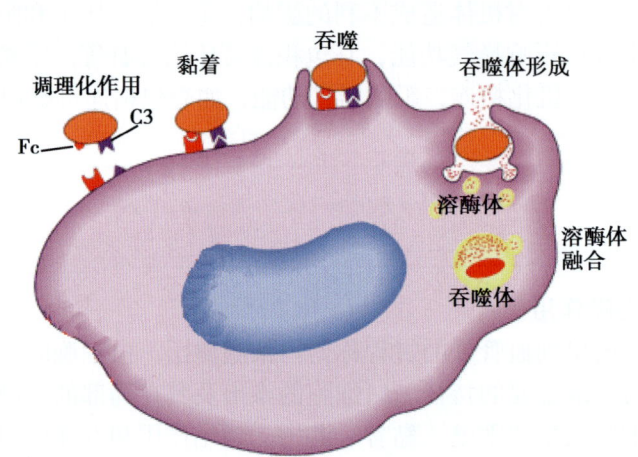

图 5-4　白细胞吞噬过程模式图

毒力较强,不易被杀灭,在白细胞内处于静止状态,仍具有生命力和繁殖力,一旦机体抵抗力低下,这些病原体又能继续繁殖引起细胞死亡或随吞噬细胞游走而在体内扩散。

（6）常见炎细胞的种类、功能及临床意义见图 5-5 和表 5-2。

表 5-2　常见炎细胞的功能及临床意义

类别	主要功能	临床意义
中性粒细胞	运动活跃,吞噬力强,能吞噬各种细菌、坏死组织小碎片和抗原-抗体复合物,释放致热原及炎症介质	见于急性炎症及炎症早期,特别是化脓性炎症
单核细胞、巨噬细胞	运动及吞噬能力很强,能吞噬各种细菌、较大的坏死组织碎片和抗原-抗体复合物,释放致热原及炎症介质;参与免疫反应	主要见于急性炎症后期,慢性炎症,各种非化脓性炎症
嗜酸性粒细胞	运动能力弱,有一定吞噬能力,能吞噬抗原-抗体复合物及组胺	常见于寄生虫感染及超敏反应性炎症
淋巴细胞、浆细胞	运动能力弱,无吞噬能力;T 细胞参与细胞免疫;B 细胞参与体液免疫	主要见于慢性炎症和病毒、立克次体感染
嗜碱性粒细胞	能释放组胺、5-羟色胺	主要见于变态反应性炎症

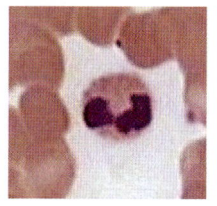 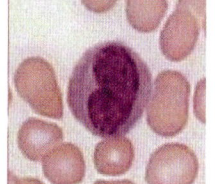 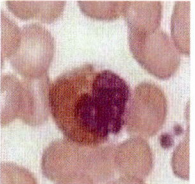 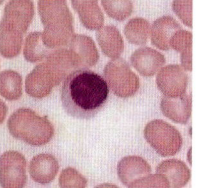 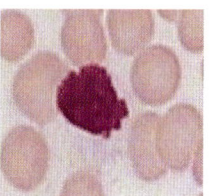

中性粒细胞　　　　单核细胞　　　嗜酸性粒细胞　　　淋巴细胞　　　嗜碱性粒细胞

图 5-5　各种炎细胞（HE 染色，高倍镜）

> **考点：**
>
> 炎细胞的功能、种类及临床意义。

（三）增生

在致炎因子、组织崩解产物等刺激下，炎区组织实质和间质细胞增生，细胞数目增多，称为炎性增生（proliferation）。实质细胞的增生，例如慢性肝炎中的肝细胞增生，慢性宫颈炎时宫颈黏膜上皮和腺体的增生；间质细胞的增生主要发生在成纤维细胞、血管内皮细胞及巨噬细胞等。增生反应通常在急性炎症的后期和慢性炎症较明显，但少数疾病在炎症初期即见明显增生，如伤寒初期有大量巨噬细胞增生；急性肾小球肾炎可见肾小球毛细血管内皮细胞及系膜细胞的增生。炎性增生也是一种重要的防御性反应，其增生的肉芽组织成分有利于炎症局限化和损伤组织的修复；巨噬细胞增生能增强吞噬病原体和清除异物的功能。但过度增生，也会造成原有组织的破坏，影响器官的功能。

综上所述，炎症过程中的三种基本病变，各有其表现特点，但它们之间密切联系，相互依存，相互制约，共同组成复杂的炎症反应过程。

> **考点：**
>
> 炎症的基本病变。

四、炎症介质

在致炎因子的作用下，由局部组织或血浆产生和释放，参与或诱导炎症反应的化学活性物质，称为炎症介质（inflammation mediator）。炎症介质在整个炎症过程中起到非常重要的作用，尤其是在急性炎症中，主要发挥促进局部血管扩张、血管壁通透性增加及白细胞趋化和渗出的作用。炎症介质有细胞和血浆两个来源。

（一）细胞源性炎症介质

1. 血管活性胺　在急性炎症反应时最早释放包括组胺、5-羟色胺（5-HT）。组胺主要存在于肥大细胞和嗜碱性粒细胞的颗粒中，也存在于血小板内。组胺可使细动脉扩张、细静脉内皮细胞收缩，导致血管通透性升高；5-HT 由血小板释放，抗原-抗体复合物可刺激血小板发生释放反应，其作用与组胺相似。

2. 花生四烯酸的代谢产物　包括前列腺素（prostaglandin，PG）、白细胞三烯（leukotriene，LT），均为花生四烯酸的代谢产物。其主要作用：导致发热、疼痛、血管扩张、通透性升高及白细胞渗出等炎症反应。某些抗炎药物如阿司匹林、吲哚美辛和类固醇激素能抑制花生四烯酸代谢，减轻炎症反应。

3. 白细胞产物 被致炎因子激活后，中性粒细胞和单核细胞可释放氧自由基和溶酶体酶，成为炎症介质，促进炎症反应和破坏组织。

4. 细胞因子 细胞因子主要由激活的淋巴细胞和巨噬细胞产生，在细胞免疫反应和介导炎症反应中亦有重要功能。白细胞介素 1（IL-1）、肿瘤坏死因子（TNF）是介导炎症反应的两种非常重要的细胞因子，可促进中性粒细胞的释放，并可引起急性炎症的发热。

5. 血小板激活因子（platelet activating factor，PAF） 是一种磷脂起源的炎症介质，由 IgE 致敏的嗜碱性粒细胞在结合抗原后产生。除了能激活血小板外，PAF 可增加血管壁的通透性，促进白细胞聚集、黏着和趋化作用。

（二）血浆源性炎症介质

1. 补体系统 补体系统由 20 种蛋白质组成，是抵抗病原微生物的天然和过继免疫的重要因子。补体通过三种途径激活后，产生了炎症介质 C3a、C5a，具有使血管通透性增加、化学趋化和杀灭细菌的作用。

2. 激肽系统 激肽系统的激活最终产生缓激肽，可引起细动脉扩张、内皮细胞收缩、细静脉通透性增加以及血管以外的平滑肌收缩，并且具有明显的致痛作用。

3. 凝血系统 凝血酶在使纤维蛋白原转变成纤维蛋白的过程中释放纤维蛋白多肽，可使血管壁通透性升高，同时又是白细胞的趋化因子。

常见的炎症介质及作用见表 5-3。

表 5-3 常见炎症介质及作用

作用	主要炎性介质
扩张血管	组胺、5-HT、缓激肽、前列腺素（PGI_2、PGE_2、PGD_2、PGF_2）、NO
增加血管壁的通透性	组胺、5-HT、缓激肽、C3a、C5a、白细胞三烯（LTC_4、LTD_4、LTE_4）、PAF、纤维蛋白降解产物（FDP）、活性氧代谢产物、P 物质
趋化作用	LTB_1、C5a、阳离子蛋白、细胞因子（IL-8 和 TNF）、细菌产物、IL-1、TNL、FDP
发热	细胞因子（IL-1、IL-6 和 TLF-a 等），PGE_2
疼痛	PGE_2、缓激肽
组织损伤	氧自由基、溶酶体酶、NO

五、炎症的局部表现和全身反应

（一）炎症的局部表现

1. 红 炎症初期由于动脉性充血，血液中氧合血红蛋白增多，局部呈鲜红色；随着炎症的发展，后期因静脉性充血，还原血红蛋白增多，转为暗红色。

2. 肿 急性炎症时由于炎性充血、水肿使局部明显肿胀，慢性炎症时因组织细胞增生引起肿胀。

3. 热 由于动脉性充血，血流加快，组织代谢增强，产热增多所致。

4. 痛 主要是炎症局部肿胀，组织张力增加，压迫或牵拉神经末梢引起。另外，炎症局部分解代谢增强，造成氢离子、钾离子等增多刺激神经末梢；炎症介质如前列腺素 E_2 的刺激等也可引起疼痛。

5. 功能障碍 执行器官功能的是实质细胞，炎症时实质细胞发生不同程度的变性、坏死，代谢障碍；渗出物压迫、阻塞；局部疼痛的保护等，均可导致组织器官功能障碍。

（二）炎症的全身反应

1. **发热** 发热是疾病发生、发展的重要信号，尤其是病原微生物感染，常常引起发热。不同炎症，其热型往往不相同。低热可促进抗体的形成，吞噬细胞的吞噬活动更加活跃，肝的解毒功能也有所增强，机体的防御能力得到一定程度的提高。但高热或长期发热，可使机体营养物质消耗增多、代谢功能紊乱。如果炎症病变十分严重，体温反而不升高，说明机体反应性差，抵抗力低下，是预后不良的征兆。

2. **血液中白细胞的变化** 末梢血白细胞的计数和分类检查有助于炎症的诊断和鉴别。在急性炎症，尤其是化脓性炎症，末梢血白细胞计数可明显升高，可达 $(15\sim20)\times10^9/L$ 以上。大多数细菌感染尤其是化脓性炎症以中性粒细胞升高为主，在严重感染时，末梢血液中常常出现幼稚的杆状核中性粒细胞比例增加的现象（＞5%），即临床上所称的"核左移"，反映了患者对感染的抵抗力较强和感染程度较重。慢性炎症和一些病毒感染以淋巴细胞增多为主；寄生虫感染或某些变态反应性疾病以嗜酸性粒细胞增多为主；肉芽肿性炎则以单核细胞增多为主。但也有一些疾病，如伤寒、流感，血中白细胞数目反而减少。因此，外周血白细胞的计数和分类检查有助于疾病的诊断，具有重要临床意义。

3. **单核巨噬细胞系统的增生** 炎症过程中，单核巨噬细胞系统的增生也是机体防御反应的一种表现，尤其是病原微生物引起的炎症过程中，单核巨噬细胞系统的细胞常有不同程度的增生。常表现为局部淋巴结、肝、脾大。骨髓、肝、脾、淋巴结中的巨噬细胞增生，吞噬能力增强。

4. **实质器官病变** 炎症较严重时，由于病原微生物及其毒素的作用，以及局部血液循环障碍、发热等因素的影响，心脏、肝、肾等器官的实质细胞可发生不同程度的变性、坏死和功能障碍。炎症若发展为败血症或脓毒败血症时，常引起感染性休克甚至出现弥散性血管内凝血（disseminated intravascular coagulation，DIC）。

六、炎症的类型

炎症的分类方法较多，目前一般根据炎症持续的时间、基本病变性质和病变的程度等进行分类。

1. **按炎症病程的长短和发病急缓进行分类** 分为超急性炎症、急性炎症、亚急性炎症和慢性炎症。①超急性炎症是指炎症呈暴发性经过，病程为数小时到数天，炎症反应剧烈，短时间内组织器官严重损伤，甚至导致死亡。本类型多属于变态反应性炎症，如器官移植超急性排斥反应。②急性炎症起病急，症状明显，病程一般仅数天，通常不超过一个月，局部病变以变质和渗出为主，病灶内常有大量的中性粒细胞浸润，而增生相对较轻。③亚急性炎症病程为一至数月，介于急慢性炎症之间，常由急性炎症迁延所致。④慢性炎症起病缓慢，病程一般数月或数年，病变多以增生为主，而变质和渗出相对较轻。局部浸润的炎细胞主要是淋巴细胞、单核细胞。慢性炎症多为急性炎症迁延而致。其中，炎症的主要类型是急性炎症和慢性炎症。

2. **按炎症的基本病变性质进行分类** 分为变质性炎、渗出性炎和增生性炎。炎症的基本病变是变质、渗出和增生。一般以一种病变为主，以变质为主称变质性炎，以渗出为主称渗出性炎，以增生为主称为增生性炎。

3. **按炎症病变的程度进行分类** 分为轻度、中度和重度炎症。

第二节 急性炎症

急性炎症是致炎因子作用于机体引起的快速反应，及时将白细胞和血浆蛋白（补体、抗体、纤维素）运送到炎症病灶，清除致炎因子。在急性炎症的过程中，机体主要发生血管反应和白细胞反应。急性炎症以渗出变化为主，也可表现为变质性炎，例如急性病毒性肝炎；或者表现为增生性炎，例如急性肾小球肾炎。本节主要介绍以渗出病变为主的急性炎症的病理学类型和结局。

一、急性炎症的病理学类型

以局部渗出病变为主，炎症灶内有大量的渗出物，而变质和增生变化相对较轻，多呈急性经过。急性炎症根据渗出物成分不同又可分为以下几种类型。

（一）浆液性炎

浆液性炎（serous inflammation）以大量的浆液渗出为主，主要为血清和少量细胞、纤维素等。好发于皮肤、浆膜（如胸膜、腹膜和心包膜等）、黏膜、滑膜和疏松结缔组织等处。皮肤轻度的烧伤或烫伤、昆虫叮咬、毒蛇咬伤以及某些炎症的早期，常引起浆液性炎症。如皮肤Ⅱ度烫伤，渗出的浆液积聚于皮肤的表皮内形成水疱；浆膜的浆液性炎如渗出性结核性胸膜炎，可引起胸膜腔积液；黏膜的浆液性炎如感冒初期流清涕，鼻黏膜排出大量浆液性分泌物；发生在滑膜的浆液性炎如风湿性关节炎可引起关节腔积液。

浆液性炎的病变一般较轻，病因消除后易于消退。但有时因浆液渗出过多可导致较严重的后果，如心包腔大量炎性积液时，可压迫心、肺而影响其功能。喉头浆液性炎时，由于浆液性渗出物浸润喉头组织导致喉头水肿，可引起窒息。

（二）纤维素性炎

纤维素性炎（fibrinous inflammation）是以渗出物中含有大量纤维素为特征的渗出性炎症。常发生于黏膜（咽、喉、气管、肠等部位）、浆膜（胸膜、腹膜和心包膜）和肺，是由于细菌毒素和各种内、外源性毒物导致毛细血管和小静脉损伤较重，通透性明显升高，大量纤维蛋白原渗出到血管外，转化为纤维素。黏膜的纤维素性炎，如白喉、细菌性痢疾等，在黏膜表面常覆盖由纤维素、中性粒细胞、坏死脱落的黏膜上皮细胞及病原体等混合组成的灰白色膜状物叫假膜（图5-6），故又称为假膜性炎。白喉发生在气管时，形成的假膜容易脱落，常造成支气管堵塞而引起窒息。心包的纤维素性炎，由于心脏不断搏动，使渗出在心外膜上的纤维素形成绒毛状物，称为"绒毛心"（图5-7）。大叶性肺炎时，肺泡腔内有大量的纤维素以及中性粒细胞等，导致肺实变。渗出少量纤维素可被中性粒细胞释放的蛋白溶解酶溶解吸收，渗出过多时，不能被完全吸收，可发生机化粘连，例如大叶性肺炎可以引起肺肉质变，影响器官功能。

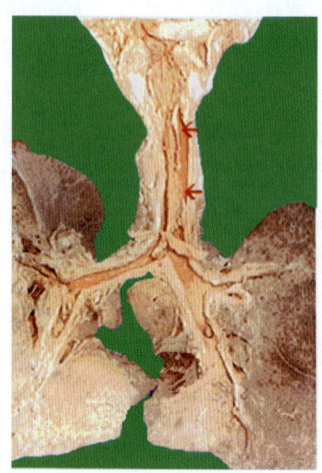

图5-6 白喉 气管黏膜表面可见灰白色膜状物

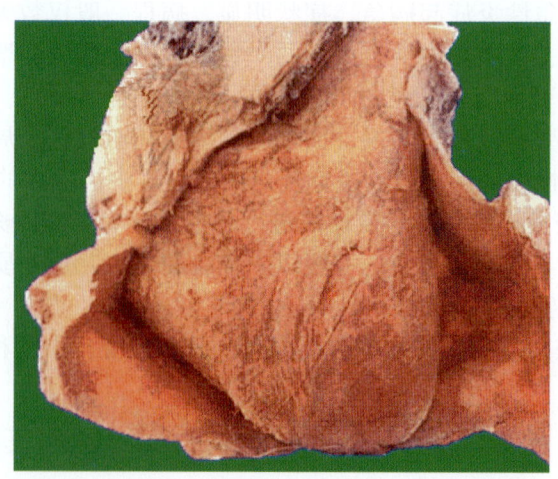

图5-7 绒毛心 心包脏层可见灰白色绒毛样物质

知识链接

白 喉

白喉是由白喉棒状杆菌引起的急性呼吸道传染病，主要临床特征为咽、喉、鼻部黏膜充血、肿胀伴灰白色假膜形成和发热、乏力、精神萎靡、面色苍白等中毒症状。严重者可引起心肌炎和周围神经炎等并发症。由于我国在儿童普遍推广预防接种，2004年以来流行病学统计呈现零报告。

（三）化脓性炎

化脓性炎（suppurative inflammation）最为常见、以大量中性粒细胞渗出为主，并以伴有不同程度的组织坏死和脓液形成为特征。常由葡萄球菌、链球菌、脑膜炎双球菌、大肠杆菌等化脓性细菌感染引起，也可由坏死组织继发感染产生。渗出的中性粒细胞变性、坏死后释放出蛋白溶解酶将坏死组织溶解液化的过程，称为化脓。所形成的灰黄或黄绿色混浊的凝乳状液体，称为脓液。脓液中含有大量变性、坏死的中性粒细胞，称为脓细胞。此外，脓液中还含有许多细菌、被溶解的坏死组织碎屑和少量浆液。

化脓性炎根据病因和发生部位的不同，有以下几种类型。

1. **表面化脓和积脓** 表面化脓其特点是脓液主要向黏膜或浆膜表面渗出，而深部组织没有明显的中性粒细胞浸润。如化脓性尿道炎，在尿道黏膜渗出的脓液可沿尿道排出体外。当脓液蓄积于体腔或浆膜腔内时，称为积脓。如胆囊积脓、输卵管积脓等。

2. **蜂窝织炎** 指疏松结缔组织的弥漫性化脓性炎。常见于皮下组织、肌肉和阑尾。溶血性链球菌为其主要致病菌，该菌能产生透明质酸酶，分解结缔组织基质中的透明质酸，还能分泌链激酶溶解纤维素，使细菌容易在组织内蔓延扩散（图5-8）。炎区组织高度水肿和中性粒细胞弥漫性浸润，与周围组织无明显分界。

3. **脓肿** 指器官或组织内局限性化脓性炎症，常因组织发生坏死、溶解，形成充满脓液的脓腔（图5-9）。脓肿主要由金黄色葡萄球菌感染引起，该菌产生的血浆凝固酶可使渗出的纤维蛋白原转变为纤维蛋白，限制炎症的扩散，因而病变较局限。脓肿早期，在病原菌侵袭的局部组织发生坏死和大量的中性粒细胞浸润，随后发生化脓，并形成脓腔。经历一段时间后，脓肿周围可出现肉芽组织增生，包围脓肿形成脓肿膜，脓肿膜具有吸收脓液、限制炎症扩散的作用。小的脓肿，如病原菌被消灭，脓液可逐渐吸收、消散，由肉芽组织修复愈合，大的脓肿由于脓液很多，吸收困难，需要切开排脓或穿刺抽脓，而后由肉芽组织修复。

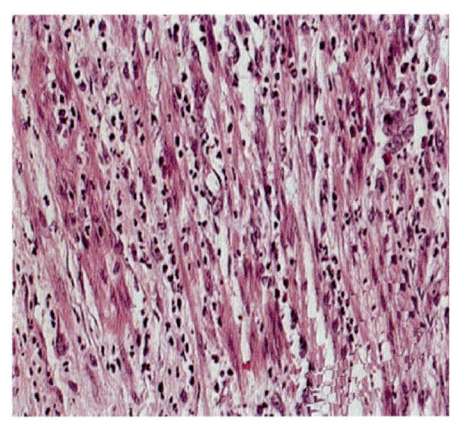

图 5-8 阑尾蜂窝织炎 肌层有大量的中性粒细胞浸润（HE染色，高倍镜）

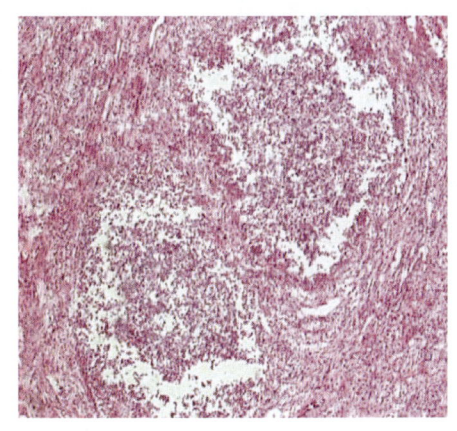

图 5-9 脓肿 组织溶解液化，形成充满脓液的腔（HE染色，低倍镜）

各种化脓性炎症的比较见表 5-4。

表 5-4 各种化脓性炎症的比较

	蜂窝织炎	脓肿	表面化脓或积脓
致病菌	溶血性链球菌	金黄色葡萄球菌	大肠埃希菌、变形杆菌、脑膜炎奈瑟菌、淋病奈瑟菌
好发部位	皮下、肌肉、筋膜下、腹膜后、盆腔、阑尾	皮肤，内脏脏器如肺、肝、肾、脑等	自然管道（泌尿道、胆道、输卵管）、体腔或蛛网膜下腔
病变特点	中性粒细胞弥漫浸润；范围广，发展快；局部无明显界线	中性粒细胞浸润；病灶局限，界限清楚；形成脓腔	中性粒细胞表面浸润；表面破坏轻
临床举例	蜂窝织性阑尾炎，皮下蜂窝织炎	疖、痈；肝、脑、肺、肾等内脏脓肿	表面化脓：化脓性尿道炎、化脓性输卵管炎；积脓：胆囊积脓、流脑、脓胸
转归	病情较重，全身中毒症状明显	局部症状明显，可切开排脓；慢性者可形成溃疡、窦道、瘘管	排脓治疗

发生在皮肤和黏膜的脓肿，可向表面破溃形成溃疡。深部脓肿如向体表或自然管道穿破，可形成窦道或瘘管。窦道是只有一个开口的病理盲管。瘘管是指连接于体外或有腔器官之间或两个腔道之间的有两个或两个以上开口的病理性管道。例如，肛门周围组织的脓肿，可向皮肤穿破，形成脓性窦道；也可既向皮肤穿破，又向肛管穿破，形成脓性瘘管（图 5-10）。

（四）出血性炎

炎症部位毛细血管壁损伤严重，通透性增加，渗出物中含有大量红细胞。常见于流行性出血热、钩端螺旋体病和鼠疫。

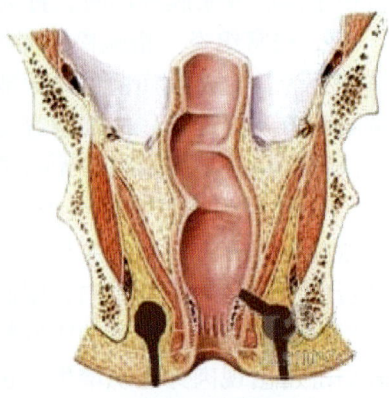

图 5-10 肛管直肠周围脓肿有窦道、瘘管形成

二、急性炎症的结局

急性炎症的结局主要取决于致炎因子的强弱、机体的免疫防御功能和治疗情况等因素，可有以下几种结局。

（一）痊愈

大多数急性炎症都能够痊愈。在炎症过程中，若组织损伤小，机体抵抗力较强，治疗及时，病因被清除，组织崩解产物及炎性渗出物溶解吸收或排出，通过周围健康细胞的再生修复，最终完全恢复原来的结构和功能，即完全痊愈。当组织损伤重、范围大，坏死组织及渗出物溶解吸收不良，则由肉芽组织进行修复形成瘢痕，即不完全痊愈。

（二）迁延不愈

当机体抵抗力较低或治疗不彻底，致炎因素不能在短时间内清除而在体内持续存在，可使急性炎症迁延反复，转为慢性炎症。如慢性病毒性肝炎、慢性胆囊炎等。

(三) 蔓延扩散

当机体的抵抗力低下，或感染的病原微生物数量多、毒力强时，病原微生物可不断繁殖，并沿组织间隙或脉管系统向周围和全身器官扩散。

1. **局部蔓延** 病原微生物可沿组织间隙和自然管道向邻近组织器官蔓延扩散，使感染范围扩大。如小儿急性支气管炎发展为支气管肺炎。

2. **淋巴道蔓延** 病原微生物及毒素侵入淋巴管，随淋巴液扩散，引起淋巴管炎及所属淋巴结炎。表现为局部淋巴结肿大、压痛。如足部感染时，炎症可沿下肢的淋巴管逐渐蔓延扩散至腹股沟淋巴结，引起腹股沟淋巴结痛性肿大，并在下肢足部病灶和肿大的腹股沟淋巴结之间出现红线，即为淋巴管炎。

3. **血行蔓延** 病原微生物或其产生的毒素可直接或通过淋巴途径间接侵入血液，分别引起菌血症、毒血症、败血症和脓毒败血症。

（1）菌血症：是指炎症局部病灶内的细菌经血道或淋巴管侵入血液，血中可查到细菌，但无全身中毒症状的表现。

（2）毒血症：是指细菌毒素及其代谢产物被吸收入血。临床上出现高热、寒战等全身中毒症状，同时可伴有心、肝、肾等实质器官的变性和坏死等，但血培养阴性，严重时出现中毒性休克。

（3）败血症：是指炎症局部病灶内的细菌侵入血液后，大量繁殖并产生毒素。临床表现除有高热、寒战等全身中毒症状外，还有皮肤、黏膜多发性出血点、脾和全身淋巴结肿大等，血中可培养出病原菌。

（4）脓毒败血症：指由化脓菌引起的败血症。除有败血症的表现外，可在全身一些器官中如肝、肾、脑、肺等出现多发性细菌栓塞性脓肿。

考点：

化脓性炎症的类型及特点。

知识链接

脓 毒 症

脓毒症是严重创（烧、战）伤、休克、感染、外科大手术患者常见的并发症，进一步发展可导致脓毒性休克、多器官功能障碍综合征，是临床危重患者的最主要死亡原因之一。脓毒症发生率高，全球每年有超过1800万严重脓毒症病例，并且这一数字还以每年1.5%～8%的速度上升。最新的脓毒症定义为：机体对感染的反应失调而导致危及生命的器官功能障碍。这个定义超越了感染本身的潜在危险性，更关注机体应对感染时所发生的复杂的病理和病理生理反应。

第三节　慢性炎症

慢性炎症持续的时间是数周甚至数年，炎症反应、组织损伤和修复不断地发生。慢性炎症大多由急性炎症迁延不愈转化而来。在慢性炎症病变中，局部组织细胞以增生性改变为主，而变质和渗出性病变相对比较轻微。根据细胞增生的成分及病变特点，可分为以下两种：一般慢性炎症和肉芽肿性炎。

一、一般慢性炎症

一般慢性炎症增生的主要细胞是成纤维细胞、血管内皮细胞和炎细胞，也可伴有实质细胞、被覆上皮细胞和腺上皮细胞的增生。此种慢性炎症无特殊的形态表现，如慢性扁桃体炎、慢性鼻炎等。但发生在局部黏膜上皮、腺上皮及肉芽组织过度增生，常形成带蒂的小肿物突出于黏膜表面，称为炎性息肉。常见的有子宫颈息肉、结肠息肉、鼻息肉等。慢性炎症时若局部组织细胞明显增生，形成一个界限清楚的肿瘤样团块，肉眼和X线观察均与肿瘤相似，但其本质是慢性炎症性增生，称为炎性假瘤。常发生于眼眶和肺，临床上容易误诊为肿瘤，应注意鉴别。一般慢性炎症炎症灶内浸润的白细胞主要是单核细胞、淋巴细胞和浆细胞。

二、肉芽肿性炎

肉芽肿性炎（granulomatous inflammation）是一种特殊类型的慢性炎症，以肉芽肿形成为特征。肉芽肿是炎症局部以巨噬细胞增生为主，形成境界清楚的结节状病灶。病灶较小，直径一般在0.5～2 mm，肉眼常难以察觉。

肉芽肿的主要细胞成分是上皮样细胞和多核巨细胞，具有诊断意义。上皮样细胞胞质丰富，呈淡粉色，略呈颗粒状，胞质界线不清；核呈圆形或长圆形，染色浅淡，核内有1～2个核仁。因其形态与上皮细胞相似，故称上皮样细胞。肉芽肿内的多核巨细胞是由上皮样细胞融合而来，细胞核数目可达几十个，甚至几百个。若细胞核排列于细胞的周边呈马蹄形或花环状称为朗汉斯巨细胞，若细胞核杂乱无章地分布于细胞内则称为异物巨细胞。

肉芽肿根据病因不同，可分为以下两种。

1. 感染性肉芽肿 是最常见的一种类型，常见于结核、伤寒、麻风、梅毒，以及真菌、寄生虫感染等疾病。多具有独特的形态，根据典型的肉芽肿形态特点，可做出病因诊断，对疾病的确诊具有重要的意义。如风湿性肉芽肿、结核性肉芽肿、伤寒性肉芽肿等。

典型的结核性肉芽肿（结核结节）：中心部常可见干酪样坏死，周围可见许多上皮样细胞和少量朗汉斯巨细胞，外围有少量成纤维细胞和淋巴细胞。

伤寒性肉芽肿主要由伤寒细胞组成。

2. 异物性肉芽肿 由手术缝线、滑石粉、石棉、二氧化硅、碎骨等异物引起。其形态特点是异物周围有多少不等的巨噬细胞、异物性多核巨细胞、成纤维细胞和淋巴细胞包绕而成的结节状病灶，如职业病硅沉着病（矽肺）的硅结节。

考点：

肉芽肿性炎的概念。

思政园地

白求恩的奉献精神

白求恩同志是加拿大的共产党员，五十多岁时为了帮助中国的抗日战争，受加拿大共产党和美国共产党的派遣，不远万里，来到中国。他先到延安，后到五台山工作，在一次战斗中抢救伤员时左手中指被手术刀割破，但他不顾伤痛，坚持留在前线指导战地救护工作，终因感染转为败血症，医治无效逝世。毛泽东写下《纪念白求恩》一文，高度评价白求恩伟大的国际主义和共产主义精神。

一个外国人，把中国人民的解放事业当作他自己的事业，白求恩同志毫不利己专门利人的精神，表现在他对工作的极端的负责任，对同志对人民的极端的热忱。同时白求恩的精神品质体现了他作为一名医务工作者的职业道德和责任感。他坚守着对生命的尊重和对患者的关怀，将治疗患者的责任放在首位。他不追求名利，不计较个人得失，只是默默地为患者服务，用自己的爱心和医术给予他们希望和温暖。作为一位革命家，他以实际行动践行了自己的信仰，始终坚持着为人民服务的宗旨，为实现社会公平和正义而奋斗。他的精神品质激励着我们，让我们明白了作为一名医务工作者和公民的责任和使命。白求恩的主要事迹和精神品质不仅仅是同学们学习和传承的榜样，也是同学们在今后的工作和生活中应该追求的目标。

自 测 题

一、选择题

1. 下述炎症改变中最有防御意义的是
   A. 白细胞渗出　　　　B. 分解代谢增强　　　　C. 局部酸中毒
   D. 分子浓度增高　　　E. 液体渗出
2. 金黄色葡萄球菌感染最常引起
   A. 蜂窝织炎　　　　　B. 脓肿　　　　　　　　C. 纤维素性炎
   D. 假膜性炎　　　　　E. 浆液性炎
3. 有一患者的阑尾切除，做病理切片检查时发现阑尾各层均有中性粒细胞浸润，血管明显充血，其诊断是
   A. 单纯性阑尾炎　　　B. 蜂窝织炎性阑尾炎　　C. 坏疽性阑尾炎
   D. 阑尾类癌　　　　　E. 慢性阑尾炎

二、简答题

1. 炎症局部的临床表现和全身反应是什么？
2. 简述急性炎症与慢性炎症的主要不同点。

三、案例分析

患者，女性，12岁，腹痛、腹泻伴高热一天入院。患者最初拉稀便，后发展为黏液脓血便，偶见片状、灰白色膜状物排出，同时有里急后重感。体格检查：T 39.5 ℃，左下腹疼痛明显，肠鸣音亢进。辅助检查：血常规白细胞 26.8×10^9/L，大便镜检白细胞（+），红细胞（++），脓细胞（++）。初步诊断：细菌性痢疾。

请回答：
1. 患者的临床表现与病理变化有无联系？
2. 细菌性痢疾患者护理方面有什么初步的注意事项？

（赵其辉　杜丽娟）

第六章 肿 瘤

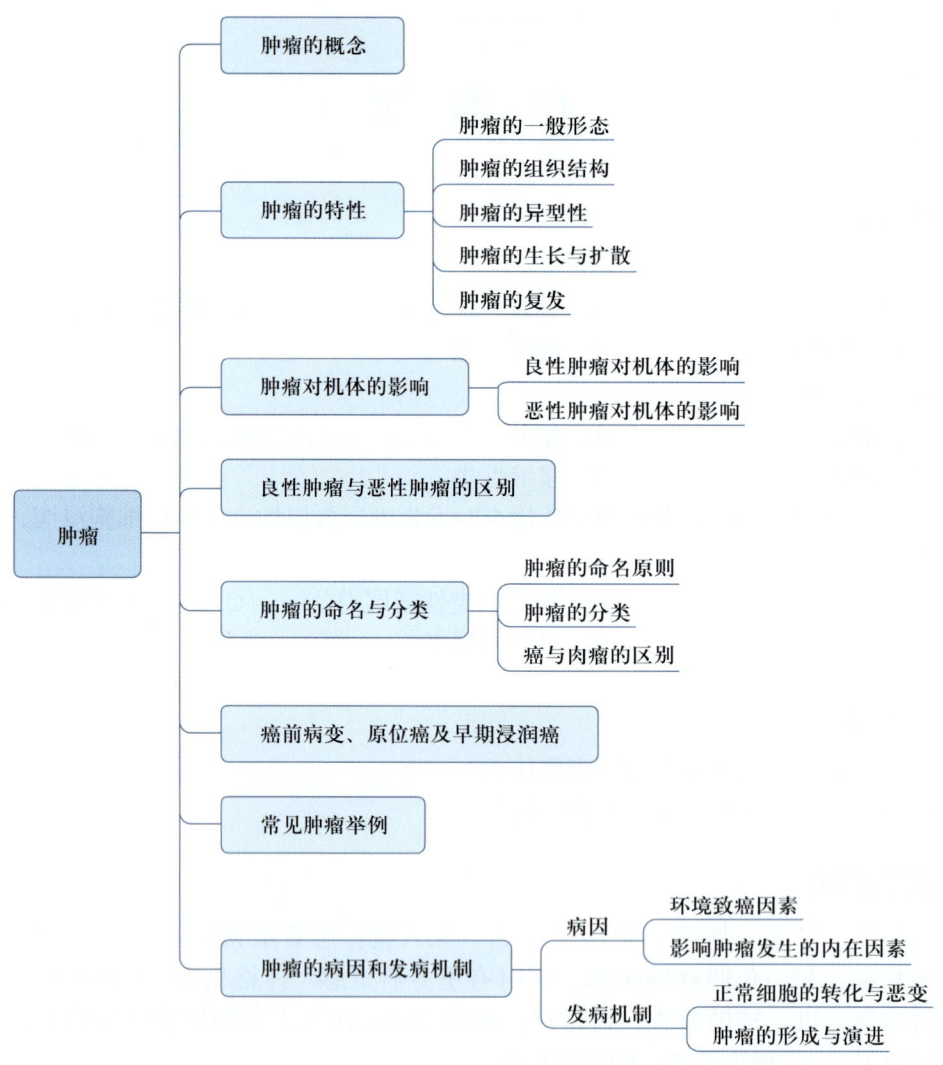

本章思维导图

学习目标

1. 解释肿瘤、异型性、分化、转移、癌、肉瘤、癌前病变及原位癌的概念。
2. 描述肿瘤的生长方式与扩散途径、癌前病变与原位癌的病变特点。
3. 归纳肿瘤对机体的影响，良、恶性肿瘤的区别，癌与肉瘤的区别。
4. 阐述肿瘤的命名原则、肿瘤的分级与分期。

第六章 肿瘤

5. 举例说明常见肿瘤的病理特点、肿瘤的病因和发病机制。
6. 运用所学知识，增强责任心和法制观念，遵纪守法，爱岗敬业，具有良好的职业道德修养。

肿瘤（tumor, neoplasm）是一类常见病、多发病，根据其生物学行为和临床表现，可分为良性肿瘤和恶性肿瘤两大类。目前，恶性肿瘤已成为严重危害人类健康和生命安全的疾病之一。在我国，发病率较高的恶性肿瘤分别是肺癌、结直肠癌、胃癌、肝癌、女性乳腺癌等。在肿瘤的防治中，早预防、早发现、早诊断和早治疗具有重要的意义。

导入案例 6-1

患者，男，58 岁，某公司职员。因颈椎、腰椎等部位疼痛 2 个月余，加重 3 天入院。2 个月前，患者出现颈、腰部酸胀疼痛，服止痛药物可缓解。之后，疼痛逐渐加剧，患者不能耐受而入院。在发病过程中，患者出现咳嗽、咯出血丝。该患者既往体健，嗜烟酒。

X 线检查：颈部及腰部椎骨有骨质破坏，左肺门处见 5 cm×5 cm 的占位性病变。

问题：
1. 该患者所患疾病可能是什么？
2. 颈椎、腰椎的病变性质如何？镜下的病理改变有何特点？

第一节 肿瘤的概念

肿瘤是机体在各种致瘤因素的作用下，局部组织细胞在基因水平上失去对其生长的正常调控，导致克隆性异常增生而形成的新生物，常表现为局部肿块（白血病除外）。

肿瘤细胞的异常增生具有以下特征：①不同程度地丧失了分化成熟的能力：肿瘤细胞不能分化为成熟细胞，停留在胚胎时期幼稚细胞的某个阶段；②相对无限制生长：肿瘤细胞的生长方式和生长速度均失去了正常控制，具有相对自主性，即使致瘤因素消除后，肿瘤细胞仍可持续自主生长，导致其与整个机体不协调。肿瘤性增生与非肿瘤性增生在本质上有所不同（表 6-1）。

考点：

肿瘤的概念。

表 6-1 肿瘤性增生与非肿瘤性增生的区别

项目	肿瘤性增生	非肿瘤性增生
发生原因	致瘤因素	生理性更新、损伤与修复、炎症等
增生性质	异常增生	反应性增生
分化程度	失去分化成熟的能力	细胞分化成熟
形态特点	异常的形态、代谢和功能	正常的形态、代谢和功能
去除病因后	持续增生	停止增生
对机体的影响	有害无益	对机体有防御和修复作用

第二节 肿瘤的特性

一、肿瘤的一般形态

1. **形状** 肿瘤的形状多种多样，与其来源组织、发生部位、肿瘤性质和生长方式等有一定关系。如发生于皮肤、黏膜的肿瘤常向表面突出生长，可呈乳头状、息肉状、菜花状或蕈状，也可因肿瘤组织脱落而呈溃疡状。生长于深部组织或实质器官内的良性肿瘤，常呈结节状、分叶状或囊状等。恶性肿瘤因向周围组织浸润性生长，多呈不规则状，与周围分界不清，如蟹足状或树根状（图6-1）。

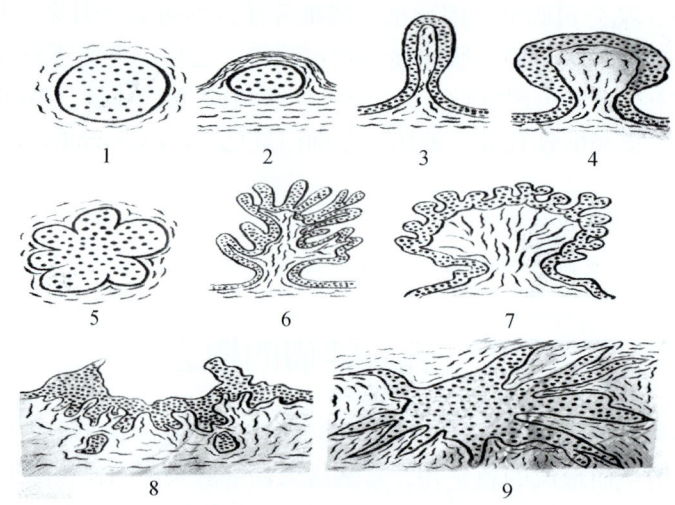

图6-1 肿瘤形状示意图
1. 球状 2. 结节状 3. 息肉状 4. 蕈状 5. 分叶状 6. 乳头状
7. 菜花状 8. 溃疡状 9. 蟹足状

2. **大小** 肿瘤的大小不一，取决于肿瘤的良、恶性，发生部位和生长时间。小者极小，肉眼看不见，仅在显微镜下才能发现，如原位癌；大者直径可达数十厘米，重量可达数千克甚至数十千克。发生在体表或体腔（如腹腔）内的良性肿瘤，如生长时间较长，可长得较大；发生在深部组织或狭小腔道（如颅腔）内的肿瘤，生长受限，体积常较小。一般不能根据肿瘤的大小判断其性质。

3. **颜色** 肿瘤的颜色一般近似于起源组织的颜色。如血管瘤呈暗红色，脂肪瘤呈黄色，黑色素瘤可呈灰黑色，上皮、纤维组织来源的肿瘤呈灰白色等。当肿瘤继发变性、坏死、出血或感染时，可见多种颜色混杂，呈多彩色。同一组织来源的良、恶性肿瘤颜色也有差异。

4. **硬度** 肿瘤的硬度一般与其来源组织、肿瘤的性质、肿瘤实质与间质的比例等有关。如脂肪瘤、血管瘤质软，骨瘤质硬，纤维瘤、平滑肌瘤质韧。同一组织来源的肿瘤，实质丰富而间质较少者质软，反之则质硬。上皮组织恶性肿瘤质硬，间叶组织的恶性肿瘤质软。

5. **数目** 肿瘤通常为单发，也可同时或先后发生多个原发肿瘤，如子宫多发性平滑肌瘤、神经纤维瘤等。因此，对肿瘤患者进行体格检查或手术切除时，应全面、仔细，避免忽略多发性肿瘤的可能。

6. **包膜** 良性肿瘤常有完整的包膜，与周围组织分界清楚，手术时易完整摘除；而恶性肿瘤大多无包膜，与周围组织分界不清，手术时不易切除干净。

二、肿瘤的组织结构

肿瘤一般由实质（parenchyma）和间质（stroma）两部分构成。

1. 肿瘤实质 即肿瘤细胞，是肿瘤的主要成分，决定了肿瘤的生物学行为和特性，是判断肿瘤的组织来源，肿瘤的良恶性及进行肿瘤命名、分类的依据。大多数肿瘤通常只有一种实质，少数肿瘤可由两种或两种以上实质构成。如乳腺纤维腺瘤，含有纤维组织和腺上皮两种实质，畸胎瘤则含有三个胚层来源的多种实质。

2. 肿瘤间质 是由肿瘤实质之间的纤维结缔组织、血管及淋巴管等成分构成的网架，主要起着支持和营养肿瘤实质的作用，其微环境影响着肿瘤实质的生长和分化。各种肿瘤的间质成分都是相同的，只有量的多少，无质的差异，故其不具有特异性。肿瘤间质中可有数量不等的淋巴细胞、浆细胞和单核细胞浸润，是机体对肿瘤组织免疫反应的表现。通常生长缓慢的肿瘤，其间质血管较少；而生长迅速的肿瘤，其间质血管较丰富。肿瘤间质一般无神经分布，故应高度警惕"无痛性包块"的出现。

三、肿瘤的异型性

肿瘤组织无论在细胞形态还是组织结构上，都与其起源的正常组织有不同程度的差异，这种差异称为异型性（atypia）。肿瘤异型性是肿瘤细胞分化程度在形态学上的表现，是区别肿瘤性增生和非肿瘤性增生的重要指标。分化（differentiation）是指机体幼稚细胞发育至成熟细胞的过程。分化程度（degree of differentiation）是指肿瘤细胞在形态和功能上与其起源的正常细胞的相似程度。

> **考点：**
>
> 异型性的概念及临床病理应用。

肿瘤细胞的异型性越小，与其起源的正常组织越相似，表示肿瘤细胞分化程度越高，恶性程度越低；反之，异型性越大，表示肿瘤细胞分化程度越低，恶性程度越高。肿瘤的异型性是诊断和鉴别肿瘤良、恶性及恶性肿瘤恶性程度的重要组织学依据。如异型性非常明显称为间变（anaplasia），具有间变特征的肿瘤称为间变性肿瘤（anaplastic tumor），为高度恶性肿瘤。

肿瘤的异型性表现为肿瘤组织结构的异型性和肿瘤细胞形态的异型性。

（一）肿瘤组织结构的异型性

肿瘤组织在空间排列方式上与其来源的正常组织的差异，称为肿瘤组织结构的异型性（图6-2）。无论良性肿瘤还是恶性肿瘤均有不同程度的组织结构异型性。良性肿瘤的细胞异型性不

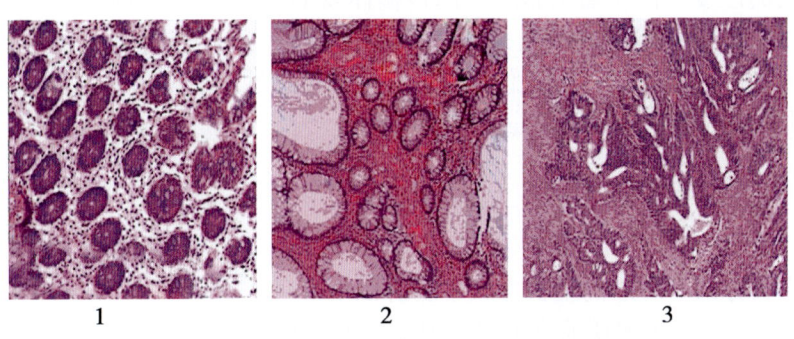

图6-2 肿瘤组织结构的异型性（HE染色，低倍镜）

1. 正常肠黏膜 2. 肠腺瘤组织 3. 肠腺癌组织

明显，与其来源的正常细胞相似，因此诊断良性肿瘤的主要依据是其组织结构的异型性，表现为瘤组织的分布和瘤细胞的排列不规则，如子宫平滑肌瘤的瘤细胞和正常的子宫平滑肌细胞结构相似，仅表现为瘤细胞排列紊乱，呈束状或编织状；腺上皮来源的腺瘤细胞构成的腺腔数量增多，大小、形状不规则。恶性肿瘤的组织结构异型性明显，肿瘤细胞排列紊乱，失去正常的极性和结构，如腺上皮来源的腺癌，其腺腔大小不等，形状不规则，排列紊乱，腺上皮细胞层次增多，极性消失，甚至腺腔消失。恶性肿瘤的组织结构与其起源组织差异性大，光镜下较难判断其组织来源。

（二）肿瘤细胞的异型性

良性肿瘤细胞分化程度较高，异型性小，与其来源的正常组织细胞相似。恶性肿瘤细胞分化程度低，异型性大，表现为以下三个方面。

1. 肿瘤细胞的多形性　恶性肿瘤细胞大小不一、形态各异。大多数恶性肿瘤细胞的体积比正常细胞大，并可见瘤巨细胞（图6-3）。有些分化很差的恶性肿瘤细胞体积较小，大小和形态较一致，如肺小细胞癌。

2. 瘤细胞核的多形性　恶性肿瘤细胞核的体积增大，细胞核与细胞质的比例增大接近1∶1（正常的核质比为1∶4～1∶6）。核大小不一，形状不规则，染色不一致，可见巨核、双核或多核。核染色加深（由于胞核内DNA增多），染色质颗粒粗大，分布不均，常堆积在核膜下，使核膜增厚，核仁肥大且数目增多。核分裂象增多，可有病理性核分裂象，如不对称、三极或多极核分裂象等（图6-4），对诊断恶性肿瘤具有重要的意义。

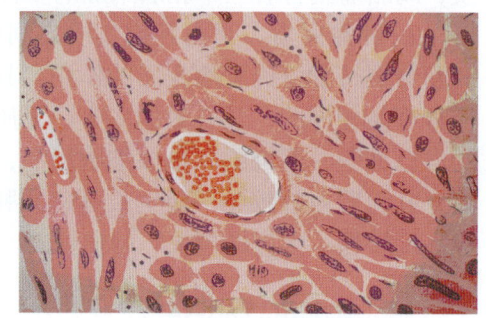

图6-3　肿瘤细胞的多形性模式图（HE染色，低倍镜）

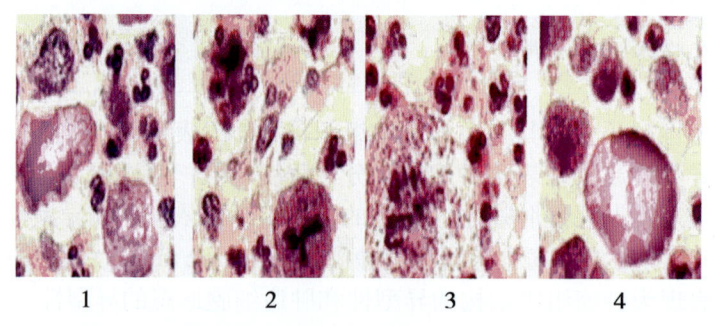

图6-4　肿瘤细胞病理性核分裂象（HE染色，高倍镜）
1. 顿挫性核分裂象　2. 多极核分裂象　3. 不对称核分裂象　4. 多核瘤巨细胞

3. 瘤细胞质的改变　由于瘤细胞胞质内核糖体及DNA增多，细胞质嗜碱性增强。有些瘤细胞胞质内可出现异常的脂质、黏液、糖原及色素等。

上述肿瘤细胞的形态，特别是细胞核的改变，常为恶性肿瘤的重要特征，对于肿瘤的鉴别诊断以及良恶性肿瘤的区别具有重要意义。

四、肿瘤的生长与扩散

（一）肿瘤的生长

1. 肿瘤的生长方式　肿瘤的生长方式主要有以下三种。

（1）膨胀性生长：多数实质器官的良性肿瘤呈膨胀性生长。由于瘤细胞分化程度高，生长缓慢，随着瘤体的逐渐增大，推开或挤压周围正常组织。肿瘤多呈分叶状、结节状，周围的纤维组织增生多形成完整的包膜,与周围组织分界清楚,位于皮下者触诊时常常可以推动,手术易摘除干净,术后不易复发。这种生长方式的肿瘤对局部器官、组织的影响主要为挤压和阻塞,一般不明显破坏器官的结构和功能。

(2)浸润性生长:是大多数恶性肿瘤的生长方式。由于恶性肿瘤细胞分化程度低,生长速度快,似树根扎入泥土,直接侵入、破坏周围正常组织,并侵袭淋巴管、血管或神经。肿瘤无包膜,与周围组织没有明显的界线,触诊肿瘤固定,不易推动,手术不易彻底切除,术后易复发。因此,恶性肿瘤手术切除的范围应比肉眼所见的肿瘤范围要大,并且术后多采取放疗、化疗等综合治疗措施,以避免复发。

(3)外生性生长:良、恶性肿瘤都可呈外生性生长。一般发生在体表、体腔(如胸腔、腹腔)内面或管道器官(如消化道、泌尿道)内表面的肿瘤多呈外生性生长,常向表面形成乳头状、息肉状、蕈状或菜花状肿物。恶性肿瘤在外生性生长的同时,其基底部位常同时伴有浸润性生长,由于其生长速度快,若血液供应不足,易导致肿瘤发生坏死、脱落,形成形态不规则、高低不平、边缘隆起的癌性溃疡。

> 💡 **考点:**
> 肿瘤的生长方式。

2. 肿瘤的生长速度 肿瘤的生长速度主要取决于肿瘤细胞的分化成熟程度。一般说来,分化程度高的良性肿瘤生长较缓慢,分化程度低的恶性肿瘤生长迅速,短期内即可形成明显的肿块。如果生长缓慢的良性肿瘤,生长速度在短时间内突然加快,则有恶变的可能性。若恶性肿瘤的血液及营养供应相对不足,则易发生坏死、出血等继发改变,并可广泛播散而导致机体迅速死亡。

(二)肿瘤的扩散

恶性肿瘤在原发部位生长的过程中,还可通过多种途径扩散到身体其他部位继续生长。肿瘤的扩散是恶性肿瘤的重要生物学特征,也是导致患者死亡的主要原因。恶性肿瘤的扩散方式有以下两种。

1. 直接蔓延 随着恶性肿瘤的不断增大,肿瘤细胞由原发部位沿组织间隙、淋巴管、血管或神经束侵袭和破坏邻近正常的组织和器官,并继续生长,称为直接蔓延。例如,晚期子宫颈癌可直接蔓延到直肠和膀胱,晚期乳腺癌可穿过胸肌和胸腔直接蔓延至肺。

2. 转移 恶性肿瘤细胞由原发部位侵入淋巴管、血管或体腔,迁移至他处继续生长,形成与原发瘤同样类型肿瘤的过程称为转移(metastasis)。转移所形成的肿瘤,称为转移瘤或继发瘤。转移是恶性肿瘤重要的生物学特征,良性肿瘤不转移。常见转移途径有以下三种。

(1)淋巴道转移:是癌的常见转移途径。癌细胞侵入淋巴管后,被淋巴液带到局部淋巴结,形成淋巴结内转移癌,受累的淋巴结无痛性肿大、质地变硬,切面呈灰白色,癌组织侵破被膜使得邻近的淋巴结相互融合呈团块状。局部淋巴结内的瘤细胞常可继续向周围淋巴结转移,最终经胸导管进入血流而继发血道转移(图6-5)。值得注意的是,患者淋巴结肿大,不

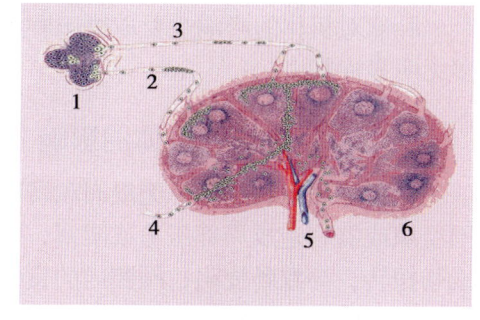

图 6-5 肿瘤转移模式图
1. 原发癌 2. 淋巴管内癌细胞栓子 3. 癌细胞沿输入淋巴管转移 4. 逆向性淋巴管转移 5. 沿输出淋巴管转移到淋巴主干及血液 6. 淋巴结

能视为一定发生了癌的转移，也可能是由于炎症反应或淋巴结反应性增生而肿大。所以，确诊有无肿瘤的淋巴道转移需做淋巴结的活体组织病理检查。

（2）血道转移：是肉瘤的常见转移途径。肿瘤细胞侵入血管，被血液带到远处器官继续生长而形成转移瘤。肿瘤细胞大多经毛细血管和小静脉入血，在血液中运行的途径与栓子的运行途径相似。侵入体循环静脉的肿瘤细胞经右心转移到肺，在肺形成转移瘤，如骨肉瘤的肺转移；侵入门静脉系统的肿瘤细胞转移到肝，如胃癌的肝转移；侵入肺静脉的肿瘤细胞可经左心随主动脉血流转移至全身各器官，如脑、骨、肾等处；侵入胸、腰、骨盆静脉的肿瘤细胞可经吻合支到达脊椎静脉丛，如前列腺癌可经此途径转移至脊椎而进入脑。

在血道转移所累及的器官中，最常见的是肺，其次是肝。临床上判断恶性肿瘤患者是否发生血道转移，做肺和肝的影像学检查很有必要。血道转移瘤的形态特点为多个散在分布，多呈圆形，边界清楚，多接近器官表面。有时，瘤结节中央由于出血、坏死而下陷，可形成"癌脐"。

（3）种植性转移：体腔内器官的恶性肿瘤蔓延至浆膜面时，瘤细胞可脱落并像播种一样，洒落种植在体腔浆膜或其他器官的表面，继续生长形成多个转移瘤，称为种植性转移。如胃癌细胞穿透浆膜后，脱落并种植在腹膜、大网膜、腹腔内器官表面或卵巢等处形成转移瘤。

浆膜腔的种植性转移常可引起血性或浆液性积液，积液中可含有不等量的肿瘤细胞，故临床上抽取体腔积液做脱落细胞学检查，常可找到肿瘤细胞，对恶性肿瘤的诊断具有一定价值。此外，医护人员在肿瘤的检查、手术等操作中，应防止医源性种植性转移。

 考点：

恶性肿瘤细胞的转移途径。

五、肿瘤的复发

肿瘤的复发主要见于恶性肿瘤，是指恶性肿瘤经过手术、放疗、化疗等治疗后，获得一段消退期或缓解期，残留于组织内的肿瘤细胞又增殖生长，在原发部位重新长成与原发瘤相同的肿瘤。引起复发的原因主要是手术切除不干净、切口肿瘤细胞种植等。

第三节　肿瘤对机体的影响

肿瘤对机体的影响主要取决于肿瘤的性质、生长时间、生长部位、生长方式等。一般早期多无明显症状。

一、良性肿瘤对机体的影响

良性肿瘤生长缓慢，无浸润和转移，一般对机体影响较小。随着肿瘤体积的增大，可对周围组织或器官造成局部压迫或阻塞，并引起代谢和功能障碍。如肠道的良性肿瘤可引起肠阻塞或肠扭转，导致肠梗阻；颅腔内的良性肿瘤可压迫脑组织或阻塞脑室系统，引起颅内压增高及相应的神经系统症状，甚至可致患者死亡；内分泌腺的良性肿瘤常能引起某种激素分泌过多而导致内分泌紊乱，如胰岛细胞瘤分泌过多的胰岛素，可引起阵发性血糖过低。

二、恶性肿瘤对机体的影响

恶性肿瘤除引起局部压迫和阻塞外（如食管癌引起吞咽困难，肺癌引起呼吸困难等），还有以下几种危害。

1. 侵袭与破坏组织器官的结构和功能 因恶性肿瘤生长较快且呈浸润性生长，常破坏周围组织器官的结构和功能。如骨肉瘤可破坏正常骨质，引起病理性骨折；晚期肝癌广泛破坏肝组织，引起肝功能障碍。

2. 出血和感染 恶性肿瘤因生长迅速而血液供应不足，肿瘤侵袭破坏周围正常组织引起血管受损等原因，使肿瘤组织发生坏死、出血和继发感染等，如肺癌患者痰中带血，肝癌组织破裂引起大出血导致患者死亡，子宫颈癌表面坏死继发感染等。

3. 疼痛 恶性肿瘤晚期，肿瘤组织压迫或侵袭神经，可引起相应部位的顽固性疼痛，造成患者极大痛苦。如肝癌引起肝区疼痛，鼻咽癌侵犯三叉神经引起头痛等。

4. 发热 肿瘤组织的代谢产物、坏死分解产物或继发感染产生的毒性产物被吸收可引起发热。

5. 恶病质 恶性肿瘤晚期患者，出现食欲减退、乏力、极度消瘦、严重贫血等进行性全身衰竭状态，称为恶病质。恶病质的发生主要与患者食欲差、消化吸收障碍；肿瘤生长迅速，消耗机体大量营养物质；出血、感染、发热及肿瘤组织坏死产生的毒性代谢产物引起机体代谢紊乱；患者心理、精神负担以及疼痛等因素有关。

6. 副肿瘤综合征 少数肿瘤患者由于肿瘤的产物（异位激素）或异常免疫反应（包括交叉免疫、自身免疫和免疫复合物沉着等）或其他不明原因，引起内分泌、神经、消化、造血、骨关节、肾及皮肤等系统发生病变，出现相应的临床表现，称为副肿瘤综合征（paraneoplastic syndrome）。这些临床表现不是由原发肿瘤或转移瘤直接引起，而是通过产生某种物质间接引起，并且随肿瘤病情的缓解而减轻，随肿瘤的复发而加重。

 考点：

肿瘤对机体的影响。

第四节 良性肿瘤与恶性肿瘤的区别

肿瘤的性质、类型不同，对机体的影响程度有较大的差别。良性肿瘤一般对机体的危害小，易于治疗，预后良好；恶性肿瘤对机体的危害较大，治疗措施复杂，预后较差。若将恶性肿瘤误诊为良性肿瘤，将造成治疗延误或不彻底，导致肿瘤的复发和转移；若将良性肿瘤误诊为恶性肿瘤，将造成过度治疗，使患者遭受不应有的痛苦、精神心理负担和创伤。因此，在临床治疗方案确定前正确认识和区别良、恶性肿瘤十分重要。临床上必须根据肿瘤的病理形态学改变并结合临床表现，综合分析，才能做出正确的诊断。

良性肿瘤与恶性肿瘤的根本区别在于肿瘤细胞的分化成熟程度。主要通过活体组织病理检查（必要时可做免疫组化检查），结合临床表现进行鉴别。良、恶性肿瘤的区别要点如下（表6-2）。

表 6-2 良性肿瘤与恶性肿瘤的区别

比较项目	良性肿瘤	恶性肿瘤
分化程度	分化程度高，异型性小，与其起源组织形态相似	分化程度低，异型性大，与其起源组织形态差别明显
核分裂象	少或无，无病理性核分裂象	多见，可见病理性核分裂象
大体特点	多有包膜，与周围组织界线清楚，活动度好	无包膜，与周围组织边界不清，活动度差

续表

比较项目	良性肿瘤	恶性肿瘤
生长速度	缓慢	较快
生长方式	膨胀性和外生性生长	浸润性和外生性生长
继发改变	少见	常发生出血、坏死、溃疡形成等
转移	无转移	可有转移
复发	不复发或很少复发	易复发
对机体的影响	较小，主要为局部压迫或阻塞	较大，除压迫与阻塞外，常侵袭、破坏局部组织引起坏死、出血、感染、发热、疼痛、恶病质或副肿瘤综合征等

必须指出，上述良、恶性肿瘤的区别是相对的，往往要结合具体肿瘤进行具体分析，才能做出正确判断。如血管瘤虽为良性肿瘤，但无包膜，呈浸润性生长，边界不清，术后易复发；基底细胞癌在局部生长缓慢，极少转移。肿瘤的良、恶性也并非一成不变，有些良性肿瘤可转变为恶性肿瘤，称为良性肿瘤恶性变，如结肠息肉状腺瘤恶变为腺癌。此外，良性肿瘤和恶性肿瘤之间并无绝对界限，有些肿瘤的生物学特征介于良、恶性之间，称为交界性肿瘤（borderline tumor），如卵巢交界性浆液性囊腺瘤。

 考点：

良性肿瘤与恶性肿瘤的区别。

第五节　肿瘤的命名与分类

肿瘤的组织学类型复杂多样，因此，为肿瘤进行科学的命名与分类十分必要，对临床实践具有重要的意义。一般根据肿瘤的组织、细胞类型及生物学行为来命名。

一、肿瘤的命名原则

肿瘤的命名应能科学地反映肿瘤的组织起源、性质及发生部位，有时也可结合大体或显微镜下的形态特征进行命名。

（一）良性肿瘤的命名

起源于任何组织和器官的良性肿瘤都可称为"瘤"。命名原则是在其起源组织名称之后加个"瘤"字。如起源于纤维组织的良性肿瘤称为纤维瘤，起源于腺上皮的良性肿瘤称为腺瘤。有时还可结合肿瘤的形态特点命名，如来自上皮组织呈乳头状突起的称为乳头状瘤。

（二）恶性肿瘤的命名

恶性肿瘤根据其组织起源不同，一般分为癌和肉瘤两大类。

1. **癌（carcinoma）**　起源于上皮组织的恶性肿瘤称为癌。命名原则是在起源组织名称之后加个"癌"字。如起源于子宫颈鳞状上皮的恶性肿瘤称为子宫颈鳞状细胞癌，起源于乳腺上皮的恶性肿瘤称为乳腺癌，起源于肝细胞的恶性肿瘤称肝癌。有些癌具有不止一种组织分化类型，如肺的腺鳞癌，同时具有腺癌和鳞状细胞癌的成分。

2. **肉瘤（sarcoma）**　起源于间叶组织（包括纤维结缔组织、脂肪、肌肉、脉管、骨、软

第六章 肿 瘤

骨组织等）的恶性肿瘤称为肉瘤。命名原则是在起源组织名称之后加"肉瘤"二字。如起源于骨的恶性肿瘤称为骨肉瘤，起源于纤维组织的恶性肿瘤称为纤维肉瘤。

同时具有癌和肉瘤两种成分的恶性肿瘤，称为癌肉瘤（carcinosarcoma）。通常所说的"癌症"（cancer），泛指所有恶性肿瘤。

（三）肿瘤的特殊命名

少数肿瘤不按上述原则命名，而是依据各自的特点进行命名。

1. **以"母细胞瘤"命名** 来源于幼稚组织或神经组织的肿瘤，称为"母细胞瘤"。多数为恶性，如视网膜母细胞瘤、神经母细胞瘤、肾母细胞瘤等；少数为良性，如骨母细胞瘤、脂肪母细胞瘤等。

2. **肿瘤名称前加"恶性"二字** 有些恶性肿瘤细胞成分复杂或习惯沿袭，在肿瘤名称前加"恶性"二字，如恶性脑膜瘤、恶性畸胎瘤。

3. **以"瘤"或"病"命名的恶性肿瘤** 如精原细胞瘤、无性细胞瘤、白血病等。

4. **以人名命名的恶性肿瘤** 有些肿瘤以最初描述或研究该类肿瘤的学者名字进行命名，如霍奇金淋巴瘤、尤文肉瘤。

5. **以肿瘤细胞形态命名** 如燕麦细胞癌、透明细胞肉瘤等。

6. **以"瘤病"命名的良性肿瘤** 多用于多发性良性肿瘤，如神经纤维瘤病、子宫肌瘤病；或在局部广泛弥漫生长的良性肿瘤，如血管瘤病、脂肪瘤病等。

7. **畸胎瘤** 发生于性腺，一般含有两个以上胚层的多种成分。

二、肿瘤的分类

根据肿瘤的组织类型、细胞类型和生物学行为对其进行分类（表6-3）。

表6-3 常见肿瘤分类举例

组织来源	良性肿瘤	恶性肿瘤	好发部位
一、上皮组织肿瘤			
鳞状上皮细胞	乳头状瘤	鳞状细胞癌	乳头状瘤常见于皮肤、鼻、鼻窦、喉等处；鳞状细胞癌见于子宫颈、皮肤、食管、鼻咽、肺、喉、阴茎处
基底细胞		基底细胞癌	头面部皮肤
腺上皮细胞	腺瘤	腺癌	腺瘤多见于乳腺、甲状腺、胃、肠等处；腺癌多见于胃、肠、乳腺、甲状腺等
	黏液性或浆液性囊腺瘤	黏液性或浆液性囊腺癌	卵巢
	多形性腺瘤	恶性多形性腺瘤	唾液腺
移行上皮细胞	乳头状瘤	移行细胞癌	膀胱、肾盂
二、间叶组织肿瘤			
纤维结缔组织	纤维瘤	纤维肉瘤	四肢
纤维组织细胞	纤维组织细胞瘤	恶性纤维组织细胞瘤	四肢
脂肪组织	脂肪瘤	脂肪肉瘤	脂肪瘤多见于背、肩、颈等皮下组织；脂肪肉瘤多见于下肢和腹膜后深部软组织
平滑肌组织	平滑肌瘤	平滑肌肉瘤	子宫、胃肠

续表

组织来源	良性肿瘤	恶性肿瘤	好发部位
横纹肌组织	横纹肌瘤	横纹肌肉瘤	肉瘤多见于头颈、生殖泌尿道及四肢
血管组织	血管瘤	血管肉瘤	皮肤、皮下组织、舌、唇等处
淋巴管组织	淋巴管瘤	淋巴管肉瘤	皮肤、皮下组织、舌、唇等处
骨组织	骨瘤	骨肉瘤	骨瘤多见于颅骨、长骨；骨肉瘤多见于长骨两端，以膝关节上、下尤为多见
	巨细胞瘤	恶性巨细胞瘤	股骨上下端、胫骨上端、肱骨上端
软骨组织	软骨瘤	软骨肉瘤	软骨瘤多见于手足短骨；软骨肉瘤多见于盆骨、肋骨、股骨、肱骨等
滑膜组织	滑膜瘤	滑膜肉瘤	膝、踝、腕、肩、肘等关节附近
间皮	间皮瘤	恶性间皮瘤	胸、腹膜
三、淋巴造血组织肿瘤			
淋巴组织		恶性淋巴瘤	颈部、纵隔、肠系膜和腹膜后淋巴结
造血组织		白血病	淋巴造血组织
		多发性骨髓瘤	椎骨、胸骨、肋骨、颅骨和长骨
四、神经组织和脑脊膜肿瘤			
神经组织	神经纤维瘤	神经纤维肉瘤	单发性：全身皮下神经；多发性：深部神经及内脏神经也受累
神经鞘细胞	神经鞘瘤	恶性神经鞘瘤	头、颈、四肢等处神经
胶质细胞	胶质细胞瘤	恶性胶质细胞瘤	大脑
原始神经细胞		髓母细胞瘤	小脑
脑膜组织	脑膜瘤	恶性脑膜瘤	脑膜
交感神经节	节细胞神经瘤	神经母细胞瘤	前者见于纵隔和腹膜后；后者见于肾上腺髓质
五、其他组织肿瘤			
黑色素细胞	黑痣	恶性黑色素瘤	皮肤、黏膜
胎盘组织	葡萄胎	侵袭性葡萄胎、绒毛膜上皮癌	子宫
性索	支持细胞、间质细胞瘤	恶性支持细胞、间质细胞瘤	睾丸、卵巢
生殖细胞		精原细胞瘤	睾丸
		无性细胞瘤	卵巢
		胚胎性癌	睾丸、卵巢
性腺或胚胎剩件中的全能细胞	畸胎瘤	恶性畸胎瘤	卵巢、睾丸、纵隔和骶尾部

三、癌与肉瘤的区别

癌与肉瘤分别是来源于上皮组织和间叶组织的恶性肿瘤，二者的生物学特征、病理变化及临床表现均不相同。正确掌握癌与肉瘤的区别，对临床诊断及治疗均有实际意义，二者区别要点如下（表 6-4、图 6-6、图 6-7）。

表 6-4　癌与肉瘤的区别

比较项目	癌	肉瘤
组织来源	上皮组织	间叶组织
发病率	较多见，约为肉瘤的9倍，多发生于40岁以上的中、老年人	较少见，多见于青少年
大体特点	质硬、灰白色、干燥、切面多呈粗颗粒状，常伴有感染、出血、坏死	质软、灰红色、湿润、切面均匀细腻似鱼肉状，常伴有出血
组织学特点	癌细胞呈实性条索、团块状结构，形成癌巢，实质与间质分界清楚，纤维组织多	肉瘤细胞弥散分布，实质与间质分界不清，间质内血管丰富，纤维组织少
网状纤维	癌细胞间无网状纤维，仅见于癌巢周围	肉瘤细胞间有网状纤维，并包绕瘤细胞
免疫组化	上皮细胞标记物（如角蛋白、上皮细胞膜抗原）阳性	上皮细胞标记物阴性，但间充质标记物（如波形蛋白、结蛋白等）阳性
转移方式	多经淋巴道转移	多经血道转移

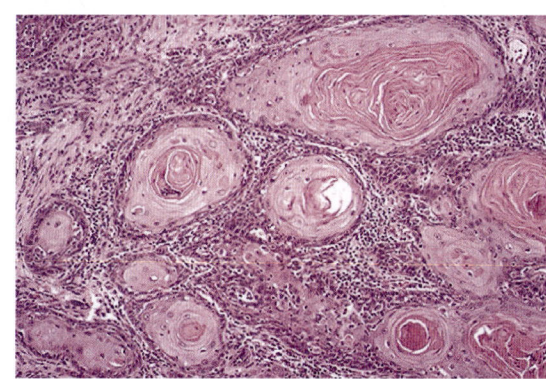

图 6-6　癌巢与间质界线清楚（HE 染色，低倍镜）

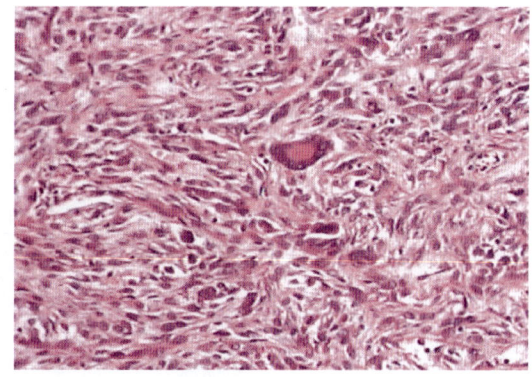

图 6-7　肉瘤细胞弥漫分布与间质界线不清楚（HE 染色，低倍镜）

第六节　癌前病变、原位癌及早期浸润癌

正确识别癌前病变、原位癌及早期浸润癌，对肿瘤的早发现、早诊断和早治疗具有重要意义。

一、癌前病变

癌前病变（precancerous lesion）是指某些具有癌变潜在可能性的良性病变，如不及时治愈，有可能转变为恶性肿瘤。因此，早期发现与及时治愈癌前病变，对肿瘤的预防具有重要的实际意义。常见的癌前病变有以下几种。

1. **黏膜白斑** 是黏膜的鳞状上皮过度增生和过度角化，并出现一定的异型性。肉眼观，局部黏膜呈白色斑块，故称白斑。常见于口腔、食管、外阴、宫颈和阴茎等处的黏膜。如长期不愈就有可能转变为鳞状细胞癌。

2. **乳腺纤维囊性病** 多见于40岁左右的女性，多因内分泌功能失调所致。病变主要表现为乳腺小叶导管和腺泡上皮细胞增生，伴乳腺导管囊性扩张及间质纤维组织增生等。伴有导管内乳头状增生者较易发生癌变。

3. **大肠腺瘤** 较常见，可单发或多发，包括绒毛状腺瘤、管状腺瘤等类型，其中绒毛状腺瘤发生癌变的机会更大，家族性腺瘤性息肉病（familial adenomatous polyposis，FAP）几乎均会发生癌变。

4. **慢性萎缩性胃炎伴肠上皮化生及胃溃疡** 慢性萎缩性胃炎时，胃黏膜腺体可发生肠上皮化生，此种化生与胃癌的发生有一定关系。慢性胃溃疡时，病灶边缘的黏膜因长期受刺激而不断增生，亦可发生癌变。

5. **皮肤慢性溃疡** 经久不愈的皮肤溃疡，长期刺激，使病灶周边鳞状上皮增生，有的可发生癌变，以小腿的慢性溃疡最常见。

6. **乙型肝炎、结节性肝硬化** 因肝细胞变性、坏死、再生及间质纤维组织增生等长期慢性刺激而可能发生癌变。

癌前病变如不及时治愈，有可能发展成为癌。但必须指出，并不是所有的癌前病变都必然发展为癌，也不是所有的癌都可发现明显的癌前病变阶段。因此，正确认识和积极治疗癌前病变并定期随访，对肿瘤的预防有重大意义。

非典型增生是癌前病变的形态学表现，是指细胞增生并出现异型性，但还不足以诊断为癌的病变。可见上皮细胞异常增生，表现为细胞形态多样，大小不一，排列紊乱，极性丧失，核大深染、核质比增大，核分裂象增多，但未见病理性核分裂象。以鳞状上皮为例，非典型增生可分为轻度、中度、重度三级：轻度（Ⅰ级）非典型增生，细胞异型性较小，累及上皮全层下1/3；中度（Ⅱ级）非典型增生，异常增生细胞累及上皮全层下1/3～2/3；重度（Ⅲ级）非典型增生，异常增生细胞累及上皮全层下2/3以上，但尚未累及全层（图6-8）。轻度非典型增生可恢复正常，中度、重度非典型增生则很难逆转，常可发展为癌。

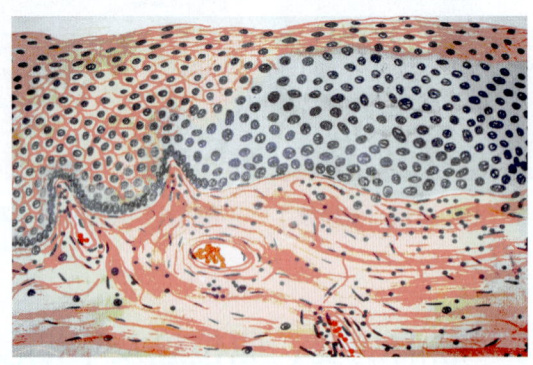

图 6-8 非典型增生模式图（HE 染色，低倍镜）

考点：

癌前病变的概念及常见的癌前病变。

目前，多采用上皮内瘤变这一术语来描述上皮从异型增生到原位癌这一连续过程。上皮内瘤变分三级，轻度、中度异型增生分别为上皮内瘤变的Ⅰ级、Ⅱ级，重度异型增生和原位癌称为上皮内瘤变Ⅲ级。引入此概念是因为重度异型增生和原位癌在病理诊断上难以截然分开，且临床治疗原则也是基本一致。

二、原位癌

原位癌（carcinoma in situ）是指异型增生的细胞在形态和生物学特性上与癌细胞相同，并累及上皮的全层，但尚未突破基底膜而向下浸润生长者（图6-9）。如子宫颈、食管、皮肤等处的原位癌。

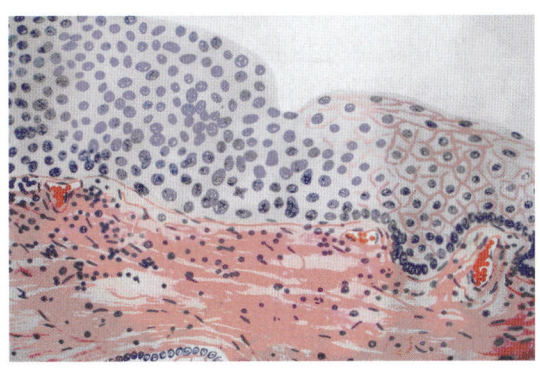

图 6-9　原位癌模式图（HE 染色，低倍镜）

原位癌是一种早期癌，一般由重度非典型增生发展而来，但因上皮内无血管或淋巴管，尚未发生转移，治疗效果好，可痊愈，但原位癌继续发展可转变为浸润癌。临床上，肉眼不能识别原位癌，只能通过病理组织学检查才能发现并确诊。因此，及早发现和及时治愈原位癌，能防止其发展为浸润癌，从而提高癌症的治愈率。

 考点：

原位癌的概念。

三、早期浸润癌

早期浸润癌是指癌细胞已突破基底膜向深部组织浸润，但浸润深度 3～5 mm，无局部淋巴结转移的癌。因此，早期浸润癌肉眼不能确诊，只能在显微镜下确诊。早期浸润癌若能得到及时治疗，预后好，5 年生存率接近 100%。此型癌若继续发展，浸润深度超过 5 mm，可称为浸润癌。

第七节　常见肿瘤举例

一、上皮组织肿瘤

起源于上皮组织（包括被覆上皮与腺上皮）的肿瘤最为常见，其中恶性上皮组织肿瘤（癌）对人类的危害最大。

（一）上皮组织良性肿瘤

1. 乳头状瘤（papilloma）　起源于皮肤或黏膜的被覆上皮（包括鳞状上皮、移行上皮等）呈外生性生长的良性肿瘤，形似乳头状。常见于皮肤、喉、外耳道、阴茎、膀胱等处。肉眼观，肿瘤常向表面呈外生性生长，形成有蒂与正常组织相连的细指状、乳头状或菜花状突起，基底部可宽大或纤细。镜下观，每一乳头中心为纤维血管轴（间质），其表面被覆增生的瘤细胞。发生于外耳道、阴茎及膀胱的乳头状瘤易发生恶变。

2. **腺瘤（adenoma）** 起源于腺上皮的良性肿瘤。好发于甲状腺、乳腺、胃肠道、唾液腺和卵巢等处。肉眼观，腺器官内的腺瘤多呈结节状（乳腺、甲状腺），常有完整包膜，与周围正常组织分界清楚；黏膜表面的腺瘤多呈息肉状、菜花状（肠）；腺瘤内腺上皮细胞分泌浆液或黏液较多时，则常形成单房或多房的囊腔，囊腔内面可形成乳头。镜下观，可见由分化良好的腺上皮形成腺体结构，腺体大小不一，形态不规则，排列疏密不一致，无导管结构，腺上皮细胞的异型性不明显。根据腺瘤的组成成分与形态特点不同，可分为以下几种。

（1）囊腺瘤：因瘤细胞分泌大量浆液或黏液并蓄积于腺腔，使腺腔逐渐扩大并互相融合形成肉眼可见的大小不等的囊腔，故肿瘤呈囊状，常见于卵巢，也可见于甲状腺和胰腺。若瘤细胞向囊腔内呈乳头状增生，可形成乳头状囊腺瘤，此类易发生癌变。

（2）纤维腺瘤：好发于乳腺组织，为女性乳腺最常见的良性肿瘤，尤以年轻女性多见。多为单发，也可多发，结节状或分叶状，大小不等，包膜完整，边界清楚，切面呈灰白色，质地较硬。镜下观，肿瘤实质是由增生的乳腺导管上皮细胞和纤维结缔组织共同组成。

（3）多形性腺瘤：瘤组织由腺管、鳞状上皮、黏液样或软骨样组织构成。常见于中年人的涎腺，多无完整包膜，手术切除不彻底易复发，多次复发可恶变，是一种交界性肿瘤。

（4）息肉状腺瘤：又称腺瘤性息肉。肉眼观，肿瘤呈息肉状，以细蒂与黏膜相连，可单发或多发，大小不一。多见于直肠，还见于结肠、胃等处。其中结肠绒毛状腺瘤和家族性腺瘤样息肉病，易早期发生癌变。

（二）上皮组织恶性肿瘤

起源于上皮组织的恶性肿瘤称为癌，多见于40岁以上人群，是人类最常见的一类恶性肿瘤。癌生长速度快，多为浸润性生长，与周围组织分界不清。发生在皮肤、黏膜的癌常呈息肉状、菜花状，表面常有坏死及溃疡形成。发生在实质气管内的癌，常为不规则的结节状，呈树根样或蟹足样侵入周围组织，质地较硬，切面常为灰白色。镜下观，癌细胞可呈巢状、腺管状或条索状排列，与间质分界清楚。癌在早期一般经淋巴道转移，晚期可发生血道转移。临床常见类型有以下几种。

1. **鳞状细胞癌（squamous cell carcinoma）** 简称鳞癌，是起源于鳞状上皮的恶性肿瘤。好发于鳞状上皮被覆的部位，如皮肤、口腔、唇、食管、喉、子宫颈、阴道等处；也可发生于出现鳞状上皮化生的部位，如支气管、胆囊、肾盂等。肉眼观，鳞癌常呈菜花状、结节状，也可坏死脱落呈溃疡状，与周围组织分界不清，质地硬、切面灰白色、呈粗颗粒状。镜下观，癌细胞突破基底膜向深部浸润，形成不规则的片块状或条索状的团块，称为癌巢。癌巢与间质分界清楚，癌巢间为间质结缔组织。根据分化程度，分为三级。鳞癌一级（高分化）：分化程度相对较好，癌巢边界清楚，其边缘的癌细胞似基底细胞，内层的癌细胞近似于棘细胞，癌细胞间可见细胞间桥，中央常出现同心圆状的角化珠（癌珠）。鳞癌二级（中等分化）：形态改变介于一级与三级之间，癌细胞异型性比较大，常有细胞内角化，细胞间桥不明显。鳞癌三级（低分化）：分化程度差，癌细胞异型性明显，无角化珠和细胞间桥，核分裂象多见。

2. **基底细胞癌（basal cell carcinoma）** 由皮肤基底细胞发生的恶性肿瘤，多见于中老年人面颊部，如眼睑、颊及鼻翼处。肉眼观，在局部形成慢性侵蚀性不规则溃疡，可浸润破坏深层组织。镜下观，多边形或梭形癌细胞形成大小不等的癌巢，其边缘癌细胞呈高柱状，栅栏状排列，其他癌细胞为短梭形或卵圆形，核分裂象多见。此癌生长缓慢，很少发生转移，对放射线治疗很敏感，预后较好，属低度恶性。

3. 腺癌（adenocarcinoma） 起源于腺上皮的恶性肿瘤，好发于乳腺、胃、肠、肺、胆囊、子宫内膜、甲状腺等处。肉眼观，呈息肉状、结节状或溃疡状。镜下观，根据癌细胞的分化程度与形态结构，可分为高分化具有腺腔结构的腺癌和低分化形成实体癌巢状的或弥漫的实体癌，分泌黏液较多的腺癌称为黏液癌或胶样癌。

（1）管状腺癌：分化较好，癌细胞形成大小不等、形态不规则的腺管样结构，常呈多层排列，核大小不一，核分裂象多见。

（2）实性癌或单纯癌：分化较差的腺癌，癌细胞不构成腺体，形成实性团块或条索状癌巢，异型性明显。若癌巢小而少，间质纤维结缔组织丰富，质地硬，称为硬癌。反之，若癌巢大而多，间质纤维结缔组织少，质地软如脑髓，则称为髓样癌或软癌。

（3）黏液癌：腺癌分泌大量黏液，常见于胃肠道。癌细胞呈弥散分布，分泌的黏液聚集于细胞内，细胞呈球形，细胞核挤向一侧，该细胞形似戒指，称印戒细胞癌；若黏液逐渐聚集在腺腔内，因腺体崩解而释放到间质中，形成黏液池，癌细胞则漂浮于黏液池中。肉眼观，癌组织呈灰白色半透明胶冻状，故又称胶样癌。黏液癌分化程度低，易转移，预后较差。

4. 移行细胞癌（transitional cell carcinoma） 起源于移行上皮的恶性肿瘤。好发于膀胱、输尿管、肾盂等。肉眼观，肿瘤呈多发性乳头状、菜花状或扁平状，纤细而质脆。镜下观，癌细胞分化较好时似移行上皮，分化差者异型性明显，可形成实性癌巢，且易广泛侵袭和早期转移。

二、间叶组织肿瘤

间叶组织肿瘤种类繁多，包括脂肪组织、平滑肌、横纹肌、纤维组织、脉管和骨组织等的肿瘤。

（一）间叶组织良性肿瘤

1. 纤维瘤（fibroma） 起源于纤维组织的良性肿瘤。好发于四肢及躯干的皮下。肉眼观，肿瘤呈结节状或分叶状，有包膜，质地硬韧，切面灰白，见纵横交错编织状排列的条纹。镜下观，肿瘤组织由分化好的成纤维细胞、纤维细胞和肿瘤细胞之间的胶原纤维构成，胶原纤维呈束状，互相编织。间质内有血管和少量疏松结缔组织。纤维瘤生长缓慢，切除后一般不复发。

2. 脂肪瘤（lipoma） 起源于脂肪组织的良性肿瘤，是间叶组织肿瘤中最常见的一种，好发于背、肩、颈及四肢近端的皮下组织，腹膜后、胃肠道等也可发生。肉眼观，肿瘤多呈分叶状或结节状，大小不一，有完整的包膜，质地柔软，切面淡黄色，有油腻感，似正常脂肪组织，一般单发，也可多发。镜下观，肿瘤细胞由分化成熟的脂肪细胞构成，间质内有血管和少量结缔组织，和正常脂肪组织几乎一样。脂肪瘤生长缓慢，一般无明显症状，手术易切除，极少恶变。

3. 平滑肌瘤（leiomyoma） 起源于平滑肌组织的良性肿瘤，好发于子宫，其次见于胃、肠等处。肉眼观，肿瘤多呈结节状，可单发或多发，大小不等，边界清楚，质地韧，切面灰红色或灰白色，有编织状条纹。镜下观，肿瘤组织由分化较成熟、形态较一致、排列成束状（同一束内的细胞核呈栅栏状排列）的梭形平滑肌细胞构成，核分裂象少见，其间有少量成纤维细胞和胶原纤维等。手术治疗预后好，一般不复发。

4. 脉管瘤 分血管瘤（hemangioma）和淋巴管瘤（lymphangioma）两类，为先天性脉管组织发育畸形而非真性肿瘤。常见于婴儿及儿童，以血管瘤最多见。

（1）血管瘤：多为先天性，常见于婴幼儿及儿童，可发生在身体的任何部位，多见于面、颈部、唇、舌、口腔的皮肤和黏膜，少数发生于内脏器官，如肝。肉眼观，血管瘤呈暗红色或紫红色，平坦或隆起，无包膜，边界不清。皮肤黏膜血管瘤呈斑块状，内脏血管瘤呈结节状，可随身体发育而长大，成年后停止发展，甚至自然消退。按肿瘤发生部位和增生血管的形态，血管瘤可分为毛细血管瘤（增生的毛细血管构成）、海绵状血管瘤（扩张的血窦形成）和混合型血管瘤等类型。

（2）淋巴管瘤：比较少见，由增生的淋巴管构成的良性肿瘤，好发于唇、舌、颊、口底、腋窝、腹腔等处。肉眼观，淋巴管瘤呈蜂窝状或囊状，由分化成熟的淋巴管构成，内含淋巴液。若淋巴管扩张呈囊性并相互融合，称为囊状水瘤。淋巴管瘤分为三种，包括毛细淋巴管瘤、海绵状淋巴管瘤和囊状淋巴管瘤。

（二）间叶组织恶性肿瘤

起源于间叶组织的恶性肿瘤称肉瘤。发生率低于癌，但恶性程度相对高，多发生于儿童和青少年。肉瘤间质血管丰富，更易发生血道转移。临床常见类型有以下几种。

1. 纤维肉瘤（fibrosarcoma） 起源于纤维组织的恶性肿瘤，较常见。发病年龄多在30～55岁，好发于四肢及躯干的深部软组织。肉眼观，肿瘤呈结节状或不规则形，多为单发，可有假包膜，切面灰红或灰白色，湿润，质地均匀细腻、柔软，呈鱼肉状外观，常伴有出血、坏死。镜下观，由肿瘤性成纤维细胞和胶原纤维组成，瘤细胞丰富，有明显异型性，细胞呈梭形或圆形，形态、大小不一，核亦呈多形性，核分裂象多见，有病理性核分裂象，瘤细胞间胶原纤维及网状纤维少见。其恶性程度较高，易转移和复发。

2. 脂肪肉瘤（liposarcoma） 起源于原始间叶组织的恶性肿瘤，是成年人较多见的肉瘤之一，极少由脂肪瘤恶变而来。发生部位与脂肪瘤不同，常发生于深部软组织，如大腿、腹膜后和其他深部软组织，很少发生于皮下脂肪层。肉眼观，肿瘤多呈分叶状或结节状，黄色，似脂肪组织，表面常有一层不完整的包膜，分化差者可呈黏液样或鱼肉状外观。镜下观，瘤细胞形态多样，主要由不同程度异型性的肿瘤性脂肪细胞和脂肪母细胞构成，分化差的脂肪母细胞可呈星形、梭形或多形性，细胞质内含多少不等、大小不一的脂质空泡，也可见分化成熟的脂肪细胞。脂肪肉瘤术后复发率高，分化差者易经血道转移，预后不好。

3. 平滑肌肉瘤（leiomyosarcoma） 是平滑肌细胞来源的恶性肿瘤，好发于子宫和胃肠道，患者多为中老年人。肉眼观，肿瘤呈不规则结节状，可有假包膜，切面灰红色或灰白色，呈鱼肉状，常继发出血、坏死和囊性变。镜下观，瘤细胞有轻重不等的异型性，核分裂象多见，可见病理性核分裂象。平滑肌肉瘤恶性程度较高，手术后易复发，多经血道转移。

4. 骨肉瘤（osteosarcoma） 是起源于成骨细胞的恶性肿瘤，为骨组织最常见、恶性程度最高的恶性肿瘤，青少年多见，男多于女。好发于四肢长骨骨骺端，尤其是股骨下端与胫骨上端以及肱骨上端多见。肿瘤多自干骺端开始，向周围组织浸润，破坏骨组织，形成梭形肿块。肉眼观，肿瘤切面呈灰白色或灰红色的鱼肉状，常见出血、坏死。由于肿瘤组织侵犯破坏骨皮质后，将骨膜掀起，可见肿瘤上下端的骨皮质与掀起的骨外膜之间形成的三角形隆起，在X线片中称Codman三角。此外，在掀起的骨外膜与骨皮质之间可形成与骨表面垂直的放射状反应性新生骨小梁，在X线片上呈日光放射状阴影。这两种影像学表现对骨肉瘤的诊断具有重要意义。镜下观，肿瘤由异型性明显的梭形或多边形瘤细胞构成，瘤细胞间可见其产生的肿瘤性骨样组织或骨组织，是诊断骨肉瘤最重要的组织学依据。骨肉瘤高度恶性，发展迅速，早期即可发生血道转移，危及患者生命，预后极差。

三、淋巴造血组织肿瘤

（一）恶性淋巴瘤

恶性淋巴瘤（malignant lymphoma）是起源于淋巴结和结外淋巴组织的恶性肿瘤，发病率占恶性肿瘤的前十位，多见于儿童和青少年，男多于女。临床常表现为无痛性淋巴结肿大，饱满质硬，主要累及浅表淋巴结，以颈部、锁骨上窝、腋窝淋巴结多见，晚期可转移至全身，常累及脾、肝、骨髓及消化道。根据肿瘤细胞的形态和组织结构特点，可分为霍奇金淋巴瘤（约占10%）和非霍奇金淋巴瘤（约占90%）。

1. 霍奇金淋巴瘤（Hodgkin lymphoma，HL） 又称霍奇金病，是恶性淋巴瘤的一个独特类型。病变侵及淋巴结，以颈部、锁骨上淋巴结最常见。临床上常由一个或一组淋巴结开始，逐渐由邻近的淋巴结向远处扩散，晚期可侵犯血管，累及脾、肝等脏器。肉眼观，受累淋巴结肿大，并相互粘连形成不规则结节状、大小不等的肿块，质地硬，不易推动，切面呈灰白色、鱼肉状，可见小坏死灶。镜下观，淋巴结正常结构被破坏，瘤细胞多种多样，其中有一种独特的瘤巨细胞，称为R-S细胞，该细胞体积较大，胞质丰富，稍嗜酸或嗜碱性，胞核圆形或椭圆形，双核或多核，核膜厚，中央有一红染的较大核仁，周围有空晕，双核R-S细胞又称镜影细胞，具有诊断意义。此外，瘤组织内常伴有淋巴细胞、浆细胞、中性粒细胞等炎细胞浸润及纤维化。根据肿瘤组织内肿瘤细胞与非肿瘤细胞的成分和比例不同，霍奇金淋巴瘤可分为4种组织学类型，①淋巴细胞为主型：淋巴结内淋巴细胞增生，典型的R-S细胞少，此型预后较好；②淋巴细胞削减型：淋巴细胞显著减少，R-S细胞相对较多，预后最差；③混合细胞型：淋巴细胞、组织细胞及较多R-S细胞；④结节硬化型：纤维组织增生，将淋巴结分隔成大小不等的结节，可见少量R-S细胞。

2. 非霍奇金淋巴瘤（non-Hodgkin lymphoma，NHL） 是最常见的恶性淋巴瘤，占恶性淋巴瘤的80%~90%。患者以40~60岁多见。大部分起源于B淋巴细胞，其次是T淋巴细胞，组织细胞者少见。多原发于浅表淋巴结，最常累及颈部淋巴结。非霍奇金淋巴瘤肉眼特点与霍奇金淋巴瘤相似。镜下观，淋巴结或结外淋巴组织的正常结构部分或全部被瘤细胞破坏或替代，瘤细胞形态相对单一、有不同程度的异型性，组织结构可呈弥漫性或滤泡性。形态学分类包括B淋巴细胞性淋巴瘤、T淋巴细胞性淋巴瘤和组织细胞性淋巴瘤三类，每一类瘤细胞形态单一，以一种细胞为主（如B细胞、T细胞或组织细胞）。

（二）白血病

白血病（leukaemia）是骨髓造血干细胞起源的恶性肿瘤。其特征为骨髓内造血干细胞异常增生，转化为异型性和幼稚性的肿瘤细胞，即白血病细胞。白血病细胞可侵袭并取代正常骨髓组织，随血流大量进入外周血液，广泛浸润全身各器官和组织，尤以肝、脾和淋巴结最易受累。根据白血病细胞的来源，可分为淋巴细胞白血病和粒细胞白血病。白血病发病率在儿童及青少年恶性肿瘤中居第一位。临床上常表现为发热、出血、贫血及肝、脾、淋巴结肿大，外周血检查显示白细胞总数增多或不增多，幼稚白细胞增多。骨髓涂片示原始及幼稚白细胞增多。

四、黑色素瘤

黑色素瘤（melanoma）又称恶性黑色素瘤，是黑色素细胞来源的能产生黑色素的高度恶性肿瘤。患者多为30岁以上，好发于头颈、面部、足底、外阴及肛门周围。黑色素瘤可以一开始即为恶性，也可由交界痣和混合痣发展而来。肉眼观，肿瘤呈灰黑色，边缘不整齐，形状不规则，大小不一，质地较软，表面粗糙，单发或多发，无包膜，常伴有溃疡甚至出血。镜下观，肿瘤细胞呈巢状、条索状或腺泡状排列，肿瘤细胞大小一致，呈圆形、梭形或多边形，胞质内可见黑色素颗粒（或无），核大深染。黑色素瘤易经淋巴道或血道广泛转移，预后差。

五、多种组织肿瘤

畸胎瘤（teratoma）是来源于性腺或胚胎剩件中的全能细胞的肿瘤，含有两个或三个胚层多种成分，结构排列错乱，好发于卵巢和睾丸，也可见于纵隔、骶尾部和松果体等部位。畸胎瘤可分为良性畸胎瘤和恶性畸胎瘤两种。

1. **良性（成熟型）畸胎瘤** 为畸胎瘤中最常见的一种，多见于卵巢。肉眼观，肿瘤体积大，多呈囊性，切面单房或多房，囊内壁粗糙不平，可见结节状组织突入囊内，囊腔内充满毛发和黄色皮脂，有时可见骨、软骨组织及牙齿样物。镜下观，囊壁多由皮肤及皮肤附件组成，囊壁增厚处可见分化成熟的三个胚层组织，如皮肤、汗腺、肌肉、脂肪、甲状腺和脑等组织，但结构紊乱。本型预后好。

2. **恶性（未成熟型）畸胎瘤** 常见于睾丸。肉眼观，肿瘤较大，多为实性，切面灰白或棕黄，质地软硬不一，有出血、坏死等继发改变。镜下观，肿瘤主要由分化不成熟的胚胎样组织构成，尤其是神经外胚层成分。恶性畸胎瘤生长迅速，易发生远处转移，术后易复发，预后差。

第八节 肿瘤的病因和发病机制

一、肿瘤的病因

研究肿瘤的病因，对于预防肿瘤有重要意义。近年来，虽已有不少研究资料的积累，但肿瘤的病因十分复杂，至今尚未能完全阐明，有待进一步研究。一般将肿瘤病因分为环境致癌因素（外因）和影响肿瘤发生发展的内在因素（内因）两方面。

（一）环境致癌因素

环境致癌因素导致的细胞非致死性 DNA 损伤是肿瘤发生的主要病因，包括化学致癌因素、物理致癌因素和生物致癌因素三大类。

1. **化学致癌因素** 迄今，有肯定或可疑致癌作用的化学物质已达 2000 多种，在人类恶性肿瘤的病因中占有重要地位。化学致癌物质又分为直接致癌物和间接致癌物，其中主要的有以下几类。

（1）多环芳烃类化合物：此类致癌物分布广泛，具有强致癌作用的物质有 3,4-苯并芘、苯蒽和甲基胆蒽等。此类物质广泛存在于煤焦油、沥青、内燃机排放的废气、烟草燃烧的烟雾中，与近年来肺癌的发病率增高有关。此外，不完全燃烧的脂肪和烟熏烧烤的鱼、肉食品中也含有多环芳烃类化合物，与胃癌的发生有关。

> **知识链接**
>
> **珍爱生命 远离烟草**
>
> 中国目前吸烟人数约 3 亿，消费了全球约 40% 的烟草。同时，中国人的戒烟意识、戒烟意愿和戒烟行动均低于已发布的《世界卫生组织烟草控制框架公约》标准，中国吸烟率下降缓慢。
>
> 近日，中国医学科学院与北京协和医学院的研究团队对 2020—2040 年中国大陆 35 岁及以上人口的吸烟流行趋势进行了预测。研究显示，未来 20 年，中国因吸烟相关癌症导致的死亡人数预计将增加近 50%。如果将人口老龄化考虑在内，在 2020—2040 年间，与吸烟相关的癌症死亡人数在男性中将增加 44%，在女性中将增加近 53%。
>
> 未来的癌症负担需要通过个人和社会层面的共同努力来减轻，吸烟有害健康，希望大家珍爱生命，远离烟草。

（2）氨基偶氮染料：曾被用作纺织品染料和饮料、食品着色剂的奶油黄（二甲基氨基偶氮苯）、猩红等氨基偶氮染料，可导致实验性大鼠肝细胞癌。

（3）芳香胺类：如乙萘胺、联苯胺、4-氨基联苯等化工原料，与从事印染、橡胶工业工人的膀胱癌高发有关。

（4）亚硝胺类：亚硝胺类物质是具有很强致癌作用的化合物。合成亚硝胺类的前体物质，如硝酸盐、亚硝酸盐和二级胺，广泛存在于鱼肉类、谷类、食品和烟草中，在变质的蔬菜和食物中含量更高。亚硝酸盐和二级胺在胃内酸性环境中能合成亚硝胺，这与胃癌、食管癌的发生有关。我国河南林县的食管癌发病率高于其他地区，与食物中的亚硝胺含量高有关。

（5）霉菌毒素：研究最多的是黄曲霉毒素，其广泛存在于霉变的食品中，尤以霉变的花生、玉米及谷类中含量最多，黄曲霉毒素有多种，其中以黄曲霉毒素 B_1 致癌性最强，而且化学性质稳定，高温下不易分解，与肝细胞癌发生有关。HBV 感染与黄曲霉毒素 B_1 的协同作用可能是我国肝癌高发地区的主要致癌因素。

2. 物理致癌因素

（1）电离辐射：包括 X 射线、γ 射线及镭、铀等放射性同位素的辐射等，大量事实证明，长期接触这些射线易导致肺癌、皮肤癌、白血病等。如开采放射性物质的矿工易患肺癌，应注意职业性肿瘤的发生。

（2）紫外线：紫外线可导致细胞内 DNA 损伤，抑制核苷酸切除修复能力。阳光下紫外线长期过量照射可引起皮肤癌、基底细胞癌和恶性黑色素瘤，尤其是着色性干皮病患者，因患者体内缺乏修复紫外线所致 DNA 损伤所需的酶，对日照十分敏感，皮肤癌发病率很高。

（3）慢性刺激：慢性皮肤溃疡、慢性胆囊炎、慢性子宫颈炎可导致皮肤癌、胆囊癌、子宫颈癌，长期接触石棉纤维易致肺癌，说明慢性刺激可促进肿瘤的发生。

3. 生物致癌因素

（1）病毒：能引起人或动物肿瘤的病毒均称为致瘤病毒，其中 1/3 是 RNA 病毒，2/3 是 DNA 病毒。① RNA 病毒：人类 T 淋巴细胞白血病/淋巴瘤病毒 1（HTLV-1）与人类 T 淋巴细胞白血病/淋巴瘤的发病密切相关。② DNA 病毒：人乳头状瘤病毒（HPV）与生殖器肿瘤的发病有关，EB 病毒与伯基特（Burkitt）淋巴瘤、鼻咽癌发病有关，乙型肝炎病毒（HBV）与肝细胞癌发病有关。

（2）细菌：幽门螺杆菌感染与胃癌及低度恶性 B 细胞淋巴瘤的发生有关。

（3）寄生虫：华支睾吸虫病与胆管细胞性肝癌的发生有关，日本血吸虫病与结肠癌的发生有关，埃及血吸虫病与膀胱癌的发生有关。

（二）影响肿瘤发生的内在因素

1. **遗传因素** 遗传因素是指遗传只是对致癌因子的易感性（倾向性），在此基础上需要其他外界因素的作用才能发生肿瘤。遗传因素在一些肿瘤的发生中有着重要作用。①常染色体显性遗传的肿瘤：视网膜母细胞瘤、肾母细胞瘤等；②常染色体隐性遗传的肿瘤：如着色性干皮病易致皮肤癌，Bloom 综合征易发生白血病等恶性肿瘤；③多基因遗传：如乳腺癌、肝癌、胃癌、肠癌等有明显的家族史。

2. **种族因素** 某些肿瘤的发病率有相当显著的种族差异。如欧美国家的乳腺癌发病率高于东方国家，日本、冰岛等国家的胃癌发病率高，我国广东人鼻咽癌发病率高。这与不同的地理环境、生活习惯、遗传等多种因素有关。

3. **激素因素** 内分泌功能紊乱时，某些激素持续地作用于靶器官，可导致某些组织细胞异常增生与癌变。因此，激素与某些器官肿瘤的发生、发展有密切关系。如乳腺癌、子宫内膜癌等的发生与雌激素水平过高有关。

4. 免疫因素 机体抗肿瘤的免疫反应主要是细胞免疫，参与杀伤肿瘤细胞。临床和实验表明，机体的免疫功能状态与肿瘤的发生、发展有密切关系。如免疫缺陷或大量使用免疫抑制剂者，其恶性淋巴瘤或白血病的发病率较正常人增高。肿瘤细胞也可通过减少肿瘤抗原表达等方式逃脱免疫监视，甚至通过诱导免疫细胞死亡以破坏机体的免疫系统。

> **知识链接**
>
> **癌症的免疫疗法**
>
> 2018年10月1日，美国免疫学家詹姆斯·艾利森（James P. Allison）和日本免疫学家本庶佑（Tasuku Honjo）因为在肿瘤免疫领域做出的杰出贡献，荣获2018年诺贝尔生理学或医学奖。艾利森发现，如果可以暂时抑制T细胞表面表达的CTLA-4这一免疫系统"分子刹车"的活性，就能提高免疫系统对肿瘤细胞的攻击性，为癌症治疗开创了全新的免疫治疗思路。本庶佑在免疫细胞上发现了一种蛋白质，在仔细探索了它的功能之后，最终发现它也起刹车作用，但其机制不同。以他的发现为基础的治疗在对抗癌症方面被证明是非常有效的。这两位获奖者向我们揭示了抑制免疫系统刹车的不同策略在癌症治疗中的应用，成为了人类对抗癌症史上的重要里程碑。

二、肿瘤的发病机制

从本质上来说肿瘤是一种基因病。肿瘤的发病机制是一个非常复杂的问题，目前尚未明了，有待于通过分子生物学技术进一步深入研究。目前在其发病学方面有下列公认的观点。

（一）正常细胞的转化与恶变

1. 原癌基因的激活 癌基因是指存在于病毒或细胞基因组的一类在一定条件下能使正常细胞转变成癌细胞的核苷酸序列，具有潜在的转化细胞的能力。癌基因在正常细胞中以非激活的形式存在，称为原癌基因。原癌基因在某些致癌因素的作用下可被激活为有致癌活性的癌基因。激活机制和途径有：基因突变和基因表达调控异常。

2. 抑癌基因的失活 抑癌基因又称抗癌基因，对细胞的增殖和分裂起负调节作用。在致癌因素的作用下，抑癌基因可发生缺失、突变或重排，使其对细胞生长和分化负性调控作用减弱或消失，抑癌功能丧失，导致细胞过度增生和不成熟分化而发生恶变。

（二）肿瘤的形成与演进

肿瘤的发生和发展是在多种因素的作用下，经过长时间、多阶段、多种基因参与的渐进的复杂过程。现将致癌过程分为激发、促进和进展三个阶段，每个阶段都涉及一系列的基因突变积累，即恶性肿瘤发生的多阶段突变学说。转化形成的肿瘤细胞出现多克隆性增殖，经过漫长的多阶段突变，其中一个克隆相对无限制增生，并形成具有不同生物学特征的亚克隆，从而获得浸润性生长和转移等生物学行为，成为恶性肿瘤。

（1）激发阶段：正常细胞在致癌因素的作用下，转化为潜在肿瘤细胞的过程，系基因突变所致。

（2）促进阶段：被激发的突变细胞在促进因子或辅助致癌物质的作用下发展为良性肿瘤细胞的过程。

（3）进展阶段：由良性肿瘤细胞转变为恶性肿瘤细胞并进一步演变的过程。肿瘤细胞表现出失控性增生、异质性增加、侵袭性增强和发生转移等恶性生物学行为。

第六章 肿瘤

> **思政园地**
>
> **健康所系　性命相托**
>
> 患者，张某，女，51岁。2019年6月，因左侧乳腺发现肿块到某医院就诊，经病理活检，诊断患者左侧乳腺肿块为非特异性慢性乳腺炎，行肿块局部切除术。2022年5月，患者因左侧乳腺及腋窝多发肿块，到省肿瘤医院就诊，经检查及病理活检，确诊为左侧乳腺腺癌伴左侧腋窝淋巴结、纵隔淋巴结、左锁骨上淋巴结、胸骨和双肺转移。
>
> 省肿瘤医院要求张某提供2019年手术切下肿块的石蜡标本。张某丈夫找到当时手术的医院，将石蜡标本借出，带至省肿瘤医院进行复检。经省肿瘤医院会诊确定，张某2019年切除的左侧乳腺肿块系浸润性小叶原位癌。由于该医院错误的病理诊断，将恶性肿瘤误诊为良性病变，致使张某失去了治疗的最佳时机，发生了乳腺癌转移，危及生命。
>
> 健康所系，性命相托，救死扶伤是每个医护工作者都应该具备的职业道德。在医护工作中，需要时刻保持尊重生命、爱岗敬业、科学严谨、实事求是的态度，这是避免医疗人为差错的根本措施。医学是重要的生命科学，医护工作者只有对人类生命报以尊重关爱之心，才能够真正应用医学专业知识帮助患者解除病痛，并杜绝此类医疗事故的发生。

自 测 题

一、选择题

1. 患者，男，手术切除皮下结节状肿物，有完整包膜，切面为灰白色，有纹理，质地硬韧。镜下见呈束状排列的胶原纤维走行交错，细胞核多为梭形，但无异型性表现。此肿物可诊断为

　　A. 瘤样纤维组织增生　　B. 纤维瘤　　C. 平滑肌瘤
　　D. 纤维组织细胞瘤　　E. 平滑肌肉瘤

2. 患者，女，29岁，左乳外上象限有一直径约1.5 cm大小的圆形肿块，边界清楚，表面光滑，可移动，无疼痛。此肿块最可能是

　　A. 乳腺癌　　B. 乳腺增生症　　C. 乳腺纤维瘤
　　D. 乳腺纤维腺瘤　　E. 乳腺炎症性肿块

3. 某宫颈癌患者，女，61岁，手术切除宫颈癌标本。病理检查，镜下观，癌组织突破基底膜，癌细胞似鳞状上皮的棘细胞，有角化及癌珠形成。应诊断为

　　A. 低分化鳞癌　　B. 高分化鳞癌　　C. 中分化鳞癌
　　D. 子宫颈腺癌　　E. 腺鳞癌

4. 对一淋巴结做病理切片检查，淋巴结内见成团的异型细胞，并有病理性核分裂象和角化珠形成。应诊断为

　　A. 淋巴结结核　　B. 淋巴结慢性炎症　　C. 淋巴结转移性腺癌
　　D. 恶性淋巴瘤　　E. 淋巴结转移性鳞癌

二、简答题

1. 简述肿瘤的转移方式有哪些?
2. 简述肿瘤对机体的影响有哪些?
3. 比较良性肿瘤与恶性肿瘤的区别。

三、案例分析

患者,男,46岁。因肩背部疼痛3个月余,加重12天,发热3天入院。病初为右肩部酸胀痛,不红肿,伴轻度畏寒,针灸后疼痛缓解。以后疼痛逐渐加重,且有时感到剑突下及右下腹疼痛。入院前1个月开始食欲下降,体重逐渐减轻。18年前曾患肝炎。

体格检查:双腋下扪及黄豆和蚕豆大小淋巴结数个。肝区有压痛,血清碱性磷酸酶5.5 U/L,甲胎蛋白(−)。胸部X线透视可见右膈肌升高,运动稍受限。超声检查肝大,肝内有多个小液平段,疑为胆囊疾患及多发性肝脓肿。肝穿刺未见癌细胞。腹腔穿刺获血性腹水,查见癌细胞。次日两肺X线检查可见多数大小不等的结节状阴影。

请回答:

1. 本例诊断是什么?依据何在?根据X线检查推测肺部为何病变。
2. 患者肩背部疼痛说明什么?其发生机制是什么?

(石娅莉)

第七章　水与电解质代谢紊乱

第七章数字资源

本章思维导图

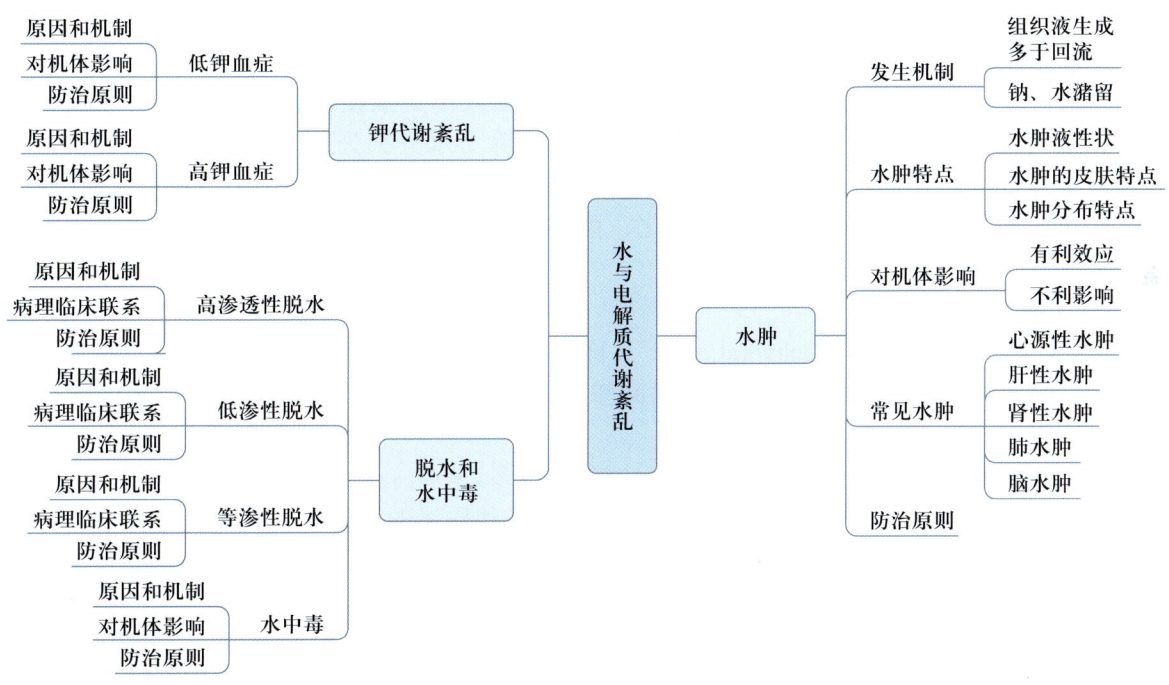

学习目标

1. 复述高渗性脱水、低渗性脱水、水肿、低钾血症和高钾血症的概念。
2. 理解脱水的原因及机制，水肿的发生机制，高钾血症和低钾血症对机体的影响。
3. 解释水中毒、高钾血症和低钾血症的原因，水肿的特点及对机体的影响。
4. 运用实验室检查结果和临床表现，分析水与电解质代谢紊乱的类型。
5. 通过本章的学习，树立科学严谨的作风和关爱患者的人文素养。

体液由机体内的水与溶解于其中的电解质及非电解质等共同组成。成人的体液总量约占体重的60%，可分为细胞内液和细胞外液，细胞外液又可分为血浆和组织间液。体液中的无机盐、某些小分子有机物和蛋白质等常以离子状态存在，故又称为电解质。体液的相对恒定对维持细胞的正常功能及机体的新陈代谢等生命活动是至关重要的。许多疾病和外界环境的剧烈变化常引起水、电解质平衡紊乱，如不能及时纠正，将引起严重后果，甚至危及生命。

> **导入案例 7-1**
>
> 患儿男性，2岁，在汽车内睡着（7月份），家长锁车离开后不久，患儿醒来，3 h后家长返回，见患儿脸色发红、哭闹，随后出现抽搐和意识障碍。入院检查：T 38.8 ℃，BP 110/65 mmHg，P 100/min，R 25/min，皮肤黏膜干燥，血清 Na^+ 156 mmol/L。
>
> **问题：**
>
> 结合环境、季节、时间等因素，该患儿水、电解质出现了什么改变？

第一节 脱水和水中毒

一、脱水

脱水（dehydration）是指由水、钠丢失过多或摄入不足致使机体体液容量明显减少而引起一系列功能、代谢变化的病理过程。脱水时，除了水分丢失外，体液中的电解质，尤其是对细胞外渗透压起决定作用的 Na^+ 也随之丢失。由于水和钠丢失比例不同，以致血浆渗透压也不相同。根据血浆渗透压的变化，可将脱水分为高渗性脱水、低渗性脱水和等渗性脱水。

（一）高渗性脱水

高渗性脱水（hypertonic dehydration），又称低容量性高钠血症。此型脱水的特点是失水多于失钠，导致体液容量减少，细胞外液呈高渗状态。血清钠浓度＞150 mmol/L，血浆渗透压＞310 mmol/L。

1. 原因和发生机制 主要见于饮水不足或失水过多。

（1）水摄入不足：①不能饮水，常见于吞咽困难和昏迷的患者。②水源缺乏，如沙漠迷路、航海失事等。③渴感障碍，常见于脑外伤、脑血管意外所致中枢障碍，无口渴感造成水摄入减少等。

（2）水丢失过多：①经皮肤丢失，高温环境工作、剧烈运动、高热等大量出汗和甲状腺功能亢进时，均可通过皮肤丢失大量低渗液体，导致高渗性脱水。②经呼吸道丢失，各种原因引起的过度通气，如持续哮喘、代谢性酸中毒，通过呼吸道的不感蒸发加强，使水丢失增多。③经胃肠道丢失，见于严重呕吐、腹泻等可导致等渗或含钠量低的消化液丢失。④经肾丢失，尿崩症时，肾排出大量低渗尿；糖尿病患者、使用甘露醇、高渗葡萄糖及静脉输入高蛋白营养液等产生渗透性利尿时。以上情况，如果没有及时补充水分，体内失水多于失钠，细胞外液渗透压增高，引起高渗性脱水。

> **知识链接**
>
> **尿崩症**
>
> 尿崩症是由下丘脑-神经垂体病变引起抗利尿激素（antidiuretic hormone，ADH）又称精氨酸加压素（arginine vasopressin，AVP）不同程度的缺乏，或由于多种病变引起肾对ADH敏感性缺陷，导致肾小管重吸收水的功能障碍的一组临床综合征。前者为中枢性尿崩症，后者为肾性尿崩症，其临床特点为多尿、烦渴、低比重尿或低渗尿。尿崩症常见于青壮年，遗传性肾性尿崩症多见于儿童。

2. 病理临床联系 高渗性脱水时，由于失水多于失钠，使细胞外液的渗透压升高，细胞内液的水分向细胞外转移，脱水的主要部位是细胞内液（图7-1）。临床主要表现为：

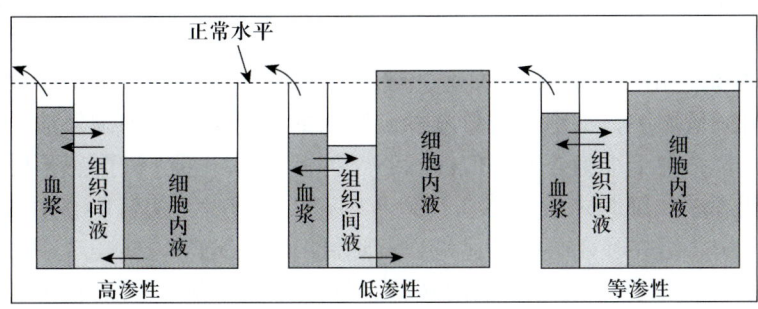

图7-1 脱水类型

（1）口渴：细胞外液渗透压增高，刺激渴感中枢产生渴感，患者口干、口渴，主动饮水。

（2）尿少、尿比重增高：细胞外液渗透压增高，刺激渗透压感受器，抗利尿激素释放增多，肾重吸收水增多，尿量减少、尿比重增高，严重时可出现无尿。

（3）中枢功能障碍：由于细胞外液渗透压增高，使细胞内液中的水向细胞外转移。重度脱水的患者由于脑细胞严重脱水，可产生中枢神经系统症状，使患者出现烦躁、肌肉抽搐、嗜睡、昏迷，甚至死亡。脑体积因脱水显著缩小时，颅骨与脑皮质之间血管张力增大，可导致静脉破裂出现局部脑出血或蛛网膜下腔出血。

（4）脱水热：严重脱水特别是汗腺细胞脱水时，皮肤排汗减少，散热障碍，引起体温升高，称脱水热，常见于婴幼儿。

> **知识链接**
>
> **脱水热为何常见于婴幼儿？**
>
> 婴幼儿发生脱水热常与以下原因有关：神经系统发育尚不成熟；体温调节中枢发育不完善；汗腺没有完全发育，机体主要靠物理对流散热，不能通过出汗排出体内的热量。尤其在炎热的夏季、室内温度过高、婴幼儿被包裹严实的情况下，如果较长时间没有补充足够的水分更易发生脱水热。如果具备发生脱水热的外界因素，婴幼儿出现不明原因的发烧，体温高达40℃及以上、烦躁不安、口唇干燥、尿少、面色发红等提示可能存在脱水热。预防和治疗：要注意避免环境温度过热，注意补充水分，降低室内温度。

3. 防治原则

（1）治疗原发病，去除病因。

（2）补充水分，适当补钠。

（二）低渗性脱水

低渗性脱水（hypotonic dehydration），又称低容量性低钠血症。此型脱水的特点是失钠多于失水，细胞外液呈低渗状态。血清钠浓度＜130 mmol/L，血浆渗透压＜280 mmol/L。

1. 原因和发生机制 多见于体液大量丢失后处理措施不当，只补水而未补钠。多由医源性因素引起。

（1）经肾丢失：①肾上腺皮质功能不全，醛固酮分泌不足，故肾小管对钠的重吸收减少。②肾疾病使肾小管对醛固酮反应性降低，钠重吸收减少，肾失钠过多。③急性肾衰竭多尿期，钠随尿排出增加。④排钠利尿剂的使用，水肿患者长期使用噻嗪类等排钠性利尿剂，抑制了肾小管对钠的重吸收。

（2）经胃肠道丢失：严重呕吐、腹泻、胃肠引流时，大量消化液丢失可造成钠的大量丢失，治疗时如果只补水而忽略补钠，容易引起低渗性脱水。

（3）经皮肤丢失：大面积烧伤、大量出汗时，只补水未补钠，可导致失钠大于失水。

2. 病理临床联系 由于失钠多于失水，细胞外液渗透压降低，水向渗透压较高的细胞内大量转移，细胞内液量增多，细胞外液量减少，脱水的主要部位是细胞外液（图7-1）。

（1）口渴不显著：由于细胞外液呈低渗状态，抑制口渴中枢，口渴感不明显。

（2）少尿、低渗尿：细胞外液低渗，导致 ADH 分泌减少，使肾小管对水重吸收减少，早期出现多尿和低渗尿。但在晚期，循环血量显著降低时，ADH 释放增多，可出现少尿。

（3）脑细胞水肿：细胞外液向细胞内转移，导致细胞水肿，脑细胞水肿可引起脑功能障碍，患者表现神志恍惚、嗜睡、甚至昏迷。

（4）脱水体征：低渗性脱水时，由于组织间液明显减少，患者可出现眼窝凹陷、皮肤弹性降低和婴幼儿囟门内陷等。

（5）周围循环衰竭：细胞外液明显减少，造成有效循环血量显著降低，患者可发生循环衰竭，出现血压下降，甚至休克。

3. 防治原则

（1）治疗原发病，去除病因。

（2）适当补充等渗或高渗氯化钠溶液。

（三）等渗性脱水

等渗性脱水（isotonic dehydration），又称混合性脱水。此型脱水的特点是水、钠成比例丢失，细胞外液呈等渗状态，血清钠浓度为 130～150 mmol/L，血浆渗透压为 280～310 mmol/L。

1. 原因和发生机制 任何等渗液体的大量丢失所造成的血容量减少，短期内均属等渗性脱水。

（1）经胃肠道丢失：严重呕吐、腹泻、胃肠引流等引起胃肠消化液大量丢失。

（2）大量抽放胸腔积液、腹水，大面积烧伤或严重创伤等引起体液大量丢失。

（3）麻痹性肠梗阻时，大量体液潴留于肠腔内，易发生等渗性脱水。等渗性脱水早期细胞内液变化不大，主要见于细胞外液丢失（图7-1），可使循环血量减少，血液浓缩和血压下降，类似低渗性脱水的表现，如果患者未能及时治疗，则通过呼吸、皮肤的不感蒸发使水分不断丢失，细胞外液渗透压逐渐升高，结果细胞内液向细胞外转移，使细胞脱水，并产生口渴、尿少等类似高渗性脱水的表现。因此，等渗性脱水既具有高渗性脱水的表现，也具有低渗性脱水的表现。

2. 病理临床联系 等渗性脱水如不予及时处理，可通过不感蒸发和呼吸等途径继续丧失水分而转变为高渗性脱水；如只补充水分而不补充钠盐，又可转变为低渗性脱水。

3. 防治原则

（1）治疗原发病，去除病因。

（2）适当补充低渗氯化钠溶液。

三种类型脱水的比较见表7-1。

表 7-1 三种类型脱水的比较

	高渗性脱水	低渗性脱水	等渗性脱水
发病机制	水摄入不足或丢失过多	体液丢失而单纯补水	水和钠等比例丢失
特点	细胞外液高渗 细胞内、外液均丢失	细胞外液低渗 细胞外液丢失为主，细胞内液增多	细胞外液等渗

续表

	高渗性脱水	低渗性脱水	等渗性脱水
表现和影响	口渴、尿少、脱水热、脑细胞脱水	脱水体征、休克、脑细胞水肿	口渴、尿少、脱水体征、休克等症状均不明显
血清钠	>150 mmol/L	<130 mmol/L	130～150 mmol/L
血浆渗透压	>310 mmol/L	<280 mmol/L	280～310 mmol/L
尿钠	减少	减少	明显减少
治疗	补水为主，适当补钠	补生理盐水或3%氯化钠	补低渗氯化钠

 考点：

三种类型脱水的区别。

二、水中毒

水中毒（water intoxication）是指过多的水分在体内潴留，引起细胞内、外液量均增多和渗透压降低，并出现一系列的临床症状和体征，又称稀释性低钠血症。其特点是血清钠浓度 <130 mmol/L，血浆渗透压 <280 mmol/L。

（一）原因和机制

1. 水摄入过多　低渗性脱水时，如果单纯过多补水和葡萄糖，忽略补充盐，使细胞内、外液的渗透压继续降低和容量增多。婴幼儿对水、电解质的调节能力差，更易发生水中毒。

2. 抗利尿激素（ADH）分泌过多　由于ADH分泌过多，使肾小管对水的重吸收增加，是水中毒的常见原因。常见于各种原因所致的应激反应（创伤、手术、疼痛等）、ADH异常分泌增多综合征、中枢神经系统疾患如恶性肿瘤（肺燕麦细胞癌、恶性淋巴瘤等）、某些药物作用等，可引起ADH分泌增多。

3. 肾泌尿功能障碍　见于急性肾衰竭的少尿期，肾排水减少，如饮水或输液过多，即可引起水中毒。另外，慢性充血性心力衰竭和肝硬化时，由于有效循环血量和肾血流量减少，肾排水明显下降，若不限制水分的摄入量，亦可引起水中毒。

（二）对机体的影响

1. 由于水潴留，使细胞外液量过多，细胞外液渗透压降低，此时过多的水又不能及时排出，则水向渗透压较高的细胞内转移，结果使细胞内外液容量增多，而渗透压均降低，由于细胞外液水分过多，血液被稀释，而发生稀释性低钠血症（图7-2）。

2. 急性水中毒时，可因脑细胞水肿和颅内压增高，出现一系列神经精神症状，如头痛、恶心、呕吐、精神错乱、意识障碍等。严重者可因发生脑疝而导致呼吸心搏停止。

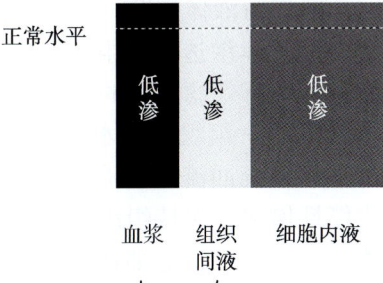

图7-2　水中毒

（三）防治原则

1. 治疗原发病，去除病因。
2. 对水中毒患者，除积极治疗原发疾病外，宜禁水、利尿，严重者可输入3%高渗盐水。

第二节 水 肿

> **导入案例 7-2**
>
> 患者女性，47 岁，因突发心绞痛入院，遵医嘱静脉输液，输入第二瓶液体后，患者擅自加快输液速度，20 min 后突然发生呼吸困难、胸闷、剧烈咳嗽而被迫坐起，咳粉红色泡沫样痰，医护人员通过采取安置体位、氧气吸入及紧急用药等一系列抢救措施，最终患者转危为安。
>
> 问题：
> 1. 患者发生了何种水、电解质代谢紊乱？
> 2. 患者出现该变化的诊断依据是什么？

水肿（edema）是指过多液体在组织间隙或体腔中积聚。过多的液体积聚在体腔称为积水或积液，如胸腔积液（胸水）、心包积液、腹腔积液（腹水）和脑积水等。细胞内液积聚过多，使细胞肿胀时，称为细胞水肿。但一般情况下，水肿是指细胞外液积聚过多而言。水肿按分布范围可分为全身水肿和局部水肿；按发生部位可分为肺水肿、脑水肿、皮下水肿等；也可按其发生原因命名，如肾性水肿、肝性水肿、心性水肿等。可见水肿并非独立疾病，而是许多疾病的一种重要病理过程和体征。正常机体体液总量和组织间液的容量是相对恒定的，这种恒定主要依赖于血管内外液体交换和体内外液体交换的动态平衡来维持，若平衡被打破则发生水肿。

考点：

水肿的概念。

（一）发生机制

正常人体的血浆与组织间液通过微血管壁不断地进行交换，维持着动态平衡，同时体内外的液体也在进行交换并维持动态平衡。正是由于这两大平衡的存在，维持了机体体液总量和组织间液总量的相对恒定。如果这两个平衡失调，使组织间液生成增多和（或）钠水潴留，就会导致水肿的发生。

1. 血管内外液体交换平衡失调——组织液生成多于回流　正常情况下组织间液和血浆之间不断进行液体交换，使组织液的生成和回流保持动态平衡，这种平衡主要受毛细血管血压、组织液胶体渗透压（组织液生成的力量）和血浆胶体渗透压、组织液静水压（组织液回流的力量）即有效滤过压的影响。有效滤过压 =（毛细血管血压 + 组织液胶体渗透压）-（血浆胶体渗透压 + 组织液静水压）。正常情况下，组织液的生成略大于回流，多余的这部分液体通过淋巴系统回流到血液循环。当有效滤过压增大时，组织液的生成增多，淋巴回流的量也会代偿性增多，保持组织液生成与回流的动态平衡。淋巴回流不仅可把略多生成的组织液送回体循环，亦可把毛细血管漏出的少量蛋白质、细胞代谢产生的大分子物质回吸入体循环，从而维持组织间液的胶体渗透压正常（图 7-3）。上述因素同时或相继失调，均可导致水肿的发生。

（1）毛细血管流体静压增高：毛细血管流体静压增高导致有效流体静压增大，引起组织液生成增多，超过淋巴回流的代偿能力时便可引起水肿。毛细血管流体静压增高的原因主要是静脉回流受阻，使静脉压增高。常见的病因有：①右心衰竭引起全身体循环静脉压升高，导致全

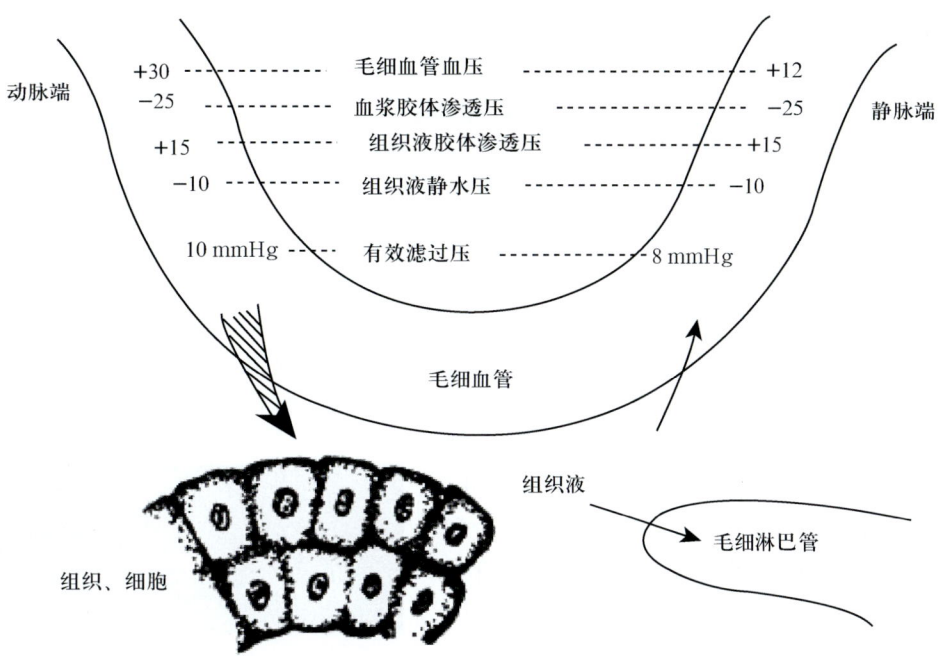

图 7-3 正常时血管内外液体交换示意图
→代表体液流动方向
"+"代表促使血浆由毛细血管内向血管外滤过的因素
"-"代表促使液体从血管外被重吸收入毛细血管内的因素

身性水肿；②左心衰竭引起肺静脉压增高，主要导致肺水肿；③肝硬化致门静脉高压，导致腹腔器官血液回流受阻，引起腹水；④静脉堵塞或受压，如静脉血栓形成、肿瘤或外力压迫血管等都可阻碍静脉回流，引起局部水肿。

（2）血浆胶体渗透压降低：血浆胶体渗透压的大小主要取决于血浆白蛋白的含量，其含量减少时，血浆胶体渗透压下降，组织液生成增加，引起水肿。血浆白蛋白含量下降的常见病因：①蛋白质摄入不足，见于禁食、胃肠消化吸收功能严重障碍的患者；②白蛋白合成减少：见于长期慢性肝病的患者，如肝硬化；③蛋白质丢失过多：如肾病综合征患者大量蛋白质随尿排出；④蛋白质消耗过度：如恶性肿瘤、结核病等慢性消耗性疾病。

（3）微血管壁通透性增高：微血管壁由血管内皮细胞、细胞间连接及基膜构成。正常情况下水分、晶体分子及极少量小分子蛋白质可自由通过，所以血浆胶体渗透压远远大于组织液胶体渗透压。当微血管壁通透性增高时，血浆白蛋白滤出增多，会使血浆胶体渗透压降低而组织液胶体渗透压增高，从而使有效胶体渗透压减小，平均实际滤过压增大，引起组织液生成增多，发生水肿。常见的病因有：①炎症时产生的炎性介质，如组胺、5-羟色胺等可扩张毛细血管，使微血管壁通透性增高；②组织缺血、缺氧及再灌注时，产生的大量酸性物质、氧自由基等均可损伤微血管壁；③烧伤、毒性物质进入体内可直接损伤毛细血管壁。

（4）淋巴回流受阻：此时富含蛋白质的组织液积聚在组织间隙，这种水肿称为"淋巴性水肿"。如果水肿液长期不能吸收，积聚的蛋白质可刺激周围纤维组织增生，导致组织肥厚。例如：丝虫病时阻塞淋巴管，引起阴囊、下肢等部位的水肿，称为"象皮肿"；恶性肿瘤细胞转移到淋巴结并阻塞淋巴管引起局部组织水肿；手术摘除淋巴结可致局部组织水肿等。淋巴性水肿为非凹陷性水肿。

> **知识链接**
>
> **丝虫病**
>
> 丝虫属线虫纲,丝虫目,盖头虫科,体细长如丝,由吸血昆虫传播。丝虫寄生在淋巴组织、皮下组织或浆膜腔,急性期主要表现为淋巴管炎和淋巴结炎,慢性期则由于淋巴管阻塞引起淋巴水肿和象皮肿、睾丸鞘膜积液、乳糜尿等一系列症状和体征。

2. 体内外液体交换失衡——钠、水潴留 体内外液体的交换平衡保持着体液容量的相对恒定,这主要依赖肾对钠、水排泄的调节。肾对钠、水的排泄取决于肾小球滤过率(glomerular filtration rate,GFR)和肾小管、集合管的重吸收功能。肾小球的滤过率和肾小管的重吸收功能保持动态平衡,称为球-管平衡。而肾小球滤过的钠、水总量,仅有0.5%~1%排出体外,99%~99.5%被肾小管重吸收。如果GFR减少和(或)肾小管、集合管重吸收增多,导致球-管平衡失调,就会引起钠、水潴留和全身性水肿(图7-4)。

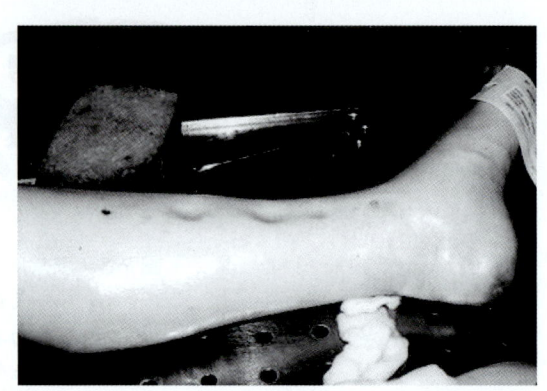

图7-4 凹陷性水肿

(1)肾小球滤过率下降:当肾小球滤过率下降时,即使肾小管重吸收正常,也会导致钠水潴留。如广泛的肾小球病变导致有功能的肾单位大量减少或某些疾病引起有效循环血量明显减少时,可导致肾血流量减少,肾小球滤过率下降,导致钠水潴留。

(2)近曲小管重吸收增强:这是大多数全身性水肿时引起水、钠潴留的重要环节。其原因有:①肾小球滤过分数(glomerular filtration fraction,GFF)增加,在充血性心力衰竭、肾病综合征时,肾血流量随有效循环血量减少而减少,儿茶酚胺和肾素-血管紧张素系统活性增强,出球小动脉比入球小动脉收缩更明显,肾小球滤过率相对增高,即滤过分数增加。因肾小球滤过率升高,通过肾小球后,流入肾小管周围毛细血管的血液中蛋白和血浆胶体渗透压也随之升高,使近曲肾小管重吸收钠水增多,导致钠水潴留;②心房钠尿肽(atrial natriuretic peptide,ANP)分泌减少,ANP由心房肌细胞合成并储存,有很强的利尿利钠作用。有效循环血量明显减少时,心房钠尿肽分泌、释放减少,近曲小管对钠、水的重吸收增加,导致钠、水潴留。

(3)远曲小管和集合管重吸收钠、水增加:①醛固酮增多,醛固酮能促进肾远曲小管对钠的重吸收,引起钠水潴留。当有效循环血量减少时,如充血性心力衰竭,激活了肾素-血管紧张素-醛固酮系统,使醛固酮分泌增加。机体对醛固酮灭活减弱,如肝硬化导致肝功能障碍时,也是引起醛固酮增多的因素。②抗利尿激素增多:抗利尿激素(ADH)有促进远曲小管和集合管重吸收水的作用。当有效循环血量或心输出量下降时,使左心房壁和胸腔大血管壁的血容量感受器所受的刺激减弱,反射性引起ADH增多,加上有效循环血量减少激活了肾素-血管紧张素系统,以致血管紧张素Ⅱ生成增多,均可导致下丘脑-神经垂体分泌和释放ADH增多。此外,肝功能损害时,对ADH灭活减少,也可使血中ADH增多。醛固酮分泌增多时,促进肾小管对钠的重吸收,使血浆晶体渗透压增高,刺激下丘脑渗透压感受器,也可引起ADH分泌增多。以上主要阐述了水肿发生的基本机制。但在发生水肿的具体疾病中,水肿发生的机制经常是多种因素综合作用的结果。不同类型的水肿,起主导作用的因素不同。即使在同一类型水肿的发生、发展过程中,各种因素所起的作用也有所差异，因此，在临床医疗实践中，必须对不同的患者进行具体分析，选择最适宜的治疗护理方案。

考点：

水肿发生机制。

（二）水肿的特点

1. **水肿液的性状** 组织间液是从血浆滤出的，含有血浆全部晶体成分。根据水肿液中所含蛋白质含量的多少可将水肿液分为漏出液和渗出液，后者蛋白含量高，见于炎性水肿和淋巴性水肿。

2. **水肿的皮肤特点** 皮下水肿是水肿的重要体征。水肿的皮肤特点主要有：皮肤肿胀、光亮、弹性差、皱纹变浅，用手指按压会出现凹陷，称凹陷性水肿或显性水肿。全身性水肿患者在出现凹陷性水肿之前已有组织间液增多，甚至可达原体重的10%，这种情况称隐性水肿。隐性水肿阶段之所以没有出现皮肤凹陷是因为在组织间隙分布着凝胶网状物。其化学成分为透明质酸、胶原及黏多糖等，对液体有强大的吸附能力和膨胀性，只有当液体积聚超过凝胶网状物吸附能力时，才游离出来形成游离的液体，游离液体在组织间隙有移动性，用手按压皮肤，游离液体从按压点向周围散开，形成凹陷（图7-4）。

3. **全身性水肿的分布特点** 最常见的全身性水肿是心源性水肿、肾性水肿和肝性水肿，水肿出现的部位各不相同。心源性水肿首先出现在低垂部位，这是因为毛细血管的流体静压与重力有关，与心脏水平面垂直距离越远的部位毛细血管的流体静压越高。肾性水肿先出现眼睑或面部水肿，这是因为肾性水肿与重力无关，在组织结构疏松、伸展度大的组织容易积聚水肿液。肝性水肿则以腹水多见，是由于增生的结缔组织压迫肝内静脉，导致门静脉回流受阻而引起腹水。后期由于肝细胞合成白蛋白显著减少以及醛固酮增多可发生全身水肿。

（三）水肿对机体的影响

1. **水肿的有利效应** 水肿液能稀释毒素，阻碍有害物质入血，能阻碍细菌扩散，有利于吞噬细胞游走。水肿是循环系统的重要"安全阀"。

2. **水肿的不利影响**

（1）细胞营养障碍：组织间隙液体积聚增多加大了细胞与毛细血管之间的距离，引起细胞获得营养障碍。

（2）水肿对器官组织功能的影响：取决于水肿发生的部位、程度、速度。急性水肿引起的功能障碍比慢性水肿严重。若是生命活动的重要器官水肿，则可造成更为严重的后果。如脑水肿可引起颅内压增高，形成脑疝，压迫脑干血管供血，造成患者的快速死亡；喉头水肿可引起窒息。

（四）常见水肿类型

1. **心源性水肿** 指充血性心力衰竭引起的水肿。水肿首先出现于身体低垂部，起床活动者以脚、踝内侧和胫前比较明显，仰卧者表现为骶部水肿，严重时可波及全身，并伴有胸、腹腔积液。具体机制见图7-5。

2. **肾性水肿** 肾性水肿可分为以蛋白尿造成低蛋白血症为主的肾病性水肿和以肾小球滤过率明显下降为主的肾炎性水肿。病情较轻者仅表现为面部、眼睑等组织疏松部位水肿，严重者可发生全身性水肿，并伴胸、腹腔积液。具体机制见图7-6。

3. **肝性水肿** 肝性水肿是由肝硬化、重型病毒性肝炎、慢性肝炎等引起。主要表现为腹水，水肿液为淡黄色、透明漏出液。具体机制见图7-7。

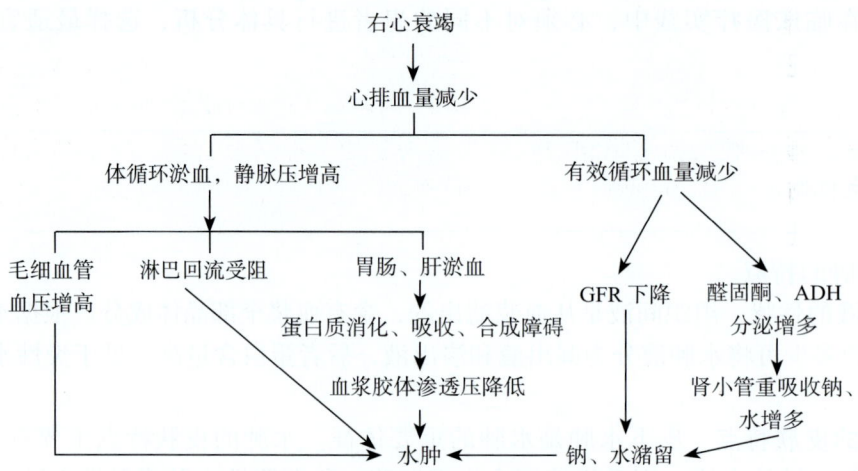

图 7-5　心源性水肿发生机制示意图

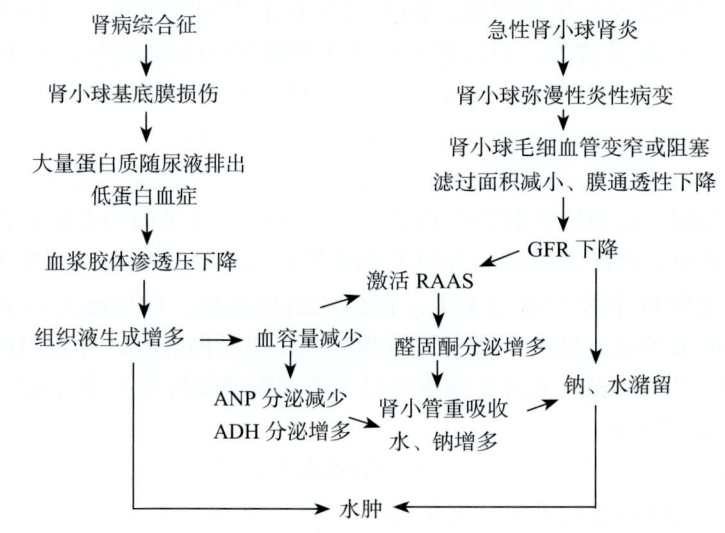

图 7-6　肾性水肿发生机制示意图

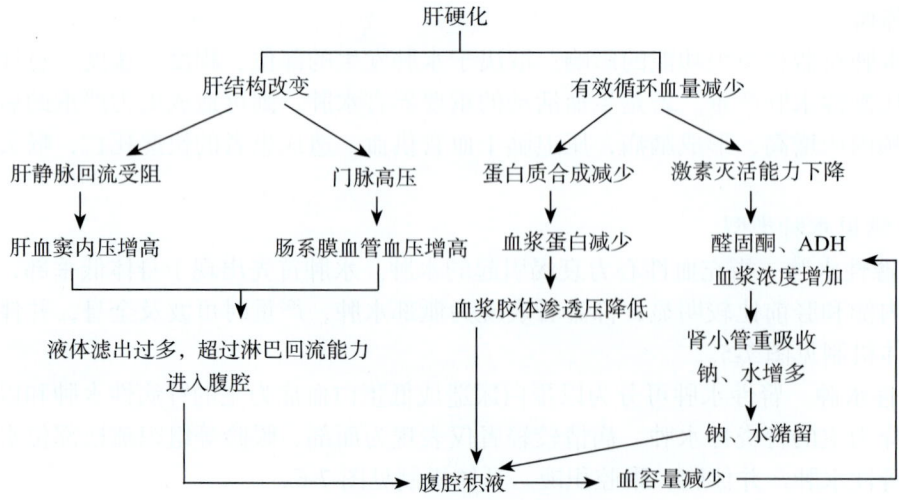

图 7-7　肝性水肿发生机制示意图

4. **肺水肿** 肺水肿是指过多的液体在肺组织间隙与肺泡中积聚。分别称其为间质性肺水肿和肺泡水肿。表现为呼吸困难、端坐呼吸。因缺氧出现发绀，咯粉红色泡沫样痰，两肺听诊可听到广泛湿啰音。慢性肺水肿时，水肿液主要积聚在肺间质中，症状和体征不明显。

5. **脑水肿** 脑水肿是指脑组织内液体含量增多的一种病理过程。脑水肿可由多种疾病引起，主要表现为脑水肿引起的颅内压增高，如剧烈头痛、呕吐、血压升高、视神经盘水肿以及躁动等。脑水肿进一步加重，可出现抽搐、惊厥、昏迷等神经精神症状。严重时可出现意识障碍、昏迷，甚至死亡。

考点：

临床常见水肿类型。

（五）防治原则

1. 积极治疗原发病。
2. 加强利尿，维持水、电解质平衡和酸碱平衡。
3. 动态测量体重变化，观察水肿消长情况。

第三节 钾代谢紊乱

导入案例 7-3

患者，男性，42 岁，胃溃疡穿孔修补手术，手术后持续胃肠减压。术后 5 天患者出现乏力、精神萎靡、嗜睡、食欲减低、肠鸣音减弱、腱反射迟钝等表现。血清 Na^+ 135 mmol/L，血清 Cl^- 104 mmol/L，血清 K^+ 2.6 mmol/L。心电图示：Ⅱ、aVF、V_1 导联表现 ST 段下降，aVF 导联 T 波双相，V_3 导联出现 U 波。

问题：

1. 患者水、电解质平衡紊乱的类型及诊断依据是什么？
2. 引起这些临床表现的原因和发生机制是什么？

钾是体内重要的阳离子之一，它参与细胞的新陈代谢、维持细胞静息膜电位、调节体液的渗透压和酸碱平衡。正常人体钾含量为 50～55 mmol/kg，其中 90% 存在于细胞内液，1.4% 存在于细胞外液，血清钾浓度为 3.5～5.5 mmol/L。正常膳食中含有较丰富的钾，可满足人体需要。进入体内的 K^+，90% 经肾从尿中排出。肾排钾特点是"多吃多排、少吃少排、不吃也排"。疾病过程中，多种原因可引起钾平衡失调导致钾代谢紊乱，分为低钾血症和高钾血症。

一、低钾血症

血清钾浓度低于 3.5 mmol/L 称为低钾血症（hypokalemia）。

考点：

低钾血症的概念。

（一）原因和机制

1. **钾摄入减少** 在正常饮食情况下，一般不会发生低钾血症。消化道梗阻、昏迷、手术后较长时间禁食的患者,因不能进食而引起钾摄入减少。

2. **钾排出过多**

(1)经胃肠道失钾:这是小儿失钾最主要的原因,常见于严重腹泻、呕吐等伴有大量消化液丢失的患者。腹泻时粪便中 K^+ 的浓度可达 30～50 mmol/L。

(2)经肾失钾:这是成人失钾最主要的原因。如呋塞米、噻嗪类等髓袢利尿剂的长期连续使用、远端肾小管性酸中毒、原发性和继发性醛固酮增多症。另外,碱中毒时肾小管上皮细胞排 H^+ 减少,故 Na^+-K^+ 交换加强,尿排钾增多。

(3)经皮肤失钾:在高温环境中进行重体力劳动时,大量出汗亦可导致钾的丢失。

3. **细胞外钾向细胞内转移**

(1)碱中毒:细胞内 H^+ 移至细胞外起代偿作用,同时细胞外 K^+ 进入细胞。

(2)过量胰岛素:用大剂量胰岛素治疗糖尿病酮症酸中毒时,血清钾随葡萄糖进入细胞以合成糖原。

(3)低钾性周期性麻痹:发作时细胞外钾向细胞内转移,是一种家族性疾病。

> **知识链接**
>
> **低钾性周期性麻痹**
>
> 患者的发病特点是反复发作的骨骼肌麻痹伴血清钾降低。本病是常染色体显性遗传病,家族史明显,男性多见。麻痹发生的时间不定,多见于睡眠和休息时。过食碳水化合物、受凉、精神紧张、外伤、感染等常为诱发因素。常反复发作,轻者仅为乏力,重者可诱发心力衰竭或呼吸障碍而致死。

(二)对机体的影响

1. **对骨骼肌的影响** 低钾血症时 $[K^+]i/[K^+]e$($[K^+]i$ 为细胞内钾浓度,$[K^+]e$ 为细胞外钾浓度)的比值增大,因而肌细胞静息电位负值增大。静息电位(Em)与阈电位(Et)的距离增大,细胞兴奋性降低,严重时不能兴奋,细胞处于超极化阻滞状态。临床上可出现肌肉无力,以下肢肌肉最为明显。继而可发生弛缓性麻痹,严重者可发生呼吸肌麻痹,这是低钾血症患者的主要死亡原因之一(图 7-8)。

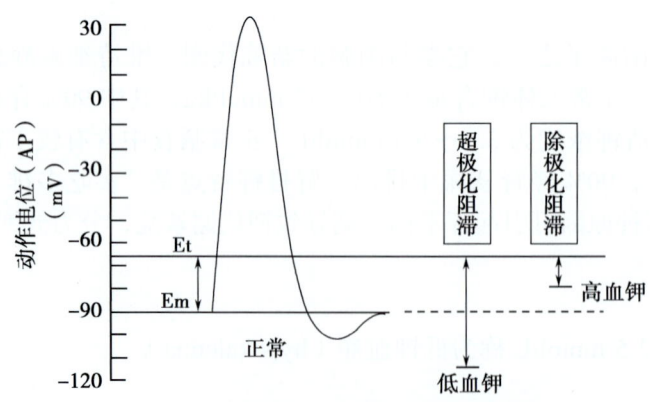

图 7-8　血钾对神经-肌肉兴奋性的影响

AP:动作电位；Em:静息电位；Et:阈电位

2. **对心脏的影响**

(1)对心肌电生理影响:兴奋性增高,自律性增高,传导性降低,收缩性增强。

(2)心电图变化:代表复极化 2 期的 ST 段压低；相当于复极化 3 期的 T 波低平和 U 波增

高；相当于心室动作电位的 Q-T 间期延长；严重低钾时还可以见到 P 波增高、P-Q 间期延长、QRS 波群增宽（图 7-9）。

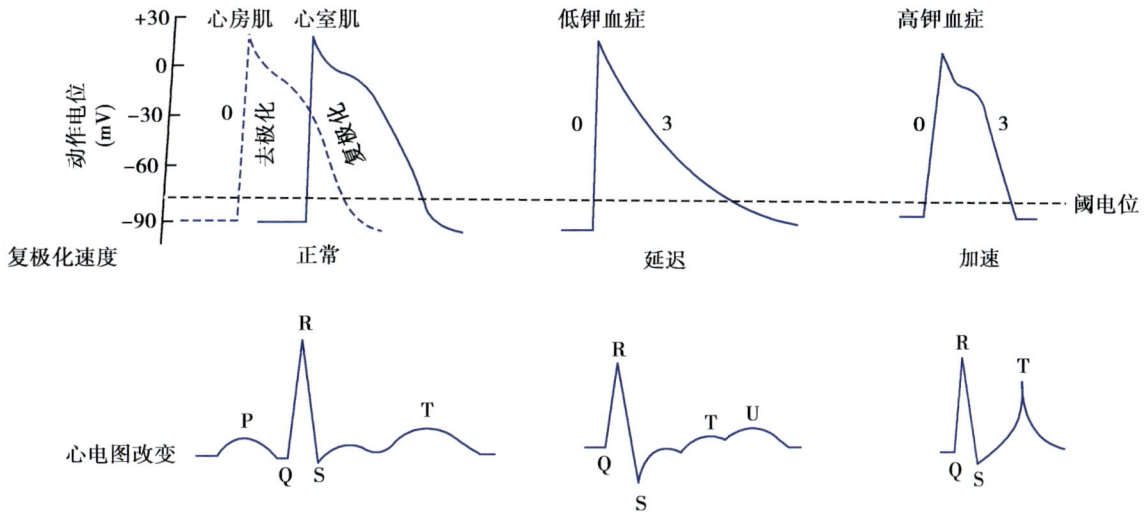

图 7-9　细胞外液钾离子浓度对心肌细胞动作电位和心电图的影响

3. **对肾的影响**　主要表现为尿浓缩功能障碍而出现多尿和低比重尿，其发生机制在于：

（1）远曲小管和集合管对 ADH 的反应性不足。

（2）低钾血症时髓袢升支对 NaCl 的重吸收不足，导致髓质渗透压梯度的形成发生障碍。

4. **对胃肠的影响**　低钾可引起胃肠运动减弱，出现腹胀、肠鸣音减弱或消失，严重者可发生麻痹性肠梗阻。

5. **对酸碱平衡的影响**　低钾血症可引起代谢性碱中毒，同时发生反常性酸性尿。

（三）防治原则

1. 防治原发病　去除失钾的原因，如停用排钾利尿药等。

2. 补钾　如果低钾血症较重者（血清钾低于 2.5～3.0 mmol/L）或临床表现显著者应及时补钾。补钾最好口服，只有当情况危急或不能口服时才可静脉补钾。静脉补钾应掌握"见尿补钾"的原则，只有当每日尿量在 500 ml 以上才考虑静脉补钾。

3. 纠正水和其他电解质代谢紊乱。

二、高钾血症

血清钾浓度高于 5.5 mmol/L 称为高钾血症（hyperkalemia）。

 考点：

高钾血症的概念。

（一）原因和机制

1. **钾潴留**　常见原因为：①钾输入过多，主要见于医源性因素，如静脉补钾过多过快或输入大量库存血等。故而，医护人员应具备严谨求实的科学作风，避免医源性高钾血症；②肾排钾减少，这是引起高钾血症的最主要原因，常见于急性和慢性肾衰竭引起的肾排钾减少。另外，间质性肾炎患者、醛固酮缺乏、保钾利尿药（安体舒通、氨苯蝶啶）的大量使用也可导致肾排钾减少而引起高钾血症。

2. 细胞内钾释出过多 常见原因为：①酸中毒，酸中毒时细胞外液的 H^+ 进入细胞而细胞内的 K^+ 释出至细胞外；②缺氧，缺氧时细胞内 ATP 生成不足，细胞膜上 Na^+-K^+ 泵运转发生障碍，钠离子潴留于细胞内，细胞外液中的 K^+ 则不易进入细胞；③溶血，重度溶血如血型不合输血时，红细胞的破坏使大量 K^+ 进入血浆；④严重创伤，特别是挤压综合征伴有肌肉组织的大量损伤，损伤的组织可释放出大量的 K^+。

（二）对机体的影响

1. 对心脏的影响 常见表现为：①对心肌电生理影响，轻度高钾血症（血清钾 5.5～7 mmol/L）时，心肌兴奋性增高；急性重度高钾血症（血清钾 7～9 mmol/L）时，心肌兴奋性降低、心肌自律性降低、心肌传导性降低、心肌收缩性减弱，可引起心律失常，严重时可发生心脏传导阻滞或心室纤颤，是高钾血症最主要的死因。②心电图变化，由于传导性降低，心房去极化的 P 波压低或消失；代表房室传导的 P-R 间期延长；相当于心室去极化的 R 波降低；相当于心室内传导的 QRS 波增宽；由于复极化 3 期钾外流加速，相当于复极化 3 期的 T 波高耸；相当于心室动作电位的 Q-T 间期轻度缩短（图 7-9）。

考点：

高钾血症对心脏的影响。

2. 对骨骼肌的影响 轻度高钾血症时，细胞外液钾浓度的增高使 $[K^+]i/[K^+]e$ 的比值减小，静息期细胞内 K^+ 外流减少，因而静息电位负值减小，与阈电位的距离减小，引起兴奋所需的阈刺激也较小，即肌肉的兴奋性增高。临床上可出现肢体感觉异常、刺痛、肌肉震颤等症状。在严重高钾血症时，骨骼肌细胞的静息电位过小，导致快钠通道失活，细胞处于去极化阻滞状态而不能被兴奋。临床上可出现肌肉无力甚至麻痹。肌肉症状常先出现于四肢，然后向躯干发展，重者可波及呼吸肌。

3. 对酸碱平衡的影响 高钾血症可引起代谢性酸中毒，同时发生反常性碱性尿。

（三）防治原则

1. 防治原发疾病 去除引起高钾血症的原因。

2. 降低血钾 有两种方式：①使钾向细胞内转移，葡萄糖和胰岛素同时静脉内注射，可使细胞外钾向细胞内转移；②使钾排出体外，阳离子交换树脂聚苯乙烯磺酸钠经口服或灌肠应用后，能在胃肠道内进行 Na^+-K^+ 交换而促进体钾排出。对于严重高钾血症患者，可用腹膜透析或血液透析来移除体内过多的钾。

3. 注射钙剂和钠盐 拮抗高钾血症的心肌毒性作用。

4. 其他 纠正其他电解质代谢紊乱。

思政园地

烈日下的坚守——高温下的担当

高温、高热等环境工作大量出汗时，水经皮肤丢失过多，可导致高渗性脱水，此型脱水的特点是失水多于失钠，导致体液容量减少，血清钠浓度＞150 mmol/L，血浆渗透压＞310 mmol/L，细胞外液呈高渗状态。可出现口干、口渴、尿量减少、面色发红；重度脱水的患者由于脑细胞严重脱水，可产生中枢神经系统症状，出现烦躁、肌肉抽搐、嗜睡、昏迷，甚至死亡。

第七章 水与电解质代谢紊乱

> 炎炎夏日,许多劳动者头顶骄阳,无畏热浪,奋战在户外一线:环卫工人,烈日下细心清扫每一段路面,辛勤维护城市美丽与整洁;户外建筑工人,身躯承载着烈日的温度,汗水折射着烈日的光芒,动作坚定夯实细节,在一砖一瓦上留下匠心与质量;交通执勤人员,在城区各主干道和重要路口,疏导指挥交通,用汗水维护着道路的安全与通畅;新冠疫情期间户外防疫医务人员,坚守岗位,高温战"疫",鏖战"疫"线,毫不松懈。电路维护维修人员、消防人员、快递小哥……,在平凡的岗位上,他们用实际行动践行着"烈日下的坚守——高温下的担当"!向爱岗敬业的劳动者学习!向实干担当的坚守者致敬!

自 测 题

一、选择题

1. 高渗性脱水患者血清钠浓度是
   A. >150 mmol/L   B. >160 mmol/L   C. >170 mmol/L
   D. >180 mmol/L   E. >140 mmol/L

2. 下列哪一类水及电解质代谢紊乱早期易发生休克
   A. 低渗性脱水   B. 高渗性脱水   C. 水中毒
   D. 低钾血症   E. 等渗性脱水

3. 右心衰引起下肢淤血导致下肢水肿,主要机制是
   A. 毛细血管流体静压增高   B. 血浆胶体渗透压降低   C. 微血管通透性增高
   D. 淋巴回流受阻   E. 血浆胶体渗透压增高

4. 低钾血症时,心电图表现为
   A. T波低平、Q-T间期缩短
   B. T波高尖、Q-T间期缩短
   C. S-T段压低、T波压低或双向、T波后出现U波
   D. T波高尖、Q-T间期延长
   E. S-T段升高、Q-T间期缩短

5. 低钾血症的补钾,应首选
   A. 静脉补钾   B. 口服补钾   C. 排钾利尿剂
   D. 透析   E. 肌注补钾

6. 细胞内的钾转移到细胞外引起高钾血症见于
   A. 碱中毒   B. 静脉输入大量葡萄糖   C. 静脉输入大量胰岛素
   D. 血管内溶血   E. 水中毒

7. 患者,男,53岁,做消化道手术后禁食7天,仅静脉输入葡萄糖盐水,出现腹胀、肠鸣音减弱,实验室检查:血清钾3.1 mmol/L,此患者发生的电解质紊乱诊断为
   A. 低钠血症   B. 高钠血症   C. 高钾血症
   D. 低钾血症   E. 水中毒

8. 患者,女,45岁,腹泻3天,每天5~6次,水样便,到某私人诊所就诊,给予抗炎、静脉补钠补钾等治疗,输液时患者自行调动加快补液速度,不久出现心悸不适、肢体刺痛、肌

肉震颤等症状，立即停止输液，急送县级医院就诊，经检查：心电图 P 波消失，S 波增深，T 波高尖；血清钠 140 mmol/L；血清钾 5.9 mmol/L。

（1）患者电解质紊乱最可能的诊断是
　　A. 高钾血症　　　　B. 低钾血症　　　　C. 高钠血症
　　D. 低钠血症　　　　E. 等渗性脱水
（2）导致患者发生此种电解质紊乱的原因是
　　A. 肾排钾减少　　　B. 钾输入过快　　　C. 缺氧
　　D. 严重创伤　　　　E. 酸中毒

9. 患者，女性，因大面积烧伤和严重呼吸道烧伤入院。查体：头面及胸腹部烧伤，面积约占 85%（Ⅲ度占 70%）。经全面处理，病情一直比较稳定。第 28 天出现创面感染，体温 39 ℃，血细菌培养阳性（主要为绿脓杆菌），血压降至 9.3/6.7 kPa（70/50 mmHg），尿量 400 ml/d，pH 7.09，HCO_3^- 9.8 mmol/L，$PaCO_2$ 4.45 kPa（33.4 mmHg），K^+ 6.8 mmol/L，Na^+ 132 mmol/L。心电图显示：P 波和 QRS 波振幅降低，QRS 波间期增宽，S 波增深、T 波高尖。虽经积极救治，病情仍无好转，入院 33 天时死亡。

（1）患者最可能发生的电解质紊乱类型是
　　A. 低钾血症　　　　B. 高钾血症　　　　C. 高钠血症
　　D. 低钠血症　　　　E. 水中毒
（2）患者发生此类型电解质紊乱最主要的原因
　　A. 肾排钾减少　　　B. 钾输入过快　　　C. 严重组织损伤
　　D. 酸中毒　　　　　E. 缺氧
（3）患者此类型电解质紊乱最主要死因是
　　A. 轻度心律失常　　B. 胃肠蠕动减弱　　C. 心室纤颤心脏停搏
　　D. 下肢肌肉无力　　E. 呼吸肌麻痹

二、简答题

1. 三种类型脱水的区别是什么？
2. 简述水肿的发生机制。

三、案例分析

患者，男性，18 岁，呕吐、腹泻伴发热、口渴、尿少 4 天入院。体格检查：T 38.7 ℃，BP 110/80 mmHg，汗少，皮肤黏膜干燥，实验室检查：血清钠浓度为 160 mmol/L，血浆渗透压为 330 mmol/L，尿比重＞1.020。

请回答：

1. 患者发生了何种水、电解质代谢紊乱？
2. 解释患者出现此临床表现的原因。

（段旭艳　李珍发）

第八章 发 热

本章思维导图

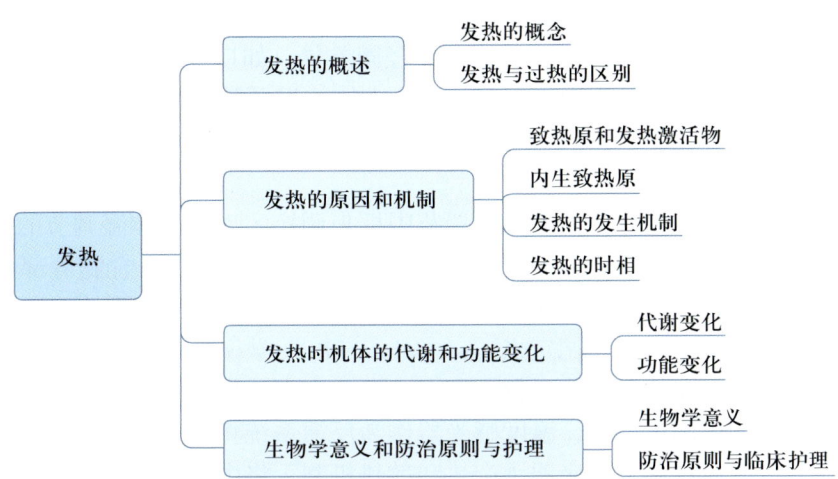

发热是临床上常见的症状之一，但它并不是一种独立的疾病，而是多种疾病共同出现的一个重要病理过程或首发的、突出的症状。大多数发热性疾病，体温升高与体内病变密切相关，被认为是疾病发生或潜在恶性病灶（肿瘤）的重要信号。观察发热患者的体温变化，对于判断病情、评价疗效和估计预后具有重要参考意义，已成为临床护理工作中的一项重要内容。

学习目标

1. 描述发热、发热激活物、内生致热原概念，简述发热与过热区别。
2. 阐述发热的原因和发生机制。
3. 归纳总结发热的三个时相及热代谢特点。
4. 列举说明发热时机体的功能和代谢的变化。
5. 能够应用所学知识来判断患者是否存在发热或发热程度，并选择适当的防治和临床护理措施。
6. 通过学习，医护学生能够了解发热患者的痛苦，激发对专业知识学习的热情，发扬医者仁心的使命感和责任感。

导入案例 8-1

患者，女，5岁。因咽部疼痛、头痛伴发热3天前来医院就诊。查体：T 40.4 ℃，R 32/min，BP 100/60 mmHg，疲乏、嗜睡，急性病容，面红，口唇干燥，咽部明显充血，双侧扁桃体Ⅱ度肿大，有脓性分泌物，颈软，HR 135/min，律齐。双肺呼吸音粗。实验室检查：WBC 17.4×10^9 /L，中性粒细胞 84%，淋巴细胞 12%，AB 17 mmol/L。入院后立即物理降温，输液，纠正酸中毒及抗生素等治疗。1 h 后大量出汗，体温降至 37.4 ℃。住院 4 天痊愈出院。

问题：

1. 就诊时，该患者处于发热分期的哪个时期？判断的依据是什么？
2. 患者发热由什么原因引起？
3. 给患者进行降温处理后，可能会引起哪种类型水、电解质代谢紊乱？如果你是当班护士，你该如何指导患者家属避免这种情况发生？

第一节　发热的概述

正常情况下人和哺乳类动物都维持着相对恒定的体温，以适应机体正常的新陈代谢和生命活动的需求。人体不同部位测量体温，正常值存在轻微差异，如口腔测量为 36.7～37.7 ℃，腋下测量为 36.0～37.4 ℃，直肠测量为 36.9～37.9 ℃。人体体温还随着昼夜变化呈周期性波动，通常人体最低温度出现在清晨 2～6 时，最高体温则在午后 1～6 时，但体温波动幅度一般不超过 1 ℃。

维持体温的相对恒定是通过下丘脑体温调节中枢来调控实现的。体温调节的高级中枢位于视前区-下丘脑前部（preoptic-anterior hypothalamus，POAH）。延髓、脊髓等部位被认为是体温调节的次级中枢，具有一定程度的体温信息整合功能，另外，大脑皮质也参与体温的行为性调节。目前，体温的调节主要以"调定点（set point，SP）"学说来解释。该理论认为体温的调节与恒温器的调节相似，在体温调节中枢中存在一个调定点，体温调节系统围绕这个调定点进行体温调控。当体温偏离调定点时，温度感受器作为反馈系统将这一偏差信息传输到中枢控制系统，后者综合分析后通过调节效应器（产热和散热机制）将中心温度维持在与调定点相适应的水平。根据此理论，发热（fever）是指在致热原作用下，体温调定点上移而引起的调节性体温升高（超过正常体温的 0.5 ℃以上）。

临床上见到的体温升高，可分为调节性体温升高和非调节性体温升高。调节性体温升高即发热。发热时机体的体温调节功能是正常的，但由于调节点上移，导致体温被调节到较高水平。非调节性体温升高，其调定点并没有发生移动，但由于体温调节障碍（体温调节中枢损伤），或散热障碍（皮肤鱼鳞病和热射病）及产热器官功能异常（甲状腺功能亢进）等原因使体温调节中枢不能将体温控制在相适应的水平。这类体温升高是被动性的体温升高，称为过热（hyperthermia）。

除上述病理性体温升高以外，某些生理情况如剧烈运动、月经前期、妊娠、心理性应激等也会出现体温升高现象，但此类体温升高属于生理性反应，故称为生理性体温升高。体温升高的类型见图 8-1。

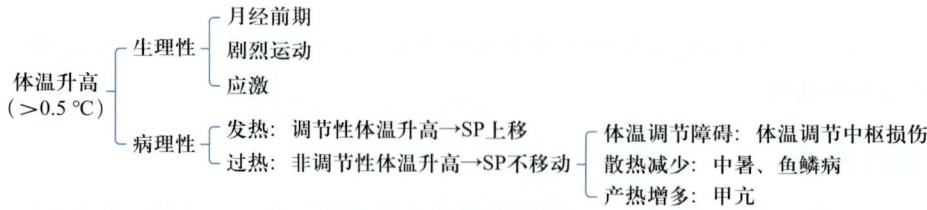

图 8-1　体温升高的分类

第八章 发 热

> **考点：**
> 发热的概念及与过热区别。

知识链接

体温测量方法及注意事项

体温测量是评估人体健康状况的重要手段之一。常见的测量方法包括口测法、腋测法和肛测法。

口测法是将体温计的头端置于被检者舌下。被检者在测量时应口唇紧闭，避免口腔呼吸，进食或交谈。测量 5 min 后读数。口测法测量结果较为准确、可靠，但不适用于婴幼儿和神志不清者，因为可能会咬破体温计。此外消毒要彻底，以避免交叉感染。

腋测法是常用的测量方法之一。在测量前，需擦干被检者腋窝的汗液，然后将体温计的头端置于腋窝深处，夹紧上臂，10 min 后读数。腋测法简便、安全，不易发生交叉感染，但受环境温度影响较大。

肛测法适用于婴幼儿和神志不清者。被检者取侧卧位，将体温计头端涂以润滑剂后缓慢插入肛门，握住水银柱上端，5 min 后读数。肛测法最接近中心体温，受环境温度影响最小，测值稳定。但对于配合度低及有肛门直肠疾患的患者不宜采用。

总之，应根据患者的年龄、病情和合作程度等选择合理体温测量方法，并确保测量过程的准确性和安全性。

第二节　发热的原因和机制

一、发热激活物

发热激活物是指能刺激机体产致热原细胞，使其产生并释放内源性致热原（endogenous pyrogen，EP）的物质。发热激活物是引起发热的原因，目前发现的发热激活物包括外致热原和某些体内产物。

（一）外致热原

外致热原是指来自体外的发热激活物。

1. 细菌

（1）革兰氏阳性菌：此类细菌感染是引起发热的常见原因。常见的革兰氏阳性菌主要有链球菌、肺炎链球菌、葡萄球菌、白喉棒状杆菌和枯草杆菌等。这类细菌的全菌体及释放的外毒素均具有致热性，是重要的外致热原。

（2）革兰氏阴性菌：典型菌群有大肠埃希菌、伤寒杆菌、淋病奈瑟菌、脑膜炎奈瑟菌、志贺菌属等。这类菌群的致热物质除了全菌体和细胞壁中的肽聚糖致热外，存在于细胞壁的脂多糖（lipopolysaccharide，LPS），也称内毒素（endotoxin，ET）是最为常见的重要的外致热原。内毒素的耐热性很高，常规方法往往难以完全清除（需干热 160 ℃，2 h 才能灭活），是血液制品和输液过程中主要的污染物。无论是体内注射还是体外与产 EP 细胞一起培养，内毒素均可刺激 EP 的产生和释放，因此被认为这可能是其主要致热方式。连续数日注射相同剂量的内毒素，发热反应会逐渐减弱，即产生耐受性。

（3）分枝杆菌：典型菌群为结核分枝杆菌。其致热物质主要有全菌体及细胞壁中所含的肽聚糖、多糖和蛋白质等。

2. **病毒** 有实验证明病毒包膜中的脂蛋白或糖蛋白具有致热性。常见的有流感病毒、腮腺炎病毒、麻疹病毒、风疹病毒、流行性乙型脑炎病毒、冠状病毒、汉坦病毒和柯萨奇病毒等。

3. **真菌** 常见的有白假丝酵母菌（白念珠菌）、球孢子菌、新型隐球菌和组织胞浆菌等。有实验证明，即使是无致病性的酵母菌也可引起发热。全菌体及菌体内所含的荚膜多糖和蛋白质为真菌的致热成分。

4. **螺旋体** 螺旋体感染也是引起发热的原因之一。常见的有钩端螺旋体和回归热螺旋体。

（二）体内产物

1. **抗原 - 抗体复合物** 许多免疫性疾病如风湿热、血清病、药物热、系统性红斑狼疮等都表现有顽固的发热症状。患者循环系统中抗原 - 抗体复合物已证明是其主要的发热激活物。

2. **致热性类固醇产物** 一些代谢产物，如肾上腺、睾丸的某些代谢产物注射到人体内可引起发热。本胆烷醇酮是睾酮的一种中间代谢物，具有较强的致热作用。

3. **体内组织大量破坏** 如大型手术后、心肌梗死或严重外伤等可导致机体组织破坏，均可引起发热，严重者可持续数天。

 考点：

发热的原因。

知识链接

"国际关注的突发公共卫生事件"历史回顾

"国际关注的突发公共卫生事件"预警是WHO根据《国际卫生条例》能够发布的最高级别警报。自2005年《国际卫生条例》颁布以来，世界卫生组织共宣布7起"国际关注的突发公共卫生事件"。2009年，北美暴发的甲型H1N1流感病毒在短短半年内席卷全球，成为世卫组织首次宣布的"国际关注的突发公共卫生事件"。2014年，蔓延南亚和非洲的脊髓灰质炎疫情，以及西非的埃博拉疫情，分别被世卫组织宣布为第2和第3次"国际关注的突发公共卫生事件"。2015—2016年，南美地区暴发的寨卡病毒疫情成为第4次"国际关注的突发公共卫生事件"。2018—2019年，刚果暴发的埃博拉疫情被列为第5次"国际关注的突发公共卫生事件"。2020年初，新冠疫情暴发，成为第6次"国际关注的突发公共卫生事件"，引发全球对卫生系统韧性和国际合作机制的深刻反思。2022年7月23日，世卫组织宣布猴痘疫情构成第7次"国际关注的突发公共卫生事件"。

传染性流行疾病一直是人类社会所面临的重大挑战，这些历史性的发热性的流行病事件再次提醒我们，发热性传染病的威胁依然存在，国际社会需要通力合作，为构建更为健康和安全的未来努力。

二、内生致热原

内生致热原（EP）是指在发热激活物作用下，由体内产内生致热原细胞产生和释放能够引起体温升高的物质。所有能产生和释放EP的细胞称为产内生致热原细胞（产EP细胞），主要有单核细胞、巨噬细胞、内皮细胞、淋巴细胞、成纤维细胞以及某些肿瘤细胞等。目前发现的 EP 中，常见有如下几种。

（一）白细胞介素 -1

白细胞介素 -1（IL-1）为多肽类物质，由单核细胞、巨噬细胞、内皮细胞及肿瘤细胞等多种细胞在发热激活物的作用下产生。IL-1 的致热效率高，给动物静脉或脑室内注射可引起典型的发热反应，但这一反应可被水杨酸钠阻断。

（二）肿瘤坏死因子

肿瘤坏死因子（tumor necrosis factor，TNF）是由巨噬细胞、淋巴细胞等产生和释放的一种小分子蛋白质。多种外致热原如内毒素、葡萄球菌等均可诱导其产生。与 IL-1 类似，给动物脑室内注射 TNF 也可引起明显的发热反应，同时还伴有脑室内前列腺素 E 含量的升高。另外，体内或体外实验均显示 TNF 可诱导 IL-1 的生成。TNF 的致热性很强，可快速引起发热，但这些发热反应可被环加氧酶抑制剂布洛芬阻断。

（三）干扰素

干扰素（interferon，IFN）是一种具有抗病毒、抗肿瘤以及免疫调节作用的细胞因子，主要由 T 淋巴细胞、成纤维细胞等分泌。干扰素引起的发热反应随着剂量的增加而变得更加明显，这些反应可被前列腺素合成抑制剂阻断。与 IL-1 和 TNF 不同的是反复注射 INF 可引起耐受性。

（四）白细胞介素 -6

白细胞介素 -6（IL-6）是由单核细胞、成纤维细胞和内皮细胞等分泌的一种细胞因子。IL-6 能引起各种动物的发热反应，但能力较 IL-1 和 TNF 弱。

内生致热原相对分子量小，可通过血 - 脑屏障作用于体温调节中枢。有大量的研究证明：无论以何种方式入脑，内生致热原都不是引起调定点上升的最终物质。内生致热原可能是先作用于体温调节中枢，引起发热中枢介质的释放，继而引起调定点的改变，通过效应器调温反应引起发热。

考点：

内生致热原的概念与种类。

三、发热的发生机制

发热的发生机制比较复杂，有些环节尚未完全阐明。包括三个基本环节（图 8-2）：

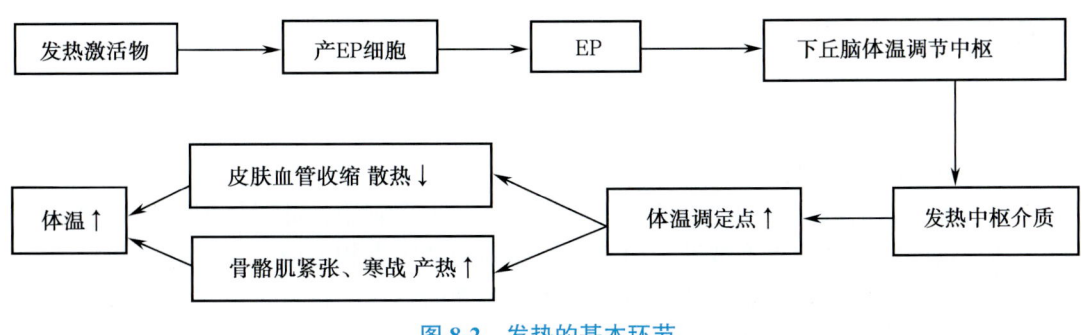

图 8-2 发热的基本环节

（一）信息传递

产 EP 细胞在发热激活物作用下被激活，产生和释放内生致热原，后者通过下丘脑终板血管器、血脑屏障、迷走神经等途径将致热信号传递到下丘脑体温调节中枢。

(二) 中枢调节

内生致热原到达体温调节中枢，通过改变发热中枢介质的数量引起调定点上移。发热中枢介质可分为正调节介质和负调节介质两类。正调节介质是一类促进体温"调定点"上移的物质，包括：前列腺素 E (PGE)、环磷酸腺苷 (cAMP)、促肾上腺皮质激素释放素 (CRH)、一氧化氮 (NO) 等。在发热的过程中，上述正调节介质水平升高，阻断或降低这些正调节介质水平可达解热效果。此外，Na^+/Ca^{2+} 比值升高也可使体温调定点上移，反之则下降。负调节介质是一类对抗体温升高的物质，主要包括精氨酸加压素 (AVP)、α-黑色素细胞刺激素 (α-MSH) 和脂皮质蛋白-1 (Lipocortin-1) 等。这些负调节介质对体温升高具有明显的抑制作用。正是由于负调节介质的存在，即使在使用高剂量致热原的情况下，发热时的体温升高也极少超过 41℃。这种体温被限定在一定范围的现象称为热限。其对于避免因体温过度升高而引起的组织器官损伤具有重要的保护意义。正负调节介质相互作用的结果决定了调定点上移的程度以及发热的幅度和时程。

(三) 效应器调温反应

由于调定点上移，之前正常的血液温度变为冷刺激，此时体温调节中枢发出冲动，引起效应器的体温调节反应。来自体温调节中枢的信号，一方面通过交感神经引起皮肤血管收缩，减少散热，另一方面通过运动神经引起骨骼肌收缩，增加产热。这一系列调节导致体温逐渐升高，直至达到新的调定点水平。

四、发热的时相

发热过程大致可以分为以下三个时相，不同时相的临床表现和热代谢特点也不相同。

(一) 体温上升期 (寒战期)

在发热的开始阶段，由于正调节占主导地位，发热中枢正调节介质将调定点上移，此时原本正常的体温由于低于调定点水平而变成了"冷刺激"。体温调节中枢对"冷"信息起反应，发出指令到达产热器官，引起寒战和物质代谢增强，产热量明显增高；同时指令到达散热器官，引起皮肤血管收缩和血流减少，皮肤表面温度降低，散热减少。此期热代谢的特点为产热增加，散热减少，产热大于散热，导致体温升高。体温上升期，由于皮肤血管收缩，血流减少，皮肤温度下降，患者面色苍白、四肢冰冷并有发冷或畏寒感觉；由于皮肤竖毛肌收缩，可出现"鸡皮疙瘩"；因为寒战中枢兴奋，骨骼肌不随意地节律性收缩，患者表现出寒战。

 考点：

体温上升期的热代谢特点和临床症状。

(二) 高热持续期 (高峰期)

当体温升至与新的调定点相适应的水平后，不再产生冷刺激，此时体温不再继续上升，而是在这一新设定的体温调定点上波动。由于此期体温与调定点相适应，寒战停止并出现散热反应。皮肤表面血管扩张，血流量增加，散热增多。此期的热代谢特点是产热和散热均增强，处于较高水平上的动态平衡。因皮肤表面血管扩张，血流量增加，皮肤温度升高，患者畏寒症状消失，且因皮温高于正常，患者自觉酷热，皮肤潮红。另外，皮肤温度升高加速了水分蒸发，患者皮肤和口唇变得比较干燥。

考点：

高热持续期的热代谢特点和临床症状。

（三）体温下降期（退热期）

随着发热激活物、内生致热原和发热中枢介质逐渐清除，体温调定点又回落到正常水平。此时由于血液温度高于体温调定点水平，皮肤血管进一步舒张，散热增加。同时刺激发汗中枢，汗腺分泌增强，使散热大大增加。此期热代谢特点为产热减少，散热增多，散热远大于产热，体温开始下降至与回降的体温调定点相适应的水平。体温下降期可持续几小时或一昼夜（骤退），也可以几天内降至正常（渐退）。由于高血温及皮肤温度感受器传来的热信息刺激发汗中枢，引起汗腺分泌增加，患者大量出汗，严重者可出现脱水。

不同病因引起的发热时相是不同的，有些发热时相具有特征性，如稽留热、弛张热等，可以作为疾病临床诊断的依据之一（图8-3）。

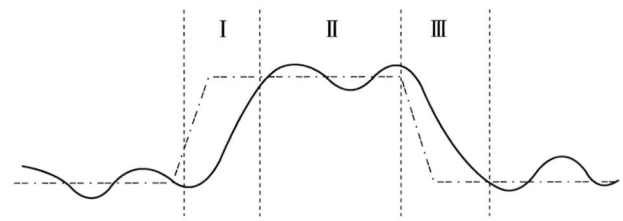

Ⅰ体温上升期，Ⅱ高热持续期，Ⅲ体温下降期
虚线代表调定点动态曲线，实线代表体温曲线

图 8-3　典型发热过程的三个时期

第三节　发热时机体的代谢和功能变化

除了原发病所引起的各种改变以外，发热时的体温升高、内生致热原以及体温调节效应等可引起机体一系列代谢和功能改变。

一、代谢变化

体温升高时物质代谢增强，这是体温升高的物质基础。通常认为，体温每升高1℃，基础代谢率增高13%，所以发热患者应注意营养物质的补充。如果发热持久却没有补充足够的营养物质，患者就会消耗自身的物质，导致消瘦和体重下降。

 考点：

体温升高对基础代谢率的影响。

（一）糖代谢

发热时由于产热需要，能量消耗大幅增加，因而对糖的需求也随之增加，导致糖的分解代谢明显增强，肝糖原和肌糖原分解及糖异生作用增强，引起血糖水平升高，患者出现糖尿。此外，由于能量消耗增多，加速了糖酵解过程。尤其是寒战期，由于骨骼肌的剧烈活动，加速耗氧，引起氧相对供应不足，无氧酵解增强，导致血中乳酸增多。

（二）脂肪代谢

正常情况下脂肪分解供能只占总能量的 20%～25%。发热时，由于能量消耗增多，糖原大量分解，糖原储备减少加之患者无食欲，糖类摄入不足导致机体不得不动员脂肪贮备，脂肪分解增强（脂肪分解供能可占总能量的 60%～80%）。大量脂肪分解，使血中游离脂肪酸浓度增加、酮体生成增多，患者可出现酮血症和酮尿。长期发热患者，可因体内脂肪的不断消耗而日渐消瘦。

（三）蛋白质代谢

发热时蛋白质分解代谢也明显增强（约为正常情况的 3～4 倍），引起低蛋白血症和氮质血症，尿氮增加。此时如未能及时补充足够的蛋白质，机体将出现负氮平衡，引起免疫力下降，组织修复能力减弱。

（四）维生素代谢

发热尤其是长期发热患者，由于糖、脂肪和蛋白质分解代谢增强，各种维生素特别是水溶性维生素消耗增多，可出现维生素尤其是 C 族和 B 族维生素的缺乏。

（五）水与电解质代谢

在体温上升期，由于交感神经兴奋，肾血流量减少，尿量也明显减少，引起水、Na^+ 和 Cl^- 潴留于体内。高热持续期，皮肤和呼吸道水分蒸发增加，造成水大量丢失，严重时可导致脱水；在退热期，大量出汗及尿量恢复，引起水分和电解质大量丢失，可加重脱水，出现低钾血症等水电解质代谢紊乱。因此，高热患者退热期应及时补充水分和适量电解质。

总之，发热尤其是长期发热患者，由于糖、脂肪和蛋白质分解代谢加强，各种维生素的消耗也增多，应注意及时补充各种营养。

二、功能变化

（一）中枢神经系统

发热使中枢神经系统兴奋性增高，尤其是高热（40～41 ℃）时，患者可出现头痛、头晕、烦躁、失眠、谵妄和幻觉等症状，但这些症状的具体机制尚未完全明确。小儿在高热时易出现热惊厥（全身或局部肌肉抽搐），这可能与小儿中枢神经系统尚未发育成熟及皮质下中枢兴奋性易增强有关。部分高热患者的神经系统可能会出现抑制状态，表现为淡漠、嗜睡等，这可能与 IL-1 的作用有关。

> **知识链接**
>
> **发热的分度**
>
> 在临床上，以口腔温度为标准，可将发热分为：低热（37.3～38 ℃）、中等度热（38.1～39 ℃）、高热（39.1～41 ℃）和超高热（41 ℃以上）。

（二）心血管系统

发热时心率加快，体温每升高 1 ℃，心率约增加 18 /min，这与交感 - 肾上腺髓质系统兴奋以及血温升高对窦房结的刺激作用有关。儿童的心率可增加得更快。一定限度内（150 /min）的心率加快可增加心输出量，但如果超过此限度，心率加快反而会加重心脏负荷，心脏病患者容易诱发心力衰竭。在体温上升期，心率加快和外周血管收缩，可使血压轻度升高；但进入高热持续期和体温下降期时，血压可因外周血管舒张而轻度下降。少数患者可因大量出汗而出现虚脱甚至发生休克，因此需密切监测以防止外周循环衰竭的发生。

考点：

体温升高对心率的影响。

（三）呼吸系统

发热时，血温升高、酸性代谢产物及 CO_2 增多均可刺激呼吸中枢使呼吸加深加快，有助于更多的热量从呼吸道散发。但通气过度，CO_2 排出过多可引发呼吸性碱中毒。

（四）消化系统

发热时由于交感神经兴奋，副交感神经抑制加上水分蒸发过多，使得胃肠道蠕动减慢，消化液分泌减少，各种消化酶活性降低，患者常有口干、食欲减退、恶心、呕吐等临床症状。同时又因食糜在肠内滞留，发酵和腐败作用增强，产气增多而出现腹胀、便秘等症状。

（五）泌尿系统

发热时的体温上升期和高热持续期，由于肾血管收缩，可出现尿量减少、尿比重增高。持续高热可引起肾小管上皮细胞损伤，出现轻度蛋白尿和管型尿。体温下降期肾血管扩张，尿量增多，尿比重逐渐降至正常。

（六）免疫系统

发热时，体温升高可以提高机体的整体免疫功能，表现为防御作用。一方面因为内生致热原如 IL-1、TNF、IL-6、INF 等本身就是一些免疫因子，可以刺激 B 淋巴细胞、T 淋巴细胞和自然杀伤细胞等免疫细胞的增殖和活性，提高吞噬、杀菌和抗病毒能力；另一方面，发热本身也可抑制某些热敏感性病原微生物的生长，如肺炎球菌、淋病奈瑟球菌和梅毒螺旋体等。但是持续高热可造成免疫系统的功能紊乱，降低淋巴细胞、中性粒细胞及巨噬细胞等细胞的抗菌和抗病毒能力。

急性期反应是机体在细菌感染和组织损伤时所出现的一系列急性时相的反应，是一种非特异性的整体防御反应，主要表现为蛋白的合成增多、血浆微量元素浓度的改变及外周血白细胞计数增加、热休克蛋白表达增加等。

第四节　发热的生物学意义和防治原则与护理

导入案例 8-2

患儿，男，12 个月，8 h 前出现发热，体温 39.4 ℃，咳嗽，无呼吸困难。于入院前开始抽搐，两眼向上凝视，四肢抖动，持续 2～3 min 后，自行缓解。

查体：神志清楚，T 39.4 ℃，HR 122 /min，R 28 /min，咽部充血，两肺呼吸音粗，未闻及水泡音。皮肤可见红色斑丘疹。实验室检查：白细胞 14.7×10^9/L，中性粒细胞 83%，淋巴细胞 13%。

问题：

1. 引起患儿发热的发热激活物是什么？其体温升高的机制是什么？
2. 该患儿为什么出现热惊厥？
3. 作为值班护士，针对该患儿情况应采取哪些合适的护理措施？

一、发热的生物学意义

发热是疾病的一个重要信号,其热型及演变对病因诊断、疗效评价和预后判断具有重要的参考价值。发热对机体影响既有利的一面又有弊的一面,这与发热的程度和持续时间有关。大量临床观察和实验证实,中等程度的发热可以激发机体的各种防御反应,有利于机体抵御致炎因子的损伤作用,增强免疫力。在一些急性传染性疾病中,一定程度的发热通常表示机体具有良好的反应能力;如果患者病情严重但发热却不明显,则表示机体缺乏反应的能力。然而,持续的高热会导致机体营养物质过度消耗,引起一些组织细胞的形态改变,如脑细胞变性坏死、心脏负荷过重、营养不良以及水、电解质和酸碱平衡紊乱等,严重时甚至会引发器官功能障碍等。

二、发热的防治原则与临床护理

临床上对于发热患者的处理原则主要是:积极治疗原发疾病,对于一些原因不明的发热,不主张急于退热,对于高热或长期持续发热患者应加强护理,包括采取适宜的解热措施。

(一)积极治疗原发病

积极治疗引起发热的原发疾病,消除致热原。

(二)一般性发热的处理

对于热度不高,发热原因不明又没有其他严重疾病患者,通常不主张急于退热,这是因为发热不仅能增强机体的某些防御能力,而且还是疾病的信号,体温曲线的变化可反映病情的发展和转归。特别是在某些仅表现发热症状,而其他临床征象不明显的病例(如结核病早期),若过早解热,可能会掩盖病情,降低机体的抵抗能力,延误原发病的诊疗。因此,对于普通的发热病例,主要针对物质分解代谢的增强以及大量出汗导致脱水的情况,予以补充足够的营养物质、维生素和水分。

(三)应及时退热的病例

高热(>40℃)对中枢神经系统和心脏会造成较大的影响。小儿高热容易引发惊厥;有心肌劳损或潜在心脏病灶的病患,发热时可因心脏负荷增加而诱发心力衰竭;妊娠期的妇女及恶性肿瘤患者,发热能够加重病情或促进疾病的发生发展或威胁生命,应尽早解热。

 考点:

需及时解热的发热案例。

(四)解热措施

1. 药物解热 主要有水杨酸类、类固醇类解热药,这类药物主要通过干扰或抑制内生致热原的合成和释放,阻断或拮抗发热中枢介质的作用来降低体温。也可用中药解热,如柴胡、生石膏等。

2. 物理降温 高热或病情危急时,可以使用冰帽或冰袋对患者头部和四肢进行冷敷,用乙醇擦浴增加散热,也可将患者置于较低温度的环境中,加强空气流通,增加对流散热。

(五)对发热患者的护理

1. 加强病情观察 观察生命体征,密切监测体温、呼吸、血压、脉搏、神志的变化,做好详细记录。对原有心肌损伤或心肌梗死患者,高热期间应进行心血管监护。

2. 补充营养和水分 给高热量、高蛋白、高维生素、易消化的清淡流质或半流质食物,鼓励少量多餐。注意纠正水、电解质和酸碱平衡紊乱,及时补充水分和电解质,预防脱水。对于退热期间使用解热药致大量出汗者,要防止虚脱发生。

3. **心理护理** 安抚患者情绪,尽量满足患者的合理要求。嘱咐患者卧床休息,减少活动。

4. **促进患者舒适** 为患者提供室温适宜、环境安静、空气流通等合适的休息环境。

> 考点：
>
> 发热患者的护理要点。

思政园地

钟南山,男,汉族,中共党员,1936年10月生,福建厦门人,毕业于北京医学院,中国工程院院士,著名呼吸病学专家,"共和国勋章"获得者,第十一、十二届全国人大代表,第八、九、十届全国政协委员,国家卫健委高级别专家组组长,国家健康科普专家。他长期致力于重大呼吸道传染病及慢性呼吸系统疾病的研究、预防与治疗,成果丰硕,实绩突出。他专长慢性阻塞性肺病及其他呼吸道疾病,2003年起领导中国历次呼吸道传染病(SARS、H1N1、H5N6、H7N9、MERS、COVID-19)的防治,是中国抗击非典型肺炎(SARS)和新冠病毒肺炎的领军人物。荣获国家科学技术进步奖一等奖和"全国先进工作者""改革先锋"等称号。

2003年抗击"非典"中,钟南山不顾生命危险救治危重患者,奔赴疫区指导医疗救治工作,倡导与国际卫生组织合作,主持制定我国"非典"等急性传染病诊治指南,为战胜"非典"疫情做出重要贡献。"新冠"疫情发生以后,84岁高龄的他又义无反顾奔赴武汉防疫最前线。从"非典"到"新冠"肺炎,钟南山一直站在抗疫一线,成为公共卫生事件应急体系建设的推动者,促成国家多项政策法规的制定,更成为突发公共卫生事件的代言人,成为稳定民心的科学家代表。

自 测 题

一、选择题

1. 发热是体温调定点
   - A. 上移引起的主动性体温升高
   - B. 下移引起的主动性体温升高
   - C. 上移引起的被动性体温升高
   - D. 下移引起的被动性体温升高
   - E. 不变引起的主动性体温升高

2. 下述哪种情况属于发热的体温升高
   - A. 妇女月经前期
   - B. 妇女妊娠期
   - C. 剧烈运动后
   - D. 中暑
   - E. 流行性感冒

3. 下述哪种不属于内生致热原
   - A. 白细胞致热原
   - B. 干扰素
   - C. cAMP
   - D. 肿瘤坏死因子
   - E. 巨噬细胞炎症蛋白

4. 患者,女,15岁,在小吃摊食用不洁食物后出现蛋花样便,发热,体温39.5 ℃。实验室检查为大肠埃希菌感染,其致热物质主要是
   - A. 全菌体、肽聚糖和内毒素
   - B. 外毒素
   - C. 细胞毒因子
   - D. 溶血素
   - E. 疟色素

5. 患者，女，58岁，畏寒、高热、咳嗽3天后感觉心悸。体温每升高1℃，心率平均每分钟约增加

  A. 10次　　　　　　　B. 15次　　　　　　　C. 18次

  D. 20次　　　　　　　E. 25次

6. 患者，女性，45岁，行胃大部分切除术，输血150 ml后，出现畏寒，肌内注射异丙嗪25 mg，继续输血，半小时后体温39℃，脉搏160 /min，发绀，意识不清。烦躁不安，可能的原因是

  A. 输血后出血倾向　　　B. 发热反应　　　　　C. 溶血反应

  D. 细菌污染反应　　　　E. 输血传染疟疾

（7～8题共用题干）

患儿，男，5岁，淋雨后出寒战、发热、咳嗽，体温39.8℃。

7. 该患儿出现寒战的机制

  A. 全身性骨骼肌不随意的僵硬性收缩

  B. 全身性骨骼肌不随意的节律性收缩

  C. 全身性皮肤不随意的周期性收缩

  D. 下肢骨骼肌不随意的节律性收缩

  E. 全身皮肤立毛肌不随意的节律性收缩

8. 给予青霉素治疗后，与患者出现红色斑丘疹、寒战、高热有关的是

  A. 内毒素　　　　　　　B. 细胞毒因子　　　　C. 干扰素

  D. 溶血素　　　　　　　E. 抗原抗体复合物

二、简答题

1. 发热的临床分期及其热代谢的特点是什么？
2. 发热时机体的物质代谢有哪些变化？
3. 对发热患者的处理原则是什么？

三、病例分析

患者，女性，17岁，学生，近2天出现发热、头痛、全身肌肉酸痛和食欲减退前来门诊。门诊以"发热待查"收治入院。

查体：T 39.4℃，R 22 /min，P 105 /min，BP 110/80 mmHg。咽部充血，两肺呼吸音稍粗糙，但未闻及啰音。心律齐，腹部柔软，肝脾未触及，胸部X线无异常发现。实验室检查：血白细胞19.3×10^9/L，中性粒细胞83.6%。大便呈黄色糊状，未检测出蛔虫卵。尿量减少，其他正常。

入院后，患者接受了抗生素及输液治疗。但在输液过程中出现畏寒、发抖、烦躁不安。体温升至41.5℃，心率125次/分，呼吸浅促，立即停止输液，给予肌内注射非那根一支，并进行乙醇擦浴和头部置冰袋。次日，体温渐降，但患者精神状态较差，出汗较多，继续接受输液及抗生素治疗。3天后，体温降至37℃，除乏力外，无自觉不适。住院6天后，痊愈出院。

请回答：

1. 入院时的发热是由什么引起的？与第二天的输液发热是否为同一过程？
2. 为何要对患者采用乙醇擦浴和头部置冰袋？

（蒙雪琼）

第九章 　酸碱平衡紊乱

本章思维导图

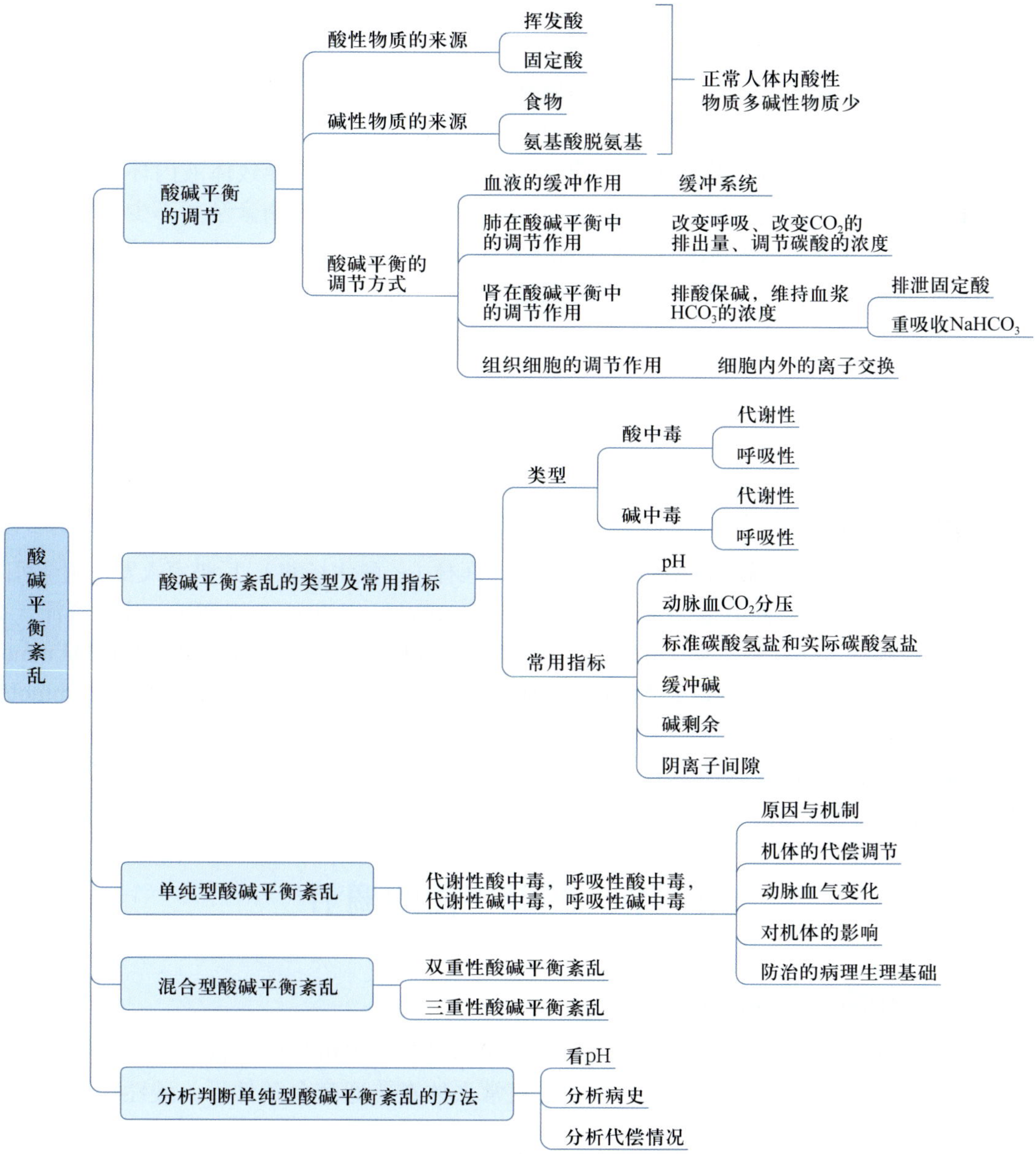

学习目标

1. 解释酸碱平衡紊乱的概念，说出机体酸、碱物质的来源，解释机体对酸碱平衡的调节方式，归纳反映酸碱平衡的常用指标。
2. 熟记各类单纯型酸碱平衡紊乱的概念、原因及其对机体的影响，解释机体的代偿性调节，知道其防治原则。
3. 归纳混合型酸碱平衡紊乱的类型、主要原因及其特点。
4. 能够判断单纯型酸碱平衡紊乱的类型。
5. 运用所学知识，深刻理解"平衡"的意义及引申的含义。

机体的代谢活动必须在具有适宜酸碱度的体液内环境中进行。体液酸碱度的相对恒定是维持内环境稳态的重要组成部分之一。正常情况下，机体会摄入一些酸性或碱性食物，在代谢过程中亦可不断生成酸性或碱性物质，但体液的酸碱度依靠体内的缓冲和调节功能仍能维持在正常范围内。正常人体适宜的酸碱度在范围很窄的弱碱性环境内变动，用动脉血 pH 表示是 7.35～7.45，平均值为 7.40，这种维持体液酸碱度相对稳定的过程，称为酸碱平衡（acid-base balance）。

病理状态下，由于酸碱负荷过重、严重不足或调节机制障碍，导致体液内环境酸碱度稳定性破坏，称为酸碱平衡紊乱（acid-base disturbance）。临床上酸碱平衡紊乱并不少见。很多情况下，酸碱平衡紊乱是某些疾病或病理过程的继发性变化，一旦发生，会使病情加重和复杂化，对生命造成严重威胁。因此，及时发现和正确处理酸碱平衡紊乱十分重要。

考点：

酸碱平衡紊乱的概念。

导入案例 9-1

患者，女，45 岁，因与家人吵架而服下大量阿司匹林（乙酰水杨酸），后被家人发现送至医院急诊科。体格检查：患者神志尚清楚，BP 120/80 mmHg，P 110/min，R 30/min，T 38 ℃。皮肤冒汗，上腹部轻压痛，无反跳痛。实验室检查：pH 7.53，PaCO$_2$ 20 mmHg，HCO$_3^-$ 13 mmol/L，Na$^+$ 144 mmol/L，K$^+$ 3.8 mmol/L，Cl$^-$ 98 mmol/L，Ca^{2+} 2.15 mmol/L。BUN 23 mmol/L，Cr 116 μmol/L，血糖 6.1 mmol/L。

问题：
1. 目前患者有无酸碱平衡紊乱？
2. 如果有，是哪一型？如何判断分析？

第一节 酸碱平衡的调节

一、体液中酸碱物质的来源

体液中的酸性或碱性物质可来自体内的分解代谢过程，也可从体外摄入。酸性物质主要通过体内代谢产生，碱性物质则主要来自食物。正常人体在普通膳食条件下，酸性物质的生成量远远超过碱性物质。

（一）酸性物质的来源

1. 挥发酸（volatile acid） 即碳酸（H$_2$CO$_3$），由糖、脂肪和蛋白质氧化分解的最终产物

CO_2 与 H_2O 结合生成。安静状态下，正常成人每天可生成 CO_2 300～400 L，若全部与水生成 H_2CO_3，则可释放出约 15 mol 的 H^+，是体内代谢过程中产生最多的酸性物质。H_2CO_3 可释出 H^+，也可转变成气体 CO_2，经肺排出体外，故称为挥发酸。挥发酸可通过肺进行调节，称为酸碱的呼吸性调节。

$$CO_2 + H_2O \xrightleftharpoons{CA} H_2CO_3 \rightleftharpoons H^+ + HCO_3^-$$

CO_2 和 H_2O 结合为碳酸的可逆反应可自发进行，但主要在碳酸酐酶（carbonic anhydrase，CA）的作用下进行。碳酸酐酶主要存在于红细胞、肾小管上皮细胞、肺泡上皮细胞及胃黏膜细胞中。

2. **固定酸（fixed acid）** 是体内除碳酸外所有酸性物质的总称，不能变成气体从肺呼出，只能通过肾由尿排出，故称为固定酸，又称非挥发酸（unvolatile acid）。固定酸可以通过肾进行调节，称为酸碱平衡的肾性调节。

固定酸主要来源于糖、蛋白质和脂肪分解代谢的中间代谢产物，如蛋白质分解代谢过程中产生的磷酸、硫酸和尿酸；糖酵解生成的甘油酸、丙酮酸及乳酸；脂肪代谢产生的 β- 羟丁酸、乙酰乙酸等。一般情况下，固定酸主要来源是蛋白质的分解产物。因此，体内固定酸的生成量与食物中蛋白质的摄入量成正比。

此外，固定酸还可来自机体摄入的一些酸性食物或酸性药物，如水杨酸、氯化铵等。

（二）碱性物质的来源

主要来源于食物，尤其是蔬菜、水果中的有机酸盐，如柠檬酸盐、苹果酸盐和草酸盐，与 H^+ 发生反应，分别转化为柠檬酸、苹果酸和草酸，K^+ 或 Na^+ 则可与 HCO_3^- 结合形成碳酸氢盐。此外，体内代谢过程中亦可产生碱性物质，如氨基酸脱氨基所生成的 NH_3，主要在肝转变成尿素，对体液酸碱度影响不大。

考点：

体内酸碱的主要来源。

二、机体对酸碱平衡的调节

尽管机体不断生成和摄取酸碱性物质，但血液的 pH 却保持相对稳定，这是由于机体对酸碱负荷有强大的调节能力，从而保持了酸碱的稳态。

（一）血液的缓冲作用

血液的缓冲作用是通过血液的缓冲系统来完成的。缓冲系统由弱酸（缓冲酸）及其相对应的共轭碱（缓冲碱）组成。血液中的缓冲系统主要有碳酸氢盐缓冲系统、磷酸盐缓冲系统、血浆蛋白缓冲系统、血红蛋白与氧合血红蛋白缓冲系统五种（表 9-1）。

表 9-1 全血的五种缓冲系统

缓冲酸				缓冲碱
H_2CO_3	⇌	H^+	+	HCO_3^-
$H_2PO_4^-$	⇌	H^+	+	HPO_4^{2-}
HPr	⇌	H^+	+	Pr^-
HHb	⇌	H^+	+	Hb^-
$HHbO_2$	⇌	H^+	+	HbO_2^-

当血液中 H^+ 过多时，反应向左移动，避免 H^+ 浓度大幅度增高，同时由于中和作用，缓冲碱的浓度会降低；当 H^+ 减少时，反应则向右移动，使 H^+ 浓度得到部分恢复，同时缓冲碱的浓度会增加。

血液缓冲系统中以碳酸氢盐缓冲系统最重要，缓冲能力最强。碳酸氢盐缓冲系含量最多，占血液缓冲总量的 1/2 以上（表 9-2），直接影响血液的 pH，只有 HCO_3^-/H_2CO_3 比值维持在 20:1，pH 才能稳定在正常范围。但碳酸氢盐缓冲系统只能缓冲固定酸，不能缓冲挥发酸。挥发酸的缓冲主要靠非碳酸氢盐缓冲系统，特别是 Hb 及 HbO_2 缓冲。

表 9-2　全血中各缓冲体系的含量与分布

缓冲体系	占全血缓冲系统（%）
血浆 HCO_3^-	35
红细胞 HCO_3^-	18
HbO_2 及 Hb	35
血浆蛋白	7
磷酸盐	5

磷酸盐缓冲系统存在于细胞内外液中，主要在细胞内液中发挥缓冲作用；蛋白质缓冲系统存在于血浆及细胞内，只有当其他缓冲系统都被调动后，其作用才显示出来；血红蛋白与氧合血红蛋白缓冲系统主要缓冲挥发酸。

（二）肺在酸碱平衡中的调节作用

肺通过改变肺泡通气量改变 CO_2 的排出量，以调节血浆 H_2CO_3 浓度，使血浆中 HCO_3^- 与 H_2CO_3 的比值接近正常，以维持血浆 pH 相对恒定。

当 P_aCO_2 升高或血浆 pH 降低时，通过刺激中枢或外周化学感受器，反射性地引起呼吸加深加快，CO_2 排出增多，血浆 H_2CO_3 含量降低；当动脉血 P_aCO_2 降低或血浆 pH 升高时，呼吸则变浅变慢，CO_2 排出减少，血浆 H_2CO_3 的含量增加。

（三）肾在酸碱平衡中的调节作用

肾主要通过肾小球过滤排泄固定酸和肾小管重吸收、新生成 $NaHCO_3$ 来维持血浆 HCO_3^- 的浓度，以保持血浆 pH 正常。其调节方式主要有以下三种。

1. 近端肾小管泌 H^+ 和 $NaHCO_3$ 的重吸收　生理状态下，肾小球滤过的 $NaHCO_3$ 有 80%~85% 被近曲小管重吸收，主要是由近曲小管上皮细胞主动分泌 H^+，并通过 H^+-Na^+ 交换实现的。肾小球滤过的 $NaHCO_3$ 在小管液中解离为 Na^+ 和 HCO_3^-，其中的 Na^+ 与近曲小管上皮细胞内 H^+ 进行转运交换，Na^+ 进入细胞后即与近曲小管上皮细胞内的 HCO_3^- 一同转运至血液（图 9-1）。H^+-Na^+ 交换是一继发性耗能过程，所需能量来自基侧膜上 Na^+-K^+-ATP 酶主动转运所造成的细胞内外钠离子浓度差。由于小管液中的 HCO_3^- 不易透过管腔膜，因而很难进入细胞，于是小管液中的 HCO_3^- 先与近曲小管上皮细胞分泌的 H^+ 结合，生成 H_2CO_3，然后 H_2CO_3 分解，生成 H_2O 和 CO_2。高度脂溶性的 CO_2 能迅速通过管腔膜进入近曲小管上皮细胞，并在细胞内碳酸酐酶的催化下与 H_2O 结合生成 H_2CO_3。H_2CO_3 解离为 HCO_3^- 和 H^+，H^+ 由近曲小管上皮细胞分泌进入小管液中，与小管液中的 Na^+ 进行交换。近曲小管上皮细胞内的 HCO_3^- 与通过 H^+-Na^+ 交换进入细胞内的 Na^+ 一起被转运到血液内，从而完成 $NaHCO_3$ 的重吸收。其结果是小管细胞向管腔每分泌 1 mol H^+，则在血浆内同时增加 1 mol HCO_3^-。一般，H^+-Na^+ 交换的泌 H^+ 量最大，约占近端肾小管总泌 H^+ 量的 2/3。

2. 远曲小管和集合管泌 H^+ 和 HCO_3^- 的重吸收　远曲小管和集合管的闰细胞（又称泌氢细

胞）可通过 H^+-ATP 酶分泌 H^+ 入小管腔，同时在基侧膜以 Cl^--HCO_3^- 交换的方式重吸收 HCO_3^-（图 9-1 右）。此细胞分泌的 H^+ 与尿液中碱性的 Na_2HPO_4 结合，转变为酸性的 NaH_2PO_4，使尿液酸化。但这种缓冲作用有限，当尿液 pH 降至 4.8 左右时，尿液中大多数磷酸盐都被酸化而失去缓冲作用。远曲小管和集合管这种泌 H^+ 和重吸收 HCO_3^- 的方式，又称为远端酸化作用。

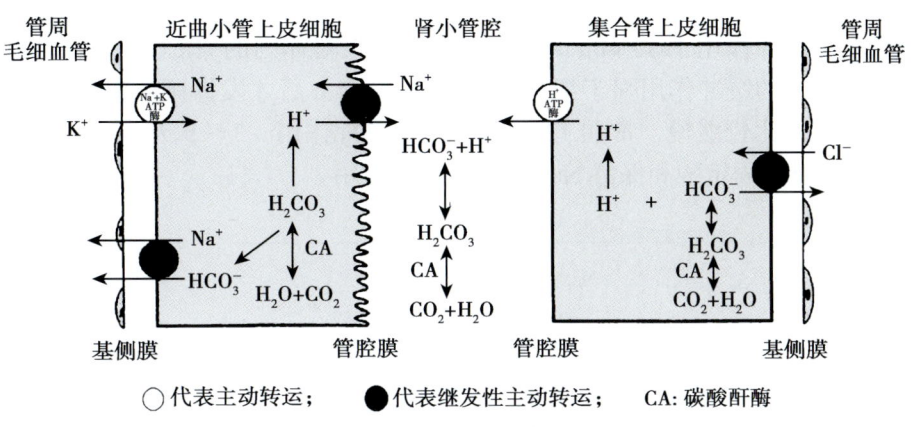

图 9-1　近曲小管和集合管泌 H^+、重吸收 HCO_3^- 过程示意图

3. **NH_4^+ 的排出**　NH_4^+ 的生成和排出是 pH 依赖性的，即酸中毒越严重，尿排 NH_4^+ 量就越多。近曲小管上皮细胞是产 NH_4^+ 的主要场所，主要由谷氨酰胺酶水解谷氨酰胺生成 NH_3 和 α-酮戊二酸。α-酮戊二酸可进一步生成 HCO_3^-，经基侧膜的 Na^+-HCO_3^- 同向转运体同向转运入血，而 NH_3 与细胞内 H_2CO_3 解离的 H^+ 结合形成 NH_4^+，通过管腔膜的 NH_4^+-Na^+ 载体与 Na^+ 交换进入小管腔，由尿中排出（图 9-2）。远曲小管和集合管上皮细胞内也有谷氨酰胺酶，其分解产生的 NH_3 被扩散泌入小管液中，与小管液中的 H^+ 结合生成 NH_4^+，然后与 Cl^- 结合生成 NH_4Cl 从尿中排出。酸中毒时，谷氨酰胺酶活性增加，近曲小管的 NH_4^+-Na^+ 交换与远曲小管泌 NH_3 作用加强，从而加速了 H^+ 的排出和 HCO_3^- 的重吸收。

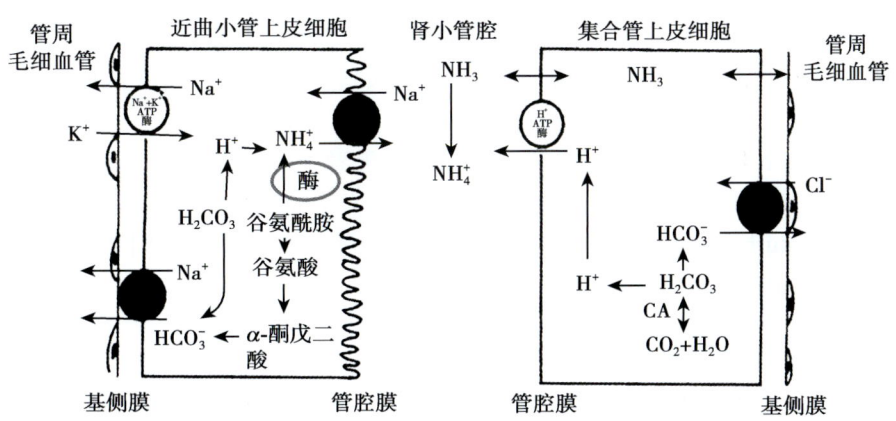

图 9-2　近曲小管和集合管泌 NH_4^+、重吸收 HCO_3^- 过程示意图

（四）组织细胞的调节作用

组织细胞调节酸碱平衡主要是以离子交换的方式（如 H^+-Na^+，K^+-Na^+，H^+-K^+ 等）进行。当细胞外液 H^+ 增加时，H^+ 弥散入细胞内，而细胞内 K^+ 则移出细胞外，因此，酸中毒时往往伴有高血钾。当细胞外液 H^+ 降低时，H^+ 则由细胞内移出，而 K^+ 则移入细胞内，故碱中毒时可伴有低血钾。细胞内外 Cl^--HCO_3^- 的交换也很重要，主要是调节血浆 HCO_3^- 浓度，当血浆 HCO_3^-

升高时，它的排出只能由 Cl^-- HCO_3^- 交换来完成。

此外，肝可以通过尿素的合成清除 NH_3 调节酸碱平衡，骨骼的钙盐分解有利于对 H^+ 的缓冲。

上述四方面调节因素共同维持体内的酸碱平衡，但在作用时间及强度上又各有特点。血液缓冲系统反应迅速，但因缓冲系统自身被消耗，缓冲作用不能持久；肺的调节作用效能最大，在几分钟内启动，缓冲作用于 30 min 时达最高峰，但仅对体内的 H_2CO_3 有调节作用，不能缓冲固定酸；细胞内液的缓冲作用强于细胞外液，但 3~4 h 后才发挥调节作用，并常导致血钾异常；肾的调节作用比较缓慢，常在 12~24 h 后才发挥作用，3~5 天才达高峰，但效率高，作用久，特别是对排出固定酸和保留 $NaHCO_3$ 有重要作用。

考点：

酸碱平衡的调节方式。

第二节 酸碱平衡紊乱的类型及常用指标

一、酸碱平衡紊乱的分类

血液 pH 主要取决于 HCO_3^- 与 H_2CO_3 的浓度之比，只有其比值维持在 20∶1，pH 才能稳定在正常范围。根据血液 pH 的高低可将酸碱平衡紊乱分为两大类，即 pH 降低称为酸中毒，pH 升高称为碱中毒。体液 HCO_3^- 浓度主要受代谢因素的影响，由其浓度原发性升高或降低引起的酸碱平衡紊乱，称为代谢性碱中毒或代谢性酸中毒；H_2CO_3 浓度主要受呼吸性因素的影响，由其浓度原发性升高或降低引起的酸碱平衡紊乱，称为呼吸性酸中毒或呼吸性碱中毒。

在单纯性酸中毒或碱中毒时，由于机体的调节，虽然体内酸性或碱性物质的含量已发生改变，但是血液的 pH 尚在正常范围内，称为代偿性酸中毒或碱中毒。如果血液 pH 低于或高于正常范围，则称为失代偿性酸中毒或碱中毒，可以反映机体酸碱平衡紊乱的代偿情况和严重程度。

在临床工作中患者的情况往往是复杂的，在同一患者不但可以发生一种酸碱平衡紊乱，还可以同时发生两种或两种以上的酸碱平衡紊乱。若是单一的紊乱，称为单纯型酸碱平衡紊乱（simple acid-base disturbance）；若是两种或两种以上的酸碱平衡紊乱同时存在，称为混合型酸碱平衡紊乱（mixed acid-base disturbance）。

二、常用检测指标及其意义

（一）pH 和 H^+ 浓度

溶液的酸碱度取决于所含的 H^+ 浓度。由于血液中 H^+ 浓度很低，约 40 nmol/L，因此广泛采用 H^+ 浓度的负对数即 pH 来表示。根据 Henderson-Hassalbach 方程式

$$pH = pKa + Lg \frac{HCO_3^-}{H_2CO_3}$$

其中 pKa 为碳酸电离常数的负对数，在 38 ℃条件下，其值为 6.1。由以上公式可得出 pH 主要取决于 HCO_3^-/H_2CO_3 比值。只有 HCO_3^-/H_2CO_3 比值维持在 20∶1 左右时，血浆 pH 才能维持在 7.40 左右。

正常人动脉血 pH 为 7.35～7.45，平均 7.40。pH 的变化反映了酸碱平衡紊乱的性质及严重程度，pH<7.35 为酸中毒；pH>7.45 为碱中毒。但动脉血 pH 本身并不能区分酸碱平衡紊乱的类型，不能判定是代谢性的还是呼吸性的。pH 在正常范围内，可表示酸碱平衡正常，亦可表示代偿性酸碱平衡紊乱或酸碱中毒相互抵消的混合型酸碱平衡紊乱。

（二）动脉血 CO_2 分压

动脉血 CO_2 分压（$PaCO_2$）是指物理溶解于动脉血浆中的 CO_2 分子所产生的张力。$PaCO_2$ 是反映呼吸性酸碱平衡紊乱的重要指标。正常值 33～46 mmHg（4.39～6.25 kPa），平均 40 mmHg（5.32 kPa）。如 $PaCO_2$>46 mmHg，表示肺通气不足，有 CO_2 潴留，见于呼吸性酸中毒或代偿后代谢性碱中毒；如 $PaCO_2$<30 mmHg，表示肺通气过度，CO_2 排出过多，见于呼吸性碱中毒或代偿后代谢性酸中毒。

（三）标准碳酸氢盐和实际碳酸氢盐

1. 标准碳酸氢盐（standard bicarbonate，SB） 是全血在标准条件下（即血液温度 38℃、血红蛋白氧饱和度 100%、$PaCO_2$ 40 mmHg）测得的血浆 HCO_3^- 的含量。由于标准化后的 HCO_3^- 已排除了呼吸因素的影响，所以 SB 是判断代谢性因素的指标。正常值 22～27 mmol/L，平均 24 mmol/L。SB 降低，见于代谢性酸中毒或代偿后的呼吸性碱中毒；SB 增高，见于代谢性碱中毒或代偿后的呼吸性酸中毒。

2. 实际碳酸氢盐（actual bicarbonate，AB） 是指隔绝空气的血液标本，在实际温度、实际 $PaCO_2$ 和血氧饱和度条件下所测得的血浆 HCO_3^- 浓度。AB 受呼吸和代谢两方面因素的影响。正常人 AB=SB。如果 AB>SB，表明 $PaCO_2$>40 mmHg，CO_2 有潴留，见于呼吸性酸中毒或代偿后的代谢性碱中毒；反之 AB<SB，则表明 $PaCO_2$<40 mmHg，CO_2 排出过多，见于呼吸性碱中毒或代偿后的代谢性酸中毒。

（四）缓冲碱

缓冲碱（buffer base，BB）是指血液中一切具有缓冲作用的负离子碱的总和。包括血浆和红细胞中的 HCO_3^-、Hb^-、HbO_2^-、Pr^- 和 HPO_4^{2-}，通常以全血在标准条件下测定，正常值 45～52 mmol/L，平均值 48 mmol/L。缓冲碱不受呼吸因素的影响，是反映代谢因素的指标。代谢性酸中毒时 BB 减少，代谢性碱中毒时 BB 增加。

（五）碱剩余

碱剩余（base excess，BE）是指标准条件下，用酸或碱滴定全血标本至 pH 7.40 时所需的酸或碱的量（mmol/L）。若用酸滴定，使血液 pH 达 7.40，则表示被测血液的碱过多，BE 用正值表示；若需用碱滴定，说明被测血液的碱缺失，BE 用负值表示。BE 不受呼吸因素的影响，是反映代谢因素的指标，反映血液缓冲碱的量。BE 正常范围为 0±3.0 mmol/L。代谢性酸中毒时 BE 负值增加，代谢性碱中毒时 BE 正值增加。

（六）阴离子间隙

阴离子间隙（anion gap，AG）是指血浆中未测定的阴离子（UA）与未测定的阳离子（UC）的差值，即 AG=UA−UC。Na^+ 占血浆阳离子总量的 90%，称为可测定阳离子，血浆中未测定阳离子包括 K^+、Ca^{2+}、Mg^{2+}。Cl^-、HCO_3^- 占血浆阴离子总量的 85%，称为可测定阴离子，血浆中未测定的阴离子包括 Pr^-、HPO_4^{2-}、SO_4^{2-} 和有机酸阴离子。正常机体血浆中的阳离子与阴离子总量相等，以维持电荷平衡，故可表示为：

$$Na^+ + UC = HCO_3^- + Cl^- + UA$$

$$AG = UA − UC = Na^+ − (HCO_3^- + Cl^-) = 140 − (24 + 104) = 12 \text{ mmol/L}$$

AG 正常值是 12±2 mmol/L。AG 主要是反映血浆固定酸含量的指标，可帮助区分代谢性酸中毒的类型和诊断混合型酸碱平衡紊乱。目前多以 AG>16 mmol/L，作为判断是否有 AG 增高型代谢性酸中毒的界限，常见于固定酸增多的情况，如磷酸盐和硫酸盐潴留、乳酸堆积、酮体过多、水杨酸中毒、甲醇中毒等。AG 降低在诊断酸碱平衡紊乱方面意义不大。

> **知识链接**
>
> **血气分析**
>
> 　　血气分析（blood gas analysis，BG）是应用血气分析仪，通过测定人体血液的 H^+ 浓度和溶解在血液中的气体（主要是 CO_2、O_2），了解人体呼吸功能与酸碱平衡状态。采用标本常为动脉血，采血部位首选桡动脉，其次为肱动脉或足背动脉，小儿可选头皮动脉，股动脉为最后选择。采血后应在 10 min 内测定，否则应将标本立即放入冰水或冰箱中，使其温度在 15 min 内降至 0～14 ℃，以免有核细胞耗氧代谢，使 PO_2 及 pH 下降、PCO_2 上升。

第三节　单纯型酸碱平衡紊乱

一、代谢性酸中毒

　　代谢性酸中毒（metabolic acidosis）是指细胞外液 H^+ 增加和（或）HCO_3^- 丢失而引起的血浆 HCO_3^- 原发性减少、pH 降低为特征的酸碱平衡紊乱。通常根据 AG 值的变化，将其分为两类：AG 增高型代谢性酸中毒和 AG 正常型代谢性酸中毒。

（一）原因与机制

　　1. AG 增高型代谢性酸中毒　其特点是血中固定酸增多，AG 增高，血氯含量正常，又称正常血氯代谢性酸中毒。常见原因有以下几种。

　　（1）固定酸摄入过多：大量服用阿司匹林，经缓冲 HCO_3^- 浓度降低，引起酸中毒。

　　（2）固定酸生成过多：①乳酸酸中毒。如休克、心力衰竭、低氧血症、严重贫血、肺水肿等，组织缺氧，无氧糖酵解增强，产生大量乳酸，造成乳酸酸中毒。②酮症酸中毒：常见于糖尿病、严重饥饿、酒精中毒等体内脂肪被大量动员的情况下。因糖利用障碍或储备不足，导致体内大量贮脂被动用，产生过多的酮体（如 β-羟丁酸、乙酰乙酸），超过了外周组织的氧化利用能力及肾的排泄能力时，可发生酮症酸中毒。

　　（3）固定酸排出减少：严重肾衰竭少尿、无尿时，体内固定酸如硫酸、磷酸等不能被充分排出而在体内积聚，H^+ 浓度增加导致 HCO_3^- 浓度降低，引起代谢性酸中毒。

　　2. AG 正常型代谢性酸中毒　其特点是血中 HCO_3^- 浓度原发性降低，血氯含量增高，AG 正常，故又称高血氯代谢性酸中毒。

　　（1）经消化道丢失 HCO_3^- 过多：严重腹泻、小肠和胆道瘘管、肠道引流等均可引起含大量 HCO_3^- 的碱性肠液、胰液和胆汁丢失，使血浆 HCO_3^- 浓度降低，肾小管 H^+-Na^+ 交换减少，Na^+ 与 Cl^- 一起被重吸收，导致血氯浓度增高。

　　（2）肾丢失 HCO_3^- 过多：①轻、中度肾衰竭，肾小球滤过率无明显降低，体内固定酸尚不致发生潴留，而肾小管泌 H^+ 和重吸收 HCO_3^- 减少；②肾小管性酸中毒，因遗传、重金属（汞、铅）及药物（磺胺类）的影响，肾小管泌 H^+、泌 NH_3 和重吸收 HCO_3^- 减少，而肾小球滤过率一般正常；③应用碳酸酐酶抑制剂，如乙酰唑胺能抑制肾小管上皮细胞内的碳酸酐酶活性，使肾小管上皮细胞重吸收 HCO_3^- 减少。

　　（3）摄入含氯酸性药物过多：长期或大量服用氯化铵、盐酸精氨酸等药物，在体内代谢过程中生成 HCl，可消耗血浆中 HCO_3^-，导致 AG 正常代谢性酸中毒。

（4）高钾血症：高血钾时，K^+ 与细胞内 H^+ 交换，引起细胞外 H^+ 增加，使 HCO_3^- 减少，导致代谢性酸中毒。在肾远曲小管由于小管上皮细胞泌 H^+ 减少，尿液呈碱性，引起反常性碱性尿。

（二）机体的代偿调节

1. 血液的缓冲作用与细胞内外离子交换 代谢性酸中毒时，血液中增多的 H^+ 首先被血液的缓冲系统所缓冲，HCO_3^- 及其他缓冲碱不断被消耗。同时 H^+ 通过离子交换的方式进入细胞内，2～4 h 后，约有 1/2 的 H^+ 进入细胞内被缓冲，K^+ 则从细胞内逸出，引起高钾血症。

2. 肺的代偿调节作用 血液 H^+ 浓度升高或 pH 降低，刺激颈动脉体和主动脉体化学感受器，反射性地兴奋呼吸中枢，使呼吸加深加快，肺泡通气量增加，CO_2 排出增多。呼吸加深加快是代谢性酸中毒的主要临床表现，其代偿意义是使血液中 H_2CO_3 浓度（或 $PaCO_2$）继发性降低，以维持 HCO_3^-/H_2CO_3 比值接近正常，使血液 pH 趋于正常。

3. 肾的代偿调节作用 酸中毒时，肾小管上皮细胞内的碳酸酐酶和谷氨酰胺酶活性增高，肾泌 H^+、泌 NH_3 作用增强，重吸收 HCO_3^- 增多，使血浆 HCO_3^- 浓度有所恢复。尿液因小管泌 H^+ 增多而呈酸性。在肾功能障碍引起的代谢性酸中毒时，肾的纠酸作用几乎不能发挥作用。

（三）动脉血气变化

HCO_3^- 原发性降低，所以 AB、SB、BB 均降低，AB<SB，BE 负值增大，pH 下降，$PaCO_2$ 继发性降低。

（四）对机体的影响

1. 心血管系统

（1）心肌收缩力减弱：血浆 H^+ 浓度升高可减少心肌 Ca^{2+} 内流、抑制肌质网释放 Ca^{2+} 并竞争性抑制 Ca^{2+} 与肌钙蛋白结合，影响心肌兴奋-收缩耦联，使心肌收缩力减弱。

（2）心律失常：酸中毒引起的心律失常与血钾升高密切相关。高血钾可使心肌的自律性、传导性、收缩性降低，表现为心动过缓、传导阻滞，严重时出现心室纤颤甚至心搏骤停。

（3）血管对儿茶酚胺的反应性降低：受血液 H^+ 增高的影响，毛细血管前括约肌及微动脉平滑肌对儿茶酚胺的反应性降低，致血管扩张，血管容量扩大，回心血量减少，血压下降。

2. 中枢神经系统 主要表现为抑制，如意识障碍，乏力，反应迟钝，甚至嗜睡或昏迷等。其发生机制：① H^+ 浓度升高使谷氨酸脱羧酶活性增强，导致抑制性神经递质 γ-氨基丁酸（GABA）生成增多；② H^+ 浓度升高抑制生物氧化酶类的活性，使氧化磷酸化过程减弱，ATP 生成减少，脑组织能量供应不足。

3. 骨骼系统 慢性代谢性酸中毒时，由于 H^+ 不断进入骨细胞，骨骼不断释放碳酸钙或磷酸钙，从而影响骨骼的生长发育，延迟小儿的生长，甚至引起纤维性骨炎或佝偻病。在成人则可导致骨软化症。

（五）防治的病理生理基础

1. 积极治疗原发病 及时去除发病原因，如纠正水、电解质紊乱，恢复有效循环血量和改善肾功能等。

2. 合理应用碱性药物 首选碳酸氢钠。应根据酸中毒程度，在血气监护下分次补碱，补碱量宜小不宜大。此外，也可选用作用较慢的乳酸钠，但其通过肝可转化为 HCO_3^-，因此乳酸酸中毒及肝病患者应当慎用或不用。

考点：

代谢性酸中毒的原因及对心血管系统的影响。

二、呼吸性酸中毒

呼吸性酸中毒（respiratory acidosis）是指 CO_2 排出障碍或吸入过多引起的以血浆 H_2CO_3 浓度升高、pH 降低为特征的酸碱平衡紊乱。

（一）原因与机制

引起呼吸性酸中毒的原因多数情况下都是由于肺通气功能不足而致的 CO_2 排出受阻，也可是 CO_2 吸入过多。

1. CO_2 排出减少　以外呼吸通气障碍所致的 CO_2 排出受阻最为常见。

（1）呼吸中枢抑制：见于颅脑损伤、脑炎、脑血管意外、呼吸中枢抑制剂（吗啡、巴比妥类）应用过量、酒精中毒等，可抑制呼吸中枢，造成体内急性 CO_2 潴留。

（2）呼吸肌麻痹：如脊髓灰质炎、脊神经根炎、重症肌无力、有机磷中毒及重度低钾血症等，呼吸运动动力不足，肺泡扩张受限，以致 CO_2 排出障碍。

（3）呼吸道阻塞：喉头痉挛、水肿、溺水、异物堵塞气管等可导致急性 CO_2 潴留，常引起急性呼吸性酸中毒；而支气管哮喘、慢性阻塞性肺疾病常常引起慢性呼吸性酸中毒。

（4）胸廓病变：如胸部创伤、严重气胸或大量胸腔积液、胸廓畸形等，胸廓活动受限，肺泡通气障碍，CO_2 排出减少。

（5）肺部疾患：如呼吸窘迫综合征、急性心源性肺水肿、重度肺气肿、肺组织广泛纤维化等，均可因严重通气障碍和肺泡通气锐减而引起 CO_2 排出减少。

（6）呼吸机使用不当：人工呼吸机使用不当，通气量设定过小，使 CO_2 排出减少。

2. CO_2 吸入过多　较少见。多因坑道、矿井等作业，由于通风不良吸入过多的 CO_2。

（二）机体的代偿调节

呼吸性酸中毒最主要的发病环节是肺通气功能障碍或吸入气 CO_2 浓度过高，因此肺难以发挥代偿调节作用。故呼吸性酸中毒时，机体主要代偿调节方式为以下两种。

1. 细胞内外离子交换和细胞内缓冲　是急性呼吸性酸中毒的主要代偿方式。当血浆 CO_2 浓度不断升高时：① CO_2 在血浆中生成 H_2CO_3，H_2CO_3 解离成 H^+ 和 HCO_3^-，H^+ 与细胞内 K^+ 交换，进入细胞内的 H^+ 可被蛋白质缓冲，HCO_3^- 则留在血浆中，发挥一定的代偿作用；② CO_2 弥散入红细胞内，在碳酸酐酶的催化下 CO_2 与水生成 H_2CO_3，H_2CO_3 解离出 H^+ 和 HCO_3^-，HCO_3^- 与细胞外的 Cl^- 交换进入血浆，使血浆 HCO_3^- 有所恢复。H^+ 在细胞内被血红蛋白缓冲。但这种离子交换和缓冲十分有限，不足以维持 HCO_3^-/H_2CO_3 的正常比值，因此急性呼吸性酸中毒时 pH 往往低于正常值，呈失代偿状态。

2. 肾的调节作用　是慢性呼吸性酸中毒的主要代偿方式。慢性呼吸性酸中毒一般是指持续 24 h 以上的 CO_2 潴留。$PaCO_2$ 升高和 H^+ 浓度增加可增强肾小管上皮细胞碳酸酐酶和谷氨酰胺酶的活性，使肾小管泌 H^+、泌 NH_3 作用增强，重吸收 HCO_3^- 增多，使血浆 HCO_3^- 代偿性增加。由于肾的保碱作用较强大，故轻度和中度慢性呼吸性酸中毒时有可能代偿。

（三）动脉血气变化

$PaCO_2$ 原发性升高；pH 降低；AB、SB、BB 均继发性升高，BE 正值增加，AB＞SB。

（四）对机体的影响

呼吸性酸中毒时，对机体的影响基本上与代谢性酸中毒时相似，但中枢神经系统的功能紊乱更为明显。患者表现为头痛、视物模糊、疲乏无力等，严重时出现震颤、精神错乱、嗜睡、昏迷等，即"CO_2 麻醉"，临床上称为肺性脑病。其机制为：①中枢酸中毒更明显，CO_2 为脂溶性，呼吸性酸中毒尤其是急性呼吸性酸中毒时，血液中积聚的大量 CO_2 可迅速通过血脑屏障，使脑内 H_2CO_3 含量明显升高，而 HCO_3^- 为水溶性，不易透过血脑屏障进入脑组织，因此，脑脊液 pH 的降低较血液更为明显；②脑血管扩张，CO_2 潴留可使脑血管明显扩张，脑血流量增加，引起颅内压增高。而且 CO_2 潴留往往伴有明显缺氧，故患者中枢神经系统功能紊乱的表现更为突出。

（五）防治的病理生理基础

1. 改善肺泡通气功能 积极治疗原发病，保持呼吸道畅通。如慢性阻塞性肺疾病患者，及时控制感染、强心、解痉和祛痰；呼吸道梗阻者，尽早排除气道异物或解除支气管平滑肌痉挛；呼吸中枢抑制者，须果断应用呼吸中枢兴奋药或人工呼吸机。但使用呼吸机时，应避免过度通气，以免并发呼吸性碱中毒。

2. 正确使用碱性药物 呼吸性酸中毒时应慎用碱性药物，尤其是在通气尚未改善前要严加控制，以免并发代谢性碱中毒的同时又加重呼吸性酸中毒的病情。

考点：

呼吸性酸中毒的原因，急、慢性呼吸性酸中毒时机体的代偿方式。

三、代谢性碱中毒

代谢性碱中毒（metabolic alkalosis）是指细胞外液碱增多或 H^+ 丢失而引起的以血浆 HCO_3^- 增多、pH 升高为特征的酸碱平衡紊乱。根据给予生理盐水后的疗效分为盐水反应性碱中毒和盐水抵抗性碱中毒两类。

（一）原因与机制

1. H^+ 丢失过多

（1）经消化道丢失：剧烈呕吐或胃液引流时，大量 HCl 随胃液丢失，来自胃腺壁细胞和肠液的 HCO_3^- 得不到足够的 H^+ 中和而被吸收入血，导致血浆 HCO_3^- 浓度升高。

（2）经肾丢失：①应用呋塞米、噻嗪类利尿剂，抑制髓袢升支粗段对 Cl^-、Na^+ 的主动重吸收，使小管液 NaCl 含量增高，因而刺激远曲小管、集合管泌 H^+、泌 K^+ 增加，重吸收 Na^+ 和 HCO_3^- 增多，引起低氯性代谢性碱中毒；②盐皮质激素分泌过多，常见于肾上腺皮质增生或肿瘤引起的原发性醛固酮增多及有效循环血量不足引起的继发性醛固酮增多。醛固酮可增强肾远曲小管和集合管对 Na^+ 和 HCO_3^- 的重吸收，并促进 K^+ 和 H^+ 的排出，导致 H^+ 经肾丢失和 HCO_3^- 重吸收增加，引起代谢性碱中毒及低钾血症。

2. 碱性物质摄入过多 口服或输入过量的 $NaHCO_3$；摄入大量乳酸钠、乙酸钠或输入大量含柠檬酸钠抗凝剂的库存血液，这些有机酸盐在体内代谢可产生 $NaHCO_3$。

3. 低钾血症 细胞外液 K^+ 浓度降低，细胞内 K^+ 向细胞外转移，而细胞外液中的 H^+ 向细胞内移动。同时，低血钾可导致肾小管上皮细胞 K^+-Na^+ 交换减弱，H^+-Na^+ 交换增强，H^+ 排出增加，HCO_3^- 的重吸收增加，发生缺钾性碱中毒。

（二）机体的代偿调节

1. 血液的缓冲作用和细胞内外离子交换 血浆中 HCO_3^- 升高，可被缓冲系统中的弱酸（$HHbO_2$、HHb、Hpr、$H_2PO_4^-$）所缓冲，如 $HCO_3^- + H_2PO_4^- \rightarrow H_2CO_3 + HPO_4^{2-}$，结果血浆中 H_2CO_3 浓度升高，HCO_3^- 浓度下降。同时，细胞外 H^+ 浓度降低，细胞内 H^+ 逸出，细胞外 K^+ 进入细胞内，使血浆 H^+ 升高而 K^+ 的浓度下降。

2. 肺的代偿调节 血中 H^+ 浓度降低和 pH 升高，可反射性抑制呼吸中枢，使呼吸变浅变慢，CO_2 排出减少。血中 H_2CO_3 代偿性升高，以使 HCO_3^-/H_2CO_3 浓度比接近正常。这种代偿调节迅速但有限。

3. 肾的代偿调节 血中 H^+ 浓度降低和 pH 升高，使肾小管上皮细胞内的碳酸酐酶和谷氨酰胺酶活性降低，故肾小管上皮细胞泌 H^+、泌 NH_3 和重吸收 HCO_3^- 减少，使血中 HCO_3^- 浓度降低，而尿液呈碱性。但在缺钾、缺氯和醛固酮分泌增多所致的代谢性碱中毒时，因肾小管上皮细胞 H^+-Na^+ 交换增强，H^+ 排出增多，尿液呈酸性，称反常性酸性尿。

（三）动脉血气变化

血 pH 升高；AB、SB、BB 均原发性升高，BE 正值加大，AB＞SB；$PaCO_2$ 继发性升高。

（四）对机体的影响

轻度代谢性碱中毒患者通常无症状。严重的代谢性碱中毒则可引起一系列功能代谢的改变。

1. 中枢神经系统 患者表现为烦躁不安、精神错乱、谵妄、意识障碍等中枢神经系统兴奋症状。机制为：血中 pH 升高时，脑组织内 γ-氨基丁酸转氨酶活性增高而谷氨酸脱羧酶活性降低，因此抑制性递质 γ-氨基丁酸分解增强而生成减少。

2. 神经肌肉 碱中毒时，pH 升高可引起血浆中游离钙浓度降低，使神经肌肉的应激性增高，患者表现为面部和肢体肌肉的抽动、腱反射亢进、手足搐搦等症状。若患者伴有明显的低钾血症以致肌肉无力或麻痹时，可暂不出现抽搐，但一旦低钾血症纠正后，抽搐症状即可发生。

3. 血红蛋白氧离曲线左移 血液 pH 升高可使血红蛋白氧离曲线左移，血红蛋白与 O_2 的亲和力增强，不易将结合的 O_2 释出来，造成组织供氧不足。

4. 低钾血症 碱中毒时，细胞外液 H^+ 浓度降低，细胞内 H^+ 逸出，细胞外 K^+ 内移；同时，肾小管上皮细胞 H^+-Na^+ 交换减少，而 K^+-Na^+ 交换增加，肾排 K^+ 增多，二者均可导致低血钾。

（五）防治的病理生理基础

1. 积极治疗原发病 去除代谢性碱中毒的病因与维持因素。

2. 盐水反应性碱中毒 轻者输入生理盐水或葡萄糖盐溶液即可纠正。对低氯、低钾者，需补充氯化钾。严重者可用弱酸性药物纠正。

3. 盐水抵抗性碱中毒 可用碳酸酐酶抑制剂（如乙酰唑胺），抑制肾小管上皮细胞内碳酸酐酶的活性，增加 Na^+ 和 HCO_3^- 的排出。肾上腺皮质激素分泌过多者，需用抗醛固酮药物（如螺内酯），同时适当补钾。

考点：

代谢性碱中毒的原因及对机体的影响。

四、呼吸性碱中毒

呼吸性碱中毒（respiratory alkalosis）是指肺通气过度引起的血浆 H_2CO_3 浓度原发性降低、pH 升高为特征的酸碱平衡紊乱。

（一）原因与机制

肺通气过度是各种原因引起呼吸性碱中毒的基本发病环节。

1. 低氧血症 见于初入高原地区由于吸入气 PO_2 过低或心肺疾患、胸廓病变的患者，由于机体缺氧，使 PaO_2 降低，反射性引起呼吸加深、加快，CO_2 排出增多，血浆 H_2CO_3 浓度降低。

2. 呼吸中枢受到直接刺激，导致过度通气 常见于：①中枢神经系统疾病，如脑炎、脑外伤、脑肿瘤等；②精神障碍，如癔症发作；③某些药物，如水杨酸类、氨等；④机体代谢旺盛，如甲状腺功能亢进、高热等。

3. 人工呼吸机使用不当 常因通气量过大导致机械性通气过度，使 CO_2 排出过多，引起医源性呼吸性碱中毒。

（二）机体的代偿调节

呼吸性碱中毒是由肺通气过度所致，因此肺不能有效发挥其代偿作用。

1. **细胞内外离子交换和细胞内缓冲作用**　是急性呼吸性碱中毒的主要代偿方式。呼吸性碱中毒时，血浆 H_2CO_3 浓度迅速降低，HCO_3^- 浓度相对增高，H^+ 从细胞内移出至细胞外，与血浆 HCO_3^- 结合形成 H_2CO_3，因而血浆 HCO_3^- 浓度下降，H_2CO_3 浓度有所回升。同时，细胞外的 K^+ 进入细胞内，引起低血 K^+。血浆中部分 HCO_3^- 与 Cl^- 交换进入红细胞内，并在碳酸酐酶的作用下形成 H_2CO_3，H_2CO_3 进一步分解成 CO_2 和 H_2O，CO_2 弥散入血浆，使血浆 $PaCO_2$ 有所回升。但上述代偿调节作用是极有限的，因此急性呼吸性碱中毒时 pH 往往高于正常值，呈失代偿状态。

2. **肾的代偿调节**　是慢性呼吸性碱中毒的主要代偿调节方式。主要表现为肾小管上皮细胞泌 H^+、泌 NH_3 和重吸收 HCO_3^- 减少，使 HCO_3^- 随尿排出增多，血浆 HCO_3^- 浓度代偿性降低。

（三）动脉血气变化

血 pH 升高；$PaCO_2$ 原发性降低；SB、AB、BB 继发性减少，BE 负值增加，AB<SB。

（四）对机体的影响

呼吸性碱中毒对机体的影响与代谢性碱中毒相似。但手足搐搦较为多见，严重者可发生肌肉震颤、抽搐。由于 $PaCO_2$ 降低，脑血管收缩，脑血流量降低，故患者常有头痛、头晕。

（五）防治的病理生理基础

以防治原发病和去除导致通气过度的原因为主要措施。急性呼吸性碱中毒者可采用吸入含 5%CO_2 的混合气体或纸袋罩口、鼻反复吸入呼出气体等措施，以逐渐恢复其血浆 H_2CO_3 浓度。精神性通气过度患者可酌情使用镇静剂。有手足搐搦者可静脉注射葡萄糖酸钙。

考点：

呼吸性碱中毒的原因，急、慢性呼吸性碱中毒时机体的代偿方式。

第四节　混合型酸碱平衡紊乱

混合型酸碱平衡紊乱（mixed acid-base disorders）是指同一患者同时发生两种或两种以上单纯型酸碱平衡紊乱的病理过程。可分为双重性酸碱平衡紊乱和三重性酸碱平衡紊乱。

一、双重性酸碱平衡紊乱

双重性酸碱平衡紊乱是指同一患者同时发生两种单纯型酸碱平衡紊乱。根据其 pH 效应分以下两种。

（一）酸碱一致性双重性酸碱平衡紊乱

1. **呼吸性酸中毒合并代谢性酸中毒**　常见于：①慢性阻塞性肺疾病合并心力衰竭或休克；②心搏、呼吸骤停。肺通气障碍引起呼吸性酸中毒，组织缺氧引起代谢性酸中毒。

动脉血气变化：pH 显著降低；AB、SB、BB 均降低、BE 负值增大；血 K^+ 升高；$PaCO_2$ 升高。

2. **呼吸性碱中毒合并代谢性碱中毒**　见于高热合并呕吐、肝硬化腹水应用利尿剂治疗。高热、肝硬化引起血氨升高，兴奋呼吸中枢，通气过度，引起呼吸性碱中毒；呕吐或因治疗腹水而长期应用利尿剂，又可引起代谢性碱中毒。

动脉血气变化：pH 显著升高，AB、SB、BB 均升高，AB<SB，BE 正值增大，$PaCO_2$ 下降。

（二）酸碱混合性双重性酸碱平衡紊乱

1. 呼吸性酸中毒合并代谢性碱中毒　见于慢性阻塞性肺疾病患者，因肺通气障碍引起呼吸性酸中毒。又因严重呕吐或心力衰竭应用排 K^+ 利尿剂，使 Cl^-、K^+ 丢失引起代谢性碱中毒。

动脉血气变化：pH 变化不大，甚至可正常；AB、SB、BB 均升高，AB>SB；BE 正值增大；$PaCO_2$ 升高。

2. 呼吸性碱中毒合并代谢性酸中毒　见于：①糖尿病酮症酸中毒、肾衰竭、中毒性休克等合并高热，前一种因素引起代谢性酸中毒，而高热则引起呼吸性碱中毒。②水杨酸中毒：血中大量水杨酸可使有机酸增加，消耗大量 HCO_3^- 引起代谢性酸中毒。水杨酸又可直接刺激呼吸中枢，使肺通气过度导致呼吸性碱中毒。③慢性肝病，高血氨并发肾衰竭。

动脉血气变化：pH 变化不大，甚至可正常；AB<SB，SB、AB、BB 均降低；BE 负值增大；$PaCO_2$ 降低。

3. 代谢性酸中毒合并代谢性碱中毒　见于：①肾衰竭或糖尿病患者因频繁呕吐使胃液大量丢失；②剧烈呕吐伴严重腹泻。

动脉血气变化：血浆 HCO_3^- 和 pH 正常，$PaCO_2$ 正常或略高略低变动。

应该指出，在同一个患者身上不可能同时发生 CO_2 过多又过少，故呼吸性酸中毒和呼吸性碱中毒不可能同时发生。

二、三重性酸碱平衡紊乱

较少见，病理生理变化更复杂，有以下两种类型。

1. 呼吸性酸中毒合并代谢性酸中毒和代谢性碱中毒　其特点是 $PaCO_2$ 明显升高，AG>16 mmol/L；HCO_3^- 浓度一般也升高，血 Cl^- 浓度下降十分明显。

2. 呼吸性碱中毒合并代谢性酸中毒和代谢性碱中毒　其特点是 $PaCO_2$ 降低，AG>16 mmol/L，HCO_3^- 浓度可高可低；血 Cl^- 一般低于正常。

临床上，酸碱平衡紊乱比较复杂，亦并非一成不变。因此，在诊断和治疗酸碱平衡紊乱时，一定要注意密切结合病史，通过血气检测结果的动态变化，综合分析病情，才能及时做出正确的诊断和治疗。

第五节　单纯型酸碱平衡紊乱的分析判断方法

患者的病史和临床表现为判断酸碱平衡紊乱提供了重要线索，血气检测结果是判断酸碱平衡紊乱类型的决定性依据，血清电解质检测也是有价值的参考资料，计算 AG 值有助于区别单纯型代谢性酸中毒的类型以及诊断混合型酸碱平衡紊乱。

单纯型酸碱平衡紊乱主要靠血气分析诊断，其规律如下：

1. 根据 pH 或 H^+ 的变化，可判断是酸中毒还是碱中毒　pH<7.35 则为酸中毒，pH>7.45 则为碱中毒。

2. 根据病史和原发性平衡紊乱可判断为呼吸性还是代谢性酸碱平衡紊乱

如原发 $PaCO_2$↑，引起 pH↓，称为呼吸性酸中毒。

如原发 $PaCO_2$↓，引起 pH↑，称为呼吸性碱中毒。

如原发 HCO_3^-↓，引起 pH↓，称为代谢性酸中毒。

如原发 HCO_3^-↑，引起 pH↑，称为代谢性碱中毒。

各种单纯型酸碱平衡紊乱的发病环节及检测指标的变化见表 9-3。

表 9-3　各型酸碱平衡紊乱发病环节及检测指标变化的比较

	代谢性酸中毒	呼吸性酸中毒	代谢性碱中毒	呼吸性碱中毒
原因	酸潴留或碱丢失	通气不足	碱潴留或酸丢失	通气不足
原发环节	H^+↑ / $NaHCO_3$↓	H_2CO_3↑	H^+↓ / $NaHCO_3$↑	H_2CO_3↓
血浆 pH	正常或↓	正常或↓	正常或↑	正常或↑
$PaCO_2$	↓	↑↑	↑	↓↓
HCO_3^-	↓↓	↑（慢性）	↑↑	↓（慢性）
尿液 pH	↓或↑	↓或↑	↑或↓	↑或↓

3. 根据代偿情况可判断为单一性酸碱平衡紊乱还是混合性酸碱平衡紊乱　代偿的规律是代谢性酸碱平衡紊乱主要靠肺代偿，而呼吸性酸碱平衡紊乱主要靠肾代偿，单一性酸碱平衡紊乱继发性代偿变化与原发性平衡紊乱同向，但继发性代偿变化一定小于原发性平衡紊乱，其代偿公式见表 9-4。

表 9-4　常用单纯型酸碱平衡紊乱的预计代偿公式

原发失衡	原发性变化	继发性变化	预计代偿公式	代偿时限
代谢性酸中毒	〔HCO_3^-〕↓	$PaCO_2$↓	△$PaCO_2$↓=1.2 △〔HCO_3^-〕±2	12～24 h
代谢性碱中毒	〔HCO_3^-〕↑	$PaCO_2$↑	△$PaCO_2$↑=0.7 △〔HCO_3^-〕±5	12～24 h
呼吸性酸中毒	$PaCO_2$↑	〔HCO_3^-〕↑		
急性			△〔HCO_3^-〕↑=0.1 △$PaCO_2$ ± 1.5	几分钟
慢性		〔HCO_3^-〕↑	△〔HCO_3^-〕↑=0.35 △$PaCO_2$ ± 3	3～5 天
呼吸性碱中毒	$PaCO_2$↓			
急性			△〔HCO_3^-〕↓=0.2 △$PaCO_2$ ± 2.5	几分钟
慢性			△〔HCO_3^-〕↓=0.5 △$PaCO_2$ ± 2.5	3～5 天

注：有"△"者为变化值，无"△"者表示绝对值；代偿时限是指体内达到最大代偿反应所需的时间。

酸碱平衡紊乱时，机体代偿调节有一定的规律性，即有一定的方向性、一定的代偿范围（代偿预计值）和代偿的最大限度。符合规律者为单纯型酸碱平衡紊乱，不符合规律者为混合型酸碱平衡紊乱。混合型酸碱平衡紊乱时，$PaCO_2$ 与 HCO_3^- 变化方向相反者为酸碱一致性混合型酸碱平衡紊乱；若 $PaCO_2$ 与 HCO_3^- 变化方向一致者为酸碱混合型酸碱平衡紊乱。

> **思政园地**
>
> **扬科学精神，守医者仁心**
>
> 2018 年 11 月 2 日，美国圣地亚哥法庭判处"酸碱体质"理论的创始人罗伯特·欧·阳（Robert O. Young）赔偿一名癌症患者 1.05 亿美元。与此同时，罗伯特·欧·阳编造的"酸碱体质"骗局也被戳穿。
>
> "酸碱体质"的说法在美国出现，却在中国国内产生广泛影响：保健品推销现场、某些医疗机构和卖碱性饮用水的电商网站等等，酸碱体质理论被广泛谈及，成为获取利益的一大噱头。
>
> 食物有酸碱之分，但"酸碱体质论"却属无稽之谈。酸碱体质的伪科学之所以能大行其道，固然与公众对健康的渴望和对疾病的恐惧有关，但科学精神和科学素养的缺位，同样是谣言流传甚广的重要原因。

青年强则国家强。大学生作为国家发展的主力军和后备军，更加需要科学精神的加持。同学们作为现今的医学生、未来的医护人员，在学习和工作中要树立科学思想，弘扬科学精神，具备严谨求实、尊重真理、敢于怀疑和批判、勇于探索和创新的科学素养，真正做好人民生命健康的守卫者和医学事业的接班人。

自 测 题

一、选择题

1. 机体的正常代谢必须处于
   A. 弱酸性的体液环境中　　　　　　B. 弱碱性的体液环境中
   C. 较强的酸性体液环境中　　　　　D. 较强的碱性体液环境中
   E. 中性的体液环境中

2. 正常体液中 H^+ 主要来自
   A. 食物中摄入的 H^+　　　　　　　B. 碳酸中释出的 H^+
   C. 乳酸中释出的 H^+　　　　　　　D. 脂肪酸释出的 H^+
   E. 糖酵解过程中生成的 H^+

3. 下列酸中属挥发性酸的是
   A. 乳酸　　　　　B. 磷酸　　　　　C. 碳酸
   D. 丙酮酸　　　　E. 乙酰乙酸

4. 血液 pH 主要取决于血浆中
   A. $[Pr^-]/[HPr]$　　　　　　　　B. $[Hb^-]/[HHb]$
   C. $[HCO_3^-]/[H_2CO_3]$　　　　　D. $[HbO_2^-]/[HHbO_2]$
   E. $[HPO_4^{2-}]/[H_2PO_4^-]$

5. 下列哪一项不是代谢性酸中毒的原因
   A. 严重缺氧　　　　　　　　　　　B. 酮症酸中毒
   C. 肾衰竭晚期　　　　　　　　　　D. 大量摄入阿司匹林
   E. 严重呕吐

6. 某肺心病患者，因受凉、肺部感染入院，血气分析结果：pH7.33，$PaCO_2$ 70 mmHg，HCO_3^- 36 mmol/L，应诊断为
   A. 代谢性酸中毒　　　　　　　　　B. 代谢性碱中毒
   C. 急性呼吸性酸中毒　　　　　　　D. 慢性呼吸性碱中毒
   E. 混合性酸中毒

7. 急性呼吸性酸中毒机体的主要代偿机制是
   A. 增加肺泡通气量　　　　　　　　B. 细胞内、外离子交换及细胞内缓冲
   C. 肾小管泌 H^+、泌 NH_4^+ 增加　　D. 血浆碳酸氢盐缓冲系统进行缓冲
   E. 肾小管重吸收 HCO_3^- 减少

（8～9题共用题干）
   A. 血 pH　　　　　B. $PaCO_2$　　　　　C. BB
   D. SB　　　　　　E. AG

8. 判断酸碱平衡紊乱是否为代偿性的主要指标是
9. 反映酸碱平衡呼吸因素的最佳指标是

二、简答题

1. 什么是酸碱平衡紊乱？
2. 机体对酸碱平衡的调节方式有哪几种？
3. 代谢性酸中毒对心血管系统的影响是什么？

三、案例分析

某溺水窒息患者，经抢救后其血气分析结果如下：pH 7.15，$PaCO_2$ 80 mmHg，HCO_3^- 28 mmol/L。

请回答：

该患者有何种酸碱平衡紊乱？为什么？

（曲晓媛）

第十章 缺 氧

本章思维导图

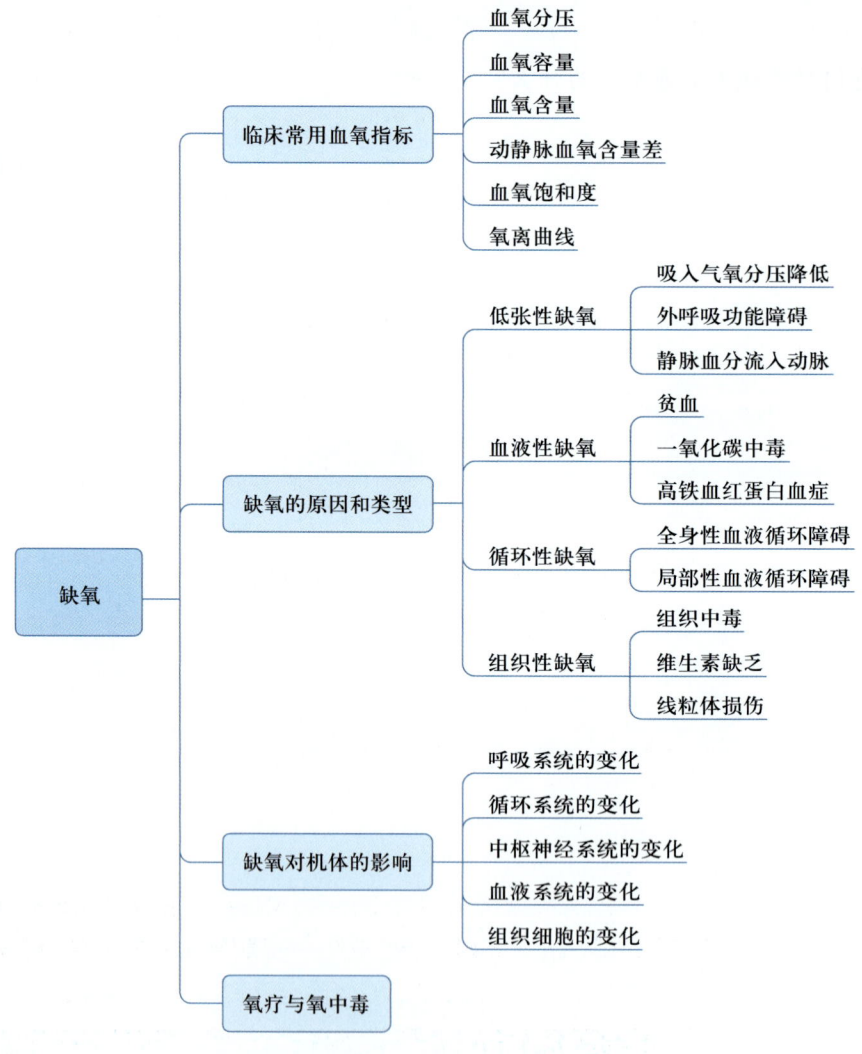

📖 **学习目标**

1. 描述缺氧、常用血氧指标的概念及主要影响因素。
2. 比较四种类型缺氧的原因和各型缺氧的血氧变化特点。
3. 分析缺氧时呼吸、心血管、血液系统、中枢神经系统和组织细胞代谢的变化及其机制。

第十章 缺 氧

4. 总结机体对缺氧耐受性的影响因素、氧疗与氧中毒。
5. 运用所学知识，树立甘于奉献、大爱无疆的爱国之心。

人体生命活动中所消耗的能量主要来自生物氧化的过程，而这个过程必须有氧的参与。氧是正常生命活动不可缺少的物质，其获得和利用是一个复杂的过程，分为四个阶段：通过外呼吸获得氧、血液携带氧、循环运输氧和组织利用氧。以上任何一个环节发生障碍，使组织供氧不足或利用障碍，导致组织、细胞的代谢、功能和形态结构发生异常变化，称为缺氧（hypoxia）。

正常成年人静息状态下需氧量约为 250 ml/min，剧烈活动时将会增加 8~9 倍，而人体内储备氧约为 1500 ml，一旦发生呼吸、心搏的停止，数分钟内就可能死于严重缺氧。缺氧是临床上众多疾病例如慢性阻塞性肺疾病、急性呼吸窘迫综合征、缺血性脑卒中、失血性休克、氰化物中毒、CO 中毒等多种疾病共有的基本病理过程之一，是组织细胞损伤最常见的原因，也是许多疾病引起死亡的直接原因。

导入案例 10-1

患者，男，8 个月，咳喘 3 天，近一天加重，查体：R 70/min，口周发绀，HR 180/min，心音低钝，双肺散在密集的细湿啰音。根据上述临床表现回答。

问题：
1. 判断患者发生了什么类型的缺氧？
2. 引起缺氧的原因是什么？

第一节 临床常用的血氧指标

临床上通过测定某些血氧指标来了解机体氧的获得和利用的总体情况。常用的血氧指标有血氧分压、血氧容量、血氧含量和血氧饱和度。

一、血氧分压

血氧分压（partial pressure of oxygen，PO_2）指物理状态溶解于血浆内的氧分子所产生的张力。动脉血氧分压（PaO_2）正常值约为 13.3 kPa（95 mmHg），静脉血氧分压（PvO_2）约为 5.33 kPa（40 mmHg）（图 10-1）。PaO_2 取决于吸入气氧分压和外呼吸功能状态；PvO_2 取决于 PaO_2 和内呼吸功能状态。

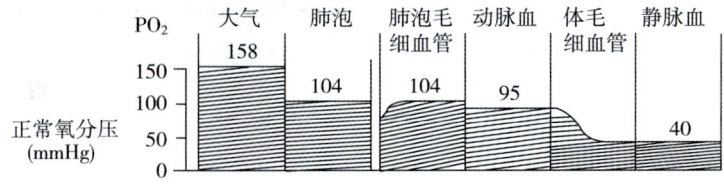

图 10-1 正常氧分压成梯度分布

二、血氧容量

血氧容量（blood oxygen capacity，$CO_2 max$）是指在 38 ℃、氧分压为 20.0 kPa（150 mmHg）、二氧化碳分压为 5.33 kPa（40 mmHg）的条件下，在体外 100 ml 血液中的 Hb 充分饱和时最大

携氧量。正常值约为 20 ml/dl，它取决于血液中 Hb 的质（与氧结合的能力）和量（100 ml 血液中所含血红蛋白的量），反映血液携氧的能力。

三、血氧含量

血氧含量（oxygen content，CO_2）指 100 ml 血液实际所含的氧量。正常动脉血氧含量为 19 ml/dl，静脉血氧含量为 14 ml/dl，主要取决于血液氧分压的高低和与血氧容量的大小。

四、动静脉血氧含量差

指动脉血氧含量减去静脉血氧含量的差值，正常值是 5 ml/dl。它的大小取决于组织的耗氧量，反映了组织的摄氧能力。

五、血氧饱和度

血氧饱和度（oxygen saturation of hemoglobin，SO_2）是指 Hb 实际结合的氧与最大结合的氧的百分比。

$$SO_2 = （氧含量 - 溶解的氧）/ 血氧容量 \times 100\%$$

正常动脉血氧饱和度（SaO_2）为 95%～98%，静脉血氧饱和度（SvO_2）为 70%～75%。血氧饱和度主要取决于血氧分压的高低。

六、氧合血红蛋白解离曲线

氧合血红蛋白解离曲线是指 PO_2 与 SO_2 之间的关系曲线，简称氧离曲线。通常呈"S"形，反映 Hb 与 O_2 的亲和力。当血浆 pH 降低、PCO_2 增高、2,3-二磷酸甘油酸（2,3-DPG）增多、血液温度升高时，可在 PO_2 相同的情况下，使 Hb 与 O_2 的亲和力下降，SO_2 减小，氧解离曲线右移。反之则出现左移。衡量 Hb 与 O_2 亲和力的指标为 P_{50}，它是 Hb 氧饱和度为 50% 时的氧分压，正常值为 26～27 mmHg。当 P_{50} 值增大时，Hb 与 O_2 亲和力的降低；P_{50} 值减小时，Hb 与 O_2 亲和力的增加，见图 10-2。

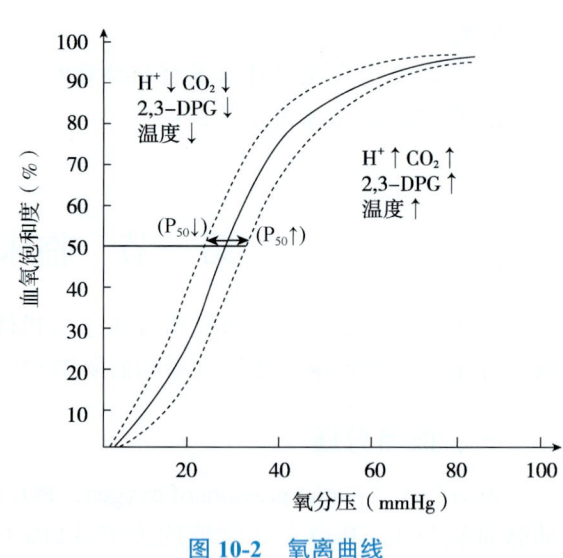

图 10-2　氧离曲线

第二节　缺氧的原因和类型

根据缺氧的原因及血氧变化的特点不同，将缺氧分为低张性缺氧、血液性缺氧、循环性缺氧、组织性缺氧四种类型。

一、低张性缺氧

低张性缺氧（hypotonic hypoxia）是由于各种原因使动脉血氧分压降低，动脉血氧含量减少，而致组织供氧不足，又称乏氧性缺氧。

（一）原因

1. 吸入气体中氧分压过低　在海拔 3000 m 以上的高原、高空或通风不良的矿井、坑道内作业，或吸入低氧的混合气体（如高浓度的 N_2、H_2 或 N_2O），使肺泡氧分压下降，致血氧来源不足而缺氧。

2. **外呼吸功能障碍** 如呼吸道狭窄或阻塞、胸廓和胸膜的病变、呼吸中枢抑制和呼吸肌麻痹、肺部疾患等病因，引起肺的通气和（或）换气功能障碍，导致动脉血氧分压和血氧含量降低而发生缺氧，又称呼吸性缺氧。

3. **静脉血分流入动脉** 多见于某些先天性心脏病，如房间隔或室间隔缺损伴有肺动脉狭窄或肺动脉高压，或法洛四联症等，由于右心的压力高于左心，出现右向左的分流，静脉血掺入左心的动脉血中。

（二）血氧变化特点

1. **血氧容量的变化** 急性低张性缺氧中，血红蛋白的质和量都无改变，血氧容量不变；而慢性低张性缺氧，单位容积血液内红细胞数和血红蛋白量增多，血氧容量增加。

2. **动脉血氧分压、血氧饱和度及血氧含量的变化** 因动脉血氧分压降低，血氧含量及氧饱和度随之降低。

3. **动-静脉血氧含量差** 低张性缺氧时，组织从血液中摄取氧增多，由同量血液弥散到组织的氧量减少，故动-静脉血氧含量差减少。如慢性缺氧使组织利用氧的能力代偿性增强，则动-静脉血氧含量差也可接近于正常。

4. **脱氧血红蛋白浓度增高** 低张性缺氧时，血液中氧合 Hb 减少，而脱氧 Hb 增加。

5. **发绀** 正常毛细血管血液中脱氧血红蛋白浓度约为 26 g/L。低张性缺氧时，动、静脉血中的脱氧血红蛋白浓度增高，如果达到或超过 50 g/L 时，可使皮肤和黏膜呈青紫色，称为发绀（cyanosis）。但血红蛋白过多或过少时，发绀与缺氧常不一致，缺氧的患者不一定都有发绀。例如重度贫血患者，血红蛋白可降至 50 g/L 以下，出现严重缺氧，但不会发生发绀。红细胞增多症患者，血中脱氧血红蛋白超过 50 g/L，出现发绀，但可无缺氧症状。

> **知识链接**
>
> **阻塞性睡眠呼吸暂停低通气综合征**
>
> 阻塞性睡眠呼吸暂停低通气综合征是一种病因不明的睡眠呼吸疾病，睡眠时上气道塌陷阻塞，引起呼吸暂停和通气不足。其特征是患者睡眠时严重打鼾，出现反复的呼吸暂停，血氧饱和度降低。由于夜间反复发生低氧血症、高碳酸血症和睡眠结构紊乱，导致白天嗜睡、心脑血管并发症甚至多脏器损害，严重影响患者的生活质量和寿命，因此日益引起人们的重视。

二、血液性缺氧

血液性缺氧（hemic hypoxia）由于血红蛋白含量减少或性质改变，使血液携氧能力降低，或与血红蛋白结合的氧不易释放以致血氧含量减少所引起的缺氧。因动脉血氧分压和氧饱和度均正常，故又称为等张性缺氧。

（一）原因

1. **贫血** 见于各种原因引起的严重贫血。血红蛋白是体内携带氧的主要载体，严重贫血，使得血红蛋白携带氧的能力下降，从而导致组织缺氧。

2. **一氧化碳中毒** CO 与 Hb 的亲和力是氧的 210 倍，当 CO 中毒时，血内 CO 与 Hb 结合形成碳氧血红蛋白（HbCO）而使 Hb 丧失携氧能力，血氧含量和血氧容量降低。此外，CO 还能抑制红细胞内糖酵解，使 2,3-DPG 生成减少，氧离曲线左移，HbO_2 中的 O_2 不易释放，而加重组织缺氧。血液中的 HbCO 增至 10%～20% 时，可出现头痛、乏力、眩晕、恶心和呕吐等症状，其皮肤、黏膜呈 HbCO 的樱桃红色；增至 50% 时，可迅速出现痉挛、呼吸困难、昏迷，甚至死亡。

3. 高铁血红蛋白血症 某些化学物质，如亚硝酸盐、过氯酸盐及磺胺衍生物等可使血红素中二价铁（Fe^{2+}）氧化成三价铁（Fe^{3+}），形成高铁血红蛋白。高铁血红蛋白的三价铁因与羟基牢固结合，使其失去携氧能力，而且氧离曲线左移，加重组织缺氧。临床上常见大量食用含硝酸盐的腌菜或变质的剩菜后，硝酸盐在肠道细菌作用下还原为亚硝酸盐，大量吸收入血后，导致高铁血红蛋白血症。由于高铁血红蛋白呈咖啡色，患者皮肤、黏膜呈咖啡色，类似发绀。这种情况称为肠源性发绀。

（二）血氧变化特点

1. 动脉血氧分压、血氧饱和度正常 由于外呼吸功能和吸入气氧分压正常，故动脉血氧分压、血氧饱和度正常。

2. 氧容量和动脉血氧含量减少 由于 Hb 数量减少或性质改变引起氧容量减少，进而导致血氧含量减少。

3. 动-静脉血氧含量差减小 因动脉血氧含量下降，流经毛细血管的血氧分压下降比正常情况快，使毛细血管中的平均氧分压与组织细胞的氧分压差变小，导致氧向组织弥散的速度也很快减慢，故动-静脉血氧含量差小于正常。

4. 皮肤色泽 血液性缺氧患者，当毛细血管中脱氧血红蛋白浓度小于 50 g/L 时，可无发绀出现。严重贫血患者因血红蛋白量减少，皮肤、黏膜呈苍白色；一氧化碳中毒时因 HbCO 增多引起皮肤和黏膜呈樱桃红色；高铁血红蛋白血症患者皮肤、黏膜呈咖啡色或青石板色。

> **导入案例 10-2**
>
> 患者，男 50 岁，既往体健，进食大量卤制品后，出现头晕、乏力、呼吸困难等症状，查体：HR140/min，R33/min，口唇、甲床发绀，双肺呼吸音清，未闻及干湿啰音，双侧瞳孔等大等圆，血气分析：CO_2 max 12 ml/dl，CaO_2 11.4 ml/dl，PaO_2 100 mmHg。
>
> **问题：**
> 1. 患者发生了什么类型的缺氧？
> 2. 引起缺氧的原因和机制是什么？

三、循环性缺氧

循环性缺氧（circulatory hypoxia）是因组织血流量减少导致组织供氧量不足引起的缺氧，又称为低血流性缺氧或低动力性缺氧。在循环性缺氧中，因动脉血灌流不足引起的缺氧称为缺血性缺氧，因静脉血回流障碍引起的缺氧称为淤血性缺氧。

（一）原因

1. 全身性血液循环障碍 见于休克和心力衰竭。因心输出量减少、微循环障碍，导致有效循环血量降低，组织灌流量不足引起的全身循环性缺氧。

2. 局部性血循环障碍 见于动脉硬化、血栓形成和栓塞、血管痉挛或受压等。因静脉回流受阻而致局部组织缺血性或淤血性缺氧。

（二）血氧变化特点

1. 动脉血氧分压、血氧饱和度、血氧含量及血氧容量均可以正常。
2. 动-静脉血氧含量差增大。因血流缓慢，单位时间内流过毛细血管的血量减少、时间延长，组织摄取的氧增多，同时因血流淤滞，二氧化碳含量增加，氧离曲线右移，促使静脉血氧分压、氧饱和度和氧含量降低,动-静脉血氧差别加大。如果休克时,微循环动静脉吻合支开放,或细胞利用氧的能力降低,动、静脉血氧差也可以变小。

3. 组织内脱氧血红蛋白增多。循环性缺氧时,毛细血管中脱氧血红蛋白浓度超过 50 g/L 时,皮肤、黏膜可出现发绀。

四、组织性缺氧

组织性缺氧是因各种原因组织、细胞利用氧的能力下降而引起的缺氧,又称氧利用障碍性缺氧。

(一)原因

1. 组织中毒 氰化物、硫化物、磷、砷和巴比妥类等都可引起组织中毒性缺氧。例如氰化物中毒,氰基(CN^-)可通过消化道、呼吸道或皮肤进入机体内,迅速与细胞色素氧化酶的三价铁结合为氰化高铁细胞色素氧化酶,使之不能被还原成带二价铁的还原型细胞色素氧化酶,因失去传递电子的功能,致呼吸链中断,组织利用氧障碍和 ATP 生成受阻。

2. 维生素缺乏 维生素 B_1、维生素 PP(烟酰胺)、维生素 B_2 和泛酸等维生素是生物氧化相关酶的辅酶组成部分,当其缺乏时,影响氧化磷酸化过程,生物氧化过程出现障碍。

3. 线粒体损伤 大量放射线照射、重症感染,使细胞线粒体遭受损伤,其结构发生破坏,引起功能障碍,从而影响细胞的氧化过程,ATP 生成减少。

(二)血氧变化特点

1. 动脉血氧分压、血氧含量、血氧容量和血氧饱和度均可正常。

2. 静脉血氧分压、血氧含量和氧饱和度可高于正常,动、静脉血氧含量差降低。因内呼吸功能障碍,组织不能充分利用氧。

3. 皮肤色泽。因组织利用氧障碍,使毛细血管中氧合血红蛋白高于正常,故组织中毒性缺氧患者皮肤、黏膜呈玫瑰红色。

尽管缺氧分为上述四种类型,但临床常见的缺氧多为两种或多种缺氧混合存在,如失血性休克患者,既有循环性缺氧,又可因大量失血加上复苏过程中大量输液使血液过度稀释,引起血液性缺氧,若并发肺功能障碍,则又可出现低张性缺氧。各型缺氧的血氧变化的特点见表 10-1。

表 10-1 各型缺氧的血氧变化特点

类型	动脉血氧分压	动脉血氧饱和度	血氧容量	动脉血氧含量	动-静脉氧差
低张性缺氧	↓	↓	—或↓	↓	↓或—
血液性缺氧	—	—	↓	↓	↓
循环性缺氧	—	—	—	—	↑
组织性缺氧	—	—	—	—	↓

注:↓降低 ↑升高 —正常

考点:

缺氧的类型以及各型缺氧血氧变化特点。

第三节　缺氧对机体的影响

缺氧时，机体的代谢变化会因缺氧的程度不同而异。各种类型的缺氧所引起的变化既有相似之处，又各有特点。下面以低张性缺氧为例说明缺氧对机体的影响。

一、呼吸系统的变化

（一）代偿性反应

当动脉血氧分压低于 60 mmHg 以下时，可使颈动脉体和主动脉体化学感受器受刺激，呼吸中枢反射性兴奋，呼吸加快加深，通气量增加，使 PaO_2 升高。同时，呼吸加深致胸腔负压加大，促使静脉血回流，心输出量提高，增加肺血流量，促进氧摄取和运输。但过度通气可使二氧化碳分压下降，从而降低二氧化碳对呼吸中枢的兴奋作用，抑制通气，以免呼吸过深过快。长期慢性缺氧患者、久居高原的人，由于颈动脉体化学感受器对缺氧的敏感性下降，呼吸运动代偿性增强相对不明显。

（二）呼吸功能障碍

如果动脉血氧分压过低（<30 mmHg），会严重影响中枢神经系统的能量代谢，可使呼吸中枢抑制，肺通气量减少，呼吸运动减弱，甚至出现周期性呼吸，最后可发生呼吸停止。

> **知识链接**
>
> **高原肺水肿**
>
> 高原肺水肿是指从平原迅速地进入 2500 m 以上的高原后因缺氧而发生的一种特发性疾病，临床表现为头痛、胸闷、呼吸困难、发绀、咳粉红色泡沫痰或白色泡沫痰、肺部听诊有湿啰音。发病的高峰期一般在进入高原后 48～72 h，夜间发病多见，起病急，进展快，如救治不及时患者有生命危险。发生机制可能与以下因素有关：①缺氧导致肺动脉不均匀收缩，肺毛细血管流体静压增高，液体漏出增多。②缺氧可直接引起肺泡毛细血管内皮细胞受损，使其通透性增高，液体漏出。③缺氧使交感-肾上腺髓质系统兴奋性增高，外周血管收缩，回心血量增加，肺循环血液量因此增加，液体漏出。高原肺水肿形成后可进一步加重缺氧。

二、循环系统的变化

（一）代偿反应

1. 心输出量增加　心输出量增加使全身组织的供氧量提高，对急性缺氧具有一定的代偿意义。心输出量增加机制包括以下三种。

（1）心率加快：心率加快很可能是通气增加所致肺膨胀对肺牵张感受器的刺激反射性抑制迷走神经对心脏的效应引起的。但呼吸运动过深反而通过反射使心率减慢，外周血管扩张和血压下降。

（2）心肌收缩性增强：缺氧作为一种应激原，可引起交感神经兴奋、儿茶酚胺释放增多，作用于心脏 β 肾上腺素能受体，使心肌收缩性增强。

（3）静脉回流量增加：胸廓呼吸运动及心脏活动增强，致静脉回流量增加及心输出量增多。

2. 血流重分布　急性缺氧时，皮肤、腹腔内脏交感神经兴奋，缩血管作用占优势，致血管收缩；而心、脑血管受局部组织代谢产物的扩血管作用为主，故血管扩张，血流增加。这种血流重分布显然对于保证生命重要器官氧的供应是有利的。

3. **肺血管收缩** 肺血管对缺氧的反应与体血管相反。肺泡缺氧及混合静脉血的氧分压降低都引起肺小动脉收缩，使缺氧的肺泡的血流量减少。当缺氧引起肺血管广泛收缩，导致肺动脉压升高时，有利于气体交换。

4. **毛细血管增生** 慢性缺氧可引起毛细血管增生，尤其是心脏、脑和骨骼肌的毛细血管增生更显著。毛细血管的密度增加有利于氧向细胞的弥散，增加对细胞的供氧量。

（二）循环功能障碍

慢性缺氧使肺小动脉平滑肌肥大，管壁增厚，肺动脉高压，最终可引发肺源性心脏病。缺氧导致的心肌供能不足、酸中毒和高血钾，使心肌舒缩功能降低，严重缺氧会发生心肌细胞变性坏死，导致心力衰竭。

三、中枢神经系统的变化

脑对缺氧十分敏感，脑重量仅为体重的2%，而脑血流占心输出量15%，脑耗氧量占总耗氧量23%，临床上脑完全缺氧5～8 min后可发生不可逆的损伤。

（一）急性缺氧

头痛、乏力、动作不协调、思维能力减退、多语好动、烦躁或欣快、判断能力和自主能力减弱、情绪激动和精神错乱等。

（二）慢性缺氧

精神症状较为缓和，可表现出精力不集中，容易疲劳，轻度精神抑郁等。

（三）严重缺氧

中枢神经系统功能抑制，表现为表情淡漠、反应迟钝、嗜睡、意识丧失，甚至死亡。中枢神经系统功能障碍的发生机制，主要与缺氧引起脑能量生成不足、脑水肿、脑细胞损伤有关。

（四）高原脑水肿

高原脑水肿是人急速进入高海拔地区时，以及久居高原者在某些因素（如过劳、上呼吸道感染、剧烈运动、精神剧变等）的诱发下，导致机体对高原低压性缺氧环境不适应，由于脑缺氧而引起的严重脑功能障碍。临床表现以严重头痛、呕吐、共济失调、进行性意识障碍为特征，属急性高原病中最严重的疾病之一。若治疗不当常危及生命。国内以往多称为高山（原）昏迷、脑性高山病、急性高原病脑病和高原脑缺氧综合征等。

四、血液系统的变化

（一）红细胞增多

急性缺氧时，交感神经兴奋，脾等储血器官收缩，将储存的血液释放入体循环，可使循环血中的红细胞数目增多；慢性缺氧时红细胞增多主要是由骨髓造血增强所致。

（二）氧离曲线右移

缺氧时，红细胞内2,3-DPG增加，促使氧合血红蛋白解离，导致氧离曲线右移，即血红蛋白与氧的亲和力降低，易于将结合的氧释出供组织利用。但是，如果PaO_2低于8 kPa，则氧离曲线的右移将使血液通过肺泡时结合的氧量减少，使之失去代偿意义。

五、组织细胞的变化

（一）代偿性反应

1. **细胞利用氧的能力增强** 慢性缺氧时，细胞内线粒体的数目和膜的表面积均增加，呼吸链中的酶如琥珀酸脱氢酶、细胞色素氧化酶可增加，使细胞的内呼吸功能增强。

2. **无氧酵解增强** 严重缺氧时，ATP生成减少，ATP/ADP比值下降，以致磷酸果糖激酶活性增强，促使糖酵解过程加强，在一定程度上可补偿能量的不足。

3. 肌红蛋白增加　慢性缺氧可使肌肉中肌红蛋白含量增多。肌红蛋白增加可自血液中摄取更多的氧，具有储存氧的作用。另外，肌红蛋白增多还可加快氧在组织中的弥散。当氧分压进一步降低时，肌红蛋白可释放出大量的氧供细胞利用。

（二）缺氧性细胞损伤

1. 线粒体的改变　慢性缺氧使线粒体数量增多，表面积增大，有利于氧的弥散，起一定代偿作用。但严重缺氧可引起线粒体变形、肿胀、嵴断裂，甚至外膜破裂，基质外溢，加之线粒体内 Ca^{2+} 聚集，使 ATP 产生进一步减少。

2. 细胞膜的变化　缺氧时由于 ATP 生成减少，细胞膜通透性升高，细胞内渗透压升高，可发生细胞水肿；还可导致细胞功能障碍。严重缺氧时，细胞膜对 Ca^{2+} 的通透性增高，Ca^{2+} 内流增多，同时由于 ATP 减少影响 Ca^{2+} 的外流和摄取，使胞质 Ca^{2+} 浓度增加。Ca^{2+} 可抑制线粒体的呼吸功能，激活磷脂酶，使膜磷脂分解。此外，Ca^{2+} 还可激活蛋白酶，促使黄嘌呤脱氢酶转变为黄嘌呤氧化酶，从而增加氧自由基的形成，加重细胞的损伤。

3. 溶酶体的变化　缺氧导致酸中毒，分解膜磷脂，使溶酶体膜的稳定性降低，通透性增高，严重时溶酶体膜可以破裂，溶酶体内蛋白水解酶逸出引起细胞自溶；溶酶体酶进入血液循环可破坏多种组织，造成广泛的细胞损伤。

第四节　缺氧的治疗

氧疗主要是针对病因治疗和纠正缺氧。

吸入氧分压较高的空气或高浓度氧对各种类型的缺氧均有一定的疗效，这种方法称为氧疗。氧疗的效果因缺氧的类型而异，对低张性缺氧的效果最好。吸氧可提高肺泡气氧分压，使 PaO_2、SaO_2 增高，血氧含量增多，因而对组织的供氧增加。但由静脉血分流入动脉引起的低张性缺氧，因分流的血液未经肺泡直接掺入动脉血，故吸氧对改善缺氧的作用不大。

血液性缺氧、循环性缺氧和组织性缺氧者 PaO_2 及 SaO_2 正常，可结合氧的血红蛋白达 95% 左右的饱和度，故吸氧虽然可明显提高 PaO_2，而 SaO_2 的增加却很有限，但吸氧可增加血浆内溶解的氧。CO 中毒，吸入纯氧特别是高压氧可使血液氧分压增高，因氧与 CO 竞争与血红蛋白的结合，可促使碳氧血红蛋白解离，因而治疗效果较好。

氧是生命所必需的，氧疗是缺氧的重要治疗方法，但短时间如果吸入气氧分压过高，则可引起细胞损害、器官功能障碍，即氧中毒。氧中毒的发生取决于吸入气氧分压。在高压氧舱、潜水等高气压环境下，或者长时间、高流量、吸入纯氧时较容易发生氧中毒。

> **思政园地**
>
> **为高原献身的吴天一院士**
>
> "缺氧气，不缺志气，海拔高，目标更高。在高原上，您守望了一条路，开辟了一条路……"2021 年 3 月 3 日晚，《感动中国 2021 年度人物颁奖盛典》在中央电视台综合频道、央视新闻客户端播出，"七一勋章"获得者、中国工程院院士、青海省心脑血管病专科医院原研究员吴天一当选感动中国 2021 年度人物。颁奖典礼上，视频短片里，一个个感人的画面，一段段真情的话语，还原了这位耄耋老人的感人事迹。作为高原事业的开拓者，1958 年，吴天一响应祖国号召来到青海。当时国内的高原医学研究还是一片空白，在没有任何经验可以借鉴的情况下，吴天一克服自身的头痛、胸痛、失眠等高原反应，频繁出入高寒

地带,爬冰卧雪,为牧民治病,收集生理病理数据,受强烈紫外线的影响,吴天一四十多岁时双眼就罹患白内障,在高低压实验氧舱进行首次人体模拟实验时,他的鼓膜被击穿,听力严重受损。在调研途中,他遭遇过六次车祸,留下十四处骨折,最严重的一次,一根肋骨差一点儿穿入心脏。凭借着一股韧劲,吴天一的高原医学研究取得了一系列的开创性成果,青藏铁路建设期间,他主持制定一系列高原病防治措施和急救方案,创造了铁路建筑工人无一例因高原病致死的奇迹,被称为生命的守护神。投身高原医学研究60余年,吴天一提出高原病防治救治国际标准,开创藏族适应生理学研究,诊疗救治藏族群众上万名。

自 测 题

一、选择题

1. 对缺氧最敏感的器官是
   A. 心脏 B. 大脑 C. 肺
   D. 肾 E. 肝脏
2. 循环性缺氧可由下列哪种原因引起
   A. 大气供氧不足 B. 血中红细胞数减少 C. 组织血流量减少
   D. CO 中毒 E. 亚硝酸盐中毒
3. 正常人进入高原或通风不良的矿井中发生缺氧的原因是
   A. 吸入气的氧分压降低 B. 肺气体交换障碍 C. 循环血量减少
   D. 血液携氧能力降低 E. 血红蛋白数量减少

二、简答题

1. 简述氰化物中毒引起缺氧的机制。
2. 低张性缺氧时呼吸系统代偿反应的机制和意义是什么?

三、案例分析

患者,男,30岁,农民,因当日清晨在蔬菜温室内为火炉填煤时晕倒在温室内,4 h 后被发现急诊入院。患者既往体健,体格检查,T 37.5 ℃,R 24/min,HR 110/min,BP 100/70 mmHg,神志不清,口唇呈樱桃红色,余未发现异常。实验室检查,$PaCO_2$ 95 mmHg,HbCO 30%。入院后给予吸氧、补液等治疗后病情迅速好转。

请回答:
1. 引起患者昏迷和神志不清的原因是什么?
2. 简述其发生机制。

(萧 赪)

第十一章数字资源

第十一章 休 克

本章思维导图

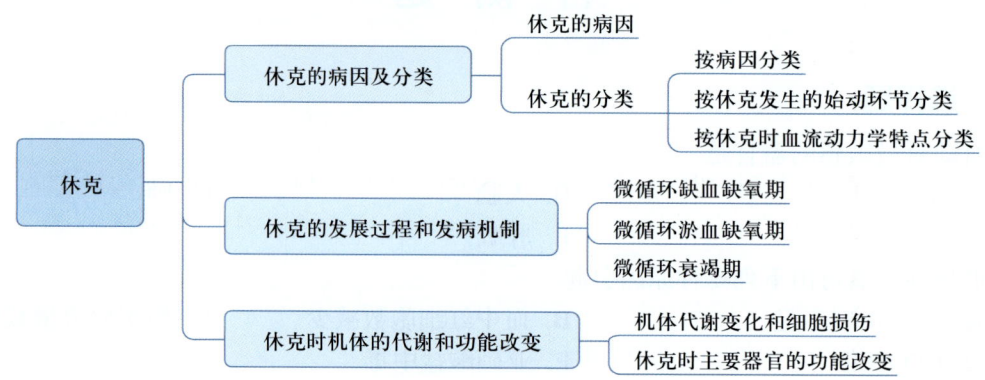

学习目标

1. 解释休克的概念。
2. 阐述休克各期微循环的变化特点、临床表现及其发病机制，休克时机体的功能和代谢的变化。
3. 归纳休克的病因、分类。
4. 举例说明休克的护理原则。
5. 运用所学知识，领会科学严谨的重要性，培养求索创新精神。

导入案例 11-1

患者，男性，60岁，因交通事故被汽车撞伤腹部 1 h 急诊入院，体检：患者神志恍惚，BP 50/30 mmHg，P 140/min，腹胀，压痛，腹肌紧张，叩诊呈浊音。行腹部探查术，术中见肝破裂，腹腔内积血及血凝块共约 2500 ml。

问题：
1. 该患者应属何种休克？
2. 该患者送医院时处于休克哪一阶段？此阶段微循环变化的特点是什么？

休克（shock）一词的原意是震荡或打击。1731 年，法国医师 Le Dran 首次将法语 secousseuc 译成英语 shock 并用于医学领域，描述患者因创伤而引起的临床危重状态。1895 年，Waren 对休克时外部表现做过详细而生动的描述——机体受到强烈"打击"后，出现面色苍白、四肢厥冷、出冷汗、脉搏快而微弱、表情淡漠或神志不清等表现。

对于休克的研究从整体水平到器官水平、组织水平，再到细胞、分子水平，人们对休克的认识经历了一个由浅入深、从现象到本质的过程。目前认为：休克是指各种强烈致病因素作用于机体引起的急性循环功能障碍，以致有效循环血量急剧减少，组织器官微循环血液灌流量严重不足，导致重要器官功能代谢发生严重障碍的全身性病理过程。机体重要器官微循环灌注量急剧减少、细胞受损是休克发生的主要特征。

考点：

休克的概念。

第一节　休克的病因及分类

一、休克的病因

许多强烈的致病因子作用于机体可引起休克。

（一）失血与失液

1. **失血**　大量失血可引起失血性休克，见于外伤、胃溃疡出血、食管下段静脉丛曲张出血及产后大出血等。休克的发生与否取决于失血量和失血速度。若 15 min 内失血量少于全身总血量的 10% 时，机体可通过代偿调节使血压和组织灌流量保持基本正常；若快速失血量超过总血量的 20%，而又得不到及时补充，即可引起休克；若失血量超过总血量的 50%，则往往迅速导致患者死亡。

2. **失液**　剧烈呕吐、腹泻、肠梗阻、大汗淋漓等导致失液。体液丢失引起有效循环血量的锐减而导致失液性休克，过去称为虚脱。

（二）烧伤

大面积烧伤，因伴有血浆大量丢失，可引起循环血量的减少，引起烧伤性休克。烧伤性休克的发生早期与疼痛及低血容量有关，晚期可能因继发感染，发展为感染性休克。

（三）严重创伤

严重创伤如车祸、严重挤压伤、撞伤、骨折等可导致严重的失血和失液，使循环血量减少，加上剧烈的疼痛从而引起创伤性休克的发生。

（四）感染

严重感染特别是革兰氏阴性细菌感染常可引起感染性休克，常伴有毒血症和败血症。由于细菌内毒素在休克发生中起重要作用，故又称内毒素休克或中毒性休克。

（五）过敏

给过敏体质的患者注射了某些药物（如青霉素）、血清制剂或疫苗等可能会引起过敏性休克。

（六）心脏病变

大面积急性心肌梗死、急性心肌炎、心包填塞及严重的心律失常，导致心输出量明显减少，有效循环血量和灌流量下降，引起心源性休克。

（七）强烈神经刺激

剧烈疼痛、高位脊髓麻醉意外或损伤，可使血管舒张、外周阻力降低、回心血量减少、血压下降，可引起神经源性休克。

二、休克的分类

（一）按病因分类

可分为失血性休克、失液性休克、感染性休克、过敏性休克、心源性休克、神经源性休克等。

（二）按休克发生的始动环节分类

尽管导致休克的原因很多，但休克发生的共同基础是通过血容量减少、血管床容积增大和心输出量急剧降低这三个始动环节，使机体有效循环血量减少而引起休克。因此，按始动环节可将休克分类以下三类：

1. **低血容量性休克**　由于血容量减少而引起，见于失血、失液、烧伤等。大量的体液丧失使血容量急剧减少，静脉回流不足，心输出量减少，血压下降，微循环灌流量减少。

2. **血管源性休克**　正常时，20%的毛细血管交替开放，80%的毛细血管处于关闭状态，毛细血管网中的血量仅占总血量的6%左右。由于某些病因作用，使一些血管活性物质大量释放，导致外周小血管扩张，血管床容积增大，大量血液淤积于扩张的小血管内，使有效循环血量减少而引起休克，见于过敏性休克、感染性休克及神经源性休克。

3. **心源性休克**　由于心脏泵血功能减弱，心输出量急剧减少，导致有效循环血量下降而引起的休克，见于各种原因引起的急性心功能衰竭（图11-1）。

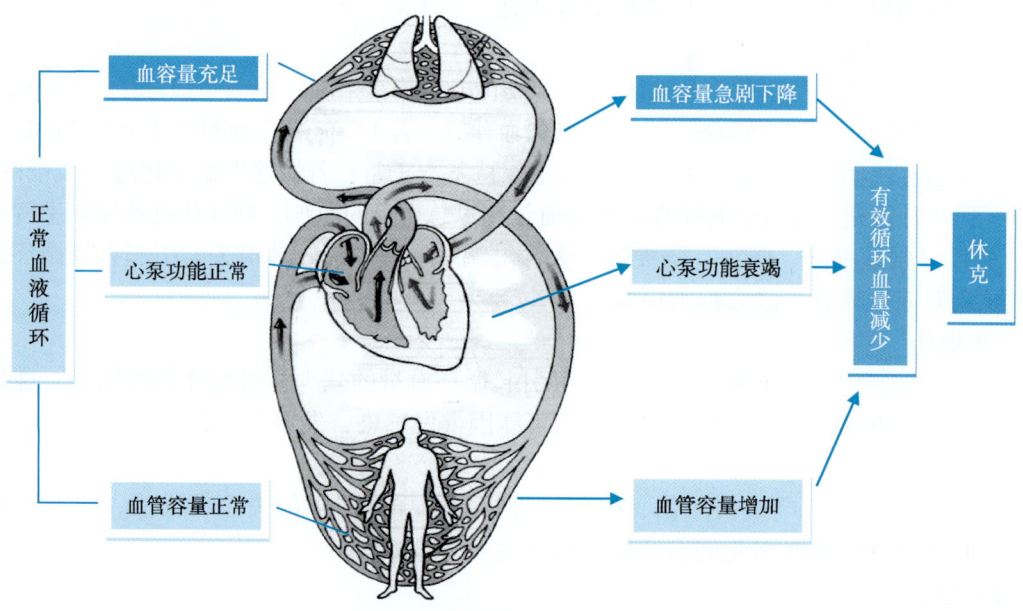

图11-1　休克发生的始动环节

知识链接

有效循环血量减少与休克的发生

休克病因各异，但大多数休克的发生都存在有效循环血量减少的共同发病学环节。机体有效循环血量的维持是由三个因素决定的：①足够的血容量；②正常的血管舒缩功能；③正常的心脏泵血功能。各种病因均可通过这三个因素中的一个或几个，影响有效循环血量，使微循环功能障碍导致组织灌流量减少而引起休克。如过敏性休克的发生主要与两个始动环节有关：①过敏反应使血管广泛扩张，血管床容积增大；②毛细血管通透性增高使血浆外渗，血容量减少。脓毒性休克的发生与三个始动环节均有关。

第二节　休克的发展过程及发病机制

虽然休克的病因和始动环节不同，但微循环障碍依然被认为是休克发生的共同环节。微循环是指微动脉和微静脉之间的血液循环，是血液与组织细胞进行物质交换的场所。典型的微循环一般由微动脉、后微动脉、毛细血管前括约肌、真毛细血管、通血毛细血管、动-静脉吻合支和微静脉等共同组成（图11-2）。

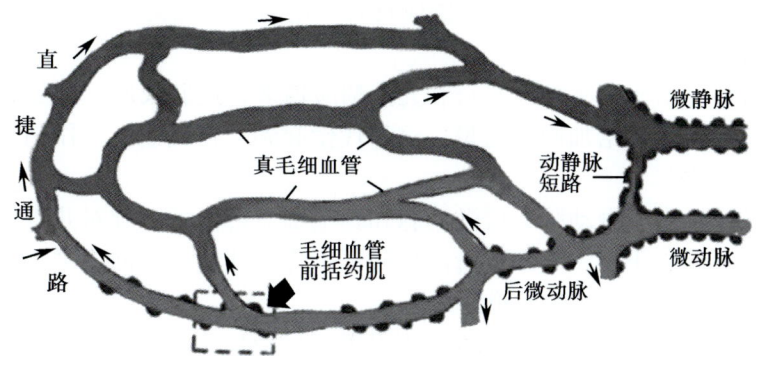

图 11-2　正常微循环的结构图

尽管休克的发生原因不同，但在多数休克的发展过程中，微循环呈规律性变化。以典型的失血性休克为例，微循环的改变大致可分为以下三期。

一、微循环缺血缺氧期

微循环缺血缺氧期又称休克早期、代偿期。

（一）微循环的变化
此期微循环的表现（图11-3）：
1. 微动脉、后微动脉、毛细血管前括约肌、微静脉等微血管收缩。
2. 真毛细血管网关闭。
3. 动-静脉吻合支开放。

特点：微循环缺血、缺氧，血液灌流量减少，呈"少灌少流，灌少于流"状态。

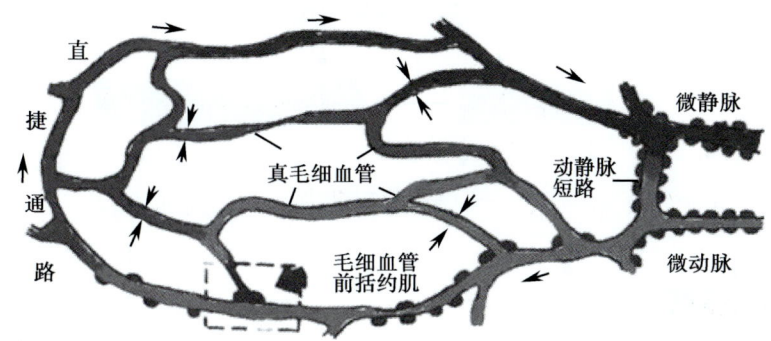

图 11-3　微循环缺血缺氧期微循环变化示意图

（二）微循环变化的发生机制
此期的微循环变化发生机制主要是由于交感-肾上腺髓质系统强烈兴奋以及缩血管物质的增多所致。当失血引起血容量急剧减少，使交感-肾上腺髓质系统强烈兴奋，儿茶酚胺大量释放入血,可为正常的几十甚至几百倍。使 α 受体丰富的皮肤、内脏和肾小血管强烈收缩,毛细血管前阻力明显增加,微循环的灌流量急剧减少。而 β 受体受刺激则使动 - 静脉短路开放,血液绕过真毛细血管网直接进入微静脉,使微循环的灌流量减少,组织发生缺血、缺氧。

此外,肾素 - 血管紧张素 - 醛固酮系统活性增强,血管紧张素Ⅱ等体液因子增多,也促使全身小血管(心、脑除外)强烈收缩。

(三)微循环变化的代偿意义

上述微循环的变化一方面引起皮肤、腹腔内脏和肾等器官局部组织缺血、缺氧,另一方面对于保证重要器官——心、脑血管的血液供应具有一定的代偿意义。

1. 回心血量增加

(1)"自我输血":由于交感神经兴奋和儿茶酚胺增多,皮肤及肝、脾等容量血管中的微小血管收缩,可短暂、快速地增加回心血量,这种代偿起到"自我输血"作用,是休克时增加回心血量的"第一道防线"。

(2)"自我输液":由于微动脉、后微动脉和真毛细血管比微静脉对儿茶酚胺更敏感,导致毛细血管前阻力比后阻力更大,毛细血管流体静压下降,使组织液回流进入血管,补充了血容量,是休克时增加回心血量的"第二道防线"。

2. 血液重新分布 由于不同脏器的血管对儿茶酚胺反应不一,皮肤、内脏、骨骼肌、肾的血管 α 受体密度高,对儿茶酚胺的敏感性较高,收缩更甚;而脑动脉和冠状动脉血管因 α 受体密度低而血管口径无明显改变,其中冠状动脉可因 β 受体的作用而出现舒张反应,使心、脑血流量正常或增加,保证了心、脑的血液供应。

3. 维持动脉血压 由于交感神经兴奋和儿茶酚胺增多,全身小动脉痉挛收缩,可使外周阻力增高,在回心血量增加和心输出量增加的共同作用下,减少血压的下降程度,使血压维持正常甚至轻微升高,以保证心、脑的血液供应。

微循环变化的代偿意义主要表现在保证心、脑重要器官的血液供应(图 11-4)。

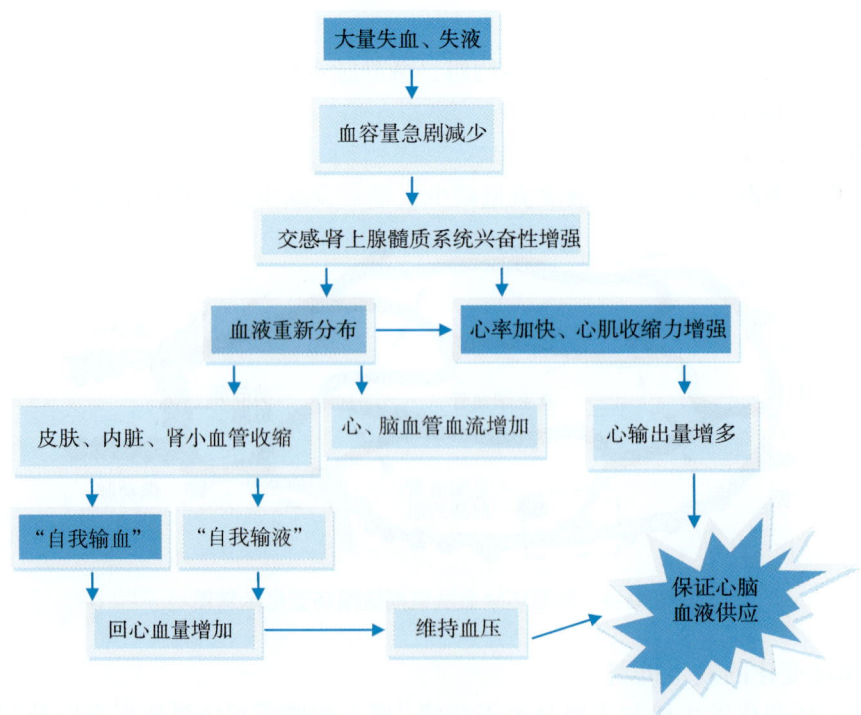

图 11-4 微循环缺血缺氧期微循环变化的代偿意义

考点：

"自我输血""自我输液"。

（四）临床表现

此期患者主要临床表现：面色苍白、四肢湿冷、尿量减少、脉搏细速、心率加快、血压可正常，脉压减少等。由于心、脑血液灌流量仍可正常，故此期患者神志一般是清醒的，因应激可有烦躁不安（图11-5）。

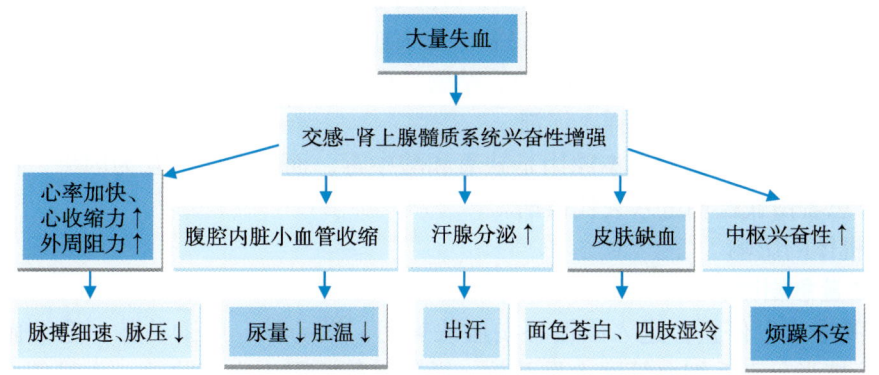

图11-5 微循环缺血缺氧期主要临床表现示意图

若此期能及时消除病因，补充足够血容量，改善组织灌流量，恢复循环血量，可使患者脱离危险；若此期患者未得到及时治疗，则休克可进入微循环淤血缺氧期。

二、微循环淤血缺氧期

微循环淤血缺氧期又称休克期、失代偿期。

（一）微循环的变化

此期微循环的表现见图11-6。

1. 微动脉、后微动脉、毛细血管前括约肌等前阻力血管舒张，微静脉等后阻力血管收缩。
2. 真毛细血管网大量开放。
3. 血流速度显著减慢，红细胞和血小板聚集，白细胞滚动、贴壁、嵌塞，血液黏度增加，微循环淤血，组织灌流量进一步减少，缺氧更为严重。

此期特点为微循环淤血缺氧，呈"灌多于流"状态，回心血量减少，有效循环血量急剧下降。

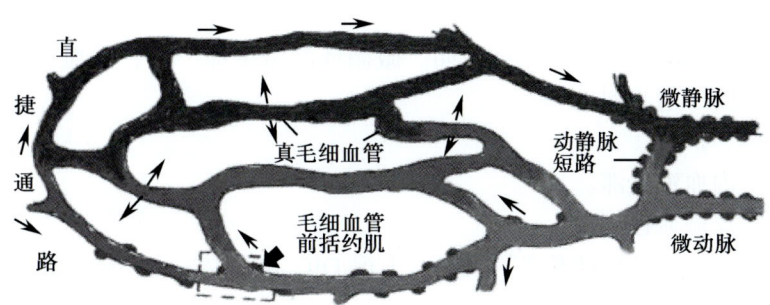

图11-6 微循环淤血缺氧期微循环变化示意图

（二）微循环变化的发生机制

进入休克期，交感-肾上腺髓质系统更加兴奋，其他缩血管物质也可能进一步增加。

1. 酸中毒 休克早期微循环持续缺血、缺氧，无氧酵解增强，产生乳酸等酸性产物堆积而引起酸中毒。在酸性环境中，微动脉和毛细血管前括约肌对酸性产物的耐受性较差，对儿茶酚胺的缩血管反应性降低，前阻力血管表现为扩张，毛细血管大量开放，血管容量大大增加；而微静脉对酸性产物的耐受性较强，在儿茶酚胺的作用下继续收缩。因此微循环呈现"灌多于流"，淤血缺氧的状态。

2. 局部扩血管代谢产物增多 持续的缺血、缺氧、酸中毒刺激肥大细胞释放组胺，以及无氧代谢产生的代谢产物如激肽、腺苷等物质增多，可使小血管扩张，毛细血管通透性增加，血浆外渗。

3. 血液流变学改变 因微循环淤血缺氧，毛细血管通透性增加，组织液生成增多，使血液浓缩，红细胞和血小板聚集，白细胞滚动、贴壁、嵌塞，血液黏度增加。这些因素进一步引起血流缓慢，加重血液泥化（泥浆样）淤滞。

综上所述，微循环淤血的根本原因是缺氧和酸中毒，而二者又可互为因果，使微循环障碍进一步发展，患者由代偿期进入失代偿期。

（三）对机体的影响

1. 回心血量急剧减少

（1）"自我输血"停止：进入微循环淤血缺氧期，微动脉、后微动脉、毛细血管前括约肌等前阻力血管扩张，真毛细血管网大量开放，微静脉等后阻力血管收缩，大量的血液淤积在毛细血管内，不仅"自我输血"停止且血管容量明显增加，回心血量减少。

（2）"自我输液"停止：进入微循环淤血缺氧期，毛细血管后阻力大于前阻力，血管内流体静压升高，不仅"自我输液"停止且组织液生成增多，血液浓缩，红细胞和血小板聚集，白细胞滚动、贴壁、嵌塞，血液黏度增加，血流缓慢。

2. 血压进行性下降 由于血管床大量开放，血管容量增加，回心血量急剧减少，导致动脉血压进行性下降，最终心脑血管的血流量严重减少（图11-7）。

（四）临床表现

此期患者主要临床表现：因微循环淤血，回心血量减少、心输出量减少、血压下降，引起脑缺血，患者表现为神志淡漠、意识模糊甚至昏迷；因皮肤淤血出现发绀、花斑现象；血压明显下降、脉压缩小、脉搏细速、心率加快；少尿或无尿（图11-8）。

此期若采取补充足够血容量，改善组织灌流量，纠正酸中毒等措施，仍可使患者脱离危险；若此期治疗不当，则休克可进入DIC期。

三、微循环衰竭期

微循环衰竭期又称休克晚期、难治期、DIC期。

（一）微循环的变化

此期是休克发展的晚期，亦称休克晚期。微循环淤滞更加严重，微血管平滑肌麻痹，并可发生DIC，故亦称DIC期（图11-9）。

1. 微血管麻痹、扩张。
2. 真毛细血管内血液淤滞。
3. 微血管内广泛微血栓形成。

此期特点为微循环呈"不灌不流"状态，出现DIC和重要器官功能障碍和衰竭。

（二）微循环变化的发生机制

1. 微循环衰竭 在严重的缺氧和酸中毒的作用下，微血管对血管活性物质失去反应，导致

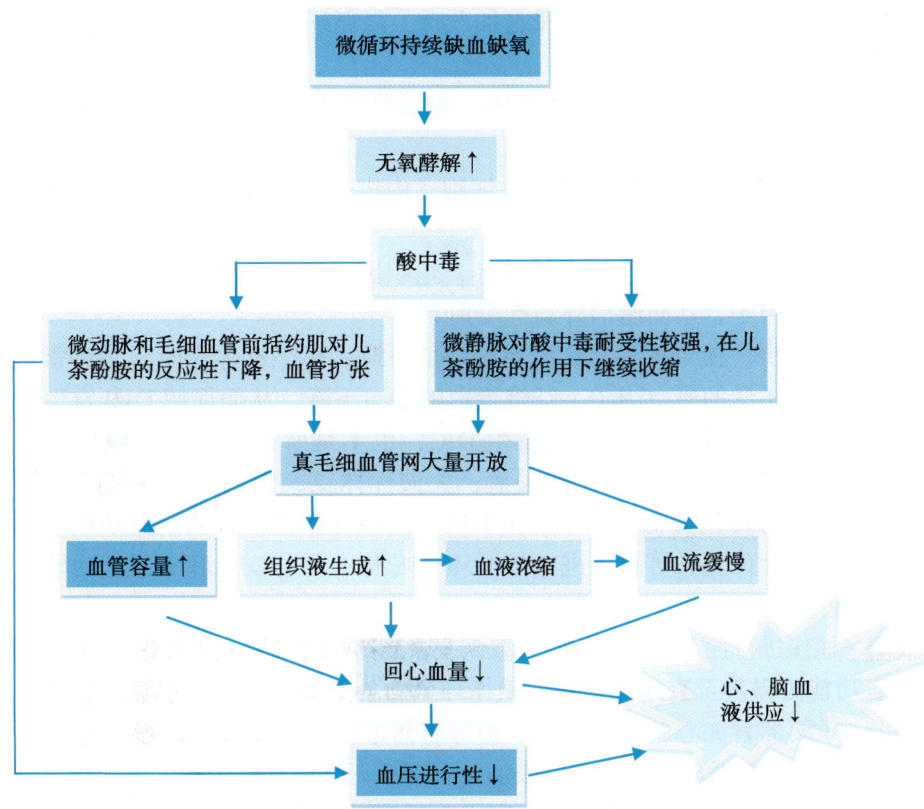

图 11-7　微循环淤血缺氧期失代偿对机体的影响示意图

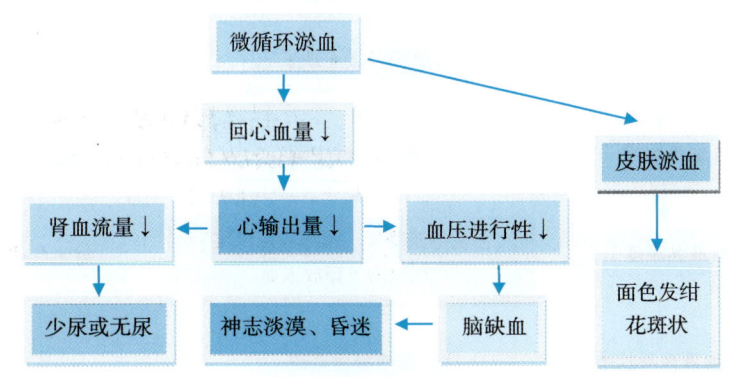

图 11-8　微循环淤血缺氧期主要临床表现示意图

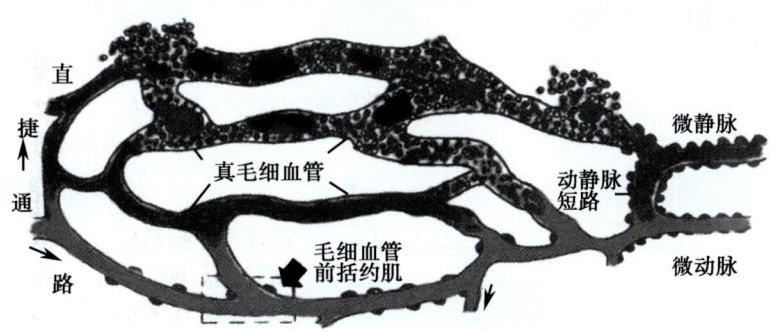

图 11-9　微循环衰竭期微循环变化示意图

血管平滑肌麻痹，微血管扩张，微循环淤滞更加严重，微循环不灌不流，处于衰竭状态。

2. DIC 的发生

（1）由于血液进一步浓缩，血流速度缓慢，血液黏滞度增加，血液处于高凝状态，促进 DIC 的发生。

（2）缺氧、酸中毒和内毒素损伤血管内皮细胞，内皮下胶原纤维暴露，从而激活内源性凝血系统。

（3）烧伤、创伤性休克可由于组织大量破坏，组织因子释放入血。此外内毒素可促使中性粒细胞合成、释放组织因子，从而激活外源性凝血系统。

（4）血液灌流量减少，使单核吞噬细胞系统功能下降；感染性休克时，内毒素还可封闭单核吞噬细胞系统致清除激活的凝血因子、纤维蛋白的能力下降，从而促使 DIC 发生。

应当指出，并非所有休克患者都一定发生 DIC，也不是所有的休克必须从缺血缺氧期开始，至淤血缺氧期再至微循环衰竭期。如失血、失液性休克，常从缺血缺氧期开始，逐步发展，若抢救及时，患者可转危为安，并不发生 DIC；过敏性休克，常从淤血缺氧期开始；而严重的感染性休克、创伤性休克，可直接进入微循环衰竭期，发生 DIC 和多器官功能衰竭。

（三）临床表现

1. **循环衰竭** 血压进行性下降，升压药难以恢复；脉搏快且细弱，中心静脉压低，静脉塌陷。

2. **重要器官功能障碍甚至衰竭等表现** 微循环微血栓形成，微循环灌流严重不足，细胞受损乃至细胞死亡。重要器官如心脏、脑、肺、肾等脏器发生功能障碍或衰竭。

休克一旦发生，DIC 微循环障碍将进一步加重，形成恶性循环。大量的微血栓形成使回心血量减少；DIC 的出血使循环血量进一步减少；凝血与纤溶过程的产物，如纤维蛋白降解产物增加血管壁通透性；微血栓使心脏等重要器官发生梗死，出现心脏及其他重要器官功能衰竭。以上多因素共同作用下，使得微循环障碍进一步恶化，因此休克晚期治疗极其困难（图 11-10）。

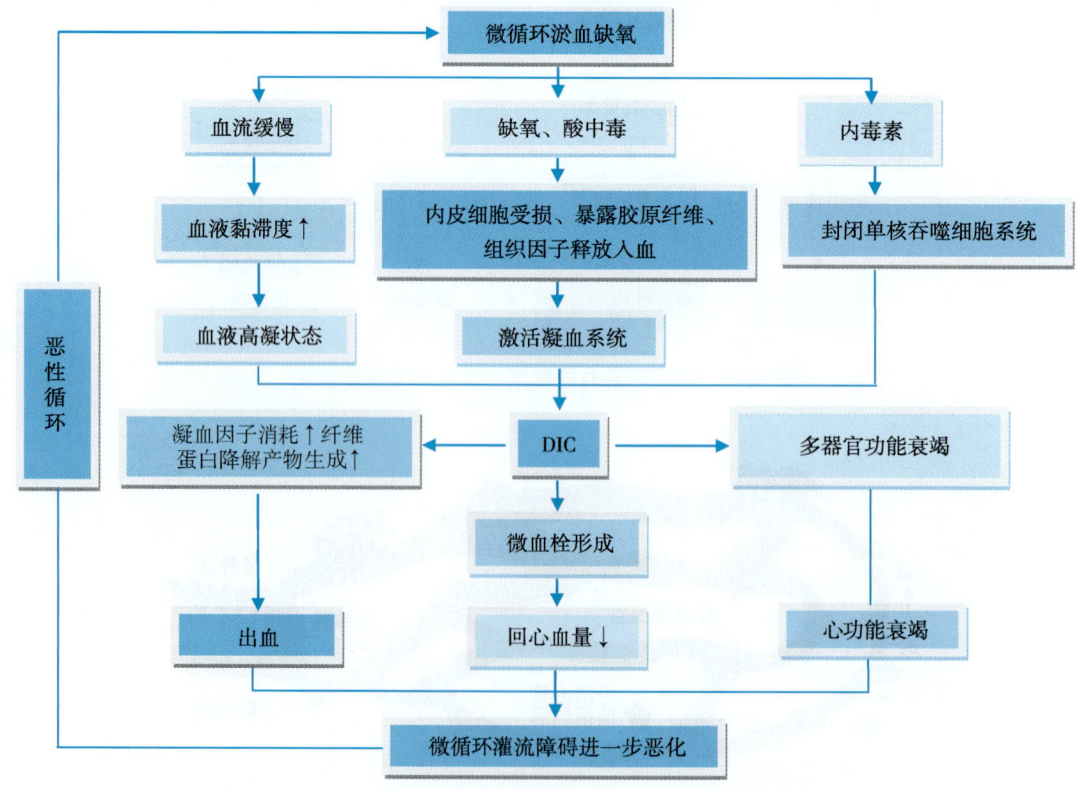

图 11-10 微循环衰竭期微循环变化发生机制示意图

> **考点：**
> 休克时各期微循环变化特点及临床表现。

第三节　休克时机体的代谢和功能改变

一、机体代谢变化及细胞损伤

休克时，由于微循环灌流障碍，能量生成减少，神经内分泌功能紊乱，使机体代谢与功能发生多方面的紊乱。

（一）代谢障碍

1. **能量代谢障碍**　严重的组织缺氧，使细胞的有氧氧化受到抑制，无氧酵解增强，ATP生成显著减少，蛋白质和酶合成减少，不能维持细胞的正常结构和功能。

2. **代谢性酸中毒**　休克时的微循环障碍及组织缺氧，使葡萄糖无氧酵解增强，乳酸生成增多。同时，由于肝功能受损，乳酸的转化和利用减弱；肾功能受损不能将乳酸排除等，导致代谢性酸中毒的产生。

（二）细胞损伤

1. **细胞膜损伤**　细胞膜是休克时细胞最早发生损伤的部位。主要表现为细胞膜离子泵功能障碍、细胞膜通透性增加、膜受体功能障碍。其结果是细胞内外离子分布异常：Na^+内流增加、K^+外流增加、Ca^{2+}内流增加，膜电位下降，细胞水肿等。因此，在治疗休克的过程中必须注意保护细胞膜。

2. **线粒体损伤**　休克时线粒体肿胀、致密结构和嵴消失等形态改变，钙盐沉积，最后崩解破坏。线粒体是能量产生的重要部位，线粒体受损氧化磷酸化障碍，ATP生成减少，进一步影响细胞功能，最终导致细胞死亡。

3. **溶酶体损伤**　休克时缺血、缺氧、酸中毒引起溶酶体破裂，释放溶酶体酶，引起细胞自溶；消化基底膜，使血管壁通透性增加；激活激肽系统、补体系统，促进炎症介质的释放；形成心肌抑制因子，使心肌收缩性下降，抑制单核吞噬细胞系统功能，引起腹腔小血管收缩。因此，溶酶体膜的损伤、溶酶体酶的大量释放，在休克的发生、发展与恶化中起着重要作用（图11-11）。

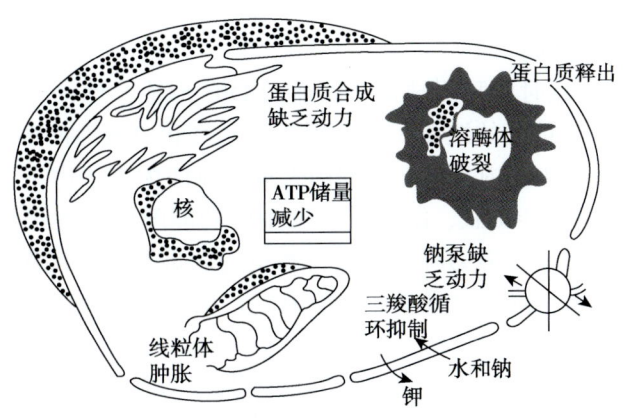

图 11-11　休克时细胞损伤示意图

二、休克时主要器官的功能改变

（一）肾功能变化

休克时肾是最早且最易受到损伤的器官，常出现急性肾衰竭，称为休克肾。临床表现为少尿、无尿、高钾血症、代谢性酸中毒、氮质血症等。休克早期因交感-肾上腺髓质系统强烈兴奋，导致肾血管收缩，肾血流量不足，肾小球滤过率下降；同时因醛固酮、抗利尿激素水平增加，肾小管重吸收增加，出现少尿、无尿。此时若及时恢复有效循环血量，肾血流量得以恢复，肾功能即可恢复，称为功能性肾衰竭。而休克中、晚期，由于肾缺血时间过长，肾小管出现缺血性坏死，即使恢复肾血流量仍不能在短时间内恢复肾功能，称为器质性肾衰竭。

> **知识链接**
>
> **肾微循环灌流情况的判断**
>
> 临床上常以尿量变化作为判断肾微循环灌流情况的重要指标之一，如果尿量每小时少于 20 ml，提示肾微循环灌流不足。因此在休克监护过程中仔细观察尿量的变化，对临床判断休克疗效和预后十分重要。

（二）肺功能变化

休克早期呼吸中枢兴奋使呼吸加快，甚至通气过度，可引起低碳酸血症和呼吸性碱中毒。如果病情恶化，损伤较严重，可导致休克肺（或称成人呼吸窘迫综合征，ARDS），病理变化有肺淤血、水肿、出血、局灶性肺不张、微血栓和肺泡透明膜形成等（透明膜是指覆盖在肺泡膜表面由毛细血管逸出的蛋白和细胞碎片等凝成的一层膜状物），主要表现为进行性呼吸困难、进行性低氧血症、发绀等。

（三）心脏功能变化

除心源性休克外，休克早期由于交感-肾上腺髓质系统强烈兴奋，心功能代偿作用增强，表现为心率加快、心肌收缩性增强。随着休克的发展，多种有害因素作用于心脏，心功能下降，心输出量减少，重者出现心力衰竭。

（四）脑功能障碍

休克早期脑供血无明显改变，患者表现为烦躁不安；休克中、晚期血压进行性下降，DIC出现，脑组织严重缺血、缺氧，患者出现神志淡漠甚至昏迷。严重者可出现脑水肿、脑疝，导致患者死亡。

（五）消化道和肝功能障碍

1. **胃肠功能障碍** 休克时胃肠因缺血、淤血及 DIC 形成，使消化液分泌减少及胃肠蠕动减弱，消化功能明显障碍；持续的缺血，可致胃黏膜糜烂和应激性溃疡。另外，由于肠道屏障功能的削弱，肠道内细菌产生的内毒素甚至细菌大量入血使休克恶化。

2. **肝功能障碍** 休克时肝缺血、淤血，可发生肝功能障碍，由于不能将乳酸转化为葡萄糖，可加重酸中毒；另外肝解毒能力降低，来自肠道的内毒素可直接损伤肝细胞。肝功能障碍凝血因子的合成与清除能力下降可出现凝血功能障碍，从而促进休克的发展。

（六）多器官功能衰竭综合征

休克过程中常出现肾、肺、心、脑、肝、胃肠等器官功能受损。急性肾衰竭、急性肺衰竭曾经是休克患者主要的死亡原因。随着对休克认识的深入和治疗水平的不断提高，单个器官功能衰竭的危重患者抢救的成功率提高。然而，多器官功能衰竭仍是目前休克患者死亡的最主要原因。多器官功能衰竭综合征（multiple organ dysfunction syndrome，MODS）是指严重的休克，原无器官功能障碍的患者同时或在短时间内相继出现两个或两个以上器官系统的功能障碍的综合征。多器官功能衰竭（multiple organ failure，MOF）指器官功能已经达到衰竭的程度。晚期，患者常因 MOF 而导致死亡。

> **思政园地**
>
> **事故有大小，生命无返程**
>
> 　　2019 年 12 月 20 日，杭州某车祸现场，外卖小哥王师傅多次主动想要扶着电瓶车离开，都被司机陈先生"抓"了回来，一定要带他去医院走完处置流程。没想到这份固执，最终拯救了王师傅的生命。在接诊医生询问病情时，王师傅突然觉得一阵心慌，随即头晕目眩，浑身冒汗。医生意识到王师傅的病情并没有表面看起来那么简单，赶紧安排相关检查，结果竟是脾破裂。结合临床表现和影像资料，王师傅因脾破裂正处于失血性休克代偿期，若不及时救治，继续出血病情发展，随时危及生命。手术刻不容缓，医院立即开通绿色通道，王师傅被迅速送进手术室进行急诊手术，脱离了生命危险。
>
> 　　临床上像王师傅这样的案例并非少数，很多人觉得事故发生时，只要没有皮外伤就没啥事，殊不知与肉眼可见的明显外伤相比，肉眼看不见的胸腹内脏器损伤更要命！摔跤或发生交通事故后，千万不要掉以轻心。请在第一时间，评估自身情况，是否有明显外伤、扭伤或者其他明显不适。如果是钝性损伤，比如重物砸到胸口、腹部受到重击，无论有无明显症状或外伤，都应尽快去医院做全面检查和处理，排除隐患。

自 测 题

一、选择题

1. 休克的本质为
   A. 动脉血压下降　　　　　　　　　B. 中心静脉压下降
   C. 微循环灌流障碍　　　　　　　　D. 心肌收缩力减弱
   E. 静脉血压下降
2. 休克期微循环灌流的特点是
   A. 灌多于流　　　　B. 不灌不流　　　　C. 灌少于流
   D. 多灌多流　　　　E. 灌而不流
3. 休克过程中，最早最容易受损害的器官是
   A. 肾　　　　　　　B. 心脏　　　　　　C. 脑
   D. 肝　　　　　　　E. 胃

二、简答题

1. 什么是休克？休克按其微循环变化可分为哪几个阶段？
2. 休克早期微循环改变有何代偿意义？

三、案例分析

患者，男性，19岁，外出务工，不慎从高处坠落，事发后由他人救起，体查：面色苍白、脉搏细弱，四肢冷、出汗，左耻骨联合及大腿根部大片瘀斑、血肿。BP 75/60 mmHg，HR 125/min，T 36.8 ℃。伤后送医院，途中患者渐转入昏迷，皮肤瘀斑，最终死亡。

请回答：

1. 该患者应属何种休克？
2. 送院前该患者处于休克哪一阶段？
3. 此阶段微循环灌流的特点是什么？
4. 请从病理生理的角度提出抢救此患者的原则。

（李清叶　贺　军）

第十二章　弥散性血管内凝血

本章思维导图

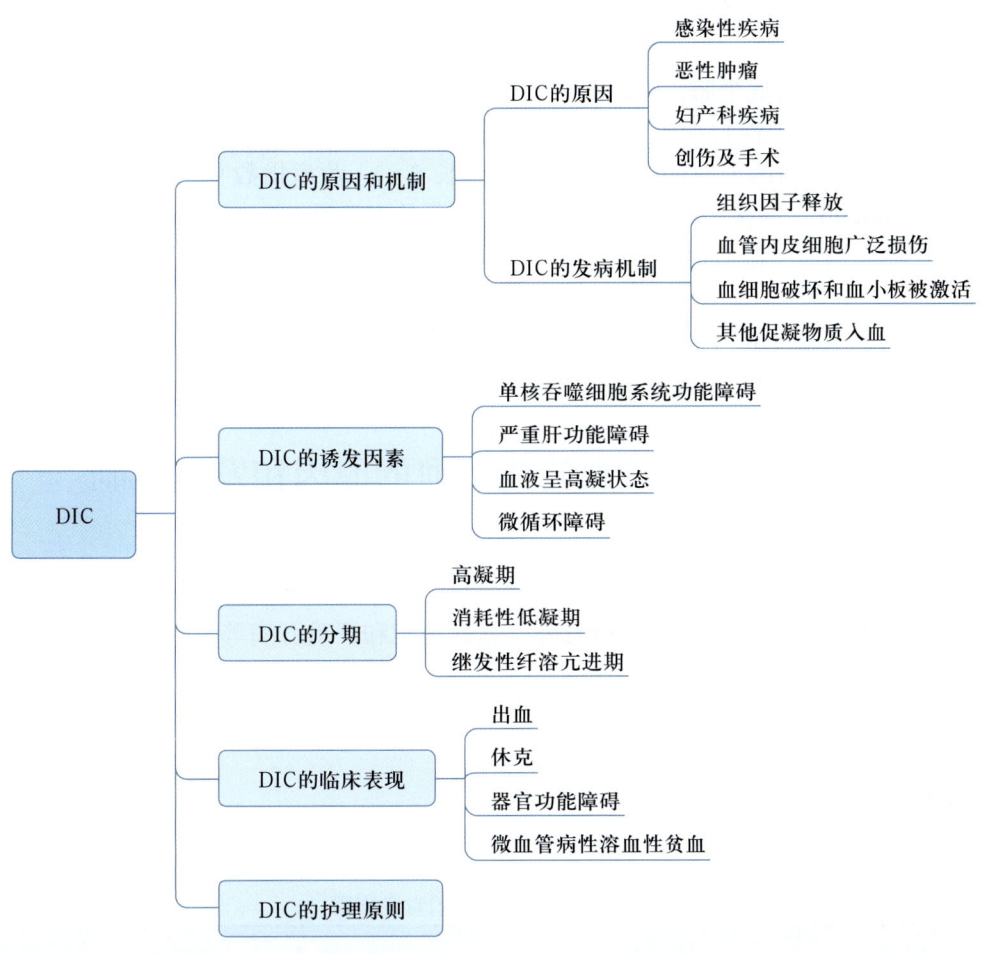

学习目标

1. 归纳弥散性血管内凝血（DIC）的概念、病因、发病机制以及临床表现。
2. 解释 DIC 的诱发因素。
3. 知道 DIC 的分期及主要特点。
4. 熟记 DIC 的临床表现。
5. 知道 DIC 的分期和分型、DIC 的护理原则。
6. 运用所学知识，领会量变到质变的哲学思想。

弥散性血管内凝血（disseminated intravascular coagulation，DIC）是指在某些致病因素的作用下，凝血因子和血小板被激活，凝血酶增多，微循环中形成广泛的微血栓，继而因大量凝血因子和血小板被消耗，继发性纤维蛋白溶解功能增强，机体出现以凝血功能障碍为特征的病理生理过程。主要表现为出血、休克、器官功能障碍和微血管病性溶血性贫血等，是一种危重的综合征。

导入案例 12-1

患者，孙某，女，23岁。孕8个月自觉胎动消失，当地医院诊断为死胎。5天后，产钳分娩一死胎，胎盘、胎膜排出完整，产后2 h内流血不止，约1000 ml。产后14 h，出现抽搐一次，当时神志不清，经输液、输血、止血等治疗后患者清醒，但出血仍无好转，急转诊治疗。

体检：血压已测不出，P 130/min，重度贫血貌，神志清楚。巩膜轻度黄染，双上肢及腹部皮肤可见多处大片出血斑。心音钝、律整、心率130/min，双肺呼吸音清，未闻及干、湿啰音。腹平软，肝脾未触及。宫底平脐，轮廓清。妇检：宫颈无裂伤及出血，其他未见异常。实验室检查：WBC 7.2×10^9/L，中性粒细胞0.7，淋巴细胞0.3，Hb 90 g/L。血小板 7.0×10^9/L，出、凝血时间均为1 min，凝血酶原时间17 s（比对照延长5 s），黄疸指数9，总胆红素25.5 μmol/L，直接胆红素4.1 μmol/L，间接胆红素21.4 μmol/L，其他检查（略）。

诊断：产后大出血、出血性休克、DIC。

问题：
1. 该患者诊断急性DIC的依据是什么？
2. 该患者发生DIC的原因及机制是什么？

第一节　弥散性血管内凝血的原因和发病机制

一、弥散性血管内凝血的原因

引起DIC的原因有严重创伤、产科意外、恶性肿瘤和严重肝病等，最常见的是严重感染性疾病（表12-1）。

考点：

引起DIC最常见的病因。

表 12-1　引起 DIC 的常见原因

类型	所占比例	常见疾病
感染性疾病	31%～43%	病毒性肝炎、流行性出血热、病毒性心肌炎等
恶性肿瘤	24%～34%	消化、泌尿生殖系统恶性肿瘤及白血病等
妇产科疾病	4%～12%	流产、死胎滞留、羊水栓塞、胎盘早剥等
创伤及手术	1%～5%	严重软组织创伤、挤压综合征、大面积烧伤和大手术等
医源性	4%～8%	药物、医疗操作、肿瘤治疗等
其他	15%	非感染性心内膜炎、呼吸衰竭、酮症酸中毒等

二、弥散性血管内凝血的发病机制

正常机体存在凝血、抗凝血及纤维蛋白溶解系统,三者保持动态平衡。各种病因通过不同途径激活机体的内源性或外源性凝血系统而引起血液凝固性升高,导致DIC发生(图12-1)。

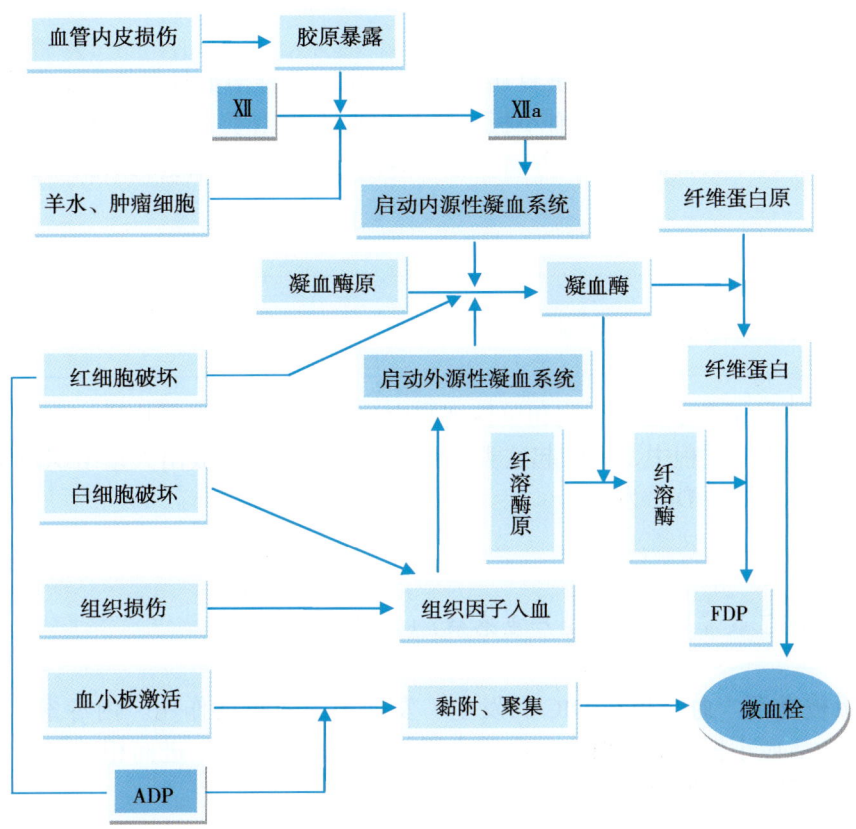

图12-1 DIC的发生机制示意图

(一)组织因子释放

严重的创伤、烧伤、大手术、产科意外(胎盘早期剥离、宫内死胎滞留等)等导致的组织损伤,恶性肿瘤(前列腺癌、胃癌等)组织坏死,白血病放、化疗后所致的白血病细胞大量破坏等情况下,可释放大量组织因子入血,启动外源性凝血系统引起DIC。

> **考点:**
> 产科意外(胎盘早期剥离、宫内死胎滞留等)引起DIC的机制。

(二)血管内皮细胞损伤

细菌及其内毒素、病毒、螺旋体、抗原-抗体复合物、持续的缺血、缺氧、酸中毒和高热等均可使血管内皮细胞损伤,其后果是:①受损的血管内皮细胞释放组织因子,启动外源性凝血系统;②血管内皮细胞受损可引起血小板黏附、聚集和释放反应;③血管内皮细胞受损,使带负电荷的胶原纤维暴露,与血液中凝血因子Ⅻ接触后,因子Ⅻ被激活成为Ⅻa,启动内源性凝血系统。同时,Ⅻa可使激肽释放酶原(Prekallikrein,PK)转变为激肽释放酶(Kallikrein,K),

后者又反过来水解因子Ⅻ，生成具有Ⅻa活性的Ⅻf，从而使内源性凝血系统的反应加速。Ⅻa和Ⅻf还可相继激活纤溶、激肽和补体系统，进一步促进DIC发展。

 考点：

为什么引起 DIC 最常见的病因是严重感染？（一）

（三）血细胞破坏和血小板被激活

1. 红细胞破坏 当异型输血、蚕豆病、恶性疟疾、急性溶血性贫血时，红细胞被大量破坏，一方面，可释放出 ADP，激活血小板，释放出血小板因子（platelet factor，PF），促进血小板黏附、聚集等，导致凝血；另一方面，急性溶血时，大量红细胞膜磷脂的释放有直接的促凝作用。

 考点：

红细胞大量破坏引起 DIC 的机制。

2. 白细胞破坏 正常中性粒细胞和单核细胞内含有较丰富的促凝物质。在严重感染或早幼粒细胞性白血病的化疗过程中，可引起这类细胞的大量破坏，释放出大量组织因子样物质，启动外源性凝血系统，促进 DIC 发生。

 考点：

为什么引起 DIC 最常见的病因是严重感染？（二）

3. 血小板被激活 血小板在 DIC 的发生、发展中起着重要作用。内毒素、免疫复合物、凝血酶等皆可激活血小板，促进血小板黏附在受损血管内皮表面，进而相互聚集。血小板聚集后释放多种血小板因子，加速凝血反应。

 考点：

为什么引起 DIC 最常见的病因是严重感染？（三）

（四）其他促凝物质入血

某些蛋白酶入血，如急性坏死性胰腺炎时，大量胰蛋白酶入血可促使凝血酶原转变成凝血酶；某些蛇毒能使凝血酶原转变为凝血酶，或使纤维蛋白原转变为纤维蛋白而发生 DIC。恶性肿瘤血道转移、菌血症、脂肪栓塞及静脉误输中、高分子右旋糖酐等，这些大分子物质在血液中可通过表面接触作用激活Ⅻ因子，启动内源性凝血系统而引起 DIC。

 考点：

为什么引起 DIC 最常见的病因是严重感染？

 考点：

引起 DIC 发生的机制。

第二节　弥散性血管内凝血的诱发因素

除上述原因外，还有很多因素可以诱发DIC，并影响其进展速度及严重程度。常见的诱因有。

一、单核吞噬细胞系统功能障碍

单核吞噬细胞系统具有吞噬、清除血液中已活化的凝血因子和其他促凝物质的功能，某些因素导致其功能被抑制而诱发DIC。比如感染性休克、创伤时，由于该系统吞噬大量细菌、内毒素或坏死组织，功能处于"封闭"状态；长期大量使用肾上腺糖皮质激素或严重的酮症酸中毒时，单核吞噬细胞系统的功能被抑制。

 考点：

单核吞噬细胞系统功能障碍容易诱发DIC的机制。

二、严重肝功能障碍

主要的抗凝物质，如蛋白C、抗凝血酶Ⅲ以及纤溶酶原等均在肝合成，凝血因子FⅨa、FⅩa、FⅪa等在肝灭活。当肝功能严重障碍（如肝硬化、急性重型肝炎等）时，可使凝血、抗凝、纤溶平衡失调。

三、血液呈高凝状态

在某些生理或病理情况下，血液中的凝血因子及血小板含量或活性升高，可同时伴有抗凝血系统活性降低，此现象称为血液的高凝状态。

孕妇从妊娠的第3周开始，其血液中的血小板和一些凝血因子（Ⅰ、Ⅱ、Ⅴ、Ⅶ、Ⅸ、Ⅹ等）的数量逐渐增多；而抗凝血酶Ⅲ和纤溶酶原激活物相应减少；胎盘产生的纤溶酶原激活物抑制物增多。随着妊娠时间的增加，血液渐趋高凝状态，妊娠末期达到高峰。因此，当发生宫内死胎、胎盘早期剥离、羊水栓塞等产科意外时，易发生DIC。

酸中毒一方面可损伤血管内皮细胞，启动内源性凝血系统；另一方面，血液pH降低，使凝血因子的酶活性升高、肝素的抗凝活性减弱、血小板聚集性加强，血液处于高凝状态，易引起DIC。

四、微循环障碍

休克等原因导致微循环障碍时，因缺氧、酸中毒而致毛细血管内皮细胞损伤，启动内源性凝血系统；同时血流缓慢、血液浓缩、血液黏度增加均有利于DIC的发生。低血容量时，由于肝、肾血液灌流量减少，其清除凝血及纤溶产物的功能降低，也可促进DIC的发生。

第三节　弥散性血管内凝血的分期和分型

一、弥散性血管内凝血的分期

按照DIC发展过程中血液凝固性变化的特点，可分以下三期（表12-2）。

表 12-2 DIC 分期及其特点

分期	血液状况	临床特点	实验室检查
高凝期	高凝状态 凝血酶含量↑	微血栓形成 无明显临床症状	凝血时间缩短； 血小板黏附性增强
消耗性低凝期	低凝状态	程度不等的出血症状	凝血时间延长；出血时间延长血小板计数↓
继发性纤溶亢进期	低凝状态 纤溶酶↑FDP 形成	广泛、严重的出血，出血不止	血小板计数↓纤维蛋白原↓ 3P 试验阳性

（一）高凝期

各种病因使血液中凝血系统激活，凝血酶产生增多，血液凝固性增高，微循环内微血栓大量形成。

实验室检查：①凝血时间和复钙时间缩短；②血小板黏附性增强。

（二）消耗性低凝期

继高凝期之后，因广泛微血栓的形成消耗了大量的凝血因子和血小板，使血液转入低凝状态，患者可有出血或出血倾向。

实验室检查：①凝血时间及复钙时间均延长；②血小板计数减少；③血浆纤维蛋白原含量减少；④出血时间、凝血酶原时间均延长。

（三）继发性纤溶亢进期

凝血酶及Ⅻa 等可激活纤溶系统，产生大量纤溶酶，继而使纤维蛋白（原）降解为纤维蛋白（原）降解产物［fibrin（-ogen）degradation products，FDP］，由于 FDP 有很强的抗凝作用，所以此期患者出现十分明显的出血现象。

实验室检查：①血小板计数、纤维蛋白原和纤溶酶原含量减少；②优球蛋白溶解时间缩短；③凝血酶原时间延长；④血浆鱼精蛋白副凝试验（3P 试验）阳性。

考点：

DIC 的分期。

知识链接

3P 试验

3P 试验全称为鱼精蛋白副凝试验（plasma protamine paracoagulation test），因英文三个单词的首个字母均为 P，故名 3P 试验。在继发性纤溶亢进期，患者血浆中存在大量 FDP，其中 X 碎片能与纤维蛋白单体（FM）结合形成可溶性纤维蛋白单体复合物（X-FX），从而阻断了 FX 之间的聚集。当这种血浆在体外试验时加入硫酸鱼精蛋白后，可使 X-FX 解离，被游离的 FX 重新发生聚集，血浆自动凝固，形成絮状沉淀物。此种不需要凝血酶的"凝固"现象，称为"副凝"。因此，根据血浆絮状沉淀物的多少，可记作 3P 试验（＋）～（＋＋＋），表明 X-FX 的多少及继发性纤溶亢进的程度。正常人因无 FDP 的存在，所以 3P 试验是阴性的。

二、弥散性血管内凝血的分型

1. 按 DIC 的发生速度分型

（1）急性型：DIC 可在几小时或 1～2 天内发生，常见于各种严重感染（特别是革兰氏阴性菌感染引起的感染性休克）、异型输血、严重创伤、组织器官移植后的急性排异反应等。临床表现明显，病情迅速恶化，常以休克和出血为主，病死率高。实验室检查显著异常。

（2）亚急性型：DIC 在数天内逐渐形成，常见于恶性肿瘤转移、宫内死胎等患者。临床表现介于急性型和慢性型之间。

（3）慢性型：常见于恶性肿瘤、自身免疫性疾病、慢性溶血性贫血等。此型病程较长，由于机体有一定的代偿能力，单核吞噬细胞系统的功能也较健全，所以 DIC 的表现不明显，常以某器官功能不全为主要表现，有时仅有实验室检查异常，故临床诊断较困难。此型 DIC 多在尸解后做组织病理学检查时才被发现，在一定条件下可转化为急性型。

2. 按机体的代偿情况分型

（1）失代偿型：常见于急性型 DIC。特点是凝血因子和血小板的消耗超过机体的代偿，血小板、纤维蛋白原等凝血因子明显减少，患者常有明显的出血和休克。

（2）代偿型：常见于轻度 DIC。特点是凝血因子和血小板的消耗与机体的代偿基本保持平衡，实验室检查无明显异常，患者无明显出血现象，易被忽视。此型也可转为失代偿型。

（3）过度代偿型：见于部分慢性及恢复期 DIC。特点是凝血因子和血小板代偿性生成迅速，甚至超过其消耗，可出现纤维蛋白原等凝血因子暂时性升高，患者出血症状不明显。此型也可转为失代偿型。

第四节　弥散性血管内凝血的病理临床联系

DIC 的发生过程是以血管内凝血因子的激活、凝血酶产生增多为基本变化。因血液处于高凝状态，血管内微血栓大量生成，并消耗大量的凝血因子和血小板，继发纤溶活性增高。其中出血和栓塞是其主要的病理变化。

一、出血

出血是 DIC 最常见的表现，常在 DIC 的初期出现。据统计有 85% 以上的 DIC 患者有不同程度的出血。表现为皮肤、黏膜出血，伤口可渗血不止，注射部位渗血不止甚至呈大片瘀斑。严重者可有胃肠道、肺及泌尿生殖道等内脏器官出血，甚至颅内出血。DIC 的出血有以下特点：①多部位同时出血，且无法用原发疾病进行解释；②出血常比较突然，可同时伴有 DIC 其他临床表现；③用一般止血药无效。

出血的发生机制主要见图 12-2。

1. 凝血物质大量消耗　由于广泛微血栓形成，消耗了大量凝血因子和血小板，如果肝和骨髓的代偿功能不足，则血液转入低凝状态而引起出血。

2. 继发性纤溶功能亢进　DIC 后期，由于纤溶系统被激活，致使纤溶酶大量生成。纤溶酶不仅使纤维蛋白降解，而且可水解多种凝血因子，导致凝血障碍而引起出血。

3. 纤维蛋白（原）降解产物（FDP）形成　由于继发性纤溶亢进，纤维蛋白（原）在纤溶酶作用下降解形成各种多肽片段，统称为纤维蛋白降解产物（FDP）。FDP 具有强大的抗凝作用，可引起出血。它是 DIC 患者后期发生严重出血的重要因素之一。

4. 微血管壁通透性升高　在 DIC 的发生、发展过程中，各种原发病因和继发性的缺氧、

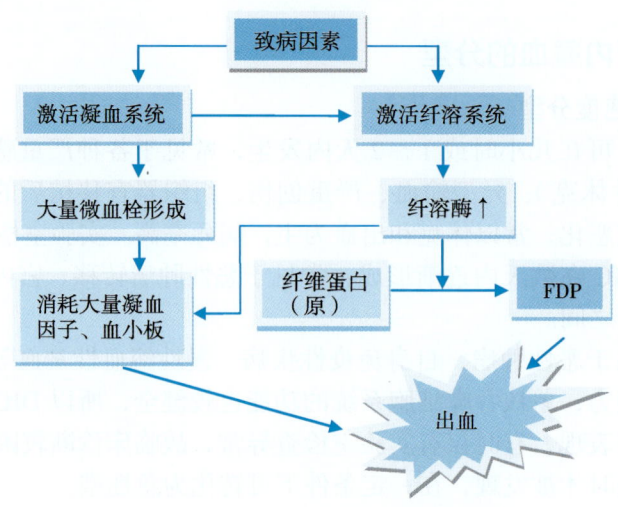

图 12-2　DIC 时出血的发生机制示意图

酸中毒、细胞因子和自由基产生增多等可引起微血管损伤，导致微血管壁通透性升高，红细胞漏出引起出血。

 考点：

DIC 出血的机制（一般以单项选择或多项选择或简答题的形式考察）。

二、休克

急性 DIC 常伴有休克，重度及晚期休克又可促进 DIC 的形成。二者互为因果，形成恶性循环。DIC 引起休克的主要机制如下（图 12-3）。

1. 广泛微血栓形成，造成回心血量不足。
2. 严重出血导致血容量明显减少。
3. 激肽、补体系统激活和 FDP 增多，具有强烈扩血管及增加微血管通透性的作用，引起血压下降。
4. 心肌毛细血管内微血栓形成造成心肌缺血，心肌收缩力减弱，心泵功能下降。

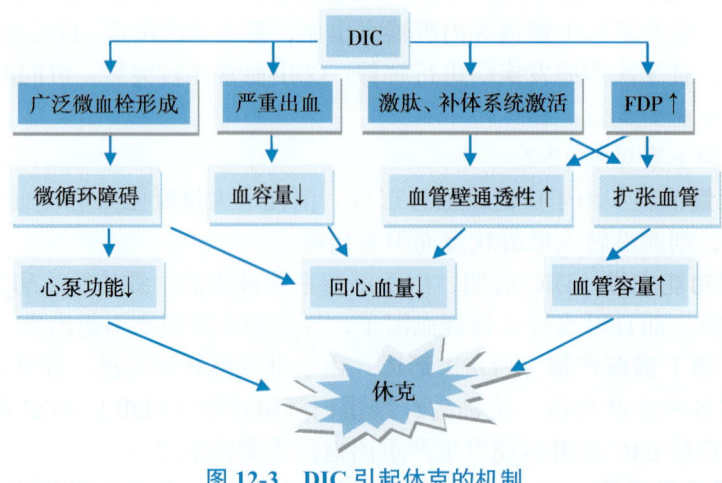

图 12-3　DIC 引起休克的机制

以上因素使血容量和回心血量减少、血管容量扩大、心泵功能下降，最终引起休克的发生。

 考点：

DIC 引起休克的机制（一般以简答题或多项选择的形式考察）。

三、器官功能障碍

DIC 时，由于广泛微血栓形成，使微循环障碍，引起多器官组织细胞的缺血缺氧，从而导致多器官功能障碍甚至衰竭。轻者表现为个别脏器功能异常，重者则形成多器官功能衰竭（MODS），MODS 是 DIC 患者重要的死因。

肾是最易受损的器官，由于微血栓形成可发生双侧肾皮质和肾小管坏死，出现少尿或无尿、血尿、蛋白尿和氮质血症等，引起急性肾衰竭。肺血管广泛微血栓形成可出现呼吸困难、肺水肿、肺出血，严重时引起呼吸衰竭。消化系统出现 DIC，可表现为恶心、呕吐、腹泻、消化道出血。心脏发生 DIC，可导致心肌细胞坏死，心肌收缩性减弱，心输出量下降，引起心脏衰竭。肾上腺皮质受累可出现急性肾上腺皮质出血性坏死及急性肾上腺皮质衰竭（华-弗综合征），表现为血压下降、脉搏细数、休克等。垂体缺血坏死可出现"席汉综合征"，表现为消瘦、乏力、脱发、畏寒、性功能减退、生殖器萎缩、闭经、乳房萎缩等。

四、微血管病性溶血性贫血

DIC 可伴有一种特殊类型的贫血，即微血管病性溶血性贫血。患者除具有一般溶血性贫血的特点外，外周血涂片中可见一些形态异常的红细胞及红细胞碎片，外形呈盔形、星形、新月形等，称为裂体细胞（图 12-4、图 12-5）。裂体细胞脆性很大，易发生溶血。由于这种溶血性贫血多因微血管病变所致，故称为微血管病性溶血性贫血。

裂体细胞形成的机制为 DIC 时，纤维蛋白丝在微血管内形成细网，当血流中的红细胞通过网孔时，可黏附、滞留或挂在纤维蛋白丝上，在血流不断冲击下挤压、切割、破裂形成红细胞碎片。周围血裂体细胞大于 2% 对 DIC 有辅助诊断意义。

 考点：

裂体细胞和微血管病性溶血性贫血，裂体细胞形成的机制。

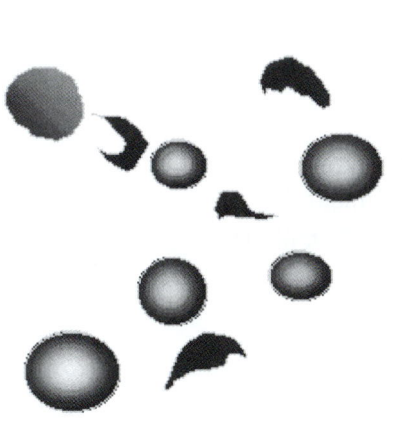

图 12-4 微血管病性溶血性贫血

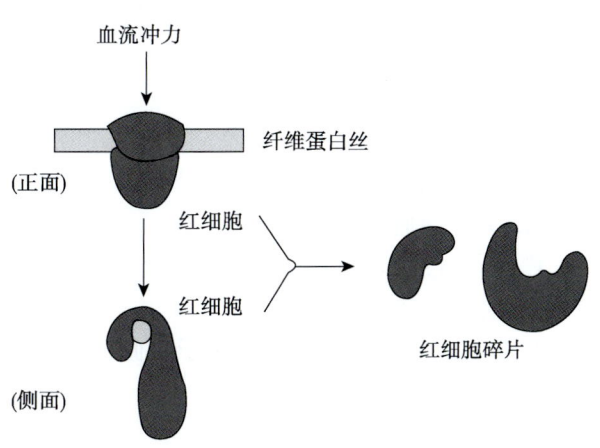

图 12-5 红细胞碎片的形成机制

考点：

DIC 的临床表现及病理生理学基础。

第五节　弥散性血管内凝血的护理原则

一、密切观察病情

在临床工作中对容易发生 DIC 的疾病如感染性或创伤性休克、急性早幼粒细胞性白血病、晚期恶性肿瘤、产科意外、异型输血等，均应密切观察病情，定期测量血压、脉搏和尿量，严密观察患者的皮肤、黏膜或内脏出血情况，如有可疑必须及时做好相关的实验室检查，争取早诊断、早治疗。

二、出血的护理

出血是 DIC 最常见、最重要的临床表现，轻者伤口、注射部位渗血，皮肤、黏膜瘀斑，重者可有广泛自发性出血，如呕血、便血等。因此，护理中应尽量减少创伤性检查与治疗。静脉注射时，止血带不宜扎得过紧，争取一针见血，操作后用干棉球压迫穿刺部位 5 min。

> **思政园地**
>
> **责任就是生命**
>
> 急性 DIC 病情凶险，分为高凝期、低凝期、继发纤溶亢进期，每一期治疗原则都不同，有的甚至是相反的，因此准确判断发展到哪一期对治疗起着至关重要的作用，而准确判断离不开护士对病情的密切观察。
>
> 急性 DIC 病情发展迅速，需要特级护理（24 h 看护），对护士观察病情有极高的要求，要求护士对 DIC 的每一期表现都了如指掌。如果护士对待工作疏忽懈怠，很有可能延误治疗、导致生命逝去。因此作为一名护士，不仅业务要精湛，还需要极强的责任心，将患者的生命看得比任何东西都重要。另外要注意轮岗护士之间的沟通交流，做好交接记录。

自　测　题

一、选择题

1. DIC 最主要的病理特征是
   A. 大量微血栓形成　　　　　　　　B. 凝血功能异常
   C. 纤溶过程亢进　　　　　　　　　D. 凝血物质大量消耗
   E. 溶血性贫血
2. 在 DIC 时，以下哪项不是由于微血管栓塞所致的后果
   A. 少尿　　　　　　　　　　　　　B. 呼吸困难
   C. 黄疸　　　　　　　　　　　　　D. 血小板减少性紫癜
   E. 消化道出血

3. 启动内源性凝血系统导致 DIC 的原因是
   A. 胎盘早期剥离　　　B. 急性溶血　　　C. 羊水栓塞
   D. 宫内死胎　　　　　E. 急性早幼粒细胞白血病
4. 启动外源性凝血系统导致 DIC 的原因是
   A. 缺氧，酸中毒　　　B. 高热　　　　　C. 转移癌细胞大量入血
   D. 肿瘤组织坏死　　　E. 抗原-抗体复合物形成
5. 以下哪项不是损伤血管内皮细胞引起 DIC 的主要原因
   A. 细菌、病毒　　　　B. 高热　　　　　C. 持续缺血、缺氧
   D. 酸中毒　　　　　　E. 严重创伤
6. 在下列引起 DIC 的原因中，血小板不起主要作用的是
   A. 内毒素　　　　　　B. 免疫复合物　　C. 转移癌细胞入血
   D. 羊水入血　　　　　E. 严重组织创伤或坏死
7. 血小板、凝血因子消耗超过生成常见于
   A. 轻度 DIC　　　　　C. 慢性 DIC　　　E. 局部 DIC
   B. 急性 DIC　　　　　D. 恢复期 DIC
8. 以下哪项不是 DIC 导致的后果
   A. 出血　　　　　　　B. 休克　　　　　C. 多器官功能障碍
   D. 红细胞大量破坏　　E. 血管内皮损伤
9. 影响 DIC 发生、发展的因素是
   A. 血管内皮损伤　　　B. 组织严重破坏　C. 血液高凝状态
   D. 红细胞大量破坏　　E. 促凝物质大量入血
10. 宫内死胎 DIC 发病率较高的主要原因是
    A. 组织因子释放入血　B. 促凝物质入血　C. 血小板及凝血因子增多
    D. 异物颗粒入血　　　E. 纤溶活性物质增多

二、简答题

1. DIC 最常见的病因是什么？为什么？
2. 为什么 DIC 会引起休克？
3. 什么是裂体细胞？它是怎么产生的？

三、案例分析

患者，男，36 岁。咽痛 3 周，发热伴出血倾向 1 周。3 周前无明显诱因出现咽痛，服增效联磺片后稍好转，1 周前又加重，发热 39 ℃，伴鼻出血（量不多）和皮肤出血点，咳嗽，痰中带血丝。在外院验血 Hb 94 g/L，WBC 2.4×10^9/L，血小板 38×10^9/L，诊断未明转来诊。病后无尿血和便血，进食少，睡眠差。既往健康，无肝肾疾病和结核病史。

查体：T 37.8 ℃，P 88/min，R 20/min，BP 120/80 mmHg，皮肤散在出血点和瘀斑，浅表淋巴结不大，巩膜无黄染，咽充血（+），扁桃体Ⅰ度大，无分泌物，甲状腺不大，胸骨有轻压痛，心界不大，HR 88/min，律齐，无杂音，肺叩清，右下肺可闻及少量湿啰音，腹平软，肝脾未触及。

实验室检查：Hb 90 g/L，WBC 2.8×10^9/L，分类：原始粒细胞 12%，早幼粒细胞 28%，中幼粒细胞 8%，分叶细胞 8%，淋巴细胞 40%，单核细胞 4%，血小板 30×10^9/L，骨髓增生明显——极度活跃，早幼粒细胞 91%，红系细胞 1.5%，全片见一个巨核细胞，过氧化酶染色强阳性。

凝血检查：PT19.9 min，对照 15.3 min，纤维蛋白原 1.5 g/L，FDP180 μg/ml（对照 5 μg/ml），3P 试验阳性。大便隐血（-），尿蛋白微量，RBC 多数，胸片（-）。

诊断： 1. 急性早幼粒细胞白血病；2. 合并 DIC；3. 右肺感染。

请回答：

1. 诊断 DIC 的依据有哪些？
2. 护理方面有什么注意事项？

（王　慧）

第十三章　心血管系统疾病

第十三章数字资源

本章思维导图

- 心血管系统疾病
  - 以心脏为主的病变
    - 冠心病
      - 心绞痛
        - 概念：心肌急性、暂时性缺血、缺氧
        - 疼痛特点：休息或用硝酸酯制剂可缓解
      - 心肌梗死
        - 概念：供血中断、持久性缺血、缺氧
        - 疼痛特点：休息或用硝酸酯制剂不缓解
        - 梗死部位：好发于左冠状动脉前降支供血区
        - 并发症：多，严重，如：心力失常、心力衰竭等
      - 心肌纤维化
      - 冠状动脉性猝死
    - 风湿病
      - 病因：与A组乙型溶血性链球菌感染有关
      - 病理变化
        - 变质渗出期（早期）
        - 增生期（肉芽肿期）：风湿小体（具有诊断意义）
        - 纤维化期（愈合期）
      - 各器官病变
        - 风湿性心脏病
          - 风湿性心内膜炎
          - 风湿性心肌炎
          - 风湿性心外膜炎
        - 风湿性关节炎
        - 皮肤病变
          - 环形红斑
          - 皮下结节
        - 风湿性脑病
    - 感染性心内膜炎
      - 急性感染性心内膜炎
      - 亚急性感染性心内膜炎
    - 心瓣膜病
      - 二尖瓣狭窄
      - 二尖瓣关闭不全
      - 主动脉瓣狭窄
      - 主动脉瓣关闭不全

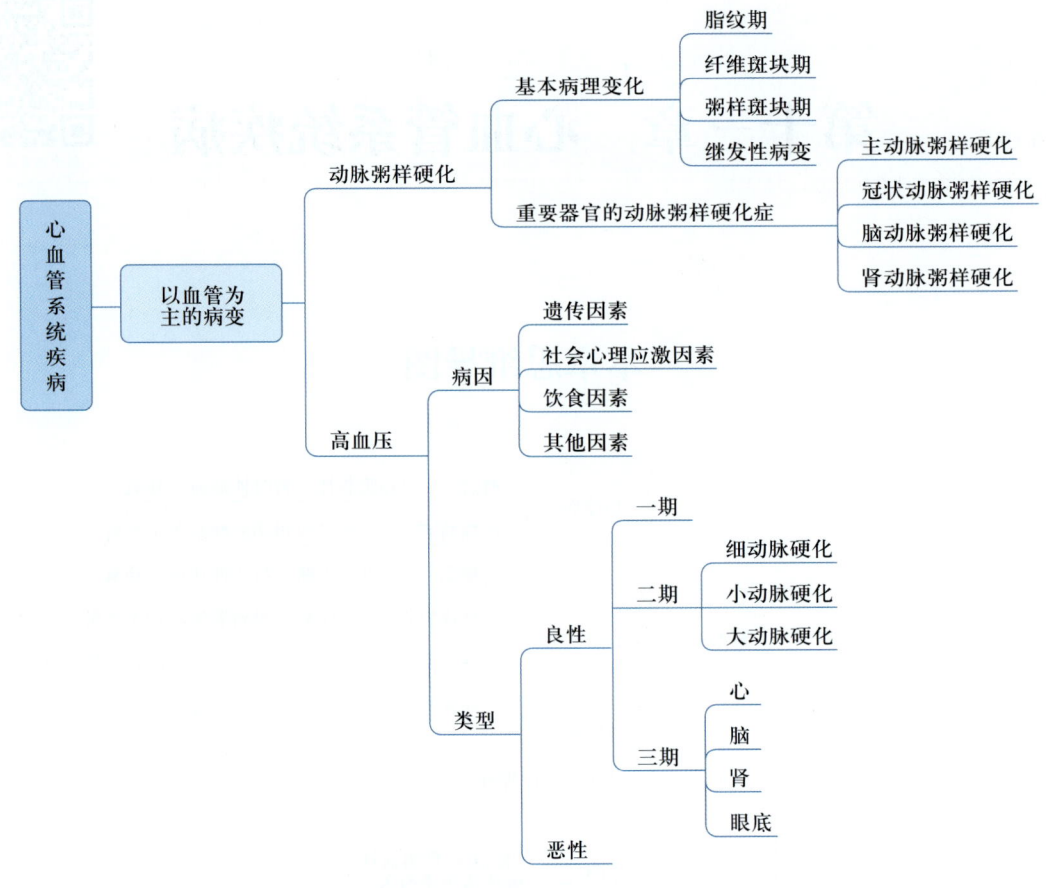

心血管系统疾病是对人类身心健康构成威胁非常大的一组疾病。据统计，在各种疾病的发病率和死亡率中，心血管系统疾病均居第一位，可见其严重危害人民健康。本章重点讲述动脉粥样硬化、高血压及风湿病。

学习目标

1. 记住动脉粥样硬化、冠心病和高血压的基本病理变化，风湿病和感染性心内膜炎的病变特点。
2. 知道心瓣膜病、心肌炎的病变特点的病因及临床特点。
3. 说出上述各疾病的病因及发病机制。
4. 具备分析和描述上述常见疾病的临床表现与病理变化之间联系的能力。
5. 运用所学知识，树立正确的人生观、世界观与价值观。

导入案例 13-1

患者，男性，54 岁。晚饭后 1 h 突感前胸压榨性闷痛，向左肩放射，出大量冷汗，烦躁不安，伴有明显恐惧。来院就诊时：T 37 ℃，P 60/min，BP 100/70 mmHg。心电图示：Ⅰ、aVL 导联 ST 段明显抬高，有深而宽的 Q 波。

问题：
1. 患者初步诊断为什么疾病？
2. 做出诊断的依据是什么？

第十三章 心血管系统疾病

第一节 动脉粥样硬化

动脉硬化是泛指动脉壁增厚、变硬、弹性减弱的一类疾病。包括：①细动脉硬化；②动脉中层钙化；③动脉粥样硬化。

动脉粥样硬化（atherosclerosis，AS）主要累及大、中动脉（如主动脉和冠状动脉等）。其病变特征是血脂沉积在动脉内膜形成粥样斑块、动脉壁变硬、管腔狭窄，最终导致心、脑等重要脏器的缺血性改变。

本病多见于中、老年人，以 40～49 岁发展最快。我国发病率呈上升趋势，北方高于南方，男性高于女性，发达地区高于欠发达地区。

一、病因和发病机制

动脉粥样硬化的病因尚未明了，有以下主要危险因素。

（一）高脂血症

高脂血症主要是指血浆中总胆固醇和三酰甘油（甘油三酯）的含量异常升高，是动脉粥样硬化最主要的危险因素。血脂是以脂蛋白的形式存在。脂蛋白按密度分为乳糜微粒（CM）、极低密度脂蛋白（VLDL）、低密度脂蛋白（LDL）、高密度脂蛋白（HDL），其中 LDL 含胆固醇最多，且分子较小容易透过动脉内膜，故对动脉粥样硬化的发生意义最大；同时，因 VLDL 降解后即成为 LDL，故 VLDL 亦有重要意义；HDL 具有抗动脉粥样硬化的作用。

（二）高血压

高血压时血流对血管壁的切应力较高，可引起血管内皮细胞损伤和（或）功能障碍，促进动脉粥样硬化发生和发展。抗高血压治疗则能减少动脉粥样硬化及其相关疾病的发生。

（三）吸烟

大量吸烟可使血液中 LDL 易于氧化，并导致血中 CO 浓度升高，从而造成血管内皮缺氧性损伤；吸烟可使血小板聚集功能增强及血液中儿茶酚胺浓度升高，也可使不饱和脂肪酸及 HDL 水平降低，这些均有助于动脉粥样硬化的发生。

（四）糖尿病及高胰岛素血症

糖尿病患者血中三酰甘油、VLDL 水平明显升高，而 HDL 水平较低，促进动脉粥样硬化的发生。调查资料证明，高胰岛素水平可促进动脉壁平滑肌细胞增生，而且胰岛素水平与血中 HDL 含量呈负相关。

（五）遗传

冠心病的家族聚集现象显示，遗传因素也是本病的危险因素。研究表明家族性高胆固醇血症患者由于细胞的 LDL 受体基因突变致其功能缺陷，导致血浆 LDL 水平极度升高，可引起严重的动脉粥样硬化症。

（六）年龄与性别

1. **年龄** 资料表明，AS 的病变程度随年龄的增加而增加。
2. **性别** 女性在绝经期前动脉粥样硬化的发病率低于同龄组男性，但在绝经期后这种性别差异消失。

二、基本病理变化

动脉粥样硬化主要累及大、中动脉，典型病变的发展过程分为以下四个阶段。

（一）脂纹

脂纹（fatty streak）是动脉粥样硬化的最早病变。肉眼观察，为帽针头大小斑点或长1～5 cm、宽1～2 mm的长短不一的黄色条纹，病灶平坦或稍隆起于内膜表面，常见于血管分支开口处。镜下观察，可见大量充满脂质的泡沫细胞聚积于病变处内膜下（图13-1）。泡沫细胞主要来源于单核细胞和平滑肌细胞。

（二）纤维斑块

纤维斑块（fibrous plaque）是由脂纹发展而来。肉眼观察，内膜表面有散在、不规则、隆起的淡黄色斑块。随着斑块表层的胶原纤维不断增加和玻璃样变，表面变成瓷白色。镜下观察，斑块表层为纤维帽，由大量平滑肌细胞、胶原纤维及少量弹性纤维等组成，其下方可见多少不等的SMC（平滑肌细胞）、泡沫细胞及细胞外脂质等。

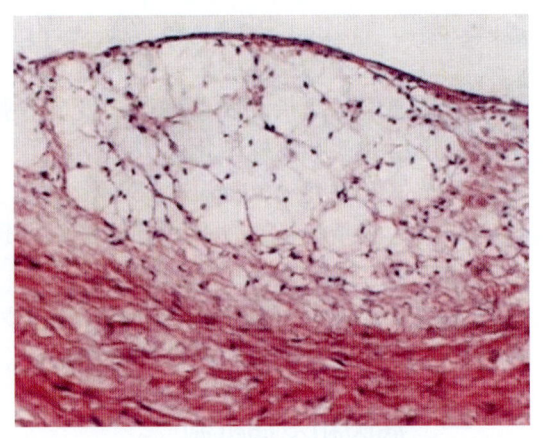

图13-1　内膜下有大量泡沫细胞积聚

（三）粥样斑块

粥样斑块（atheromatous plaque）亦称粥瘤（atheroma），为动脉粥样硬化的典型病变。肉眼观察，为明显隆起于内膜表面的灰黄色斑块，切面可见表层为纤维帽，其下方为黄色粥糜样物质。镜下观察，纤维帽玻璃样变，深部为大量无定形坏死物质（为细胞外脂质及坏死物），其中可见胆固醇结晶（HE染色为针状空隙）等（图13-2）。斑块底部和边缘可有肉芽组织增生，外周可见少许泡沫细胞和淋巴细胞。因斑块压迫中膜平滑肌呈不同程度萎缩，中膜变薄。外膜可见新生毛细血管、不同程度的结缔组织增生及淋巴细胞浸润。

（四）继发性病变

1. 斑块破裂　斑块周边部纤维帽较薄，破裂常发生于此。纤维帽破裂后，粥样物质进入血流可引起栓塞。斑块破裂常见于腹主动脉下段、髂动脉和股动脉。

2. 斑块内出血　当粥样斑块的边缘薄壁的新生血管发生破裂出血，或因斑块纤维帽破裂，血液流入斑块，形成血肿。此时斑块更加隆起，使管腔进一步狭窄甚至闭塞，导致供血中断，使器官发生梗死。

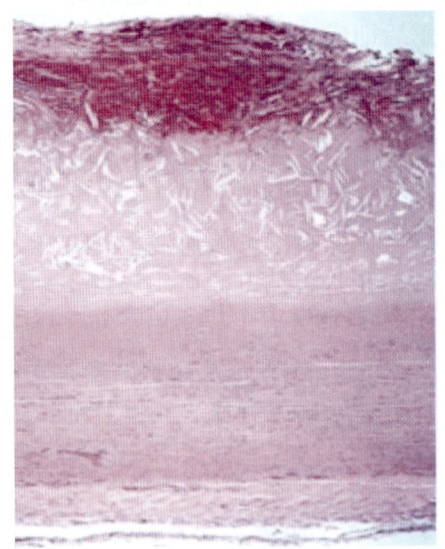

图13-2　粥样斑块

3. 血栓形成　常继发于斑块破裂、粥瘤样溃疡形成。内膜损伤，使胶原纤维暴露，引起血小板聚集而形成血栓。

4. 钙化　多发生在陈旧病灶内。钙盐沉积于坏死灶及纤维帽内，因此动脉壁变硬、变脆、发生破裂。钙化灶进而可发生骨化。

5. 动脉瘤形成　严重的粥样斑块底部的中膜平滑肌可发生不同程度的萎缩，在血流压力的作用下，局部外突扩张，形成动脉瘤，严重时可发生破裂。另外，主动脉发生动脉粥样硬化时，血液可从粥瘤样溃疡处流入主动脉中膜，或中膜内血管破裂出血，形成夹层动脉瘤。

三、重要器官的动脉粥样硬化

（一）主动脉粥样硬化

好发于主动脉后壁及其分支开口处，以腹主动脉病变最严重，其次为降主动脉和主动脉弓，升主动脉最轻。病变严重者可形成主动脉瘤或夹层动脉瘤，动脉瘤破裂大出血是最严重的并发症。

（二）颈动脉及脑动脉粥样硬化

病变好发于颈内动脉起始部、基底动脉、大脑中动脉和 Willis 环。病变动脉导致不同程度的管腔狭窄甚至闭塞。脑组织因长期供血不足而发生萎缩。患者智力减退，甚至痴呆。严重者脑动脉管腔高度狭窄，常继发血栓形成致管腔阻塞，引起脑梗死（脑软化），患者可失语、偏瘫，甚至死亡。脑动脉粥样硬化病变还可形成小动脉瘤，可发生脑出血，严重者可危及生命。

（三）肾动脉粥样硬化

最常累及肾动脉开口处，也可累及叶间动脉和弓形动脉。肾动脉狭窄可引起顽固性肾血管性高血压。当继发血栓形成时可引起肾组织梗死，梗死灶机化后形成较大瘢痕。瘢痕较多时使肾缩小，质地变硬，称为动脉粥样硬化性固缩肾。

（四）冠状动脉粥样硬化

冠状动脉粥样硬化是冠心病的最常见病因，以左冠状动脉前降支最常受累，引起心肌缺血，下面将重点介绍。

第二节　冠状动脉粥样硬化性心脏病

冠状动脉粥样硬化性心脏病（coronary atherosclerotic heart disease，CHD）简称冠心病，是指因冠状动脉粥样硬化所致心肌缺血而引起的心脏病，又称缺血性心脏病（ischemic heart disease，IHD）。

冠心病按照临床表现不同分为心绞痛、心肌梗死、心肌硬化和冠状动脉性猝死。

一、心绞痛

心绞痛（angina pectoris）是心肌急性、暂时性缺血、缺氧所造成的临床综合征。典型表现为心前区疼痛、憋闷或紧缩感，持续 3～5 min，并向左肩、左臂放射，休息或服用硝酸甘油可缓解。常与用力、情绪激动等因素有关。

临床上心绞痛可分为稳定性劳累型、恶化性劳累型和自发性变异型三种。

二、心肌梗死

心肌持续缺血而导致的坏死，称为心肌梗死（myocardial infarction）。

（一）类型

根据梗死的范围和深度可分为：①透壁性心肌梗死：最常见的心肌梗死类型。梗死累及心壁各层，范围较大故又称区域性心肌梗死。左冠状动脉前降支供血区，即左心室前壁、心尖部及室间隔前 2/3，约占全部心肌梗死的 50%；25%～30% 的心肌梗死发生在右冠状动脉供血区，即左心室后壁、室间隔后 1/3 及右心室；左冠状动脉回旋支供血区即左心室侧壁发生梗死占 15%～20%。②心内膜下心肌梗死：主要累及心室壁内层 1/3 的心肌。常为多发性散在小灶状坏死，多位于左心室。

（二）病理变化

肉眼观察，心肌梗死灶形态不规则。一般于梗死6 h才能辨认，梗死灶呈现苍白色，8～9 h后呈淡黄色，失去正常光泽，干燥，较硬。第4天在梗死灶周边出现明显的充血出血带。2周后肉芽组织增生而呈红色。5周后梗死灶逐渐被瘢痕组织取代，变成灰白色。

镜下观察，早期心肌纤维呈波浪状，然后心肌细胞嗜酸性变、核消失，肌质均质红染，肌纤维间隙增宽，嗜中性粒细胞浸润（图13-3）。部分心肌细胞肿胀，空泡样改变。坏死灶边缘区出现肉芽组织。

（三）临床症状

患者有心前区疼痛，性质同心绞痛，但更严重，持续时间更长，休息和药物均不能缓解。

（四）并发症及后果

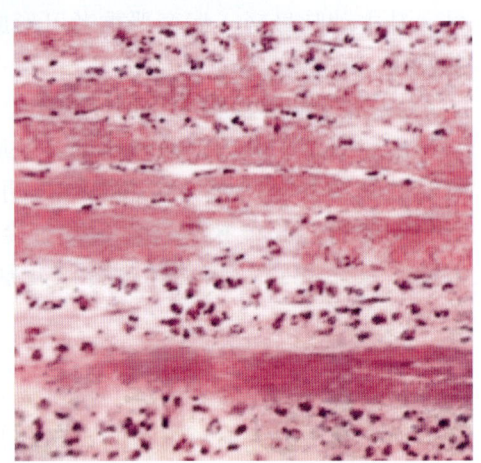

图13-3　心肌梗死

1. 心力衰竭　心肌梗死使心肌收缩力丧失，引起左心、右心或全心衰竭，是患者死亡的最常见原因。
2. 心源性休克　心肌梗死范围达到40%以上时，心肌收缩力极度减弱，心输出量显著减少，可发生心源性休克，导致患者死亡。
3. 心律失常　心肌梗死累及传导系统，可引起传导阻滞。
4. 心脏破裂　常发生在心肌梗死1周后，多发生于左心室前壁的下1/3处。心脏破裂后，血液流入心包，引起心包填塞而猝死。
5. 附壁血栓　梗死累及心内膜时，为血栓形成提供了条件。血栓脱落可引起栓塞、梗死。
6. 室壁瘤　梗死区坏死组织或瘢痕组织受室内压力作用，局部向外膨出而成。多发生于左心室前壁近心尖处，常继发附壁血栓形成。
7. 心包炎　梗死波及心外膜时可引起纤维素性心包炎。

> **知识链接**
>
> **冠状动脉支架植入术**
>
> 冠状动脉支架植入是通过介入的方法将冠状动脉狭窄的部位扩张后放入一个金属支架支撑狭窄部位，使狭窄的血管壁向外扩张，支架置入后，支撑血管保持持续开放状态，使冠状动脉的血流畅通。
>
> 冠状动脉支架植入术是目前对冠心病较好的治疗方法，降低急性心肌梗死死亡率。该手术特点是微创，不需要开胸，局部麻醉，恢复快。

三、心肌纤维化

由于中、重度冠状动脉粥样硬化，心肌持续性和反复加重性缺血缺氧，进而产生了纤维化。肉眼观察，病变心脏体积增大，各心腔扩张，以左心室为主，心室壁厚度可正常。镜下观察，心内膜下心肌细胞广泛纤维化，部分空泡变性。临床常表现为心律失常或心力衰竭。

四、冠状动脉性猝死

猝死通常是指自然发生、意想不到的突发性死亡。冠状动脉性猝死多见于40～49岁成人，一般在某种诱因作用下发作，如饮酒、劳累、吸烟、运动等。患者可立即死亡，或在症状出现后数小时后死亡，也可在夜间睡眠中死亡。

冠状动脉性猝死的原因大多为冠状动脉粥样硬化，有的并发血栓形成，导致心肌急性缺血，冠状动脉血流突然中断可引起心室颤动等严重心律失常。

> **考点：**
>
> 冠心病的概念、类型、原因及发生部位。

第三节　原发性高血压

高血压（hypertension）是以体循环动脉血压持续升高为主要特点的常见病。高血压分为原发性和继发性两大类。继发性高血压较少，占5%～10%，是继发于其他疾病（如肾动脉狭窄、肾炎、肾上腺和脑垂体肿瘤等）作为一种症状或体征出现，故又称症状性高血压；原发性高血压简称高血压病，是一种独立疾病，占高血压的90%～95%，多见于中、老年人，以全身细小动脉硬化为基本病变，绝大多数病程漫长，发展到晚期，常引起心、脑、肾及眼底病变。我国高血压病的发病率呈上升趋势，男女患病率无明显差异。在地理分布上，东北、华北高于西南、东南地区；东部高于西部地区。

世界卫生组织及国际高血压协会（WHO/ISH）建议的高血压及血压水平分类如下表13-1。

表 13-1　高血压水平

分类	收缩压（mmHg）	舒张压（mmHg）
理想	<120	<80
正常	<130	<85
正常高值	≤139	≤89
一级高血压（轻度）	140～159	90～99
二级高血压（中度）	160～179	100～109
三级高血压（重度）	≥180	≥110

一、病因和发病机制

原发性高血压的病因和发病机制至今尚未完全清楚，一般认为是多种因素相互作用的结果。

（一）危险因素

1. **遗传因素**　原发性高血压患者常有明显的家族聚集性。双亲有高血压病史的人高血压患病率比无高血压家族史者显著升高。分子生物学研究显示，有原发性高血压倾向者，大多有血管紧张素编码基因的分子变异。

2. **饮食因素**　盐的摄入量与高血压呈正相关，食盐摄入量高的人群较摄入量低的人群高血压发病率高；WHO规定每人每天摄盐量不得超过5 g；相反，钾和钙的摄入量与高血压呈负相关。

3. **社会心理应激因素**　长期精神过度紧张、不良情绪（如抑郁、恐惧、悲伤等），使大脑皮质功能紊乱，失去对皮质下中枢的控制和调节，皮质血管收缩中枢占优势，引起全身细小动脉痉挛，使外周阻力增加，从而导致血压升高。

4. **其他因素**　年龄增长、肥胖、饮酒、吸烟及缺乏体力活动等也是重要的危险因素。

（二）发病机制

高血压的发病机制尚不完全清楚。目前认为在遗传因素和环境因素共同作用下，通过水钠潴留、功能性血管收缩和结构性血管增厚，导致心输出量和外周阻力增加，从而引起血压升高。

二、类型和病理变化

原发性高血压分为良性高血压（benign hypertension）和恶性高血压（malignant hypertension）两种。其中以良性高血压为主，约占原发性高血压的95%。

（一）良性高血压

良性高血压又称缓进型高血压，一般起病隐匿，病程长、进展缓慢。按病变发展可分为以下三期。

1. 功能紊乱期（一期） 此期为原发性高血压的早期阶段，表现为全身细小动脉痉挛，常呈间歇性，故血压升高呈波动性。经过适当休息和治疗，血压可恢复正常。

2. 动脉病变期（二期） 此期主要病变为全身动脉硬化，临床表现为持续性血压升高，休息后不能回降到正常。

（1）细动脉硬化：最常累积的是肾小球的入球动脉和视网膜动脉及脾的中心动脉。表现为细动脉玻璃样变。这是由于动脉持续痉挛、动脉壁缺血缺氧，内皮细胞受损，致内膜通透性增高，血浆蛋白渗入内膜下间隙，凝固为均质玻璃样物质。同时，平滑肌细胞分泌大量细胞外基质，并与内膜下血浆蛋白融合。随着病变进展，玻璃样物质越积越多，动脉壁增厚，管腔狭窄，中膜平滑肌萎缩，动脉弹性减弱（图13-4）。

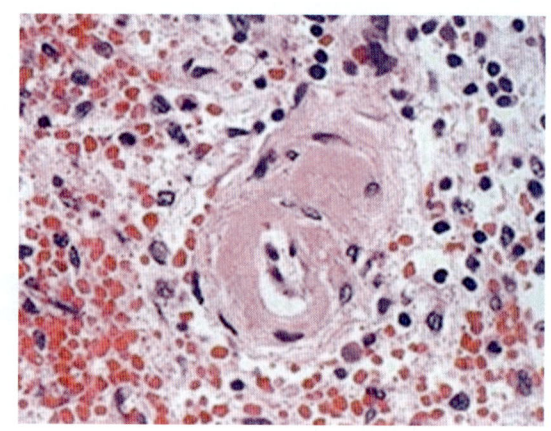

图13-4　细动脉硬化

（2）小动脉硬化：主要累及肌型动脉如肾小球叶间动脉、弓状动脉及脑动脉等。血压持续升高，小动脉内膜纤维组织和弹力纤维增生，中膜平滑肌细胞肥大和增生，导致管壁增厚，管腔狭窄。

（3）大动脉硬化：弹力肌型或弹力型大动脉一般无明显病变或者常并发粥样硬化病变。

3. 内脏病变期（三期） 为原发性高血压的后期，临床上除血压持续性升高外，还伴有心脏、脑、肾等重要器官的病变。

（1）心脏病变：因外周循环阻力增高，引起左心室代偿性肥大。心脏重量增加可达400 g或更重。但心腔不扩张，甚至略微缩小，称为向心性肥大（concentric hypertrophy）。左心室壁增厚可达1.5～2 cm，左心室乳头肌和肉柱明显增粗（图13-5）。晚期代偿失调心肌收缩力降低，逐渐出现心腔扩张，称为离心性肥大（eccentric hypertrophy）。严重时发生心力衰竭。原发性高血压患者心脏发生上述病变时，称为高血压心脏病（hypertensive heart disease）。

（2）肾病变：因肾入球动脉硬化，导致受累肾单位因缺血而萎缩纤维化。肉眼观察：肾双侧对称性体积缩小，质地变硬，单侧肾重量小于100 g（正常成年人约150 g），表面呈均匀细小颗粒状。切面可见肾皮质变薄，皮髓质界线模糊，肾盂扩张，肾周围脂肪组织增多。镜下观察：肾入球小动脉管壁增厚、玻璃样变；部分肾小球萎缩、纤维化、玻璃样变（图13-6），相应的肾小管萎缩甚至消失；间质结缔组织增生及淋巴细胞浸润；周围健存的肾小球发生代偿肥大，所属肾小管相应扩张，使该病变区域向表面隆起，形成弥漫性细颗粒改变，称为原发性颗粒性固缩肾（primary granular atrophy of kidney）。

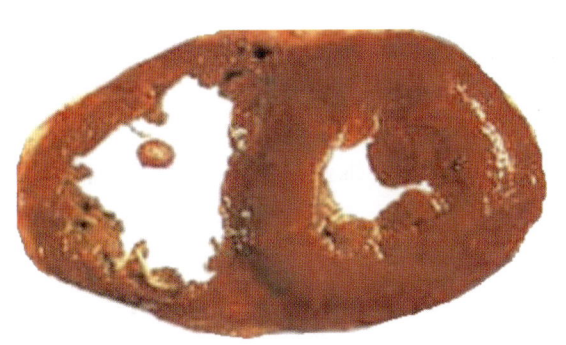
图 13-5　高血压性心脏病左心室为向心性肥大

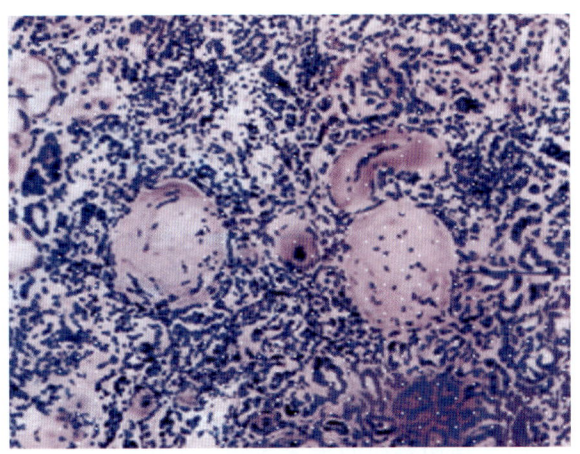
图 13-6　肾小球纤维化玻璃样变

临床上，严重者晚期可出现肾功能障碍的表现。

（3）脑病变

1）脑水肿：由于脑内细小动脉硬化痉挛，局部缺血，毛细血管壁通透性增高，引起脑水肿，患者可出现头痛、头晕、眼花等症状。如血压骤升致急性脑水肿和颅内压升高，形成以中枢神经系统功能障碍为主的综合征，称为高血压脑病（hypertensive encephalopathy）。严重者可出现意识障碍、抽搐等，不及时救治易引起死亡，称为高血压危象（hypertensive crisis）。

2）脑软化：由于细小动脉病变造成供血区域组织缺血性坏死，形成较多小软化病灶，称腔隙性脑梗死，亦称微梗死灶。

3）脑出血：是高血压的最严重并发症，往往是致命性的。多为大出血，常发生于基底核、内囊，其次是大脑白质、脑桥和小脑。出血区域的脑组织完全破坏，形成充满凝血块和坏死组织的囊腔。有时出血范围扩大，可破入侧脑室（图13-7）。

引起脑出血的原因可归纳为：①脑内小动脉痉挛，脑组织缺血，酸性代谢产物聚积，使管壁通透性增加，同时血管内压力增高，引起漏出性出血；②脑内细小动脉管壁变硬、变脆，同时脑组织软化，使血管失去支撑，局部膨出分别形成小动脉瘤，当血压急剧升高时，动脉瘤可发生破裂出血。脑出血多发生在基底节、内囊，因为供应该区域血液的豆纹动脉从大脑中动脉呈直角分出，受大脑中动脉压力较高的血流冲击，易使已有病变的豆纹动脉破裂出血，其次是大脑白质。

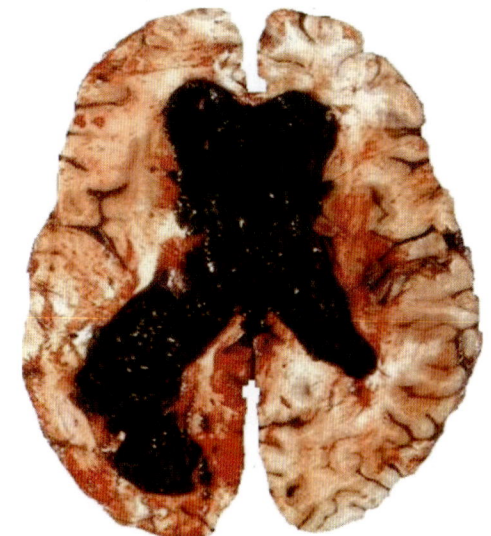
图 13-7　高血压脑出血

脑出血的部位扩展到内囊，可出现对侧肢体瘫痪和感觉丧失；左侧脑出血常引起失语；脑桥出血可引起同侧面神经麻痹及对侧上下肢瘫痪。

（4）视网膜病变：视网膜中央动脉常发生玻璃样变。眼底检查可见这些血管迂曲，反光增强，呈银丝样改变。动、静脉交叉处静脉受压。严重者视神经盘水肿，视网膜见棉絮状渗出物和出血。

（二）恶性高血压

恶性高血压又称为急进性高血压（accelerated hypertension），多起病即为急进型，部分可由良性高血压恶化而来。多见于青少年，临床表现为血压显著升高，尤以舒张压为明显，可高达 130 mmHg。持续蛋白尿、血尿、视神经盘水肿、视网膜出血甚至剥离。患者多在一年内因尿毒症、脑出血、心力衰竭死亡。

本病特征性的病变是增生性小动脉硬化和坏死性细动脉炎，主要累及肾、脑和视网膜。

1. 增生性小动脉硬化　表现为动脉内膜显著增厚，伴平滑肌细胞增生，产生大量的胶原纤维，使管壁呈层状洋葱皮样增厚，管腔狭窄。

2. 坏死性细动脉炎　病变累及动脉内膜和中膜，管壁发生纤维蛋白样坏死，周围有单核细胞及嗜中性粒细胞浸润。

 考点：

原发性高血压的类型及病理变化。

知识链接

高血压的三级预防

一级预防：又称病因预防。在高血压并未发生时某些危险因素已经存在，如肥胖、精神高度紧张等。定期进行健康教育，养成良好的生活方式，戒烟限酒、合理膳食、适当运动，保持乐观情绪。

二级预防：也称"三早"预防，即早发现、早诊断、早治疗。定期检测血压，实行健康档案制。从心血管危险分层的角度，指导高危和极高危患者使用降压药物治疗，力争将血压控制在理想数值。

三级预防：亦称临床期预防。需要多学科协同完成治疗和康复，目的是防止因疾病而致残，恢复生活与劳动能力达到病而不残，残而不废，促进健康。提高患者的生活自理能力，改善生活质量。

第四节　风　湿　病

风湿病（rheumatism）是与 A 族乙型溶血性链球菌感染有关的变态反应性炎症性疾病，病变累及全身结缔组织，以形成风湿小体为其病理特征。最常侵犯心脏、关节，其次是血管、皮肤及脑等，其中以心脏病变最为严重。急性期称为风湿热（rheumatic fever），临床上除心脏和关节症状外，常伴有发热、皮疹、皮下结节、舞蹈症等表现，血清抗溶血性链球菌素 O 抗体（简称抗"O"抗体，ASO）升高，血沉加快等。本病常反复发作，累及心脏者可导致风湿性心瓣膜病。

风湿病多发于冬春季，潮湿、寒冷是重要诱因。好发年龄 5～15 岁，以 6～9 岁为发病高峰，男女患病率无差别。

一、病因和发病机制

风湿病的病因尚未完全阐明，目前认为与 A 组乙型溶血性链球菌感染有关，其主要依据是：①发病前 2～3 周患者常有咽喉炎、扁桃体炎等咽喉部 A 组乙型溶血性链球菌感染史。②发病时，95% 以上的患者血清抗链球菌抗体滴度明显升高。③应用抗生素和治疗链球菌感染可明显减少风湿病的发生。本病并非 A 组乙型溶血性链球菌感染直接引起，因为在患者的血液或病灶中均未检出链球菌；链球菌感染为化脓性炎症，而风湿病为非化脓性炎症。

另外，机体抵抗力与反应性的变化是重要的内因。受寒、受潮及病毒感染有可能为其诱因，现多认为 A 族乙型溶血性链球菌能使机体产生与结缔组织起交叉反应的抗体，这种抗体不仅作用于链球菌菌体，也可作用于结缔组织而引起风湿病。现已证明，链球菌的 M 蛋白与心肌抗原之间、链球菌多糖与心肌糖蛋白之间，以及链球菌透明质酸与软骨的蛋白多糖复合物之间存在交叉免疫反应。检测活动性风湿病患者的心脏病灶内有淋巴细胞存在，故细胞介导的免疫反应也参与了风湿病的发病过程。

二、病理变化

病变主要累及全身结缔组织，其发生、发展过程可分为以下三期。

（一）变质渗出期

病变开始是结缔组织发生黏液样变性，继而胶原纤维肿胀、断裂、崩解为无结构的颗粒状物，加上免疫球蛋白、纤维蛋白沉积，共同形成纤维素样坏死物。此外，病灶中尚有少量淋巴细胞、浆细胞、单核细胞浸润。此期持续约 1 个月。

（二）增生期

增生期又称肉芽肿期，此期的特征性病变是形成风湿小体（也称 Aschoff 小体），对风湿病具有诊断意义。

风湿小体是一种肉芽肿性病变，多发生于心肌间质（尤其小血管旁）、心内膜下和皮下结缔组织。呈圆形或梭形，其中央为纤维素坏死灶，周围可见风湿细胞（Aschoff 细胞）增生及少量淋巴细胞浸润（图 13-8）。风湿细胞胞质丰富，嗜碱性，核大呈空泡状。染色质集中于核的中央，核的横切面似枭眼，纵切染色质呈毛虫状（图 13-9）。此期持续 2~3 个月。

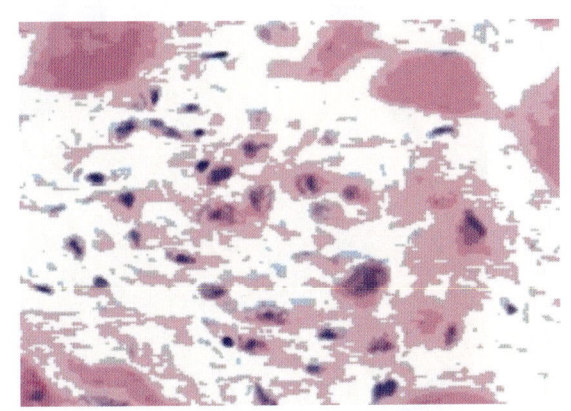
图 13-8 心肌间质风湿小体

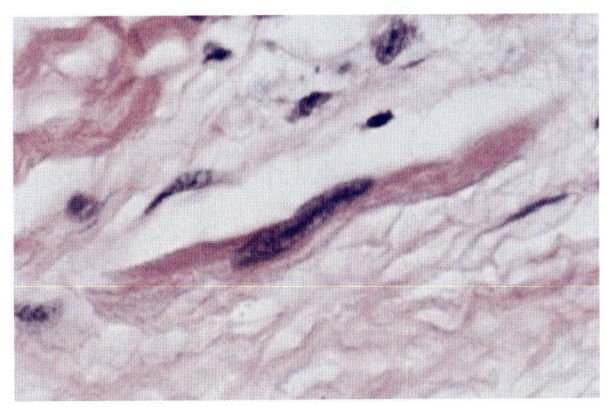
图 13-9 风湿细胞纵切面染色质呈毛虫状

（三）纤维化期或愈合期

此期特点是风湿小体逐渐纤维化，形成梭形小瘢痕。此期持续 2~3 个月。

整个病程自然经过为 4~6 个月。由于风湿病常反复发作，因此病变器官组织内可同时见到三种改变，新旧病变常并存。

三、各器官的病变及临床病理联系

（一）风湿性心脏病

风湿性心脏病（rheumatic heart disease，RHD）包括急性期的风湿性心脏炎和静止期的慢性风湿性心脏病。心脏各层包括心内膜、心肌和心外膜均可分别或同时受累，如病变累及心脏全层组织，则称为风湿性全心炎（rheumatic pancarditis）。儿童风湿病患者中，65%～80%有心脏炎的临床表现。

1. **风湿性心内膜炎（rheumatic endocarditis）** 主要侵犯心瓣膜，以二尖瓣最常见，其次是二尖瓣和主动脉瓣同时受累。病变早期受累瓣膜肿胀、内皮细胞受损，再加上瓣膜经常受到摩擦和血流冲击，因此在瓣膜闭锁缘上形成单行排列、直径1～2 mm的疣状赘生物，这些赘生物呈灰白色半透明，附着牢固，不易脱落（图13-10）。赘生物（vegetation）是主要由血小板和纤维素构成的白色血栓，基底部可见黏液样变性和纤维素样坏死，并有Aschoff细胞增生和少量炎细胞浸润等。病变后期，赘生物发生机化形成瘢痕。瘢痕收缩导致瓣膜变硬、卷曲、缩短变形或瓣叶之间互相粘连，受累的腱索增厚、粗糙和皱缩，最后形成瓣膜关闭不全或狭窄等慢性风湿性心瓣膜病。

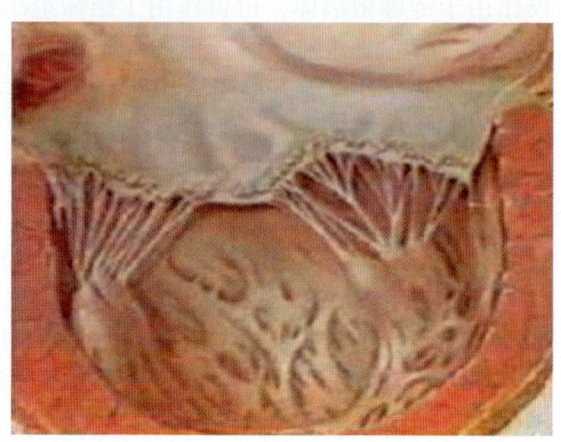

图13-10 风湿性心内膜炎

2. **风湿性心肌炎（rheumatic myocarditis）** 病变主要累及心肌间质小血管周围的结缔组织。病变早期，结缔组织发生纤维素样变性；中期出现Aschoff小体；病变后期小体纤维化，在心肌间质内形成梭形小瘢痕。风湿小体呈灶性分布，以左心室后壁、室间隔、左心耳和左心房等处多见。少数儿童常表现为弥漫性间质性心肌炎，心肌间质明显水肿，弥漫性炎细胞浸润，心肌细胞水肿及脂肪变性。风湿性心肌炎可影响心肌收缩力，临床上常有心搏加快，第一心音减弱等表现。严重者可致心力衰竭，如病变累及传导系统，可发生传导阻滞。

3. **风湿性心外膜炎（rheumatic pericarditis）** 病变主要累及心外膜脏层，呈浆液性或纤维素性炎症。当心包腔内有大量浆液渗出时，则形成心包积液，患者有胸闷不适，心浊音界增大，心音远。当有大量纤维蛋白渗出时，心外膜表面的纤维蛋白因心脏的不停搏动而成绒毛状（图13-11），称为绒毛心。患者有心前区疼痛，听诊可闻及心包摩擦音。恢复期，浆液和纤维素可被溶解吸收，但渗出的纤维蛋白过多不能被完全溶解吸收则发生机化，致使心包脏层、壁层互相粘连，形成缩窄性心包炎。

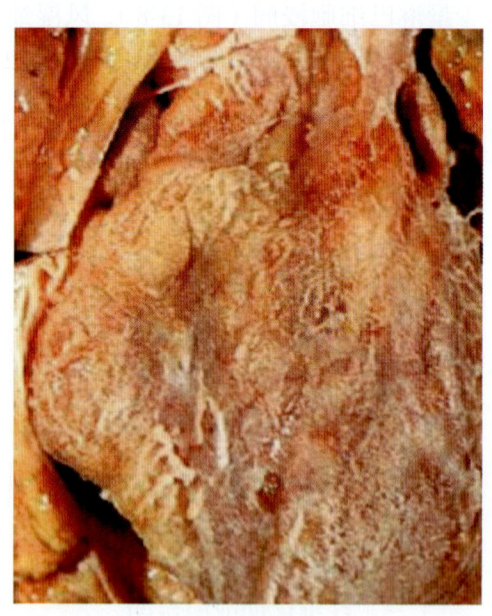

图13-11 绒毛心

（二）风湿性关节炎

约75%的风湿热患者出现风湿性关节炎的表现，以游走性多关节炎为特征。常累及膝、踝、肩、腕、肘等大关节，反复发作，临床表现为受累关节红、肿、热、痛和功能障碍。病变主要为浆液性炎，病变滑膜充血、肿胀、关节腔内有大量浆液渗出，邻近软组织内可以有不典型风湿性肉芽肿性病变。病变消退后，不遗留关节变形。

（三）皮肤病变

1. **环形红斑** 为躯干和四肢皮肤出现的环形淡红色斑，多见于儿童。病变是由于真皮浅层血管充血及非特异性渗出性炎症所致，常在 1～2 日内消退。

2. **皮下结节** 为增生性病变，结节常出现于腕、肘、膝、踝等关节伸侧面皮下，直径 0.5～2.0 cm，圆形或椭圆形，质硬，活动，无压痛。镜下观：结节中心为大片纤维素样坏死，周围为增生的风湿细胞和成纤维细胞，呈栅栏状排列，数周后结节纤维化形成瘢痕。

（四）风湿性脑病

多见于 5～12 岁的儿童，女孩较多。主要累及大脑皮质、基底节、丘脑及小脑皮质。主要病变为风湿性动脉炎、神经细胞变性、胶质细胞增生及胶质结节形成。当病变累及锥体外系时，患儿出现面部肌肉和肢体的不自主运动，称为小舞蹈症（chorea minor）。

> **考点：**
> 风湿病的基本病理变化及风湿性心内膜炎的病变特点。

第五节 感染性心内膜炎

感染性心内膜炎（infective endocarditis，IE）是指由病原微生物直接侵袭心内膜而引起的炎症性疾病。主要由细菌感染引起，传统又称为细菌性心内膜炎（bacterial endocarditis，BE）。根据病因及临床经过的不同，分为急性和亚急性两类。

一、急性感染性心内膜炎

急性感染性心内膜炎（acute infective endocarditis）主要由致病力强的化脓菌引起，其中大多为金黄色葡萄球菌，其次为溶血性链球菌、肺炎链球菌等。常为严重化脓性感染（如急性化脓性骨髓炎、痈、产褥热等），当机体的抵抗力降低时，细菌入血并侵犯心内膜，常侵犯正常的心瓣膜，以二尖瓣和主动脉瓣多见。肉眼观：瓣膜因组织破坏而发生溃疡、穿孔，甚至破裂；瓣膜表面常形成巨大赘生物，赘生物呈灰黄色，质地松软，极易脱落引起栓塞。可引起大循环一些器官的梗死和多发性栓塞性小脓肿（脓毒血症）。镜下观：瓣膜溃疡底部组织坏死，有大量中性粒细胞浸润及肉芽组织形成。血栓主要由血小板、纤维素构成，混有坏死组织和大量细菌。本病起病急、病程短、病情严重，患者多在数周内死亡。

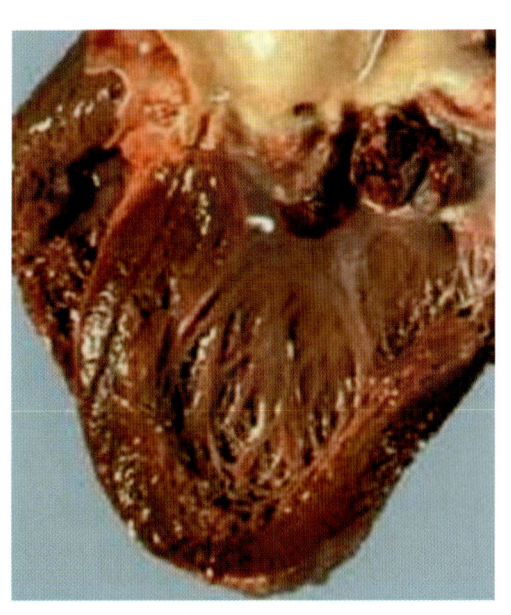

图 13-12 急性感染性心内膜炎赘生物

二、亚急性感染性心内膜炎

亚急性感染性心内膜炎（subacute infective endocarditis）亦称亚急性细菌性心内膜炎（subacute bacterial endocarditis），病程经过 6 周以上，可迁延数月甚至 1～2 年。

（一）病因及发病机制

本病的病原菌主要是由致病力较弱的草绿色链球菌引起，其次是肠球菌、革兰氏阴性杆菌、真菌等。致病微生物多由体内某些感染病灶（如牙周炎、扁桃体炎、咽峡炎等）侵入血流，或者由于某些手术（如拔牙、泌尿道手术或心脏手术等）污染而侵入血流引起菌血症后，直接感染心内膜而引起心瓣膜炎。亚急性感染性心内膜炎常发生于已有病变的瓣膜上，尤其是风湿性心瓣膜病，其次是先天性心脏病（如室间隔缺损），以二尖瓣和主动脉瓣多见。

（二）病理变化

肉眼观：在原有病变的瓣膜上形成赘生物。瓣膜呈不同程度增厚、变形，常发生溃疡，赘生物分布广泛，大小不等，一般较大，单个或多个，呈息肉状或菜花状，污秽灰黄色，干燥质脆，易脱落而引起栓塞。病变常扩散至邻近的心内膜和腱索。镜下观：赘生物由血小板、纤维素、坏死组织和细菌团块及中性粒细胞等组成，细菌团块常埋藏于赘生物深层；瓣膜可见不同程度的肉芽组织增生和炎细胞浸润，常有钙盐沉着，有时还可见到原有风湿性心内膜炎的病变。

（三）临床病理联系

1. **瓣膜损害**　病变瓣膜部分机化瘢痕形成，易造成严重的瓣膜变形、增厚，腱索增粗和缩短，导致瓣膜口狭窄或关闭不全，体检时可在相应部位听到杂音。

2. **动脉性栓塞**　瓣膜上的赘生物脱落，进入血流引起各器官的栓塞。动脉性栓塞最多见于脑动脉，其次是肾动脉、脾动脉和心脏。由于栓子来自赘生物的最外层，不含细菌或细菌毒力弱，在局部不易存活，因此，一般不引起感染性梗死和栓塞性小脓肿形成。

3. **变态反应**　由于病原菌长期释放抗原入血，导致免疫复合物形成，引起局灶性肾小球肾炎，少数病例可发生弥漫性肾小球肾炎。此外，指、趾末节腹面、足底或大、小鱼际处，出现红紫色、微隆起、有压痛的小结，称 Osler 小结，是由皮下小动脉炎所致。

4. **败血症**　由于赘生物中的细菌及其毒素不断进入血流，大量生长繁殖并产生毒素，导致败血症发生。患者有长期发热、脾大、白细胞增多、皮肤、黏膜和眼底有小出血点等表现，这是由于血管壁损伤，通透性升高所致。血培养阳性是诊断本病的重要依据。

考点：

感染性心内膜炎的病变特点。

第六节　心瓣膜病

心瓣膜病（valvular vitium of the heart）是指心瓣膜受到各种致病因素损伤后或先天性发育异常造成的器质性病变，表现为瓣膜口狭窄和（或）关闭不全，最后常导致心功能不全，引起全身血液循环障碍。心瓣膜病常为风湿性心内膜炎反复发作的结果，此外，感染性心内膜炎也常引起心瓣膜病，其他少见的原因还有主动脉粥样硬化、梅毒性主动脉炎，以及心瓣膜先天发育异常等。瓣膜口狭窄（valvular stenosis）是指瓣膜口在开放时不能充分张开，造成血流通过障碍。它是由于相邻瓣叶之间发生粘连引起；瓣膜关闭不全（valvular insufficiency）是指瓣膜在关闭时不能完全闭合，造成部分血流反流。它是由于瓣膜增厚、变硬、卷曲、缩短，或者腱索增粗等改变引起。风湿性心瓣膜病最多见于二尖瓣，其次是主动脉瓣；病变可累及一个瓣膜，也可两个瓣膜同时或先后受累，称为联合瓣膜病。

一、二尖瓣狭窄

二尖瓣狭窄（mitral stenosis）是指二尖瓣瓣膜增厚，瓣膜口缩小、不能充分开放，导致血流通过障碍。大多数由风湿性心内膜炎反复发作引起，少数由感染性心内膜炎引起。

（一）病变特点

正常成人二尖瓣口开放时面积为 5 cm^2，可通过两个手指。当瓣膜口狭窄时，可缩小至

$1 \sim 2 \text{ cm}^2$，严重者仅 0.5 cm^2。病变早期瓣膜轻度增厚，瓣叶边缘轻度粘连，弹性良好；后期瓣膜极度增厚，瓣叶广泛粘连，瓣膜口缩小呈"鱼口状"。

（二）血流动力学变化

二尖瓣狭窄时，舒张期血液从左心房流入左心室受阻，以致舒张末期仍有部分血液滞留于左心房内，加上来自肺静脉的血液，使左心房的血容量比正常增多，导致左心房扩张；同时，左心房因负荷过重，收缩力增强，逐渐发生代偿性肥大，以维持相对正常的血液循环。此时属临床代偿期。当左心房代偿失调，造成左心房淤血，使肺静脉回流受阻，导致肺淤血。肺淤血和肺静脉压升高又可反射性地引起肺内小动脉收缩，使肺动脉血压升高，导致右心室代偿性肥大。当右心室发生失代偿性肌源性扩张后，又可出现三尖瓣相对性关闭不全，导致右心功能不全，出现体循环淤血。

（三）临床病理联系

由于二尖瓣狭窄，听诊心尖区可闻及舒张期隆隆样杂音；X线检查显示，左心房增大，左心室无变化或轻度缩小，呈倒置的"梨形心"；由于肺淤血、水肿，患者出现咯粉红色泡沫状痰、呼吸困难、发绀等左心衰竭症状；右心衰竭时，体循环淤血，出现颈静脉怒张、肝脾大、下肢水肿等右心衰竭表现。

二、二尖瓣关闭不全

二尖瓣关闭不全（mitral insufficiency）是指二尖瓣瓣膜增厚、变硬、缩短、卷曲等，常与二尖瓣狭窄同时存在。多数是风湿性心内膜炎和亚急性细菌性心内膜炎所引起。

（一）病变特点

瓣膜机化变厚、变硬、弹性减弱或消失，瓣膜卷曲、缩短，腱索融合变粗等，使瓣膜闭合不全。

（二）血流动力学变化

二尖瓣关闭不全时，在心脏收缩期由于左心室部分血液反流到左心房，加上从肺静脉来的血液，使左心房的血容量较正常增多，致使左心房出现代偿性肥大；舒张期大量的血液涌入左心室，导致左心室负荷过重而发生代偿性肥大。当代偿失调时则依次出现肺淤血、肺动脉高压、右心室肥大，最后导致右心衰竭和体循环淤血。

（三）临床病理联系

听诊心尖区可闻及收缩期吹风样杂音。X线显示左心房和左心室均肥大，心脏呈"球形心"。

三、主动脉瓣狭窄

主动脉瓣狭窄（aortic stenosis）主要由风湿性或细菌性主动脉炎引起，常与风湿性二尖瓣病变合并发生。

（一）病变特点

主动脉瓣粘连、增厚、变硬、钙化，瓣膜僵硬，开不大。

（二）血流动力学变化

由于主动脉瓣狭窄，左心室收缩期血液排出受阻，初期左心室出现代偿性肥大，主要是心室壁增厚，而心腔不扩张（向心性肥大）；后期，左心室失代偿而出现肌源性扩张，左心室血量增加。依次出现左心衰竭、肺淤血、肺动脉高压、右心衰竭和体循环淤血。

（三）临床病理联系

主动脉瓣狭窄最主要的表现是左心室肥大，X线检查心脏呈"靴形"；听诊可闻吹风样收缩期杂音；严重狭窄者，由于心输出量减少，血压下降，冠状动脉供血不足，可发生晕厥甚至猝死。

四、主动脉瓣关闭不全

主动脉瓣关闭不全（aortic insufficiency）主要由主动脉瓣疾病引起，亦可由感染性心内膜炎及主动脉粥样硬化和梅毒性主动脉炎等累及主动脉瓣膜引起。

（一）病变特点

主动脉瓣增厚、变硬、缩短，瓣膜缺损或穿孔。

（二）血流动力学变化

由于主动脉瓣关闭不全，在左心室舒张期，主动脉内部分血液反流至左心室，使左心室内血容量增加，负荷加重而逐渐发生代偿性肥大最后代偿失调，依次出现左心衰竭、肺淤血、肺动脉高压、右心肥大、右心衰竭和体循环淤血。

（三）临床病理联系

听诊时在主动脉瓣区可闻及舒张期吹风样杂音。患者可出现水冲脉、血管枪击音及毛细血管搏动现象。由于舒张压降低，冠状动脉供血不足，有时可出现心绞痛。

考点：

心瓣膜病的病变特点、血流动力学改变及临床病理联系。

思政园地

2021年6月12日22时左右，40岁的刘先生突然出现胸部疼痛不适伴大汗，疼痛逐渐加重无法缓解，家属陪同急诊就医。到达急诊科后立即行心电图检查，提示：急性心肌梗死。

急诊科的医护人员迅速评估、稳定病情，为患者开辟胸痛绿色通道，同时为患者进行第二次心电图检查，结果提示超急性期心梗，医护人员迅速联系介入手术室，建议尽快开通血管完成血运重建，减少心肌坏死，挽救患者生命。介入手术室医护人员积极配合，快速完成冠脉血管造影，造影可见血管完全闭塞，与心电图检查结果表现相符。医护团队全神贯注，运用先进的技术和设备，争分夺秒地为患者开通阻塞的血管，后植入支架，患者胸痛症状缓解，最后在介入手术室医护人员陪同下送入心内科重症监护室观察治疗。

在生命的紧急关头，急诊科、心血管内科与介入手术室医护人员通力合作，共同演绎了一场惊心动魄的生命营救！

医护学生们要有严谨认真的学习态度，过硬的专业知识和技能，还要加强团队合作，将来在工作岗位上团结协作，发挥专业优势，帮助患者减轻病痛，促进健康。

自 测 题

一、选择题

1. 有关原发性高血压的描述，哪一项是错误的
   - A. 原发性高血压常引起左心肥大
   - B. 脑出血是原发性高血压的主要致死原因
   - C. 高血压晚期的肾常为颗粒性固缩肾

D. 高血压可引起视网膜病变

E. 高血压常引起下肢坏疽

2. 有关风湿病发病的描述，以下哪项是正确的

  A. 由乙型溶血性链球菌直接感染引起 B. 与乙型溶血性链球菌感染有关

  C. 由流感病毒直接感染引起 D. 与流感病毒感染有关

  E. 由对青霉素过敏所致

3. 风湿病心内膜的病变是

  A. 瓣膜狭窄血管周围肉芽肿形成 B. 疣状心内膜炎

  C. 内膜溃疡 D. 内膜大片坏死

  E. 心内膜穿孔

4. 二尖瓣狭窄不会引起

  A. 右心房增大 B. 右心室增大

  C. 左心房增大 D. 左心室增大

  E. 肺动脉高压

5. 风湿性病变中，以下哪一项对机体危害最大

  A. 反复发作的风湿性关节炎 B. 反复发作的环形红斑

  C. 反复发作的风湿性心内膜炎 D. 风湿性皮下结节

  E. 风湿性动脉炎

6. 下列哪项关于心肌肥大的叙述是不正确的

  A. 心肌肥大主要是指心肌细胞体积增大，重量增加

  B. 心肌肥大是一种较经济和持久的代偿方式

  C. 向心性肥大和离心性肥大都有重要代偿意义

  D. 单位重量的肥大心肌收缩力增加

  E. 心肌肥大的代偿功能有一定限度

二、简答题

1. 简述良性高血压患者脑的病变特征。
2. 动脉粥样硬化的病变特征及后果有哪些？
3. 简述心肌梗死的病变特征。

三、案例分析

患者，男性，49岁。近半年间断性头晕、烦躁，近一周出现持续性头痛而入院。询问病史，其父亲和叔叔均有高血压，本人曾就诊发现血压升高，但未按时服用药物。查体：T 36.4 ℃，P 108/min，R 28/min，BP 165/105 mmHg。神志清醒，颈软，双肺呼吸音正常，HR 108/min，律齐，腹部平软，双下肢无水肿，神经系统检查无异常。

请回答：

1. 应对该名患者做出何种诊断？
2. 列出诊断依据。

（梁 萍）

第十四章数字资源

第十四章 心功能不全

本章思维导图

- 心力衰竭
  - 病因
    - 原发性心肌舒缩功能障碍
    - 心脏负荷长期过重
  - 诱因
    - 感染
    - 酸碱平衡及电解质代谢紊乱
    - 心律失常
    - 妊娠分娩
    - 治疗不当
  - 分类
    - 按心衰病程发展速度
      - 急性心衰
      - 慢性心衰
    - 按心输出量
      - 低输出量心衰
      - 高输出量心衰
    - 按发病部位
      - 左心衰
      - 右心室
      - 全心衰
    - 按心肌收缩/舒张功能障碍
      - 收缩性心衰
      - 舒张性心衰
  - 代偿反应
    - 心脏本身的代偿
      - 心率加快
      - 心脏紧张源性扩张
      - 心肌收缩性增强
      - 心肌肥大
    - 心脏外的代偿
      - 血容量增加
      - 全身血流重分布
      - 红细胞增多
      - 组织细胞利用氧的能力增强
  - 发生机制
    - 心肌收缩性减弱
      - 心肌细胞坏死和凋亡
      - 心肌能量代谢障碍
      - 兴奋-收缩耦联障碍
    - 心室舒张功能障碍和顺应性降低
      - 心室舒张势能减少
      - 心室顺应性下降
    - 心室各部舒缩活动不协调
  - 机体的代谢和功能变化
    - 心排血量减少
    - 肺循环淤血
    - 体循环淤血
  - 防治原则
    - 防治原发病，消除诱因
    - 调整前负荷
    - 降低后负荷
    - 改善心脏舒缩功能
    - 支持治疗与护理

第十四章 心功能不全

学习目标

1. 解释心力衰竭的概念，心功能不全机体的代偿反应，心力衰竭的发生机制。
2. 说出心力衰竭的病因、诱因与分类，心力衰竭时机体功能代谢的变化。
3. 知道心力衰竭的防治原则及护理措施。
4. 通过本章学习，能为患者提供关于心脏的健康教育支持，建立良好的医患关系。
5. 运用所学知识，结合心功能不全，做到关"心"健康。

心脏的泵血功能包括收缩期射血和舒张期充盈，通过舒缩活动推动血液循环到达全身各组织器官，以满足细胞的代谢需要。生理条件下，心脏的泵血功能能够广泛适应机体不同水平的代谢需求，表现为心输出量（cardiac output，CO）可随机体代谢率的增强而增加。

在各种致病因素的作用下，心脏的收缩和（或）舒张功能发生障碍，使心输出量绝对或相对不足，以致不能满足机体代谢需要的病理过程或综合征，称为心力衰竭（heart failure）。心功能不全是指心脏泵血功能下降的全过程，包括代偿阶段和失代偿阶段。在泵血功能发生障碍的早期，机体能够通过心脏本身的代偿机制以及心外的代偿措施，使心输出量保持在正常范围，患者无明显的临床症状和体征，此为心功能不全的代偿阶段。心力衰竭一般是指心功能不全的晚期，即心功能不全的失代偿阶段，此时，心排出量减少，肺循环和体循环淤血，患者表现出明显的症状和体征。心力衰竭呈慢性经过时，由于心输出量和静脉回流量不相适应，导致钠、水潴留和血容量增多，使静脉淤血及组织间液增多，出现明显组织水肿，心腔通常扩大，称为充血性心力衰竭（congestive heart failure）。

考点：

心力衰竭、充血性心力衰竭概念。

导入案例 14-1

患者，男，60岁。活动后气促、胸闷10余年，1天前因感冒受凉后上述症状加重，休息时即感胸闷，呼吸困难，伴夜间不能平卧，腹胀，双下肢水肿。风湿性心脏病史18年。查体：R 36/min，P 130/min，BP 110/80 mmHg，重病容，半坐卧位，颈静脉怒张，肝颈静脉回流征阳性。双肺可闻及湿啰音。心界向两侧扩大。肝大，肋下4 cm，有压痛。

问题：
1. 患者出现了什么病理过程？有哪些临床表现？
2. 试述该患者的发病原因及机制？

第一节 心力衰竭的病因、诱因和分类

一、病因

心功能不全的根本问题是心脏泵血功能下降。引起心脏泵血功能下降的原因主要包括心肌收缩和（或）舒张功能障碍、心脏负荷长期过重和心室充盈受限。

（一）心肌舒缩功能障碍

因心肌本身的结构或代谢发生损害引起受累心肌舒缩功能障碍，这是导致心力衰竭的最主要病因。

1. 心肌病变　常见于心肌炎、心肌病、严重心肌梗死等弥漫性心肌病变。各种病因，如病毒、细菌、毒性物质、严重持续的缺血等可直接导致心肌细胞的变性、坏死和纤维化。由于心肌结构的完整性遭到破坏，使心肌收缩的物质基础受到损害，导致心肌舒缩功能原发性降低。

2. 心肌代谢障碍　如糖尿病、冠心病、肺心病、严重贫血等疾病，因心肌缺血、缺氧、维生素 B_1 缺乏，使得心肌能量代谢障碍，久之还可合并结构异常，导致心肌舒缩功能障碍。

（二）心脏负荷长期过重

1. 压力负荷过重　压力负荷又称后负荷，是指心肌收缩时所承受的阻力负荷。左心室压力负荷过重见于高血压、主动脉狭窄、主动脉瓣狭窄等；右心室压力负荷过重见于肺动脉高压、肺动脉瓣狭窄、肺栓塞和慢性阻塞性肺疾病等。

2. 容量负荷过重　容量负荷又称前负荷，是指心脏收缩前所承受的负荷。左心室前负荷过重见于主动脉瓣或二尖瓣关闭不全；右心室前负荷过重见于肺动脉瓣或三尖瓣关闭不全，室间隔或房间隔缺损伴有左向右分流及高动力循环状态，如甲状腺功能亢进、贫血、动-静脉瘘等。心脏负荷过重时，并不能立即引起心力衰竭。通常机体先通过心肌肥大、心腔扩大等进行功能和结构上的代偿，这种代偿可使心输出量在相当长的时期内维持在正常的范围，以保证机体正常代谢需求，而只有在长期过度负荷超过心脏的代偿能力时，才能导致心力衰竭。

（三）心室充盈受限

心室充盈受限是指在静脉回心血量无明显减少的情况下，因心脏本身的病变引起的心室充盈障碍。如缩窄性心包炎、心包填塞、左心室肥厚、心室纤维化等。

二、诱因

虽然各种病因可导致心功能不全，但是许多慢性心功能不全的患者可通过机体的多种代偿措施，使心功能维持在相对正常状态而不表现出明显的心力衰竭症状和体征。而只有在某些因素作用下，心脏负荷加重，才发生心力衰竭。临床上把可在心功能不全基本病因的基础上诱发心力衰竭的这些因素称为心力衰竭的诱因。凡是能增加心脏负荷，使心肌耗氧量增加和（或）供血供氧减少的因素皆可能成为心功能不全的诱因。

（一）感染

感染是心力衰竭最常见的诱因，特别是呼吸道感染。感染发热时交感神经兴奋，代谢活动增强，增加心率和心肌耗氧量；感染时致病微生物及其产物可直接损伤心肌细胞；呼吸道感染时，可因通气换气功能障碍，进一步加重心肌缺氧，同时肺血管阻力升高，加重右心负荷。

（二）水、电解质代谢和酸碱平衡紊乱

酸中毒和高钾血症可直接或间接影响心肌舒缩功能，同时造成心律失常，诱发心力衰竭的发生。

（三）心律失常

心律失常既是心力衰竭的原因，也是心力衰竭的诱因，尤其以心房颤动、室性心动过速、心室纤颤等快速型心律失常为多见。心率加快，舒张期缩短，既可导致心室充盈不足、射血功能障碍，又可导致冠状动脉血流不足，心肌缺血、缺氧；心率加快还可使心肌耗氧量增加，加

剧心肌缺氧。

（四）妊娠和分娩

妊娠期血容量增多，可比妊娠前增加 20%，使机体处于高动力循环状态，使心脏负荷加重。分娩时由于精神紧张和疼痛的刺激，使交感 - 肾上腺髓质系统兴奋，回心血量增多，容量负荷增加，外周小血管收缩，心脏压力负荷也加重，加上心率加快使心肌耗氧量增加、冠状动脉血流不足，导致心力衰竭的发生。

（五）治疗不当

由于心功能不全多呈慢性过程，需要长期治疗。如不恰当停用利尿药物或降血压药以及洋地黄中毒，过多、过快输液等均会诱发心力衰竭的产生。

（六）其他

如劳累、情绪激动、天气变化、外伤与手术等均可加重心脏负荷，诱发心力衰竭。认识和防止这些诱因，可以延缓或阻止心脏功能的恶化。

 考点：

心力衰竭的病因与诱因。

三、分类

（一）按心力衰竭起病及病程发展速度分

1. **急性心力衰竭** 发病急骤，心输出量在短时间内急剧减少，机体来不及充分发挥代偿功能，动脉血压进行性降低，常伴有心源性休克。见于急性心肌梗死、严重心肌炎，也可由慢性心衰演变而来。

2. **慢性心力衰竭** 临床常见，发病缓慢，病程较长，多经过较长的代偿期后发生，心输出量逐渐下降，伴有水、钠潴留及静脉淤血、水肿，常表现为充血性心力衰竭。常见于瓣膜病、高血压及肺动脉高压等。

（二）按心输出量高低分

1. **低输出量性心力衰竭** 心输出量绝对下降，低于一般人群的正常水平，见于冠心病、心脏瓣膜病、高血压、心肌病等。

2. **高输出量性心力衰竭** 心输出量相对下降，心力衰竭发生时，心输出量较发生前有所下降，但其值仍属于正常水平，或高于正常水平，故称为高输出量性心力衰竭。见于甲状腺功能亢进、严重贫血、脚气病和动 - 静脉瘘等高动力循环状态患者。其主要原因是心力衰竭发生前，机体即处于高动力循环状态，即各种原因引起血容量增大，静脉回流增加，心脏过度充盈，心输出量相应增加。

（三）按发病的部位分

1. **左心衰竭** 主要由于左心室受损或负荷过重，导致左心室泵血功能下降。临床主要表现为在心输出量下降的基础上，出现肺淤血和肺水肿。多见于冠心病、高血压、主动脉瓣狭窄或关闭不全、二尖瓣关闭不全等。

2. **右心衰竭** 主要由于右心室受损或负荷过重，导致右心室泵血功能下降，不能将体循环回流的血液充分排至肺循环，右心室压力增加，临床主要表现为体循环淤血。主要见于肺心病、三尖瓣闭锁不全、肺动脉瓣狭窄等，也常继发于左心衰。

3. **全心衰竭** 全心衰竭是临床上常见的一类心力衰竭。如果病变同时累及两心室，此时两心室泵血功能均受损，即全心衰竭，见于心肌炎、心肌病或严重贫血等。全心衰竭也可以继发于一侧心力衰竭，如左心衰竭导致肺循环淤血、阻力增加，最终导致右心衰竭。

（四）按心肌收缩/舒张功能障碍分

1. 收缩性心力衰竭 因心室收缩功能障碍所致泵血量减少，常见于冠心病、心肌病和心肌炎等。临床特点是心脏扩大和射血分数降低。

2. 舒张性心力衰竭 由心室顺应性降低、舒张功能受损和充盈受限所引起，常见于高血压伴左心室肥厚、肥厚型心肌病、主动脉瓣狭窄、缩窄性心包炎等。临床特点是心肌显著肥厚，心脏大小正常，射血分数正常和左心室舒张期充盈减少。收缩性心力衰竭是临床最常见的形式，舒张性心力衰竭常与收缩性心力衰竭同时存在，亦可单独出现。

> **知识链接**
>
> **心功能不全分期**
>
> 美国心脏病学院/美国心脏学会（American College of Cardiology/American Heart Association，ACC/AHA）发布的慢性心力衰竭诊疗指南，将患者分为四期。这种心力衰竭的新分期法是对纽约心脏病学会（New York Heart Association，NYHA）分级的补充，更加强调心功能不全早期预防的重要性，有利于在心脏病易患期阻断心脏损伤的发展。
>
> A期：指将来可能发生心力衰竭的高危人群，如冠心病和高血压患者，但目前尚无心脏结构性损伤或心力衰竭症状。
>
> B期：有结构性心脏损伤，如既往有心肌梗死、瓣膜病，但无心力衰竭的症状，相当于NYHA心功能Ⅰ级。
>
> C期：已有器质性心脏病，以往或目前有心力衰竭的临床表现，包括NYHA心功能Ⅱ、Ⅲ级和部分Ⅳ级。
>
> D期：难治性终末期心力衰竭，有进行性器质性心脏病，虽经积极的内科治疗，患者仍表现出心力衰竭的症状。

第二节 心力衰竭时机体的代偿反应

心力衰竭时，机体可通过代偿反应来防止心输出量进一步下降。机体代偿反应包括完全代偿、不完全代偿和失代偿三个阶段，其强度与心力衰竭是否发生、发生速度以及严重程度密切相关。急性心力衰竭发生时，由于机体的代偿反应不能及时启动，患者常在短时间内即可出现严重的心力衰竭表现。反之，慢性心力衰竭发生时，机体的代偿反应充分发挥，可使患者在相当长的时间内维持相对正常的生命活动。机体代偿反应分为心脏本身的代偿和心外代偿两部分，而这两部分基本上都是在神经-体液的调控下进行的。

> **知识链接**
>
> **神经-体液调节机制的代偿性激活**
>
> 心脏泵血功能受损时，心输出量减少可通过多种途径，激活内源性神经-体液调节机制。其中最为重要的是交感-肾上腺髓质系统和肾素-血管紧张素-醛固酮系统。激活的这些神经体液因子可以引起心脏本身以及心外组织器官的一系列代偿适应性变化，既有迅速启动的功能性代偿，又有缓慢持久的结构性代偿，对于维持心脏泵血功能、血流动力学稳态和重要器官的血流灌注起着十分重要的作用。

（一）交感-肾上腺髓质系统激活

心输出量的降低可反射性地引起交感神经系统兴奋。心衰患者血中去甲肾上腺素浓度增加，可使心率加快、心肌收缩力加强及外周血管收缩，导致心输出量增加，并维持血压。

（二）肾素-血管紧张素-醛固酮系统激活

心衰时肾低灌流、交感神经系统兴奋和低钠血症等均可激活肾素-血管紧张素-醛固酮系统。患者血浆肾素活性、血管紧张素Ⅱ及醛固醇水平均升高。血管紧张素Ⅱ升高对外周血管具有收缩作用，并与去甲肾上腺素有协同作用。另外，血管紧张素Ⅱ还可促进肾上腺皮质产生和释放醛固酮，引起水、钠潴留。

（三）其他体液因子

心房钠尿肽、抗利尿激素、肿瘤坏死因子、内皮素和一氧化氮等在心功能最初阶段对机体可起到代偿和保护作用，但长期可加重心肌损伤。

一、心脏本身的代偿反应

心脏本身的代偿反应方式包括心率加快、心脏紧张源性扩张、心肌收缩性增强和心肌肥大。

（一）心率加快

心衰时心输出量减少可反射性地使交感神经系统兴奋性增高，心率加快，这是一种快速的功能性代偿反应。在一定的范围内，心率加快可提高心输出量，并可通过提高舒张压，促进冠状动脉的血液灌流。但这种代偿方式有限，当心率过快时（成年人>180/min），因心肌耗氧量增加、舒张期缩短及心脏充盈不足，心输出量反而减少。

（二）心脏紧张源性扩张

该定律认为，在一定范围内，心肌收缩力与心脏前负荷（心肌纤维初长度）成正比。当心功能不全时，心输出量下降，导致心室舒张末期容积增加，前负荷增加，导致心肌纤维初长度增大，故心肌收缩力增强，心输出量增加。这是急性心力衰竭时的一种重要代偿方式。这种伴有心肌收缩力增强的心腔扩大称为紧张源性扩张。但此种代偿能力是有限的，当心室舒张期末压力过大，肌节长度超过最适长度时，心肌收缩力反而下降，心搏出量减少。

（三）心肌收缩性增强

心肌收缩性是指心脏不依赖于前、后负荷而改变其力学活动的一种内在特性，主要取决于心肌的收缩蛋白、可供利用的ATP含量和胞质游离钙浓度。心肌收缩性主要受神经-体液因素的调节，如交感神经、儿茶酚胺等。当心输出量减少时，交感神经兴奋，从而使血中儿茶酚胺浓度增加，通过激活β肾上腺素受体等发挥心肌正性肌力作用。

（四）心肌肥大

心肌肥大是指心肌细胞体积增大，重量增加。心肌肥大是对室壁应力增加产生的适应性变化，是慢性心功能不全时的重要代偿方式。一定程度的心肌肥大可增强心肌收缩力，提高心输出量，具有代偿意义，过度的心肌肥大可因缺氧、能量代谢障碍、心肌收缩性减弱而失代偿。心肌肥大类型：根据心室舒张末期容量及心室厚度的变化，心肌肥大可分为两种：离心性肥大和向心性肥大。

（1）离心性肥大：多由心脏长期容量负荷过度，使心室舒张末期容量增加，室壁应力增加，肌节呈串联性增生所致。此时，心室腔扩大，室壁稍厚。

（2）向心性肥大：多由心脏长期压力负荷过度，使收缩期室壁应力增加，肌节呈并联性增生所致。此时，心腔容积稍大或正常，室壁增厚。

二、心脏以外的代偿

心力衰竭时，除上述心脏本身及神经-体液代偿机制外，为适应心力衰竭时血流动力学的变化，机体还通过以下环节进行代偿和适应性变化。但长此以往则会加重心肌损伤，促使心脏泵血功能降低及心力衰竭失代偿的发生。

（一）血容量增加

慢性心功能不全时，血容量增加是其主要代偿方式之一。由于交感神经兴奋、肾素-血管紧张素-醛固酮系统激活、抗利尿激素增多及抑制钠水重吸收的激素减少等，导致肾小球滤过率降低和肾小管重吸收增加，引发钠、水潴留，从而使血容量增加，有利于提高心输出量和维持动脉血压。但长期过度的血容量增加可加重心脏负担，使心输出量下降。

（二）全身血流重分布

心功能不全时，交感-肾上腺髓质系统兴奋可通过外周血管选择性收缩而导致血流重新分布，其中肾、皮肤和内脏器官血管收缩明显，血流量显著减少，而心、脑血管不收缩。血流重新分布既有利于维持动脉血压，又有利于保障心、脑等重要器官的供血。但外周血管长期收缩，也会导致心脏后负荷增大，心输出量下降。

（三）红细胞增多

心功能不全时，循环淤血可引起缺氧，而缺氧可刺激肾合成和分泌促红细胞生成素增加，促进骨髓造血功能，使红细胞数增加，有利于改善周围组织的供氧。但红细胞过多，可增大血液黏滞性，加重心脏负荷。

（四）组织细胞利用氧的能力增强

心功能不全时，周围组织供氧不足，组织细胞可发生一系列代谢、功能与结构的改变，以使细胞利用氧的能力增强，改善缺氧状态。如慢性心力衰竭时，细胞线粒体中呼吸链酶的活性增强，而且线粒体的数量也增多，所以组织利用氧的能力也增强。

心功能不全时机体代偿归纳见图14-1。

考点：

心力衰竭时机体的代偿反应。

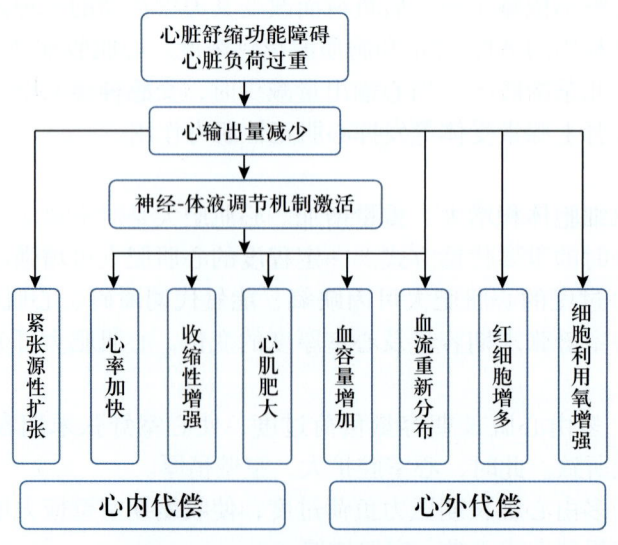

图14-1　心功能不全时机体的代偿

第三节　心力衰竭的基本发生机制

心力衰竭的发病机制较为复杂，目前尚未完全阐明。无论是何种原因引起的心力衰竭，还是心力衰竭的不同发展阶段，其基本机制都是心脏收缩和（或）舒张功能障碍，导致心脏的射血不能满足机体的需要。

一、心肌收缩性减弱

原发或继发的心肌收缩性下降是绝大多数心力衰竭发生的基础，其直接后果是心输出量减少。

（一）心肌细胞坏死和凋亡

当严重的心肌缺血缺氧、心肌炎、感染、中毒以及心肌病等，造成心肌纤维变性、坏死、纤维化，使心肌收缩蛋白大量破坏时，必然引起心肌的收缩性减弱而发生心力衰竭。另外，心肌细胞凋亡在心力衰竭发生过程中也起着重要作用，一些病理因素如氧化应激、心脏负荷增加、细胞因子、缺血、缺氧、神经-内分泌失调等都可诱导心肌细胞凋亡。细胞凋亡可导致室壁变薄，心室进行性扩大。

（二）心肌能量代谢障碍

心肌的收缩活动是主动耗能过程，Ca^{2+}的转运和肌丝滑行等都需要能量。因此，心肌能量代谢的任何环节发生障碍，均可导致心肌收缩性减弱。

1. 能量生成障碍　缺血、缺氧、贫血可引起有氧氧化障碍而使ATP生成减少；维生素B_1缺乏导致丙酮酸氧化脱羧障碍，也可使ATP生成减少，最终心肌收缩性减弱。另外，心肌肥大时，毛细血管的数量增加不足，导致供氧障碍；线粒体含量也相对不足，加上氧化磷酸化水平降低，导致能量产生减少。

2. 能量利用障碍　在心肌肥大时，由于肌球蛋白ATP同工酶的转换而使ATP酶活性降低，心肌能量利用减少，心肌收缩力下降。

（三）兴奋-收缩耦联障碍

Ca^{2+}的正常转运是心肌兴奋-收缩耦联的关键。各种原因造成Ca^{2+}的转运和分布失常，均可导致心肌兴奋-收缩耦联障碍，继而导致心肌收缩性减弱。

1. 肌质网摄取、储存和释放Ca^{2+}障碍　在心力衰竭和肥大的心肌中，心肌缺血、缺氧，ATP供能减少，使肌质网Ca^{2+}-ATP酶的活性降低，致使在复极化时，肌质网摄取和贮存Ca^{2+}量均减少，故心肌兴奋时，肌质网向胞质中释放的Ca^{2+}减少。在肌质网释放Ca^{2+}减少的同时，线粒体摄取Ca^{2+}增多，生物氧化过程发生障碍，导致能量生成不足。另外，酸中毒时，因Ca^{2+}与肌质网中钙储存蛋白结合牢固，不易解离，使肌质网对Ca^{2+}的释放减少。

2. 细胞外的Ca^{2+}内流障碍　β肾上腺素能受体兴奋引起心肌细胞膜上的L型钙通道开放，Ca^{2+}内流。心力衰竭时，虽然血中的儿茶酚胺增高，但心肌中的去甲肾上腺素由于合成减少及消耗增多导致含量减少，而且由于过度肥大的心肌β肾上腺素能受体密度相对减少、对去甲肾上腺素的敏感性降低而使作用减弱，导致Ca^{2+}内流减少。此外，由于细胞外液的K^+与Ca^{2+}在心肌细胞膜上具有竞争作用，高钾血症时，K^+阻止Ca^{2+}内流。

3. 肌钙蛋白与Ca^{2+}结合障碍　当心肌缺血、缺氧导致ATP生成不足和酸中毒时，由于H^+与Ca^{2+}具有竞争性与肌钙蛋白结合的特性，Ca^{2+}无法与肌钙蛋白充分结合；同时，酸中毒引起的Ca^{2+}内流减少、肌质网对Ca^{2+}亲和力增强及干扰心肌能量代谢，甚至破坏心肌细胞，导致心肌收缩力下降。

二、心室舒张功能障碍和顺应性降低

心输出量不仅取决于心肌的收缩性，还受心室舒张功能的影响，如果心室舒张功能障碍，心室则得不到足够血液充盈，心输出量必然下降而发生心力衰竭。

心力衰竭时，由于心肌能量供应不足，①使肌浆网和心肌细胞膜上的 Ca^{2+} 泵功能降低，心肌复极化时胞质内的 Ca^{2+} 浓度不能迅速恢复至"舒张阈值"，即 Ca^{2+} 复位延缓，Ca^{2+} 与钙蛋白仍处于结合状态；②使耗能的肌球-肌动蛋白复合体解离障碍，均可导致心肌舒张功能障碍而引发心力衰竭。

知识链接

肥大心肌的不平衡生长方式

心肌肥大是心脏维持心功能的重要代偿方式，但过度肥大的心肌可因其不平衡生长使心肌收缩性减弱而发生衰竭，其机制是：

（1）肥大的心肌中交感神经分布密度下降，加上去甲肾上腺素合成减少，消耗增多，导致心肌收缩性减弱。

（2）肥大心肌细胞的线粒体数量相对减少，且线粒体氧化磷酸化水平下降，导致能量生成不足。

（3）肥大心肌中毛细血管数量增加不足，心肌缺血、缺氧。

（4）肥大心肌的肌球蛋白 ATP 酶活性下降，心肌能量利用障碍。

（5）肥大心肌细胞膜面积相对减少，细胞外 Ca^{2+} 内流相对减少。

（一）心室舒张势能减少

正常情况下，心室收缩末期由于心肌几何结构的改变可产生一种促进心室复位的舒张势能，即心室收缩越好，这种势能就越大，对心室舒张越有力。因此，心肌收缩力下降，心脏收缩期的几何构型变化不大，则可使舒张势能减少，心室不能充分舒张。

（二）心室顺应性下降

心室顺应性是指心室在单位压力变化下所产生的容积改变。一般而言，心室顺应性越好，僵硬度越低；顺应性越差，僵硬度越高。心肌肥大引起的心室增厚、心肌炎、纤维化及心包填塞都可使心室顺应性降低，心室扩张充盈受限，导致心输出量减少。

三、心室各部舒缩活动不协调

正常心脏各部如左-右心之间、房-室之间、心室本身各区域的舒缩活动处于高度协调的工作状态。各种类型的心律失常或冠心病、心肌炎导致病变呈区域性分布，均可破坏心脏各部舒缩活动的协调性，引起心脏泵血功能紊乱，致使心输出量下降而发生心力衰竭。

考点：

心力衰竭时心肌舒缩功能障碍的机制。

第四节 心力衰竭时机体的代谢和功能变化

心力衰竭时，由于心脏泵血功能降低，不能将回心血液完全排出，导致心输出量减少，各器官组织血液灌流不足，缺血、缺氧，同时静脉回流受阻，发生淤血和水肿。患者明显的临床症状和体征均由心输出量减少、肺循环淤血和体循环淤血所致。

一、心排血量减少

（一）心脏泵血功能降低

心力衰竭是心脏泵血功能障碍所致的心排血量绝对或相对不足。心泵血功能降低是心力衰竭时最根本的变化。

1. 心力储备降低 心排血量随组织细胞代谢需要而增加的能力，称为心力储备，是心功能降低时最早发生降低的指标。

2. 心排血量减少和心脏指数降低 心排血量是反映心脏泵血功能的重要指标之一，成人正常值为 3.5～5.5 L/min。因受体表面积影响大，临床常采用心脏指数。心脏指数是指单位体表面积的每分心排血量，成人正常值为 2.5～3.5 L/(min·m^2)。随着心力衰竭的发展，心排血量显著降低，严重心力衰竭时，卧床静息时的心排血量也降低，多数患者心排血量小于 3.5 L/min，心脏指数小于 2.2 L/(min·m^2)。

3. 射血分数 射血分数是指每搏输出量与心室舒张末期容积的比值，是反映心室收缩功能的常用指标，正常值为 0.56～0.78。心力衰竭时，因每搏心输出量减少，结果心室舒张末期容积增大，导致射血分数降低。

4. 肺动脉楔压 肺动脉楔压反映的是左心房压和左心室舒张末期压，在左心衰竭时明显升高。

5. 中心静脉压 中心静脉压（central venous pressure，CVP）反映的是右心房压和右心室舒张末期压，在右心衰竭或输液过多、过快，超过心脏容量负荷最大限度时升高。

（二）动脉血压的变化

当急性心肌梗死等原因引起急性心力衰竭时，由于心输出量原发性急剧减少，动脉血压在早期即进行性降低，严重者导致心源性休克。当心力衰竭呈慢性经过时，由于血容量增加、外周血管收缩和心率加快等代偿反应的发挥，可将动脉血压维持在正常范围。

（三）器官血流量重新分配

心功能不全时，交感-肾上腺髓质系统兴奋可通过外周血管选择性收缩而导致器官血流重新分配。心力衰竭较轻时，心、脑血流量可维持在正常范围，而肾、皮肤、骨骼肌及其他内脏血流量明显减少。当心力衰竭发展到严重阶段，心、脑血流量也减少。心输出量减少、器官血流重新分配可导致部分器官血液灌注不足，临床出现一系列症状和体征。骨骼肌血流量减少，患者易疲劳，对体力活动的耐受力降低，是心力衰竭的早期症状之一；皮肤血流量减少，表现为皮肤苍白、皮肤温度降低；如果合并缺氧，可出现发绀；肾血流量减少，患者尿量减少、钠水潴留；心衰严重时，脑供血不足可引起头晕、头痛、失眠、记忆力减退、烦躁不安等表现。

二、肺循环淤血

肺循环淤血主要见于左心衰竭患者，严重者可出现肺水肿。肺淤血和肺水肿的最主要表现为呼吸困难。

（一）呼吸困难

呼吸困难是指患者主观感到呼吸费力或"喘不过气"的感觉，并伴有呼吸幅度、频率等的变化。其发生的基本机制是：①肺淤血和肺水肿时，肺的顺应性降低，患者为保证正常通气量而使呼吸肌做功增加，因而感到呼吸费力；②肺淤血和肺水肿时，常伴有支气管黏膜淤血、水肿，呼吸道阻力增大，患者感到呼吸费力；③肺淤血和肺水肿，肺的顺应性降低，患者需用力吸气,过度牵拉牵张感受器,引起肺扩张反射,使呼吸变浅变快。④肺间质水肿时,刺激肺感受器,反射性引起浅快呼吸。

1. 劳力性呼吸困难　是左心衰竭的最早表现之一,其特征是患者在体力活动后出现呼吸困难,休息后可缓解。其发生机制为:①体力活动时,回心血量增多,肺淤血加重;②体力活动时,心率加快,心室舒张期变短,左心室充盈受限,加重肺淤血;③体力活动时,机体对氧的需求量增加,但衰竭的左心不能提供与之相适应的心输出量,导致机体缺氧和二氧化碳潴留,呼吸中枢受到刺激,出现呼吸困难。

2. 夜间阵发性呼吸困难　是左心衰竭的特征性表现,患者入睡后因呼吸困难而突然惊醒、坐起、咳嗽、喘气,症状随坐起后逐渐缓解。其发生机制:①平卧位入睡后下半身静脉血回流增多,且下肢水肿液吸收入血液循环,使肺淤血、水肿加重;②平卧位时,膈肌上移,胸腔容积变小,肺活量下降;③入睡后迷走神经兴奋性相对增高,支气管痉挛,气道阻力增大;④入睡后中枢神经系统敏感性降低,只有当肺淤血较为严重,氧分压降低到一定程度时方足以刺激呼吸中枢,使通气增强,患者也随之被憋醒,出现咳嗽、气促等症状。

3. 端坐呼吸　是指患者为了减轻呼吸困难被迫采取端坐位或半卧位的状态,这是心衰更为严重的表现。其机制为:①端坐时,血液由于重力作用,部分转移至下半身,使回心血量减少,从而减轻肺淤血;②端坐时,膈肌位置相对下移,胸腔容积相对增大,肺活量增加,减轻呼吸困难;③端坐呼吸减轻下半身水肿液吸收入血,减轻肺淤血。

(二)肺水肿

肺水肿是指过多的液体在肺组织间隙和肺泡内积聚的现象。重症急性心力衰竭时,由于肺毛细血管内压力升高,使毛细血管壁通透性增大,血浆渗出到肺间质和肺泡而引起急性肺水肿。患者表现为端坐呼吸、发绀、气促、咳嗽、咳粉红色泡沫痰等,听诊双肺闻及中、小水泡音。

三、体循环淤血

体循环淤血见于右心衰竭及全心衰竭,主要表现为颈静脉充盈或怒张、肝大及肝功能障碍、水肿及胸腔积液、腹水的形成等。

(一)静脉淤血和静脉压升高

由于右心衰竭,静脉回流障碍,使体循环静脉系统有大量血液淤积、充盈过度,同时,交感神经兴奋引起小静脉收缩,导致静脉压升高。临床上表现为颈静脉怒张、肝颈静脉反流征阳性等。

(二)水肿

全身性水肿是全心衰竭,特别是右心衰竭的主要表现之一,习惯上又称心性水肿。心性水肿最早出现在身体的下垂部位,严重者水肿可波及全身,并可出现胸腔积液、腹水和心包积水。水、钠潴留和毛细血管压的升高是心性水肿最主要的发病机制。

(三)肝大、压痛和肝功能异常

肝大是右心衰竭的早期表现之一。由于右心房压力升高和下腔静脉回流受阻,肝静脉压升高,肝小叶中央区淤血,肝窦扩张,导致肝大。肝大、肝包膜受到牵张,触摸时有明显压痛。肝淤血时间长,可因缺氧导致肝细胞变性坏死,肝功能异常。长期慢性肝淤血可引起肝小叶纤维化,造成心源性肝硬化,肝功能进一步恶化。

(四)胃肠功能改变

体循环静脉压升高,导致胃肠道淤血,可出现食欲缺乏、腹胀、恶心、呕吐等。

心力衰竭临床表现的病理生理基础见图14-2。

> **考点：**
> 心排血量减少的各项指标变化，静脉淤血的临床表现，三种呼吸困难的概念及产生机制。

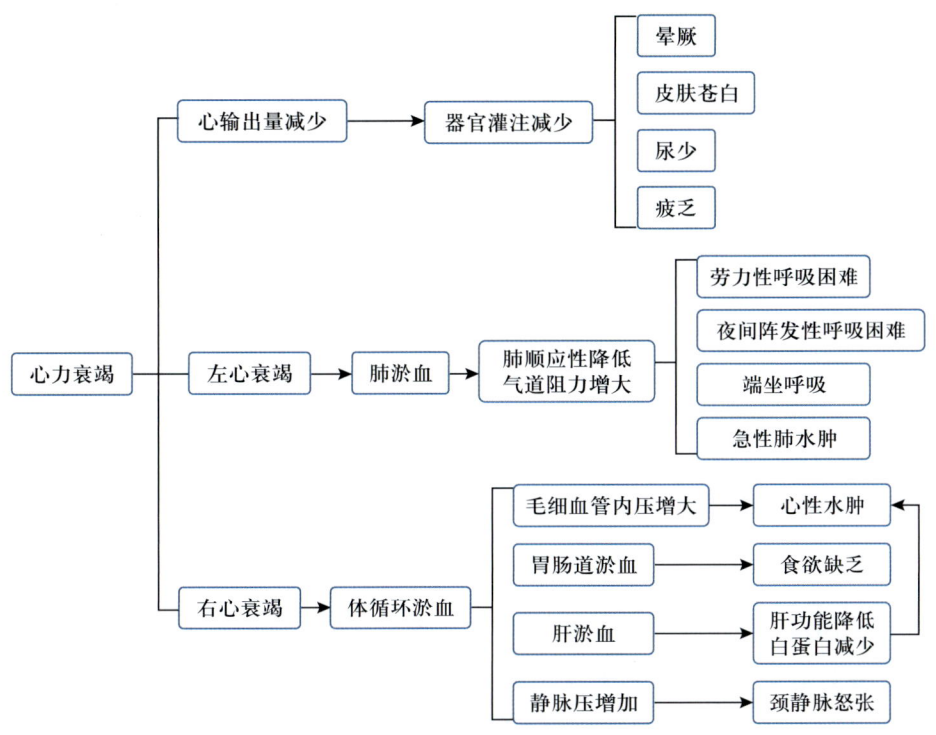

图 14-2　心力衰竭临床表现的病理生理基础

第五节　心力衰竭的防治和护理原则

一、防治原发病，消除诱因

针对心力衰竭的病因治疗，是防治心力衰竭的关键。如用药物控制严重的高血压，做冠脉搭桥手术解除冠状动脉阻塞，做二尖瓣分离或置换手术解决二尖瓣狭窄或关闭不全等。此外，大多数心功能不全的患者由代偿阶段迅速发展到失代偿阶段都与诱因（如感染、劳累）有关，消除诱因，可减轻心脏负荷，有利于控制病情。

二、调整心脏前负荷

对前负荷过高者，应限制钠盐摄入，也可用扩张静脉血管的药物如硝酸甘油等以减少回心血量。前负荷过低者，可适当输液使之调整到正常。不管前负荷高或低，均应慎重掌握输液的速度和总量，可以通过测定中心静脉压作为输液时的重要参考指标。

三、降低心脏后负荷

可适当、合理选用动脉血管扩张药如肼屈嗪降低心脏后负荷，使心肌耗氧量降低和心输出量提高；对同时伴有心室充盈压过高的心输出量降低患者，可同时应用扩张动脉和静脉的药物如硝普钠等降低心脏的前、后负荷,改善心脏功能。

四、改善心脏的舒缩功能

对于因心肌收缩性减弱所致的心力衰竭,可选用正性肌力药物如洋地黄类药物来提高心肌收缩性,增加心输出量,进而缓解静脉淤血;对于因心肌舒张功能障碍所致的心力衰竭,也可合理选用钙拮抗剂,通过减少胞质内 Ca^{2+} 浓度,改善心肌的舒缩性能。适当限制钠盐摄入,合理使用利尿药物,能有效地减轻心脏前负荷、减轻组织水肿,改善内脏器官功能。

五、纠正水、电解质和酸碱平衡紊乱

对心力衰竭患者,在强心、利尿、减轻前后负荷的同时,还要对水、电解质和酸碱平衡紊乱进行纠正。

六、护理措施

避免感染等诱因,预防心衰发生;注意合理休息,减轻心脏负担;注意心理护理,避免过度紧张诱发急性心衰;合理饮食,其原则为低钠、低热量、清淡易消化、足量维生素、碳水化合物、无机盐,适量脂肪,禁烟、酒。合理用药,避免出现低钾、低钠、洋地黄中毒等。

> **思政园地**
>
> 陈灏珠(1924年11月—2020年10月)是中国当代心脏病学主要奠基人之一,著名心血管病学家和医学教育家,被誉为"当代心脏病学之父"。从事医疗教育研究70余年,为我国心血管疾病介入性诊治技术的发展做出了开拓性贡献,圆满完成我国首例选择性冠状动脉造影,在快速性心律失常的治疗上开创先例并达到国际先进水平。陈灏珠生在国家动荡不安之时,他积极投身于医疗事业之中,怀着满腔热忱夜以继日地工作,他曾参加抗美援朝医疗队、1968年贵州省威宁县巡回医疗服务队等。总之,在国家最需要的时候,他都义无反顾地冲在了最前线,并且毫无保留地将毕生所学倾囊相授,教出一批又一批国内外知名的心脏病学专家。
>
> 陈灏珠一生贡献给了医疗事业,并且致力于研究心脏并取得巨大成就。作为当代医学生,应该学习陈老的深深爱国情,沉下心来潜心学习,注重专业知识的学习与探索,积极为国家医疗事业的发展贡献自己的力量。

自 测 题

一、选择题

1. 下述哪项不是心力衰竭的病因
   A. 心脏负荷增加　　　　B. 感染　　　　　　　　C. 弥漫性心肌病变
   D. 心肌缺血缺氧　　　　E. 严重的心律失常
2. 心力衰竭最具特征的血流动力学变化是
   A. 肺动脉循环充血　　　B. 动脉血压下降　　　　C. 心输出量降低
   D. 毛细血管前阻力增大　E. 中心静脉压下降

3. 下面哪项变化在急性心力衰竭时不会发生
    A. 心率加快　　　　　B. 肺水肿　　　　　　C. 心肌肥大
    D. 血压下降　　　　　E. 心输出量增加
4. 下列哪种情况可引起右心室前负荷增大
    A. 肺动脉高压　　　　B. 肺动脉栓塞　　　　C. 室间隔缺损
    D. 心肌炎　　　　　　E. 二尖瓣狭窄
5. 左心衰竭时发生呼吸困难的主要机制是
    A. 肺动脉高压　　　　　　　　　　　　B. 肺淤血、肺水肿
    C. 深睡眠时迷走神经紧张性增高　　　　D. 平卧位使静脉回流加速
    E. 平卧位使胸腔容积减小

二、简答题

1. 心功能不全时心脏代偿反应有哪些？
2. 左心衰竭患者有哪些类型的呼吸困难？请简述夜间阵发性呼吸困难的发生机制。

三、案例分析

患者，男性 73 岁，心悸、气短伴下肢肿胀 6 年，症状加重伴呼吸困难 1 天入院。有高血压病史 30 余年，曾多次住院治疗。查体：急性病容，半坐卧位，颈静脉怒张。R 36/min，两肺底可闻湿性啰音。心界向左右两侧扩大，HR 130/min，律不齐，BP 170/100 mmHg，心尖部可闻收缩期吹风样杂音。肝在右肋下 6 cm 可触及，有压痛，腹部有移动性浊音，双下肢明显凹陷性水肿。初步诊断：1. 原发性高血压；2. 心力衰竭。

请回答：
1. 请结合病理变化说说患者有哪些临床表现？
2. 心力衰竭的患者在护理方面需要注意什么？

（张婷婷）

第十五章 呼吸系统疾病

本章思维导图

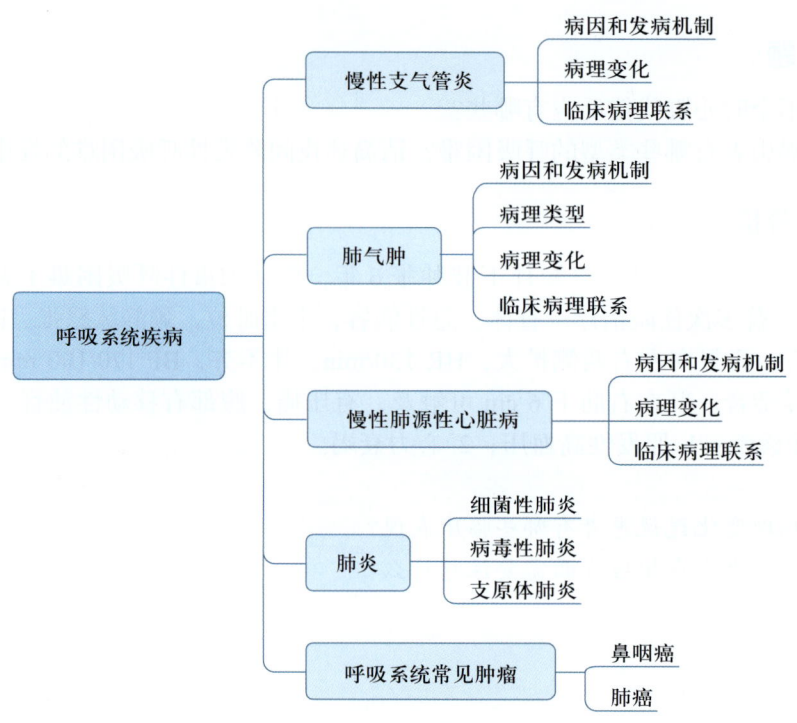

学习目标

1. 解释慢性支气管炎、肺气肿、慢性肺源性心脏病、肺肉质变、小叶性肺炎病因。
2. 归纳慢性支气管炎、肺气肿、肺炎的病变特点。
3. 识别细菌性肺炎、病毒性肺炎和支原体肺炎。
4. 知道慢性支气管炎、肺气肿、肺炎的转归。
5. 知道鼻咽癌、肺癌的病因、病理变化、转移和临床病理联系。
6. 运用所学知识,深刻理解"守护生命,心系苍生"的伟大精神。

慢性阻塞性肺疾病(chronic obstructive pulmonary disease,COPD)属于临床常见慢性呼吸系统疾病,是一组以慢性不可逆性气道阻塞、呼气阻力增加、肺功能不全为共同特征的疾病总称。其临床表现主要为咳嗽、咳痰及呼吸困难等。主要包括慢性支气管炎、肺气肿、支气管扩张、支气管哮喘等疾病。

第一节 慢性支气管炎

导入案例 15-1

患者，男，清洁工，59岁，因心悸、气短、双下肢水肿4天来院就诊。15年来，患者经常出现咳嗽、咳痰，尤以冬季为甚。近5年来，自觉心悸、气短，活动后加重，时而双下肢水肿，但休息后缓解。4天前因受凉病情加重，出现腹胀，不能平卧。患者有吸烟史40年。体格检查：消瘦，有明显发绀。颈静脉怒张，桶状胸，叩诊两肺呈过清音，双下肢凹陷性水肿。实验室检查：WBC 12.0×10^9/L，PaO_2 73 mmHg，$PaCO_2$ 60 mmHg。

问题：
1. 根据所学的病理知识，对患者做出诊断并说明诊断依据。
2. 根据本例患者的症状、体征，推测肺部的病理变化。
3. 试分析患者患病的原因和疾病的发展演变经过。
4. 该类患者在护理及生活中应注意什么？

慢性支气管炎（chronic bronchitis，CB）是指因反复感染，长期物理、化学性刺激等引起的气管、支气管黏膜及其周围组织的慢性非特异性炎症。临床上以反复发作的咳嗽、咳痰或伴有喘息为主要症状，每年持续3个月，连续2年以上。早期症状轻微，多于冬春季发作，夏秋季缓解，晚期因炎症加重，症状可常年存在。其病理学特点为黏膜上皮损伤与修复性改变，支气管黏膜腺体肥大、增生、黏液腺化生以及支气管壁其他组织的慢性炎性损伤。病情呈缓慢进行性进展，常并发阻塞性肺气肿，严重者常发生肺动脉高压，甚至肺源性心脏病（简称肺心病）。本病为常见病、多发病。随着年龄增长，患病率递增，50岁以上人群的患病率高达15%或更多。本病流行与吸烟、地区和环境卫生等有密切关系，吸烟者患病率远高于不吸烟者；北方气候寒冷，患病率高于南方；工矿地区大气污染严重，患病率一般高于城市。

一、病因和发病机制

慢性支气管炎由多种因素长期综合作用引起，主要病因包括以下几个方面。

1. **吸烟** 吸烟与慢性支气管炎的发病关系密切。国内外研究均表明：吸烟者患病率比不吸烟者高2～8倍，且与吸烟的量、时间成正比，吸烟时间越长，吸烟量越大，患病率也越高。其原因是：焦油和烟碱能抑制支气管黏膜上皮纤毛活动，烟草中的尼古丁可损伤支气管黏膜上皮纤毛自净功能，削弱巨噬细胞的吞噬和杀菌作用。

2. **环境** 某些有害气体，如二氧化硫、刺激性烟雾、室内装修产生的有害气体（如甲醛）等对支气管黏膜有刺激和细胞毒性作用，降低了纤毛的清除功能，腺体黏液分泌增加，为细菌、病毒的入侵创造条件。

3. **气候** 寒冷空气刺激支气管黏膜，引起腺体黏液分泌增加，支气管平滑肌痉挛，分泌物排出困难，症状加重，所以北方患病率高于南方。

4. **感染** 是慢性支气管炎发生和发展的重要因素，多发生于冬春季，在病毒感染的基础上，可继发细菌感染。凡能引起上呼吸道感染的病毒和细菌在慢性支气管炎病变的发展过程中都可起重要作用，鼻病毒、乙型流感病毒、腺病毒和呼吸道合胞病毒是致病的主要病毒，而上呼吸道常驻菌中，肺炎链球菌、肺炎克雷白杆菌、流感嗜血杆菌等则可能是导致慢性支气管炎急性发作的主要病原菌。细菌、病毒作用于支气管黏膜上皮引起损伤、防御能力下降。

5. 过敏因素 有些患者对某些物质如花粉、灰尘、螨、细菌、真菌过敏而发病，尤其是喘息型支气管炎患者往往有过敏史。

6. 年龄因素 老年人呼吸道防御功能低下，使慢性支气管炎发病增加。

二、病理变化

各级支气管均可受累。早期，病变常限于较大的支气管，随病情进展逐渐累及较小的支气管和细支气管。早期主要病变包括以下三方面。

（1）支气管黏膜-纤毛系统受损，纤毛柱状上皮变性、坏死、脱落，再生的上皮杯状细胞增多，并发生鳞状上皮化生（图15-1）。

（2）支气管黏膜下腺体增生肥大和浆液腺发生黏液化，导致分泌黏液增多（图15-2）。

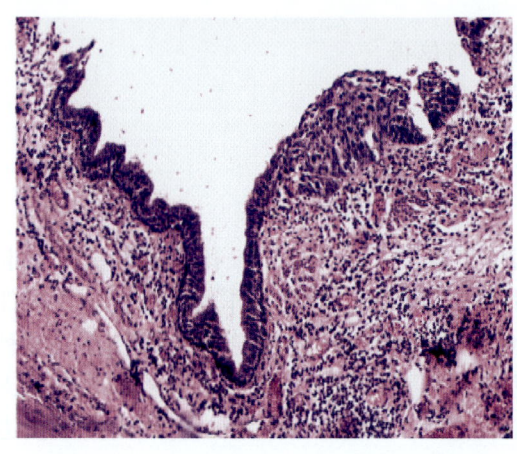

图15-1 呼吸道黏液-纤毛排送系统受损

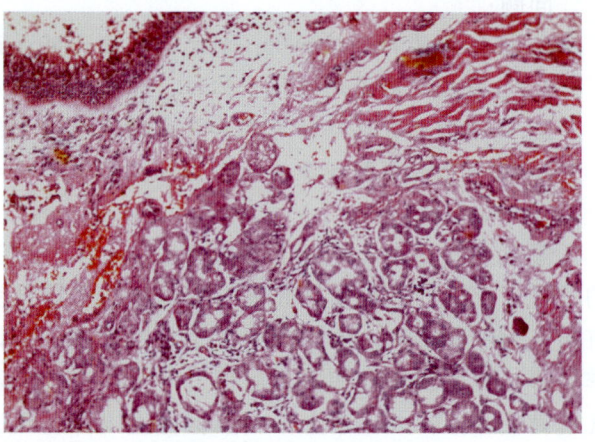

图15-2 腺体增生肥大

（3）管壁充血水肿，淋巴细胞、浆细胞浸润。

知识链接

在一年四季中，慢性气管炎发病主要是在"立冬"至"立春"这段时间内。秋冬季节，昼夜温差大，室内外冷热变化剧烈，而呼吸系统对寒冷的刺激较为敏感。寒冷导致体表血管收缩，不仅降低了皮肤毛细血管的屏障功能，而且对呼吸道吸入的冷空气起不到加热作用，使呼吸道黏膜受到寒冷的刺激，引起流涕、咳嗽、咽痒等症状，从而诱发慢性气管炎、支气管炎的急性发作。

病变晚期累及细小支气管，支气管管壁平滑肌断裂、萎缩，软骨可变性、萎缩、骨化甚至阻塞。最终引起肺气肿和肺心病。

三、临床病理联系

患者因支气管黏膜受炎症的刺激出现咳嗽，炎症刺激腺体增生及功能亢进而出现咳痰的症状。痰液一般为白色黏液泡沫状，在急性发作期，咳嗽加剧，并出现黏液性或脓性痰。支气管的痉挛或狭窄及黏液和渗出物阻塞管腔常致喘息。双肺听诊可闻及哮鸣音，干、湿啰音。某些患者可因支气管黏膜和腺体萎缩（慢性萎缩性支气管炎），分泌物减少而痰量减少或无痰。小气道的狭窄和阻塞可使病变支气管壁增厚，增生的黏膜凸向管腔，间质内大量淋巴细胞及浆细胞浸润，管壁内平滑肌束增生、肥大致阻塞性通气障碍，此时呼气阻力大于吸气，久之，使肺过度充气，肺残气量明显增多而并发肺气肿。

考点：
慢性支气管炎的诊断标准、病理变化及临床病理联系。

第二节 肺 气 肿

肺气肿（pulmonary emphysema）是终末细支气管的末梢部分（包括呼吸性细支气管、肺泡管、肺泡囊和肺泡）的气道弹性减退，过度膨胀、充气和肺容积增大同时伴有气道壁破坏的一类疾病。患者会出现憋气及窒息感，严重者会诱发肺心病及呼吸衰竭。

考点：
肺气肿的概念。

一、病因和发病机制

肺气肿常继发于其他肺阻塞性疾病，其中最常见的是慢性支气管炎。此外，吸烟、空气污染和尘肺等也是常见的发病原因。其发病机制主要与下列因素有关。

1. **慢性支气管炎** 因慢性炎症使小支气管和细支气管管壁结构遭受破坏以及纤维化为主的增生性改变使管腔狭窄形成不完全阻塞，使吸气时气体容易进入肺泡，而呼气时胸膜腔内压力增加，支气管进一步闭合，导致肺泡中残留气体过多和肺泡过度充气；同时慢性炎症还可损伤小支气管壁软骨组织，使支气管失去正常的支架作用，呼气时支气管易陷闭，肺泡内压力增高。此外，肺泡内压力增高，肺泡壁毛细血管受压，肺组织血液供应减少，致肺泡壁弹性减退。

2. **蛋白酶-抗蛋白酶平衡失调** 蛋白酶和抗蛋白酶维持平衡是保证肺组织正常结构免受破坏的重要因素。目前认为体内的某些蛋白水解酶对肺组织具有损伤破坏的作用，而抗蛋白酶对于弹力蛋白酶等多种蛋白酶具有抑制效能。抗胰蛋白酶（α-antitrypsin，α-AT）是一种广泛存在于机体组织和体液中的抗蛋白酶，对包括弹性蛋白酶在内的多种蛋白水解酶有抑制作用。炎症时，白细胞的氧代谢产物氧自由基等能氧化 α-AT，使之失活，导致中性粒细胞和巨噬细胞分泌的弹性蛋白酶数量增多、活性增强，加剧了细支气管和肺泡壁弹力蛋白、Ⅳ型胶原蛋白和糖蛋白的降解，破坏了肺组织的结构，使肺泡回缩力减弱。

3. **遗传因素** 临床资料表明，α-AT 遗传性缺乏家族成员因血清中 α-AT 水平极低，故肺气肿的发病率较一般人高 15 倍。

二、病理类型

根据病变部位、范围和性质的不同，可将肺气肿分为下列类型。

（一）肺泡性肺气肿

病变发生在肺腺泡内，因其常合并有小气道的阻塞性通气障碍，故也称阻塞性肺气肿，根据发生部位和范围，又将其分为以下三种。

1. **腺泡中央型肺气肿** 位于肺腺泡中央的呼吸性细支气管呈囊状扩张，而肺泡管和肺泡囊扩张不明显。

2. **腺泡周围型肺气肿** 也称隔旁肺气肿，呼吸性细支气管基本正常，而远侧端位于其周围的肺泡管和肺泡囊扩张。

3. **全腺泡型肺气肿** 呼吸性细支气管、肺泡管、肺泡囊和肺泡都扩张，含气小囊腔布满肺腺泡内。肺泡间隔破坏严重时，气肿囊腔融合形成直径超过1 cm的较大囊泡，则称囊泡性肺气肿。

（二）间质性肺气肿

肋骨骨折、胸壁穿透伤或剧烈咳嗽引起肺内压急剧增高等均可导致细支气管或肺泡间隔破裂，使空气进入肺间质形成间质性肺气肿。气体出现在肺膜下、肺小叶间隔，也可沿细支气管壁和血管周围的组织间隙扩散至肺门、纵隔形成串珠状气泡，甚至可在上胸部和颈部皮下形成皮下气肿。

（三）其他类型肺气肿

1. **瘢痕旁肺气肿** 是指出现在肺组织瘢痕灶周围，由肺泡破裂融合形成的局限性肺气肿，因其出现的具体位置不恒定且大小形态不一，故也称为不规则型肺气肿，若气肿囊腔直径超过2 cm，破坏了肺小叶间隔时，称肺大泡，位于肺膜下的肺大泡破裂可引起气胸。

2. **代偿性肺气肿** 是指肺萎缩及肺叶切除后残余肺组织或肺炎性实变病灶周围肺组织的肺泡代偿性过度充气，通常不伴气道和肺泡壁的破坏或仅有少量肺泡壁破裂。

3. **老年性肺气肿** 是因老年人的肺组织弹性回缩力减弱使肺残气量增多而引起的肺膨胀。

三、病理变化

肺气肿时肺的体积显著膨大，色灰白，边缘钝圆，柔软而缺乏弹性，指压后压痕不易消退。切面因肺气肿类型不同，所见囊腔的大小、分布的部位及范围均有所不同（图15-3）。

镜下观：肺泡扩张，肺泡间隔变窄并断裂，相邻肺泡融合成较大的囊腔（图15-4）。肺泡间隔内毛细血管床数量减少，间质内肺小动脉内膜纤维性增厚。小支气管和细支气管可见慢性炎症改变。肺泡中央型肺气肿的气囊壁上常可见柱状或砥柱状的呼吸上皮及平滑肌束的残迹。全肺泡型肺气肿的囊泡壁上偶见残存的平滑肌束片段，而较大的囊泡腔内有时还可见间质和肺小动脉构成的悬梁。

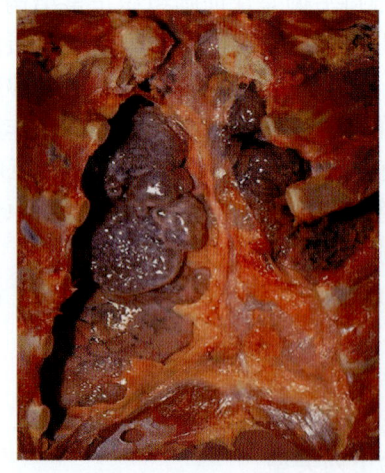

图15-3 肺气肿（大体）

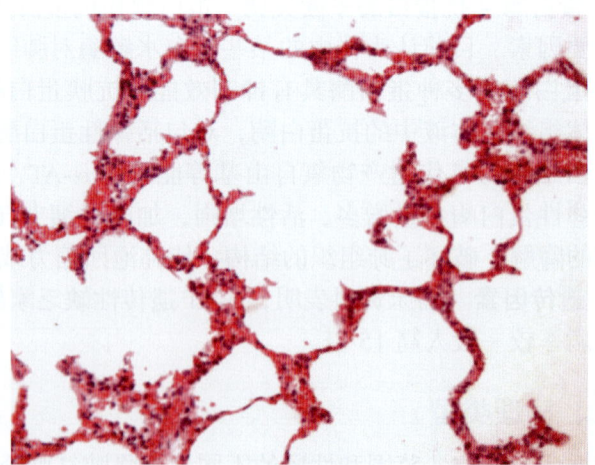

图15-4 肺气肿（镜下）

四、临床病理联系

患者除咳嗽、咳痰等慢性支气管炎症状外，常因阻塞性通气障碍而出现呼气性呼吸困难、气促、胸闷、发绀等缺氧症状。严重者因长期处于过度吸气状态使肋骨上抬，肋间隙增宽，胸廓前后径加大，形成肺气肿患者特有的体征"桶状胸"。因肺容积增大，X线检查见肺野扩大、膈下降、透明度增加。后期由于肺泡间隔毛细血管床受压迫及数量减少，使肺循环阻力增加，肺动脉压升高，最终导致慢性肺源性心脏病。

> **知识链接**
>
> 肺气肿的危害是多方面的，常见肺气肿患者稍一活动就气喘如牛，有些人还会拼命咳嗽。由于吸氧和呼出二氧化碳很困难，造成缺氧和二氧化碳在血液内积蓄，导致心脏、大脑、肝、肾、胃肠道功能损害，对心脏影响最大，引起肺源性心脏病（简称肺心病）。最后导致呼吸衰竭和心力衰竭，甚至死亡。

> **知识链接**
>
> 临床正确的排痰方法：①深吸气后屏气，然后突然咳嗽，可排出气管内的痰液；②先指导患者进行深的腹式呼吸，这种深的腹式呼吸先以鼻吸气，然后将嘴缩成吹口哨样将气吹出。吹时迅速，吹气后用鼻吸气。当患者已掌握了这种呼吸方法后，就可开始吸气法咳嗽。先做4~5次上述深呼吸，然后张口伸舌进行咳嗽，咳嗽至少2次。第1次咳嗽时松动痰液。痰液咳出后，可放松体力，稍休息片刻，再进行深呼吸练习，练习后再咳嗽，尽量排出痰液。

第三节 慢性肺源性心脏病

慢性肺源性心脏病（chronic cor pulmonale）简称肺心病，是由于肺组织、肺动脉血管或者胸廓病变造成结构以及功能的异常，造成肺血管阻力增加，肺动脉压力增高，右心扩张、肥大伴有或者不伴有心脏衰竭。本病在我国常见，北方地区更为常见，且多在寒冷季节发病。患者年龄多在40岁以上，且随年龄增长患病率增高。

一、病因和发病机制

1. 肺疾病致肺动脉高压 最常引起肺心病的是慢性阻塞性肺疾病，其中又以慢性支气管炎并发阻塞性肺气肿最常见，占80%~90%，其后依次为支气管哮喘、支气管扩张症、肺尘埃沉着症、慢性纤维空洞型肺结核和肺间质纤维化等。此类疾病时肺毛细血管床减少，小血管纤维化、闭塞，使肺循环阻力增加。由于阻塞性通气障碍及肺气血屏障破坏使气体交换面积减少等，均可导致肺泡氧分压降低，二氧化碳分压升高。缺氧不仅能引起肺小动脉痉挛，还能使肺血管构型改建，即发生无肌细动脉肌化、肺小动脉中膜增生肥厚等变化，更增大了肺循环阻力而使肺动脉压升高，最终导致右心肥大、扩张。慢性缺氧造成红细胞增多，血液黏稠度增加，血细胞的比容超过0.55，血液阻力增高。同时缺氧可以造成醛固酮增高，引起钠、水潴留；肾小动脉收缩，肾血流减少，进一步加重钠水潴留，引起血容量增多。血液黏稠度增加以及血容量增加进一步加重肺动脉高压。

2. 胸廓运动障碍性疾病致肺动脉高压 较少见。严重的脊柱弯曲、类风湿关节炎、胸膜广泛粘连及其他严重的胸廓畸形均可使胸廓活动受限而引起限制性通气障碍，也可因肺部受压造成肺血管扭曲、肺萎陷等增加肺循环阻力引起肺动脉压升高及肺心病。

3. 肺血管疾病致肺动脉高压 少见。原发性肺动脉高压及广泛或反复发生的肺小动脉栓塞

（寄生虫卵、肿瘤细胞栓子）等可直接引起肺动脉高压，导致肺心病。

二、病理变化

1. **肺部病变**　除原有肺疾病（慢性支气管炎、尘肺等）所表现的多种肺部病变外，肺心病时肺内的主要病变是肺小动脉的变化，特别是肺腺泡内小血管的构型重建，包括无肌型细动脉肌化及肌型小动脉中膜增生、肥厚，内膜下出现纵行平滑肌束等。此外，还可见肺小动脉炎，肺小动脉弹力纤维及胶原纤维增生，腔内血栓形成和机化以及肺泡间隔毛细血管数量减少等。

2. **心脏病变**　以右心室的病变为主，心室壁肥厚，心室腔扩张，扩大的右心室占据心尖部，外观钝圆。心脏重量增加，可达 850 g。右心室前壁肺动脉圆锥显著膨隆，右心室内乳头肌和肉柱显著增粗，室上嵴增厚。通常以肺动脉瓣下 2 cm 处右心室前壁肌层厚度超过 5 mm（正常为 3～4 mm）作为诊断肺心病的病理形态标准。镜下可见右心室壁心肌细胞肥大，核增大、深染；也可见缺氧引起的心肌纤维萎缩、肌质溶解、横纹消失，间质水肿和胶原纤维增生等。

考点：

慢性肺源性心脏病的病理变化。

三、临床病理联系

肺心病发展缓慢，患者除原有肺疾病的临床症状和体征外，逐渐出现呼吸功能不全（呼吸困难、气急、发绀）和右心衰竭（心悸、心率增快、全身淤血、肝脾大、下肢水肿）为主的临床表现。病情严重者，由于缺氧和二氧化碳潴留、呼吸性酸中毒等可导致脑水肿而并发肺性脑病，出现头痛、烦躁不安、抽搐、嗜睡甚至昏迷等症状。预防肺心病的发生主要是对引发该病的肺部疾病进行早期治疗，并有效控制其发展。右心衰竭多由急性呼吸道感染致使肺动脉压增高所诱发，故积极治疗肺部感染是控制右心衰竭的关键。

第四节　肺　炎

导入案例 15-2

患者杨某，男，20 岁，学生。醉酒后遭雨淋，于当天晚上突然起病，寒战、高热、呼吸困难、胸痛，继而咳嗽，咳铁锈色痰，其家属急送当地医院就诊。听诊：左肺下叶有大量湿啰音；触诊语颤增强；血常规：WBC $17×10^9$/L；X 线检查：左肺下叶有大片致密阴影。入院经抗生素治疗，病情好转，各种症状逐渐消失；X 线检查：左肺下叶的大片致密阴影缩小 2/3 面积。患者于入院后第 7 天自感无症状出院。冬季征兵体检时，X 线检查：左肺下叶有约 3 cm×2 cm 大小不规则阴影，周围边界不清，怀疑为"支气管肺癌"。在当地医院即做左肺下叶切除术。病理检查：肺部肿块肉眼为红褐色肉样，镜下为肉芽组织。

问题：

1. 患者发生了什么疾病？为什么起病急、病情重、预后好？
2. 患者为何出现高热、寒战、白细胞计数增多？
3. 患者为什么会咳铁锈色痰？
4. 左肺下叶为什么会出现大片致密阴影？

肺炎（pneumonia）是因病原微生物及物理、化学因素引起的肺泡、终末气道及肺间质在内肺的急性渗出性炎症，是呼吸系统的常见病、多发病。根据病因可分为细菌性肺炎、病毒性肺炎、真菌性肺炎和非典型性肺炎；根据理化因素可分为放射性肺炎、类脂性肺炎和吸入性肺炎或过敏性肺炎等；根据肺部炎症发生的部位可分为肺泡性肺炎、间质性肺炎；根据病变累及的范围可分为大叶性肺炎、小叶性肺炎和节段性肺炎；按病变的性质又可分为浆液性、纤维素性、化脓性、出血性、干酪性及肉芽肿性肺炎等。

一、细菌性肺炎

（一）大叶性肺炎

大叶性肺炎（lobar pneumonia）是发生在肺泡内的弥漫性纤维素渗出为主的炎症，多由肺炎链球菌引起。病变从肺泡开始，累及肺大叶。本病多见于青壮年，临床上以起病急、寒战高热、咳嗽、胸痛、呼吸困难和咳铁锈色痰为主要症状，伴有肺实变体征及外周血白细胞增多等。一般经 5～10 天，体温下降，症状和体征消退。

1. 病因和发病机制　大叶性肺炎 90% 以上是由肺炎链球菌引起，其中 1、3、7 型多见，以 3 型毒力最强。此外，肺炎克雷白杆菌、金黄色葡萄球菌、流感嗜血杆菌、溶血性链球菌也可引起，但均较少见。肺炎链球菌存在于正常人鼻咽部，当受寒、醉酒、疲劳和麻醉时，呼吸道的防御功能减弱，机体抵抗力降低，易致细菌侵入肺泡而发病。

进入肺泡内的病原菌迅速生长繁殖，并引发肺组织的变态反应，导致肺泡间隔毛细血管扩张、通透性升高，浆液和纤维蛋白原大量渗出，并与细菌共同通过肺泡间孔或呼吸性细支气管向邻近肺组织蔓延，波及部分或整个肺大叶，并经肺叶支气管播散至其他肺大叶。

2. 病理变化　大叶性肺炎的病变特征是以纤维素渗出为主，常发生于单侧肺，多见于左肺或右肺下叶，也可同时或先后发生于两个或多个肺叶。典型的自然发展过程大致可分为四期。

（1）充血水肿期：发病的第 1～2 天，病变肺叶肿胀，暗红色。镜下见肺泡间隔内毛细血管弥漫性扩张充血，肺泡腔内有多量的浆液性渗出液，其内混有少量的红细胞、中性粒细胞和巨噬细胞。渗出液中常可检出肺炎链球菌。

（2）红色肝样变期：一般于发病后的第 3～4 天，肿大的肺叶充血呈暗红色，质地变实，切面灰红，似肝的外观，故称红色肝样变期（图 15-5）。镜下见肺泡间隔内毛细血管仍处于扩张充血状态，肺泡腔内则充满纤维素及大量红细胞，其间夹杂少量中性粒细胞和巨噬细胞（图 15-6），其中纤维素丝连接成网并穿过肺泡间孔与相邻肺泡内的纤维素网相连。

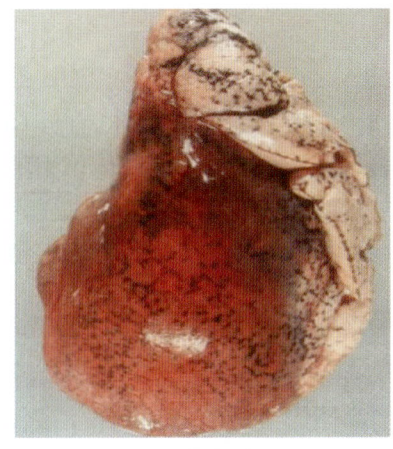
图 15-5　红色肝样变期（大体）

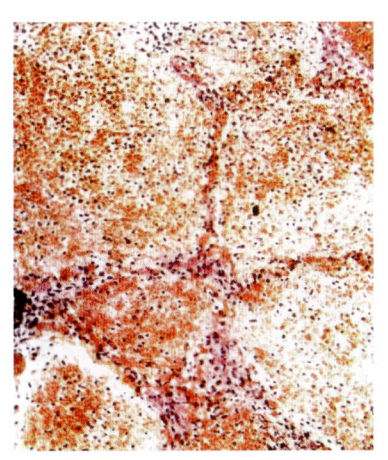
图 15-6　红色肝样变期

（3）灰色肝样变期：发病后的第5~6天，病变肺叶仍肿大，但充血消退，由红色逐渐转变为灰白色、质实如肝，故称灰色肝样变期（图15-7）。镜下见肺泡腔内渗出的纤维素增多，相邻肺泡纤维素丝经肺泡间孔互相连接的现象更为多见（图15-8）。纤维素网中有大量中性粒细胞，因肺泡壁毛细血管受压迫，肺泡腔内几乎很少见到红细胞。

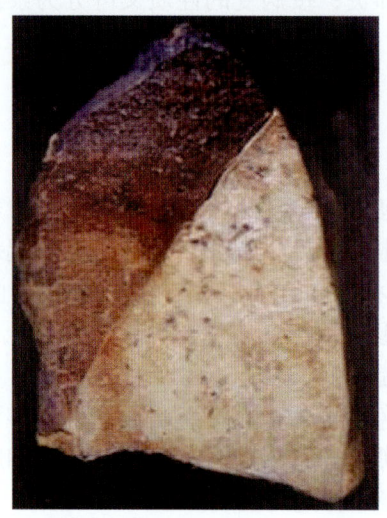

图15-7　灰色肝样变期（大体）

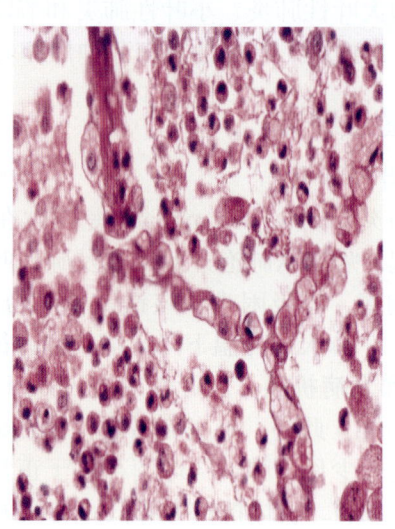

图15-8　灰色肝样变期

（4）溶解消散期：发病后1周左右进入该期。此时机体的防御功能显著增强，病菌消灭殆尽。肺泡腔内中性粒细胞变性坏死，并释放出大量蛋白水解酶将渗出物中的纤维素溶解，由淋巴管吸收或经气道咳出。肺内实变病灶消失，病变肺组织质地较软。肺内炎症病灶完全溶解消散后，肺组织结构和功能恢复正常，胸膜渗出物亦被吸收或机化。患者体温下降，临床症状和体征逐渐减轻、消失，胸部X线检查恢复正常。此期需历时1~3周。

大叶性肺炎的上述病理变化是一个连续的过程。彼此无绝对的界限，同一病变肺叶的不同部位亦可呈现不同阶段的病变。现今常在疾病的早期即开始对患者使用抗生素类药物，干预了疾病的自然经过，故已很少见到典型的四期病变过程。病变常表现为节段性肺炎，病程也明显缩短。

考点：

大叶性肺炎的病理变化。

3. **临床病理联系**　疾病早期，患者因毒血症而出现高热、寒战，外周血白细胞计数增高。因肺泡腔内有浆液性渗出物，故听诊可闻及湿啰音，X线检查肺纹理增粗。当肺组织发生实变时，临床上则出现叩诊呈浊音、触诊语颤增强及支气管呼吸音等典型实变体征。由于肺泡腔充满渗出物，使肺泡换气功能下降，出现发绀等缺氧症状及呼吸困难。以后渗出物中的红细胞被巨噬细胞吞噬、破坏，形成含铁血黄素混于痰中，使痰液呈铁锈色。随着肺泡腔中红细胞被大量纤维素和中性粒细胞取代，痰液的铁锈色消失。并发纤维素性胸膜炎时可出现胸痛，听诊可闻及胸膜摩擦音。

X线检查可见段性或大叶性分布的均匀密度增高阴影。随着病原菌被消灭，渗出物溶解、液化和清除，临床症状减轻，肺实变灶消失。X线表现为散在不均匀的片状阴影。若不出现并发症，本病的自然病程为2周左右，若早期应用抗生素可缩短病程。

4. 并发症

（1）肺肉质变（pulmonary carnification）：亦称机化性肺炎。由于肺内炎性病灶中中性粒细胞渗出过少，释放的蛋白酶量不足以溶解渗出物中的纤维素，大量未能被溶解吸收的纤维素即被肉芽组织取代而机化，病变肺组织呈褐色肉样外观，故称肺肉质变（图15-9）。

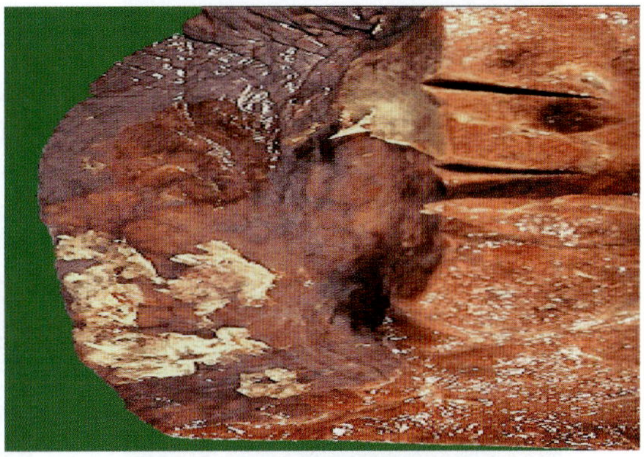

（2）胸膜肥厚和粘连：大叶性肺炎时病变常累及局部胸膜伴发纤维素性胸膜炎，若胸膜及胸膜腔内的纤维素不能被完全溶解吸收发生机化，则致胸膜增厚或粘连。

（3）肺脓肿及脓胸：当病原菌毒力强或机体抵抗力低下时，由金黄色葡萄球菌和肺炎链球菌混合感染者，易并发肺脓肿，并常伴有脓胸。

图15-9　肺肉质变

（4）败血症或脓毒败血症：严重感染时，细菌侵入血液大量繁殖并产生毒素所致。

（5）感染性休克：见于重症病例，是大叶性肺炎的严重并发症。主要表现为严重的全身中毒症状和微循环衰竭，故又称中毒性或休克性肺炎，临床较易见到，死亡率较高。

（二）小叶性肺炎

小叶性肺炎（lobular pneumonia）是主要由化脓性细菌引起，以肺小叶为病变单位的急性化脓性炎症。病变常以细支气管为中心，故又称支气管肺炎。主要发生于小儿、体弱老人及久病卧床者。

1. 病因和发病机制　小叶性肺炎大多由细菌引起，常见的致病菌有葡萄球菌、肺炎链球菌、嗜血流感杆菌、肺炎克雷白杆菌、链球菌、铜绿假单胞菌及大肠埃希菌等。小叶性肺炎的发病常与上述细菌中致病力较弱的菌群有关，它们通常是口腔或上呼吸道内的常驻菌群。其中致病力较弱的4、6、10型肺炎链球菌是最常见的致病菌。当患传染病或营养不良、恶病质、昏迷、麻醉和手术后等状况下，由于机体抵抗力下降，呼吸系统防御功能受损，这些细菌就可能侵入通常无菌的细支气管及末梢肺组织生长繁殖，引起小叶性肺炎。因此，小叶性肺炎常是某些疾病的并发症，如麻疹后肺炎、手术后肺炎、吸入性肺炎、坠积性肺炎等。

2. 病理变化　肉眼观：双肺表面和切面散在分布灰黄、质实病灶，以下叶和背侧多见。病灶大小不一，直径多在0.5～1 cm（相当于肺小叶），形状不规则，病灶中央常可见病变细支气管的横断面（图15-10）。严重病例，病灶可互相融合成片，甚或累及整个大叶，发展为融合性支气管肺炎，一般不累及胸膜。

镜下观：不同的发展阶段，病变的表现和严重程度不一致。早期，病变的细支气管黏膜充血、水肿，表面附着黏液性渗出物，周围肺组织无明显改变或肺泡间隔仅有轻度充血。随病情进展，病灶中支气管、细支气管管腔及其周围的肺泡腔内出现较多中性粒细胞、少量红细胞及脱落的肺泡上皮细胞，病灶周围肺组织充血，可有浆液渗出，部分肺泡过度扩张（代偿性肺气肿）（图15-11）。

考点：

小叶性肺炎的病理变化。

---

3. 临床病理联系　因小叶性肺炎多为其他疾病的并发症，其临床症状常被原发疾病所掩盖，但发热、咳嗽和咳痰仍通常是最常见的症状。支气管黏膜受炎症及渗出物的刺激引起咳

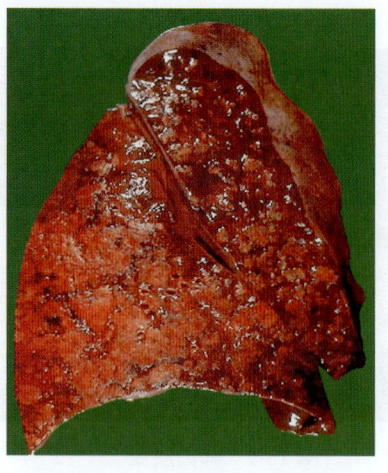
图 15-10　小叶性肺炎（大体）

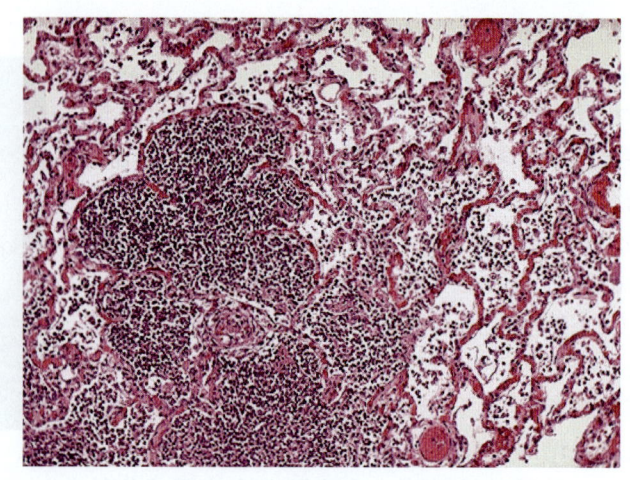
图 15-11　小叶性肺炎（镜下观）

嗽，痰液往往为黏液脓性或脓性。因病变常呈小灶性分布，故肺实变体征不明显，X 线检查则可见肺内散在不规则小片状或斑点状模糊阴影。由于病变部位细支气管和肺泡腔内含有渗出物，听诊可闻及湿啰音。

> **知识链接**
>
> 　　肺炎属于儿科的常见疾病，临床以发热、咳嗽、气急、鼻翼煽动、呼吸困难和三凹征、肺部细湿啰音为主要表现。但并非所有表现为咳嗽和呼吸困难的患儿均是肺炎，肺炎只占其中一部分，相当部分是毛细支气管炎和哮喘。小儿肺炎多见于婴幼儿，2 岁以下因肺炎住院者较其他年龄高数倍，甚至可达 10 倍；一年四季均可发病，而以冬春季节气候变化时发病率尤高。多发于上呼吸道感染之后，也可继发于一些呼吸道传染病。体质虚弱和营养不良小儿患本病后，病程较长，病情亦重，易合并心力衰竭。

4. 结局和并发症　经及时有效治疗，本病大多可以痊愈。婴幼儿、年老体弱者，特别是并发其他严重疾病者，预后大多不良。小叶性肺炎的并发症远较大叶性肺炎多，且危险性也大，较常见的并发症有以下几种。

（1）呼吸衰竭：炎症渗出可导致通气与换气功能障碍而引起呼吸衰竭，出现缺氧和二氧化碳潴留。

（2）心力衰竭：如炎症范围广泛，肺组织缺氧而致细、小动脉痉挛，肺循环阻力增加，右心负担加重；又因缺氧和中毒使心肌变性，从而引起心力衰竭。

（3）肺脓肿和脓胸：多见于金黄色葡萄球菌引起的小叶性肺炎。

（4）支气管扩张症：支气管破坏严重且病程较长者，可导致支气管扩张症。

二、病毒性肺炎

病毒性肺炎（viral pneumonia）常由上呼吸道病毒感染向下蔓延所致。常见的病毒有流感病毒，其次为呼吸道合胞病毒、腺病毒、副流感病毒、麻疹病毒、单纯疱疹病毒及巨细胞病毒等。除流感病毒、副流感病毒外，其余病毒所致肺炎多见于儿童。此类肺炎发病可由一种病毒感染，也可由多种病毒混合感染或继发于细菌感染。临床症状差别较大，除有发热和全身中毒症状外，还表现为频繁咳嗽、气急和发绀等。

病理变化　病毒性肺炎主要表现为肺间质的炎症。

肉眼观：病变常不明显，病变肺组织因充血水肿而轻度肿大。

镜下观：肺泡间隔明显增宽，其内血管扩张、充血，间质水肿及淋巴细胞、单核细胞浸润，肺泡腔内一般无渗出物或仅有少量浆液。病变较严重时，肺泡腔内则出现由浆液、少量纤维素、红细胞及巨噬细胞混合成的渗出物，甚至可见肺组织的坏死。由流感病毒、麻疹病毒和腺病毒引起的肺炎，其肺泡腔内渗出的浆液性渗出物常浓缩成薄层红染的膜状物贴附于肺泡内表面，即透明膜形成。细支气管上皮和肺泡上皮也可增生、肥大，并形成多核巨细胞。如麻疹性肺炎时出现的巨细胞较多，又称巨细胞肺炎。

在增生的上皮细胞和多核巨细胞内可见病毒包涵体。病毒包涵体呈圆形或椭圆形，相当于红细胞大小。其周围常有一清晰的透明晕，其在细胞内出现的位置常因感染病毒的种类不同而异。腺病毒、单纯疱疹病毒和巨细胞病毒感染时，病毒包涵体出现于上皮细胞的核内并呈嗜碱性（图15-12）；呼吸道合胞病毒感染时，出现于胞质（嗜酸性）；麻疹肺炎时则胞核和胞质内均可见到。检见病毒包涵体是病理组织学诊断病毒性肺炎的重要依据。

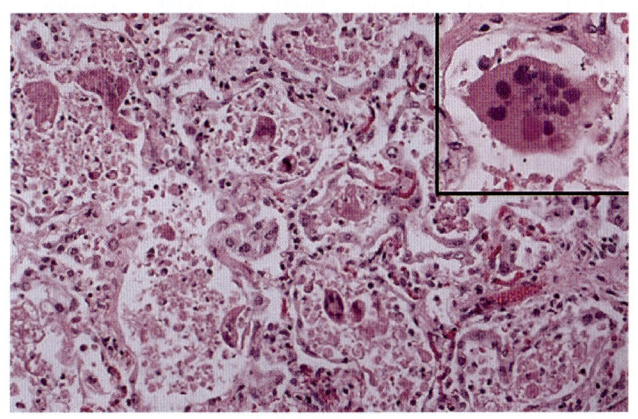

图15-12 病毒性包涵体

病毒性肺炎若为混合性感染引起，如麻疹病毒合并腺病毒感染，或继发细菌性感染，则其病变更为严重和复杂，病灶可呈小叶性、节段性和大叶性分布，且支气管和肺组织可出现明显的坏死、出血，或混杂有化脓性病变，从而掩盖了病毒性肺炎的病变特征。

 考点：

病毒性肺炎的病理变化。

附：特殊的病毒性肺炎——传染性非典型性肺炎

严重急性呼吸综合征（severe acute respiratory syndrome，SARS）为一种由SARS冠状病毒（SARS-CoV）引起的急性呼吸道传染病，为法定传染病乙类首位，并规定按甲类传染病进行报告、隔离治疗和管理。2002年11月在我国广东省部分地区出现，SARS在发现之初也被称为传染性非典型肺炎，简称非典。

SARS患者是该病的主要传染源，主要通过呼吸道飞沫传播，即通过与患者近距离接触，吸入患者咳出的含有病毒颗粒的飞沫。也可通过气溶胶传播，即通过空气污染物气溶胶颗粒这一载体在空气中做中距离传播。

病理变化 根据SARS尸检和支气管活检显示，SARS主要累及肺，其他脏器如脾、淋巴结、心、肝、肾、脑等也可出现不同程度的损害。

肉眼观：肺明显膨隆、肿大，重量增加。

无继发感染者，胸膜较光滑，暗红色或暗灰褐色。胸腔可无或有少量积液。肺组织切面以均匀实变者居多，可累及全肺各叶，似大叶性肺炎的肝样变期，色红褐或暗紫。继发感染者可有大小不等的脓肿形成。肺血管内可见血栓，部分病例可出现局部区域的肺梗死，部分病例中可见肺门淋巴结肿大。

镜下观：

肺：病变通常比较弥漫，几乎累及所有肺叶。主要表现为弥漫性肺泡损伤的改变。病变初期可出现肺水肿、纤维素渗出、透明膜形成，肺泡腔内可见巨噬细胞积聚和脱落增生的肺泡上皮细胞。随着病变的进展，肺泡内渗出物机化、透明膜机化和肺泡间隔的纤维细胞增生，这些病变相互融合，形成肺泡的闭塞和萎缩，最终导致全肺实变。仅部分病例出现明显的纤维组织增生，导致肺纤维化。肺内小血管常可见到纤维素性微血栓。

脾：脾小体不清，脾白髓萎缩，淋巴细胞稀疏，数量减少；红髓充血，出血、坏死明显，组织细胞增多。

淋巴结：淋巴滤泡几乎均有不同程度的萎缩或消失，淋巴细胞数量明显减少。血管及淋巴窦明显扩张充血，窦组织细胞明显增生。部分病例可见出血及坏死。

心脏：一般表现为左右心均匀性增厚。心肌间质水肿，可有散在淋巴细胞及单核细胞浸润，符合病毒性心肌炎病变。

肝、肾、脑组织可见水肿、细胞变性、坏死及出血等病变。

以上病变在不同的患者可有很大的差异，即使在同一患者的肺内也可见到不同时期的病变。部分病例，尤其是长期治疗的患者，常可见到散在的小叶性肺炎甚至大面积真菌感染，其中以曲霉菌感染最为常见。继发性感染可累及到胸膜，造成胸腔积液、胸膜粘连甚至发生胸膜腔闭塞。

三、支原体肺炎

支原体肺炎（mycoplasmal pneumonia）是由肺炎支原体引起的一种间质性肺炎，是非典型性肺炎中最常见的一种。寄生于人体的支原体有数十种，但仅有肺炎支原体对人体致病。儿童和青少年发病率较高，秋季、冬季发病较多，主要经飞沫传播给密切接触者，常为散发性，偶尔流行。患者起病较急，多有发热、头痛、咽喉痛及顽固而剧烈的咳嗽、气促和胸痛，咳痰常不显著。听诊常闻及干、湿啰音，胸部X线检查显示节段性纹理增强及网状或斑片状阴影。白细胞计数轻度升高，淋巴细胞和单核细胞增多。

本病临床不易与病毒性肺炎鉴别，但可由患者痰液、鼻分泌物及咽拭子培养出肺炎支原体而诊断。大多数支原体肺炎预后良好。

病理变化 肺炎支原体感染可波及整个呼吸道，引起上呼吸道炎、气管炎、支气管炎及肺炎。肺部病变常累及一叶肺组织，以下叶多见，也偶可波及双肺。病变主要发生于肺间质，故病灶实变不明显，常呈节段性分布。

肉眼观：呈暗红色，切面可有少量红色泡沫状液体溢出，气管或支气管腔可有黏液性渗出物，胸膜一般不被累及。

镜下观：病变区内肺泡间隙明显增宽，血管扩张、充血；间质水肿伴大量淋巴细胞、单核细胞和少量浆细胞浸润，肺泡腔内无渗出物或仅有少量混有单核细胞的浆液性渗出液；小支气管、细支气管壁及其周围间质充血水肿及慢性炎性细胞浸润，伴细菌感染时可有中性粒细胞浸润。严重病例，支气管上皮和肺组织可明显坏死、出血。

> **知识链接**
>
> 儿童肺炎目前是儿童的多发病,且由于患儿大部分年纪尚小无法清楚表达肺炎的症状体征而延误临床治疗时机,因此儿童若在感冒后出现药物不能缓解的咳嗽或症状持续一周及以上应及时送医院进行确诊以明确病因。在临床护理中也应该注意定时监控体温,保持患儿呼吸道通畅,饮食以清淡为主,保持病房空气流通。这些都能有效减轻肺炎的临床症状,提高肺炎患儿的疗效。

第五节 呼吸系统常见肿瘤

一、鼻咽癌

鼻咽癌(nasopharyngeal carcinoma,NPC)是鼻咽部上皮组织发生的恶性肿瘤。本病在我国广东、广西、福建等省份,特别是珠江三角洲和西江流域发病率最高,有明显的地域性。男性患者多于女性,发病年龄多在 40～50 岁之间。临床症状为鼻出血、鼻塞、耳鸣、听力减退、复视、偏头痛和颈部淋巴结肿大等。

(一)病因和发病机制

鼻咽癌的病因尚未完全阐明,现有的研究表明,鼻咽癌的发病与下列因素有关。

1. EB 病毒 已知 EB 病毒(Epstein Barr virus,EBV)与鼻咽癌的关系密切,其主要证据为癌细胞内存在 EBV-DNA 和核抗原(EBNA)。90% 以上患者血清中有 EB 病毒核抗原、膜抗原和壳抗原等多种成分的相应抗体,特别是 EB 病毒壳抗原的 IgA 抗体阳性率可高达 97%,具有一定的诊断意义。但 EB 病毒使上皮细胞发生癌变的机制尚不清楚,因而,EB 病毒是引发鼻咽癌的直接因素还是间接或辅助因素尚有待确定。

2. 遗传因素 流行病学调查已表明,鼻咽癌不仅有明显的地域性,部分病例亦有明显的家族性。高发区居民移居国外或外地后,其后裔的发病率仍远远高于当地人群,提示本病可能与遗传因素有关。

3. 化学致癌物质 某些致癌的化学物质,如亚硝胺类、多环芳烃类及微量元素镍等与鼻咽癌的发病也有一定关系。

(二)病理变化

鼻咽癌最常发生于鼻咽顶部,其次是外侧壁和咽隐窝,前壁最少见;也有同时发生于两个部位者,如顶部和侧壁。

早期鼻咽癌常表现为局部黏膜粗糙或略隆起,或形成隆起黏膜面的小结节,随后可发展成结节型、菜花型、黏膜下浸润型和溃疡型肿块。其中黏膜下浸润型的表面黏膜尚完好或仅轻度隆起,而癌组织在黏膜下已广泛浸润甚或转移至顶部淋巴结,故此类患者常以颈部淋巴结肿大为最早出现的临床症状。鼻咽癌以结节型最多见,其次为菜花型。

鼻咽癌绝大多数起源于鼻咽黏膜柱状上皮的储备细胞,少数来源于鳞状上皮的基底细胞。柱状上皮中的储备细胞是一种原始的具有多向分化潜能的细胞,既可分化为柱状上皮,又可分化为鳞状上皮,以致鼻咽癌的组织构象复杂,分类意见难以统一,迄今尚无完善的病理学分类。现将较常见的鼻咽癌组织学类型按其组织学特征及分化程度分述如下。

1. 鳞状细胞癌 根据癌细胞的分化程度可将其分为分化性和未分化性两类。

(1)分化性鳞状细胞癌:此型为鼻咽癌中最常见类型,且与 EB 病毒感染关系密切。可分为角化型和非角化型鳞癌。前者也称高分化鳞癌。其癌巢内细胞分层明显,可见细胞内角化,棘细胞间有时可见细胞间桥，癌巢中央可有角化珠形成。非角化型鳞癌又称低分化鳞癌，其癌巢内细胞分层不明显，细胞大小形态不一，常呈卵圆形、多角形或梭形，细胞间无细胞间桥，无细胞角化及角化珠形成。

（2）未分化性鳞状细胞癌：有两种形态学表现。一种为泡状核细胞癌，癌细胞呈片状或不规则巢状分布，境界不如分化性癌清晰。癌细胞胞质丰富，境界不清，常呈合体状；细胞核大，圆形或卵圆形，空泡状，有1~2个大而明显的核仁，核分裂象少见；癌细胞或癌巢间有较多淋巴细胞浸润。该型占鼻咽癌总数10%左右，对放射治疗敏感。另一种为未分化鳞癌的小细胞癌，胞质少，呈小圆形或短梭形，弥漫分布，无明显的巢状结构。此型易与恶性淋巴瘤及其他小细胞性肿瘤如未分化横纹肌肉瘤、神经母细胞瘤等混淆，必要时可分别作CK（细胞角蛋白）、LCA（白细胞共同抗原）、结蛋白和NF（神经微丝蛋白）等的免疫组化染色或电镜检查以资鉴别。

2. 腺癌 少见。主要来自鼻咽黏膜的柱状上皮，也可来自鼻咽部小腺体。高分化者表现为柱状细胞腺癌或乳头状腺癌；低分化腺癌癌巢不规则，腺样结构不明显，癌细胞小。

（三）扩散途径

1. 直接蔓延 癌组织呈侵袭性生长，向上蔓延可破坏颅底骨质侵入颅内，损伤Ⅱ~Ⅵ对脑神经；向下侵犯梨状隐窝、会厌及喉上部；向外侧可破坏耳咽管侵入中耳；向前可蔓延至鼻腔甚或眼眶，也可由鼻腔向下破坏硬腭和软腭；向后则可破坏上段颈椎、脊髓。

2. 淋巴道转移 鼻咽黏膜固有膜内淋巴组织丰富，富含淋巴管网，故早期常发生淋巴道转移。癌细胞经咽后壁淋巴结转移至颈上深部淋巴结，患者常在胸锁乳突肌后缘上1/3和2/3交界处皮下出现无痛性结节，并有一半以上的患者以此作为首发症状而就诊。此时，原发病灶尚小，其相关症状缺如或不明显；颈淋巴结转移一般发生在同侧，对侧极少发生；后期可双侧都受累，若相邻淋巴结同时受累则可融合成巨大肿块。颈部肿大淋巴结还可压迫第Ⅳ~Ⅺ对脑神经和颈交感神经引起相应症状。

3. 血行转移 较晚发生。常可转移至肝、肺、骨以及肾、肾上腺和胰等器官和组织。

（四）结局

鼻咽癌因早期症状常不明显，易被忽略，确诊时已多是中、晚期，常有转移，故治愈率低。本病的治疗以放疗为主，其疗效和预后与病理组织学类型有关。恶性程度高的低分化鳞状细胞癌和泡状核细胞癌对放疗敏感，经治疗后病情可明显缓解，但较易复发。

二、肺癌

肺癌（carcinoma of the lung）是最常见的恶性肿瘤之一，近半个世纪以来，肺癌的发病率和死亡率一直呈明显上升趋势。据统计，在多数发达国家肺癌居恶性肿瘤首位，在我国多数大城市肺癌的发病率和死亡率也居恶性肿瘤的第1位或第2位。90%以上患者发病年龄超过40岁，以40~70岁为高峰。近年来女性吸烟者不断增多，患者男女之比已由4:1变为1.5:1。

（一）病因和发病机制

肺癌的病因复杂，目前认为主要与以下因素有关。

1. 吸烟 现世界公认吸烟是肺癌致病的最危险因素之一。大量研究已证明，吸烟者肺癌的发病率比普通人高20~25倍，且与吸烟的量和吸烟时间的长短呈正相关。香烟燃烧的烟雾中含有的化学物质上千种，通过降低焦油含量或加用过滤嘴使烟草中致癌成分发生改变，则肺癌的组织学类型也能发生变化，更证明吸烟与肺癌发生密切相关。其中已确定的致癌物质有苯并（a）芘、尼古丁、焦油等。

2. **空气污染** 大城市和工业区肺癌的发病率和死亡率都较高，主要与交通工具或工业排放的废气或粉尘污染空气密切相关，污染的空气中苯并（a）芘、二乙基亚硝胺及砷等致癌物的含量均较高。有资料表明，肺癌的发病率与空气中苯并（a）芘的浓度呈正相关。此外，吸入家居装饰材料散发的氡及氡子体等物质也是肺癌发病的危险因素。

3. **职业因素** 从事某些职业的人群，如长期接触放射性物质（铀）或吸入含石棉、镍、砷等化学致癌粉尘的工人，肺癌发生率明显增高。

目前，已知各种致癌因素主要是作用于基因，引起基因改变而导致正常细胞癌变。

(二) 病理类型

1. **大体类型** 根据肿瘤在肺内分布部位，可将肺癌分为中央型、周围型和弥漫型三个主要类型。这种分型与临床 X 线分型基本一致。

（1）中央型（肺门型）：肺癌发生于主支气管或叶支气管，在肺门部形成肿块，此型最常见，占肺癌总数的 60%～70%。早期，病变气管壁可弥漫增厚或形成息肉状或乳头状肿物突向管腔，使气管腔狭窄或闭塞。随病情进展，肿瘤破坏气管壁向周围肺组织浸润、扩展，在肺门部形成包绕支气管的巨大肿块（图 15-13）。同时，癌细胞经淋巴管转移至支气管旁和肺门淋巴结，肿大的淋巴结常与肺门肿块融合。

（2）周围型：此型起源于肺段或其远端支气管。该型占肺癌总数的 30%～40%。在靠近肺膜的肺周边部形成孤立的结节状或球形癌结节，直径通常在 2～8 cm，与支气管的关系不明显（图 15-14）。发生淋巴结转移常较中央型晚，但可侵犯胸膜。

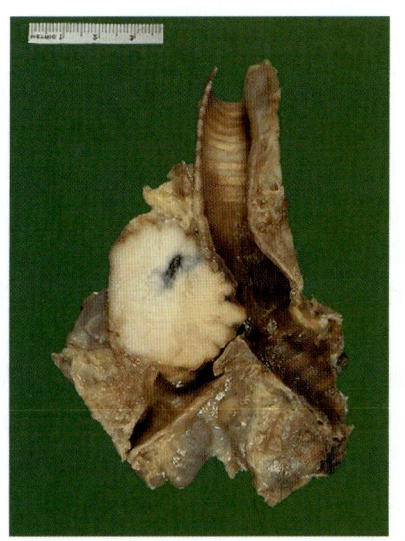

图 15-13　中央型肺癌

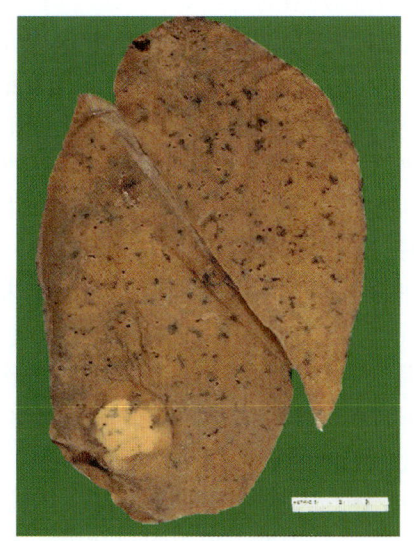

图 15-14　周围型肺癌

（3）弥漫型：该型较少见，仅占全部肺癌的 2%～5%。癌组织起源于末梢的肺组织，沿肺泡管及肺泡弥漫性浸润生长，形成多数粟粒大小结节布满大叶的一部分或全肺叶；也可形成大小不等的多发性结节散布于多个肺叶内，易与肺转移癌混淆。

2. **组织学类型** 肺癌组织学表现复杂多样，分类方法长期以来未能取得一致，目前较为完善的是由世界卫生组织（WHO）提出的肺癌分类。该分类方法将肺癌分为鳞状细胞癌、腺癌、腺鳞癌、小细胞癌、大细胞癌和肉瘤样癌 6 个基本类型。

（1）鳞状细胞癌：为肺癌中最常见的类型，占肺癌手术切除标本的 60% 以上，其中 80%～85% 为中央型肺癌。患者绝大多数为中老年人且大多有吸烟史。该型多发生于段以上大支气管，纤维支气管镜检查易被发现。根据分化程度，又可分为高分化、中分化和低分化鳞癌。高分化者，癌巢中有角化珠形成，常可见到细胞间桥；中分化时有细胞角化，但无角化珠形成，可有细胞间桥；低分化鳞癌癌巢界限不甚明显，细胞异型性大，无细胞内角化及角化珠。电镜下可见鳞状细胞特征性的张力微丝束及细胞间桥粒连接，数量多少不等，分化越好，数量也越多。免疫组化染色高分子角蛋白阳性。

（2）腺癌：肺腺癌的发病率仅次于鳞癌，近年来统计资料表明，其发病率有明显升高趋势，部分地区两者的发病率已不相上下。肺腺癌女性患者相对多见，约占一半以上。肺腺癌通常发生于较小支气管上皮，故大多数为周围型肺癌。肿块通常位于胸膜下，境界不甚清晰，常累及胸膜。腺癌伴纤维化和瘢痕形成较多见，有人称此为瘢痕癌，并认为是对肿瘤出现的间质胶原纤维反应。肺腺癌临床治疗效果及预后不如鳞癌，手术切除后5年存活率不到10%。镜下癌组织分化程度不等，分化最好者为细支气管肺泡癌。此型肉眼观多为弥漫型或多结节型，镜下见癌细胞沿肺泡壁、肺泡管壁，有时也沿细支气管壁呈单层或多层生长、扩展，形似腺样结构，常有乳头形成；肺泡间隔大多未被破坏，故肺泡轮廓依然保留。分化中等的肺腺癌常有的形态学特征是有腺管或乳头形成及黏液分泌，根据它们在癌组织中所占比例又可分为腺泡型、乳头状和实体黏液细胞型等亚型。低分化肺腺癌常无腺样结构，呈实心条索状，分泌现象少见，细胞异型明显。

（3）腺鳞癌：较少见，仅占肺癌总数的10%左右。肺癌组织内含有腺癌和鳞癌两种成分，且在数量上大致相等。现认为此型肺癌发生于支气管上皮的具有多种分化潜能的干细胞，故可分化形成两种不同类型的癌组织。

（4）小细胞癌：小细胞癌又称小细胞神经内分泌癌，过去称为小细胞未分化癌。此类型占全部肺癌的10%～20%，是肺癌中恶性程度最高的一型，生长迅速，转移早，存活期大多不超过1年，手术切除效果差，但对放疗及化疗敏感。患者多为中、老年人，80%以上为男性，且与吸烟密切相关。小细胞癌多为中央型，常发生于大支气管，向肺实质浸润生长，形成巨块。镜下观：癌细胞小，常呈圆形或卵圆形，似淋巴细胞，但体积较大；也可呈梭形或燕麦形，胞质少，似裸核，癌细胞呈弥漫分布或呈片状、条索状排列，称燕麦细胞癌。

（5）大细胞癌：大细胞癌也称为大细胞未分化癌，占肺癌总数15%～20%。半数大细胞癌发生于大支气管，肿块常较大。镜下观：癌组织常呈实性团块或片状，或弥漫分布。癌细胞体积大，胞质丰富，通常均质淡染，也可呈颗粒状或胞质透明；核圆形、卵圆形或不规则形，染色深，异型明显，核分裂象多见。光镜下癌组织无任何腺癌或鳞癌分化的组织形态特点，但电镜证实其为低分化腺癌或鳞癌，其中前者更多见。也有部分大细胞癌呈神经内分泌分化，故又称为大细胞神经内分泌癌。大细胞癌恶性程度高，生长迅速，转移早而广泛，生存期大多在1年之内。

（6）肉瘤样癌：少见，癌组织分化差，高度恶性。

 考点：

肺癌的组织学分型。

（三）扩散途径

1. 直接蔓延 中央型肺癌常直接侵犯纵隔、心包及周围血管，或沿支气管向同侧甚至对侧肺组织蔓延。周围型肺癌可直接侵犯胸膜并侵入胸壁。

2. 转移 肺癌淋巴道转移常发生较早，且扩散速度较快。癌组织首先转移到支气管旁、肺门淋巴结，再扩散到纵隔、锁骨上、腋窝及颈部淋巴结。周围型肺癌的癌细胞可进入胸膜下淋巴丛，形成胸膜下转移灶并引起胸腔血性积液。血行转移常见于脑、肾上腺、骨等器官和组织，也可转移至肝、肾、甲状腺和皮肤等处。

（四）临床病理联系

肺癌常因早期症状不明显而失去及时就诊机会。部分患者因咳嗽、痰中带血、胸痛、特别是咯血而就医，此时疾病多已进入中晚期。患者的症状和体征与肿瘤部位、大小及扩散的范围有关，癌组织压迫支气管可引起远端肺组织局限性萎缩或肺气肿，若合并感染则引发化脓性炎或脓肿形成，癌组织侵入胸膜除引起胸痛外，还可致血性胸水；侵入纵隔可压迫上腔静脉，导致面、颈部水肿及颈胸部静脉曲张。位于肺尖部的肿瘤常侵犯交感神经丛，引起病侧眼睑下垂、瞳孔缩小和胸壁皮肤无汗等交感神经麻痹症状；侵犯臂丛神经可出现上肢疼痛和肌肉萎缩等。神经内分泌型肺癌，因可有异位内分泌作用而引起副肿瘤综合征，尤其是小细胞肺癌能分泌大量 5-羟色胺而引起类癌综合征，表现为支气管痉挛、阵发性心动过速、水样腹泻和皮肤潮红等。

肺癌患者预后大多不良，早发现、早诊断、早治疗对于提高治愈率和生存率至关重要。

40 岁以上，特别是长期吸烟者，若出现咳嗽、气急、痰中带血和胸痛或刺激性咳嗽、干咳无痰等症状应高度警惕并及时进行 X 线检查、痰液细胞学检查、纤维支气管镜检查及活体组织病理检查，以期尽早发现，提高治疗效果。

> **思政园地**
>
> **健康中国之预防大于治疗**
>
> 慢性呼吸系统疾病以哮喘、慢性阻塞性肺疾病（COPD）等为代表，患病率高，严重影响人民健康水平。我国 40 岁及以上人群 COPD 患病率为 13.6%，总患病人数近 1 亿。
>
> 吸烟是导致 COPD 的最主要的原因。其他相对次要的因素包括空气污染和遗传等。在发展中国家，导致空气污染最常见的原因是烹煮及供暖炉火的通风不良。长期暴露在这样的环境下，会使肺部产生炎症反应，并导致小气道变窄及肺组织的破坏。
>
> 中共中央、国务院 2016 年 10 月印发了《"健康中国 2030" 规划纲要》，明确提出 "大健康" 理念，坚持预防为主、防治结合的原则。2019 年 6 月国家卫健委制定的《健康中国行动（2019—2030 年）》中针对 COPD、哮喘给出指导建议，并提出社会和政府应采取的主要举措，比如在公共场合禁止吸烟、改善居民生活环境，以及接种流感疫苗、肺炎疫苗等，切实保障人民群众的身心健康。

自 测 题

一、选择题

1. 慢性支气管炎典型病变中无以下哪项
   A. 黏膜上皮鳞化
   B. 支气管腺体和杯状细胞增生
   C. 支气管内有多量泡沫细胞
   D. 支气管壁有大量慢性炎症细胞浸润
   E. 支气管黏膜下腺体增生肥大

2. 慢性支气管炎患者发生阻塞性通气功能障碍的病变基础是以下哪项
   A. 支气管上皮细胞变性、坏死
   B. 支气管平滑肌萎缩
   C. 支气管软骨萎缩、纤维化
   D. 细支气管炎及支气管周围炎
   E. 支气管黏膜上皮鳞状上皮化生

3. 慢性支气管炎患者咳痰的病变基础是以下哪项
   A. 黏膜上皮细胞变性、坏死、脱落
   B. 管壁充血、水肿
   C. 黏膜上皮纤毛倒伏、脱失
   D. 黏液腺肥大、增生，分泌亢进，浆液腺黏液化
   E. 黏膜上皮鳞化
4. 引起肺气肿的原因除阻塞性障碍及细支气管支撑组织破坏，还有以下哪项
   A. 黏液腺肥大、增大　　　　　　　B. 肺组织纤维素性炎
   C. 中、小型支气管软骨变性、萎缩　　D. α-抗胰蛋白酶缺乏
   E. 支气管上皮变性坏死
5. 慢性阻塞性肺气肿最主要的并发症是
   A. 肺源性心脏病　　B. 肺肉质变　　C. 肺脓肿
   D. 纤维素性肺炎　　E. 化脓性炎
6. 肺气肿指的是肺泡扩张并有肺泡间隔
   A. 纤维化　　B. 炎症　　C. 瘢痕
   D. 破坏　　　E. 水肿
7. 大叶性肺炎是
   A. 淋巴细胞渗出为主的炎症　　　　B. 纤维蛋白渗出为主的炎症
   C. 浆液渗出为主的炎症　　　　　　D. 单核巨噬细胞渗出为主的炎症
   E. 嗜酸性粒细胞渗出为主的炎症
8. 小叶性肺炎是
   A. 卡他性炎症　　B. 纤维素性炎症　　C. 浆液性炎症
   D. 化脓性炎症　　E. 增生性炎症

二、简答题

1. 试述从慢性支气管炎进展到肺源性心脏病的发病机制。
2. 简述大叶性肺炎与小叶性肺炎的主要区别。

三、案例分析

患者，女，25岁。2周前因受凉后咳嗽、咯铁锈色痰伴发热，经胸部X线诊断为"大叶性肺炎"，经抗生素治疗2周发热已停止1周。昨日突起畏寒、发热、呼吸急促，并诉胸闷、咳嗽、咳痰症状减轻后再次加重。T 39.2℃，P 96/min，R 28/min，BP 90/60 mmHg，神志清，精神差。右侧语颤减弱，叩诊右侧呈浊音，听诊右侧呼吸音减弱，余未见异常；查血常规：WBC $16.7×10^9$/L，N 73%。胸部X线显示：右侧胸膜腔平第4前肋有一外高内低弧形阴影。经过分析和研究，这个案例初步诊断为大叶性肺炎。

请回答：
1. 诊断依据是什么？
2. 大叶性肺炎患者在护理方面需要注意哪些事项？

（魏　昕）

第十六章　呼吸衰竭

本章思维导图

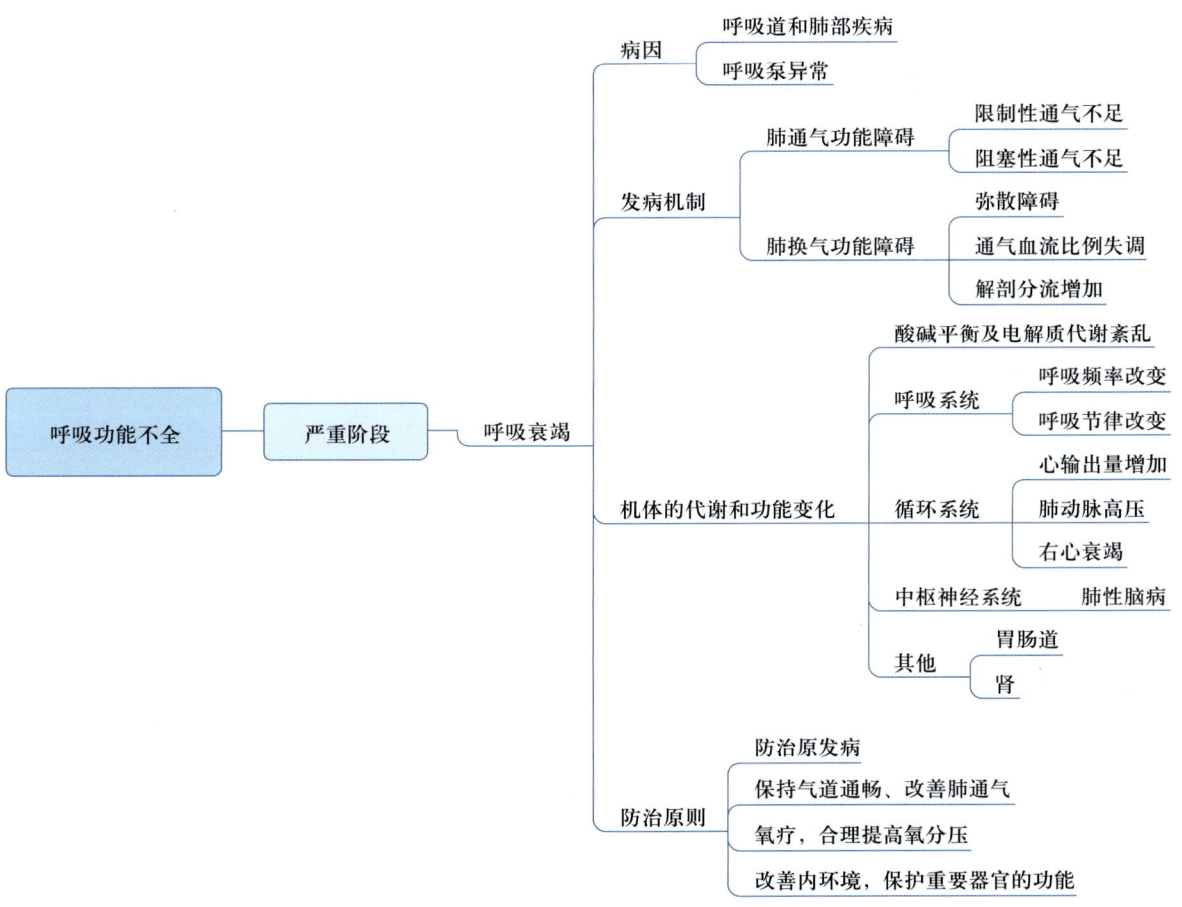

学习目标

1. 归纳呼吸功能不全及呼吸衰竭的概念、病因，呼吸衰竭的发病机制。
2. 说出呼吸衰竭时机体的功能、代谢变化。
3. 知道呼吸衰竭的防治原则。
4. 运用所学知识，树立尊重和敬佑生命、救死扶伤、争分夺秒抢救生命的职业素养。

导入案例 16-1

患者，男，60岁。因肺不张呼吸困难急诊入院，其血气分析为 PaO_2 6.65 kPa（50 mmHg），$PaCO_2$ 7.5 kPa（56 mmHg），手术治疗后呼吸困难和血气分析正常。

问题：
1. 该患者发生了哪型呼吸衰竭？机制如何？
2. 患者为什么发生呼吸困难？

呼吸是机体摄取氧并排出二氧化碳的过程，其全过程包括三个相互联系的环节：外呼吸（包括肺通气和肺换气）、气体在血液中的运输和内呼吸。呼吸功能不全是各种原因引起的外呼吸功能障碍，以致不能进行有效的气体交换，导致动脉血氧分压降低，或伴有二氧化碳分压增高的病理过程。呼吸衰竭是呼吸功能不全的严重阶段，指由于外呼吸功能严重障碍，以致在静息状态时，动脉血氧分压（PaO_2）低于 60 mmHg（8 kPa），伴有或不伴有二氧化碳分压（$PaCO_2$）高于 50 mmHg（6.67 kPa）的病理过程。呼吸中枢至外周肺泡的各种病变，都可严重阻碍呼吸运动和肺内气体交换，导致呼吸衰竭。呼吸道、肺实质及呼吸泵的病变均可引起急性呼吸衰竭。肺泡气体交换障碍是低氧血症的主要原因，而血二氧化碳水平升高主要是因为肺通气量下降。

呼吸衰竭的分类：①按动脉血气变化特点分为Ⅰ型（仅有低氧血症）和Ⅱ型（低氧血症伴高碳酸血症）呼吸衰竭；②按原发病变部位不同分为中枢性和外周性呼吸衰竭；③按发病缓急不同分为急性和慢性呼吸衰竭；④按发病机制不同分为通气性呼吸衰竭（常为Ⅱ型呼吸衰竭）和换气性呼吸衰竭（常为Ⅰ型呼吸衰竭）。

考点：

呼吸功能不全和呼吸衰竭的概念。

第一节　呼吸衰竭的病因和发病机制

一、病因

引起呼吸衰竭的疾病可分2大类，即呼吸道和肺部病变，以及引起呼吸泵异常的疾病。

（一）呼吸道和肺部疾病

1. 呼吸道梗阻　上呼吸道梗阻以婴幼儿多见。中心呼吸道阻塞如气管软化、声门下狭窄、会厌炎、急性喉炎、声带麻痹、异物吸入等；外周呼吸道阻塞如毛细支气管炎、支气管哮喘、异物吸入等。

2. 肺实质病变　如急性呼吸窘迫综合征（acute respiratory distress syndrome，ARDS）、脓毒症、肺炎、肺水肿、淹溺、肺栓塞、肺挫伤、休克等。

（二）呼吸泵异常

呼吸泵异常包括从呼吸中枢、脊髓到呼吸肌和胸廓各部位的病变，共同特点是引起通气不足。

1. 神经系统的病变，如急性感染性多神经根炎（软性麻痹）、破伤风（强直性痉挛）。
2. 脑干病变，如睡眠窒息、中枢性低通气、中毒、创伤、中枢神经系统感染。
3. 脊髓病变，如创伤、脊髓灰质炎、脊髓性肌萎缩。

4. 神经肌肉病，如手术后膈神经损伤、产伤、肉毒杆菌中毒、吉兰-巴雷综合征、肌营养不良、重症肌无力。

5. 胸廓畸形，如脊柱后侧凸、膈疝、连枷胸、膈膨升、窒息性胸廓萎缩。

呼吸泵异常还可导致排痰无力，造成呼吸道梗阻、肺不张和感染，使原有的呼吸衰竭加重。胸部手术后引起的呼吸衰竭也常属此类。

二、发病机制

肺通气和肺换气是外呼吸的两个基本环节。肺通气是指肺泡气与外界气体交换的过程，肺换气是指肺泡气与血液之间的气体交换过程。呼吸衰竭则是由肺通气功能障碍或（和）肺换气功能障碍所致。

> **知识链接**
>
> **Ⅰ型呼吸衰竭和Ⅱ型呼吸衰竭**
>
> 呼吸衰竭可分为Ⅰ型呼吸衰竭和Ⅱ型呼吸衰竭。Ⅰ型呼吸衰竭的特点是低氧血症，仅 PaO_2 降低，$PaCO_2$ 不高，甚至偏低。Ⅱ型呼吸衰竭：PaO_2 下降，同时伴 $PaCO_2$ 升高，多见于重症。一般认为，吸入空气时，$PaO_2<7.98\ kPa$，可诊断为Ⅰ型呼吸衰竭；若同时 $PaCO_2>6.65\ kPa$，可诊断Ⅱ型呼吸衰竭。不论哪种条件，产生低氧血症的原因均是肺泡气中的氧与肺毛细血管血中的氧的交换出现障碍。

（一）肺通气功能障碍

肺通气量即有效通气量，正常成人静息时约为 4 L/min。除无效腔通气量增加可直接减少肺泡通气量外，凡能减弱呼吸的动力、增加胸壁与肺的弹性阻力或非弹性阻力的任何原因，都可引起肺泡通气不足而导致呼吸衰竭。肺通气功能障碍包括限制性通气不足和阻塞性通气不足。

肺泡通气量（VA）下降可导致 $PaCO_2$ 升高，是Ⅰ型呼吸衰竭进一步发展为Ⅱ型呼吸衰竭的标志。$PaCO_2$ 与 VA 的关系可用下述公式描述：$PaCO_2 = V{CO_2} \times (k/VA)$，$V{CO_2}$ 为体内 CO_2 产量，$k = 0.863$，表明 $PaCO_2$ 与体内 CO_2 的产量成正比，与 VA 成反比。肺总通气量下降或肺部病变引起的无效腔通气增加，均可使 $PaCO_2$ 升高。临床上单纯吸氧不能解决 $PaCO_2$ 升高的问题，改善通气是有效的办法。

1. 限制性通气不足 在吸气时肺泡扩张受限引起的肺泡通气不足，称为限制性通气不足，其发生机制有以下几种。

（1）呼吸肌活动障碍：各种原因使呼吸中枢受损或抑制，如脑部病变或安眠药、麻醉药过量等；神经肌肉疾患累及呼吸肌，因呼吸肌收缩减弱或膈肌活动受限，以致肺泡不能正常扩张而发生通气不足。呼吸肌的病变往往需同时累及肋间肌和膈肌时才会引起明显的血气变化。

（2）胸廓的顺应性降低：呼吸肌收缩使胸廓与肺扩张时，需克服组织的弹性阻力，肺的弹性回缩力使肺趋向萎陷。胸廓的弹性在静息呼气末时是使胸廓扩大的力量，但当吸气至肺活量的 75% 以上时，胸廓对吸气也构成弹性阻力。故弹性阻力的大小直接影响肺与胸廓在吸气时是否易于扩张。肺与胸廓扩张的难易程度通常以顺应性表示，它是弹性阻力的倒数。主要见于胸廓畸形、胸膜纤维化等。

（3）肺的顺应性降低：肺顺应性除直接与肺容量有关（肺容量小，肺顺应性也低）外，主要取决于其弹性回缩力。肺淤血、水肿、纤维化等均可降低肺的顺应性，增加吸气时的弹性阻力。肺泡表面张力有使肺泡回缩，降低肺泡回缩力，提高肺顺应性，维持肺泡膨胀的稳定性的作用。Ⅱ型肺泡上皮受损（如循环灌流不足、脂肪栓塞）或发育不全（婴儿呼吸窘迫综合征）

以致表面活性物质的合成与分泌不足，或者表面活性物质被大量破坏或消耗（如急性重症胰腺炎、肺水肿、过度通气）时，均可使肺泡表面活性物质减少，肺泡表面张力增加而降低肺顺应性，从而使肺泡不易扩张而发生限制性通气不足。

（4）胸腔积液和气胸：胸腔大量积液或张力性气胸压迫肺时，可使肺扩张受限，导致通气不足。

2. 阻塞性通气不足　因气道狭窄或阻塞引起的肺泡通气不足，称为阻塞性通气不足。气道阻力是通气过程中主要的非弹性阻力，正常为 0.1～0.3 kPa，呼气时略高于吸气时，其中 80% 以上发生于直径 > 2 mm 的支气管与气管，直径 < 2 mm 的外周小气道的阻力仅占总阻力的 20% 以下。气道阻力的影响因素有气道内径、长度和形态、气流速度和形式（层流、湍流）、气体的密度和黏度，其中最主要的是气道内径。只要能引起气道内径变窄或不规则的因素，如气道内外压力的改变，管壁痉挛、肿胀或纤维化，异物或肿瘤等，均可导致阻塞性通气不足。

气道阻塞有中央性和外周性两种类型。

（1）中央性气道阻塞：指气管分叉处以上的气道阻塞。胸外和胸内的中央气道阻塞在吸气与呼气时气道变化特征是不同的。若阻塞位于胸外（喉头水肿、炎症、异物、肿瘤压迫等）时，吸气时气道内压小于大气压，故可使气道阻塞加重；呼气时因气道内压力大于大气压而使阻塞减轻，表现为吸气性呼吸困难（图 16-1）。若阻塞位于中央气道的胸内部位，吸气时由于胸膜腔内压降低使气道内压大于胸膜腔内压（胸膜腔内压为负压），气道扩张，使阻塞减轻；呼气时由于胸膜腔内压上升大于气道内压而压迫气管，使气道阻塞加重，患者表现为呼气性呼吸困难。

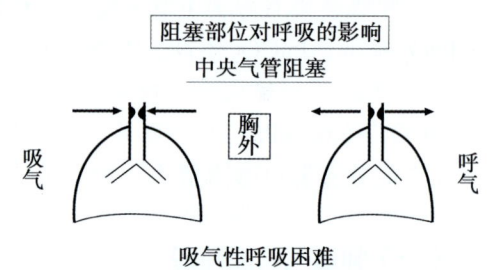

图 16-1　中央性气道（胸外）阻塞呼气与吸气时气道阻力变化

（2）外周性气道阻塞：内径 < 2 mm 的细支气管无软骨支撑，管壁薄，因此吸气时胸膜腔内压降低，随着肺泡的扩张，细支气管受到周围弹性组织的牵拉，其口径可变大，管道伸长。呼气时则相反，小气道缩短变窄。慢性阻塞性肺疾病主要侵犯小气道，因分泌物潴留、肺泡壁损伤，对细支气管周围的弹性牵引力减弱，导致管腔狭窄，气道阻力增加。尤其是在呼气时，由于胸膜腔内压增高，小气道内压力因肺泡弹性回缩力减弱而降低，当气流通过狭窄部位时，气道内压降低明显，甚至低于胸膜腔内压，因而小气道被压，故患者常发生呼气性呼吸困难（图 16-2）。

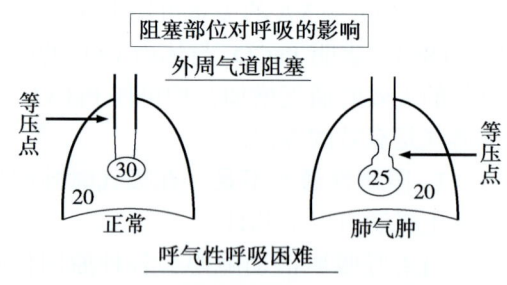

图 16-2　外周性气道阻塞呼气与吸气时气道阻力变化

肺通气功能障碍时，肺泡通气量减少，肺泡气氧分压下降、二氧化碳分压升高，导致 PaO_2 降低和 $PaCO_2$ 升高，常发生 Ⅱ 型呼吸衰竭。

（二）肺换气功能障碍

肺换气功能障碍包括弥散障碍、肺泡通气与血流比例失调和解剖分流增加。

1. 弥散障碍　主要是指肺泡膜弥散面积减少或肺泡膜厚度增加和弥散时间缩短而引起的气体（主要是氧）交换障碍。肺实变、肺不张、肺气肿、肺大泡形成，使肺泡弥散面积减小，肺泡内渗液、间质水肿、增生、肺泡膜增厚，使气体弥散距离增加，二者均对气体弥散有影响。因 CO_2 弥散速度比氧快，弥散障碍多引起 PaO_2 下降，较少引起 $PaCO_2$ 升高。

（1）肺泡膜面积减少：正常成人肺泡总面积约为 80 m²，静息时参与换气的肺泡表面积为 35~40 m²。因为储备量大，只有当肺泡膜面积减少一半以上时，才会引起换气功能障碍。

（2）肺泡膜厚度增加：肺泡膜是由肺泡上皮、毛细血管内皮及二者共有的基底膜所构成，其厚度<1 μm。虽然气体从肺泡腔到达红细胞内还需经过肺泡表面的液体层、管内血浆层和红细胞膜，但总厚度不到 5 μm。所以正常气体交换是很快的。当肺水肿、肺泡透明膜形成、肺纤维化、肺泡毛细血管扩张等导致肺泡膜厚度增加时，气体弥散距离增宽使弥散速度减慢。

（3）血液与肺泡接触时间过短：正常静息状态时，血液流经肺泡毛细血管的时间约为 0.75 s，由于肺泡膜很薄，与血液的接触面广，血红蛋白完全氧合只需 0.25 s。当血液流经肺泡毛细血管的时间过短时，气体弥散量下降。肺泡膜面积减少和厚度增加的患者，虽然弥散速度减慢，但在静息时肺内气体交换仍可达到平衡，而不致产生低氧血症，只是在体力负荷增大时，因为血流加快，血液和肺泡接触时间缩短而发生明显的弥散障碍，从而引起低氧血症。目前认为肺泡膜病变时发生呼吸衰竭，主要还是因为存在着肺泡通气血流比例失调的缘故。

2. 肺泡通气与血流比例失调　正常人在静息状态下，肺泡每分通气量（VA）约为 4 L，肺血流量（Q）约为每分 5 L，二者的比（VA/Q）约为 0.8（图 16-3A）。但肺的各部分通气与血流的分布不均匀，部分肺泡通气与血流比例失调，使患者不能进行有效的换气，这是肺部疾病引起呼吸衰竭最常见的机制。

（1）部分肺泡通气不足：因为呼吸道痉挛或阻塞，局部通气不足，而流经受累区的血量减少不多，形成血多气少，部分血液不能进行气体交换，所以流经病变区的血液内氧分压比正常动脉血明显降低。如肺泡通气明显降低而血流无相应减少，使 VA/Q 比率低，导致流经这部分肺泡的静脉血未经充分氧合便掺入动脉血内。这种情况类似动 - 静脉短路，故称功能性分流，又称静脉血掺杂（图 16-3C）。

（2）部分肺泡血流不足：肺内病变部位血管受压、肺动脉压下降、毛细血管床减少时，可引起局部血流量减少，若通气量不变，VA/Q 比例增大，部分气体无机会参加气体交换，成为无效腔通气（图 16-3D）。

总之，无论是功能性分流，还是无效腔通气，均可导致 PaO_2 降低，而 $PaCO_2$ 的高低则取决于 PaO_2 降低时反射性地引起肺组织代偿通气的程度。如果代偿性通气强，CO_2 排出过多，

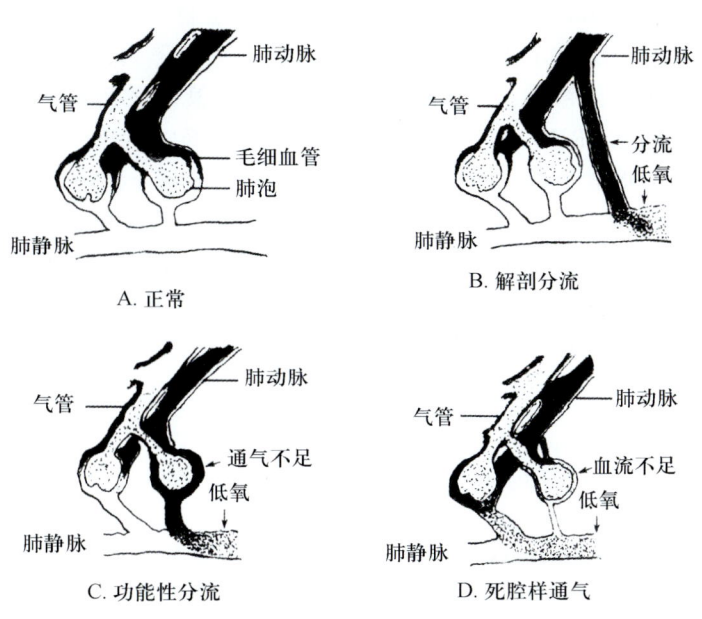

图 16-3　肺泡通气与血流比例失调模式图

则 $PaCO_2$ 可低于正常，属 I 型呼吸衰竭；如果肺组织病变广泛，代偿不足，则会因气体交换障碍而致 $PaCO_2$ 升高，属 II 型呼吸衰竭。

3. 解剖分流增加　生理情况下，肺内有一小部分静脉血经支气管静脉和极少数的肺内动-静脉交通支直接流入肺静脉，这些都属解剖分流，其血流量占心输出量的 2%～3%（图 16-3B）。因为静脉血未经动脉化即掺入动脉血中，故又称静脉血掺杂。支气管扩张、先天性肺动脉瘘、肺内动静脉短路开放等病变，可增加解剖分流，使静脉血掺杂显著增多。肺严重病变（肺不张和肺实变等）时，部分肺泡的通气完全停止，但仍有血液流经病变肺泡，不能氧合便流入动脉血，类似解剖分流。有人把这种完全未经气体交换的血液分流和解剖分流称为真性分流。真性分流时，吸入纯 O_2 并不能显著提高 PaO_2。而功能性分流时，吸入纯 O_2 可提高 PaO_2，使低氧血症得到显著改善，用这种方法可鉴定功能性分流和真性分流。

在呼吸衰竭的发病机制中，单纯弥散障碍、肺内分流增加以及单纯无效腔增加较少见，往往是多种因素同时存在或相继发生作用。如慢性阻塞性肺气肿所致的呼吸衰竭，虽然阻塞性通气功能障碍是重要因素，但肺泡弥散面积减少，肺泡壁毛细血管床减少等亦使换气功能障碍。因此，对不同疾病引起呼吸衰竭的机制必须进行具体分析。

急性呼吸窘迫综合征（ARDS）是指以肺毛细血管弥漫性损伤、通透性增强为基础，以肺水肿、透明膜形成和肺不张为主要病理变化，以进行性呼吸窘迫和难治性低氧血症为临床特征的急性呼吸衰竭综合征。患者通常发生 I 型呼吸衰竭。本病主要继发于严重的全身感染、创伤、休克和肺的直接损伤，如败血症、大面积烧伤、溺水、药物中毒、大量输血或输液、体外循环、透析及弥漫性肺感染、肺挫伤、吸入性肺炎等，该病起病急骤，发展迅猛，预后极差，死亡率高。

考点：

呼吸衰竭的发病机制。

知识链接

急性肺损伤与急性呼吸窘迫综合征

急性肺损伤（acute lung injury，ALI）与 ARDS 是当前学术界关注的热点问题，世界每年正式发表的相关论文就有万篇之多。ALI 病情进一步恶化，就发展成为 ARDS，二者是同一病理过程的不同阶段。ALI/ARDS 与急性呼吸衰竭之间关系密切。从分析病情的角度看，ALI 特别是 ARDS 的儿童都存在急性呼吸衰竭，但呼吸衰竭的患儿未必都有 ALI/ARDS。ALI/ARDS 诊断标准中也有血气指标，但较诊断 I 型呼吸衰竭更严格。同时，还要求胸部 X 线检查及肺动脉楔压检测或无左房压力增高的临床证据。众多学者从全身炎症反应的角度对 ALI/ARDS 进行了深入研究，揭示了 ALI/ARDS 发生发展与多种炎性因子、炎性细胞之间的病理关系。这些成果也加深了对急性呼吸衰竭发病机制的认识，为进一步提高临床呼吸衰竭诊治水平奠定了科学基础。

知识链接

肺表面活性物质

肺表面活性物质（pulmonary surfactant，PS）有降低肺泡表面张力的作用，对减少呼吸做功，维持正常的功能残气量，防止肺不张、肺水肿有重要作用。PS 缺乏不仅可引起早产儿 ARDS，在其他严重肺部疾病，如肺炎、肺出血、ARDS 等的发病过程中，也发挥重要作用，甚至与支气管哮喘的发病也有关。因此，可以说 PS 的数量和功能改变，对呼吸衰竭的发生与进展在病理学上有明确的意义。

第二节 呼吸衰竭时机体的代谢和功能变化

呼吸衰竭可引起机体各系统代谢和功能出现一系列改变，首先是引起一系列代偿适应性反应。若代偿失调，则引起各系统代谢和功能紊乱，主要由低氧血症和高碳酸血症以及由此引起的酸碱平衡紊乱所致。

一、酸碱平衡及电解质代谢紊乱

（一）呼吸性酸中毒

Ⅱ型呼吸衰竭时，因大量 CO_2 潴留而出现呼吸性酸中毒。此时血液电解质主要有如下变化。

1. 血清钾浓度增高 急性呼吸性酸中毒时，主要是由于细胞内外离子分布改变，细胞内钾外移而引起血清钾浓度增高；慢性呼吸性酸中毒时，则是由于肾小管上皮细胞泌氢和重吸收碳酸氢钠增多而排钾减少，故也可导致血清钾浓度增高。

2. 血清氯浓度降低，碳酸氢根增多 当血液中二氧化碳潴留时，红细胞中生成碳酸氢根增多，因而进入血浆的碳酸氢根也增多，同时发生氯转移，因此血清 Cl^- 减少而碳酸氢根增加。此外，由于肾小管泌氢增加，碳酸氢钠重吸收和再生增多，而较多 Cl^- 则以氯化钠和氯化铵的形式随尿排出，因而也可引起血清 Cl^- 减少和碳酸氢根增多。

（二）代谢性酸中毒

因缺氧严重，无氧代谢增强，酸性代谢产物增多，引起代谢性酸中毒。如患者合并肾功能不全或感染、休克等，则因肾排酸保碱功能障碍或体内固定酸产生增多，加重代谢性酸中毒。此时血清钾浓度增高可更明显。

（三）呼吸性碱中毒

Ⅰ型呼吸衰竭时，PaO_2 下降明显，可因原发性碳酸过低而发生呼吸性碱中毒。此时因细胞外钾离子进入细胞内，可发生血清钾浓度降低。由于二氧化碳排出过多，血浆中碳酸氢根移入红细胞增多，氯离子则转移至红细胞外，加之肾排出氯也减少，故血清氯浓度增高。

二、呼吸系统的变化

呼吸衰竭在临床上最先出现的症状往往是呼吸困难，主要表现为呼吸频率和节律的改变。

外呼吸障碍造成的低氧血症和高碳酸血症，可进一步影响呼吸功能。当 PaO_2 下降至 4.0 kPa（30 mmHg）以下，使呼吸中枢受抑制。同时，CO_2 潴留主要作用于中枢化学感受器，使呼吸中枢兴奋，增强呼吸运动，当 $PaCO_2$ 超过 10.7 kPa（80 mmHg）时将损害并抑制呼吸中枢。引起呼吸功能改变的原发病变，无论是中枢性的还是外周性的均会导致呼吸运动的改变。

在呼吸中枢功能障碍引起呼吸衰竭时，多发生呼吸节律的紊乱，可出现各种异常的呼吸形式，如潮式呼吸、间歇呼吸、抽泣样呼吸、叹气样呼吸等，其中以潮式呼吸最为常见。其机制可能由于呼吸中枢兴奋性下降，对正常 CO_2 浓度刺激不起反应，须依赖 $PaCO_2$ 升高到一定程度才引起短时间周期性呼吸兴奋的结果。

在限制性通气障碍疾病中，若肺顺应性下降，刺激牵张感受器、肺毛细血管旁感受器，反射性引起呼吸运动变浅变快。当发生阻塞性通气障碍时，由于气流阻力增大，呼吸运动变深，根据阻塞部位的不同，表现为吸气性呼吸困难或呼气性呼吸困难。若是呼吸肌疲劳引起的病变，使呼吸肌收缩力下降，呼吸变浅变快。

> **知识链接**
>
> ### 小儿易发呼吸衰竭的原因
>
> 小儿由于其呼吸解剖生理特点使之在疾病中更易出现呼吸衰竭。第一，新生儿、婴儿主要用鼻呼吸，8岁以下儿童呼吸道口径较小，特别是声门下区相对狭窄，有病变时易出现阻塞。第二，小儿肺泡数量少，直到8岁时，数量才由出生时的2000万增加到3亿。肺泡直径在儿童生长过程中渐由150～180 μm 增大至250～300 μm。这意味着婴幼儿的气体交换面积小，易受疾病影响而出现气体交换障碍。第三，婴幼儿肺泡及毛细支气管侧支交通发育不成熟，局部呼吸道阻塞时易出现肺不张。第四，小儿胸廓顺应性高，功能残气量小，肋骨呈水平位，潮气量增加受限，造成儿童呼吸代偿能力较弱。第五，小儿呼吸肌结构发育不成熟，易有呼吸肌疲劳。最后小儿呼吸中枢发育不成熟，易有呼吸不规则或呼吸暂停。

三、循环系统的变化

呼吸衰竭早期，由于存在一定程度的缺氧和二氧化碳潴留，通过交感神经和心血管运动中枢的兴奋作用，使心率加快，心肌收缩力加强，外周血管收缩，同时呼吸运动加强，增加静脉回心血量，使心输出量增加；加之体内血流重新分配，对维持动脉血压，保证心脑血供有一定的代偿作用。严重的缺氧和二氧化碳潴留可直接抑制心血管运动中枢，导致心率减慢，心肌收缩力下降，以及心律失常等严重后果。缺氧尤其是肺泡气氧分压降低可使肺小动脉收缩，这是呼吸衰竭时引起肺动脉高压与右心衰竭的主要原因。

四、中枢神经系统的变化

二氧化碳潴留发生迅速而严重时，也能引起严重的中枢神经系统功能障碍。当$PaCO_2$超过10.7 kPa（80 mmHg）时，可引起头痛、头晕、烦躁不安、言语不清、扑翼样震颤、精神错乱、嗜睡、昏迷、抽搐等，临床上称为二氧化碳麻醉。其可能的发生机制如下。

（一）CO_2潴留与酸中毒

CO_2潴留不仅抑制中枢神经系统功能，而且还可直接扩张脑血管，使毛细血管壁通透性增高，导致脑血管充血、脑间质水肿，甚至脑疝形成。同时CO_2潴留使脑脊液内碳酸含量增加，可降低脑组织和脑脊液的酸碱度，酸中毒使脑细胞的损害进一步加重。

（二）缺氧与酸中毒

正常脑脊液的缓冲作用比血液弱，其pH也较低（7.33～7.40），而$PaCO_2$却比动脉血高，血液中的碳酸氢根离子及氢离子又不易进出脑脊液，故后者的酸碱调节需时较长。Ⅱ型呼吸衰竭患者的脑脊液中二氧化碳也增多，但因脑脊液缓冲能力差，故氢离子浓度增高的程度大于血液，继而又可加重细胞内酸中毒，使神经细胞的功能发生障碍，细胞膜结构受损，通透性增高。这些变化一方面改变神经细胞内外离子分布，另一方面使溶酶体膜稳定性降低，释出的各种水解酶，能促使蛋白分解与细胞死亡。细胞内外离子分布的改变和细胞内蛋白分解又可使细胞内渗透压升高，促使脑细胞肿胀，颅内压升高。

目前国内普遍将呼吸衰竭时由于中枢神经功能障碍而出现一系列神经精神症状的病理过程称为肺性脑病。

> **知识链接**
>
> **肺性脑病**
>
> 肺性脑病又称肺气肿脑病、二氧化碳麻醉或高碳酸血症，一般是指因各种慢性肺胸疾病伴发呼吸功能衰竭，导致低氧血症和高碳酸血症而出现的各种神经精神症状的一种临床综合征。发病机制尚未完全阐明，但目前认为主要由低氧血症、CO_2潴留和酸中毒三个因素共同损伤脑血管和脑细胞导致。临床可出现头痛、躁动不安及不同程度的意识障碍等神经精神障碍症状群，属中医"痰迷心窍""昏谵""神昏"范畴。

五、其他变化

（一）胃肠道的变化

严重缺氧可使胃壁血管收缩，因而能降低胃黏膜的屏障作用。二氧化碳潴留可增强胃壁细胞碳酸酐酶活性，使胃酸分泌增多，有的患者还可合并弥散性血管内凝血、休克等，故呼吸衰竭时可出现胃肠道黏膜糜烂、坏死、出血与溃疡形成等变化。

（二）肾功能的变化

呼吸衰竭时肾功能也可遭到损害，轻者尿中出现蛋白、红细胞、白细胞及管型等。严重时可发生急性肾衰竭，出现少尿、氮质血症和代谢性酸中毒等变化。此时肾结构往往无明显变化，故常为功能性肾衰竭。只要外呼吸功能好转，肾功能就可较快恢复。肾衰竭的基本发病机制在于缺氧与高碳酸血症反射性引起肾血管收缩，从而使肾血流量严重减少。若患者并发心力衰竭、弥散性血管内凝血或休克，则肾的血液循环障碍将更严重，肾功能障碍也将加重。

 考点：

呼吸衰竭时机体的功能和代谢变化。

第三节　呼吸衰竭的防治与护理原则

一、防治原发病

呼吸衰竭的病因很多，应针对原发病进行治疗。呼吸系统感染引起分泌物增多，阻塞呼吸道，是呼吸衰竭的常见诱因。应积极抗感染，及时消除引起呼吸衰竭的原因和诱因。

二、保持气道通畅，改善肺通气

1. 及时清除呼吸道异物、分泌物，解除支气管痉挛，控制呼吸道感染。
2. 必要时使用呼吸兴奋剂，建立人工气道和给予机械通气等。

三、氧疗，合理提高氧分压

低氧血症型的患者只有缺氧而无CO_2潴留，可吸入较高浓度氧，但浓度一般不超过50%，

可以尽快提高 PaO_2。低氧血症伴有高碳酸血症的患者应低流量（1～2 L/min）、低浓度（<30%）持续给氧，使 PaO_2 上升到 50～60 mmHg 即可。给氧过程中如呼吸困难缓解，心率减慢，表示给氧有效。若呼吸过缓或意识障碍加深，须警惕 CO_2 潴留加重，应给予呼吸兴奋剂或辅助呼吸。此外，慢性阻塞性肺疾病患者采用长期氧疗（每天吸氧时间超过 15 h），能减低肺动脉压，减轻右心负荷，改善生命质量，提高生存率。

四、改善内环境，保护重要器官的功能

及时纠正酸碱平衡紊乱及水、电解质代谢紊乱，保护心脏、脑、肝、肾等重要器官功能，预防和治疗并发症，如肺源性心脏病、肺性脑病等。

> **思政园地**
>
> **新冠病毒疫苗的研发与挑战**
>
> 新型冠状病毒肺炎，简称"新冠肺炎"，是一种急性呼吸道传染病，以咽干、咽痛、咳嗽、发热等为主要表现。重症患者多在发病 5～7 天后出现呼吸困难和（或）低氧血症。严重者可快速进展为急性呼吸窘迫综合征、脓毒症休克、难以纠正的代谢性酸中毒和出凝血功能障碍及多器官功能衰竭等。曾在全球范围内迅速传播，造成了大量感染和死亡案例。目前，新型冠状病毒感染的高峰已经过去，社会也恢复了正常有序的生活节奏，但是病毒并没有消失，再次感染的风险仍然存在。
>
> 疫苗接种是控制传染病的有效手段。但新疫苗的研发和应用是一项极具有挑战性和创新性的工作。自 2020 年 1 月 11 日中国科学家发布了新冠病毒的全基因组序列以来，中国、美国、英国、加拿大、俄罗斯等国家研究机构和多家疫苗公司采用了不同的方法和技术进行新冠病毒疫苗的研发。目前，WHO 共批准了 13 种新冠病毒疫苗紧急使用，全球共有 178 种疫苗进入临床研究阶段，199 种疫苗处于临床前阶段。国内有 13 种疫苗获批上市或紧急使用，包括 5 种灭活疫苗、5 种重组蛋白疫苗、3 种病毒载体疫苗。在这样的时刻，科研工作者不畏困难、刻苦钻研、勇于创新的精神尤为让人敬佩，这也是作为未来医务工作者的我们努力的方向。

自 测 题

一、选择题

1. 呼吸衰竭的发生原因是
   A. 内呼吸功能严重障碍　　　　B. 外呼吸功能严重障碍
   C. 氧吸入障碍　　　　　　　　D. 组织氧利用障碍
   E. 氧吸入和利用均有障碍
2. 以下哪项原因可以引起阻塞性通气不足
   A. 严重的胸廓畸形　　B. 肺的顺应性降低　　C. 呼吸肌活动障碍
   D. 弥散障碍　　　　　E. 气管痉挛收缩
3. 声带发生严重炎性水肿的患者，最可能出现的呼吸运动改变是
   A. 叹气样呼吸　　　　B. 周期性呼吸　　　　C. 潮式呼吸
   D. 吸气性呼吸困难　　E. 呼气性呼吸困难

4. 男性，65岁，患阻塞性肺气肿10余年，近半年来出现呼吸困难加重，口唇发绀。血气分析结果：PaO_2 50 mmHg，$PaCO_2$ 60 mmHg。该患者为

  A. Ⅰ型呼吸衰竭   B. Ⅱ型呼吸衰竭   C. 轻度缺氧

  D. 中度缺氧   E. 重度缺氧

二、简答题

1. 简述肺通气功能障碍的类型和原因。
2. 简述引起肺弥散障碍的常见原因。

三、案例分析

患者，男，60岁。因呼吸急促、意识模糊被送入急诊室。患者有慢性阻塞性肺疾病（COPD）病史。体格检查显示，患者的呼吸频率为30/min，血压为140/90 mmHg，心率约为120/min，皮肤发绀，双肺呼吸音减弱。动脉血气分析显示氧分压（PaO_2）为49.8 mmHg，二氧化碳分压（$PaCO_2$）为62.4 mmHg。

请回答：

1. 该患者发生了哪一型呼吸衰竭？其发生机制是什么？
2. 对该患者氧疗时应注意什么？

（梁 芹）

第十七章　消化系统疾病

第十七章数字资源

本章思维导图

- 消化系统疾病
  - 慢性胃炎
    - 病因
    - 类型及病理变化
      - 慢性浅表性胃炎
      - 慢性萎缩性胃炎
      - 慢性肥厚性胃炎
    - 临床病理联系
  - 消化性溃疡
    - 概念
    - 病因及发病机制
    - 病理变化
      - 肉眼观
        - 直径小于2 cm，边缘整齐
        - 底部平坦，黏膜皱襞呈放射状
      - 镜下观分为四层
        - 渗出层
        - 坏死层
        - 肉芽组织层
        - 瘢痕层
    - 临床病理联系
      - 节律性上腹痛
      - 反酸、嗳气
    - 并发症
      - 出血
      - 穿孔
      - 幽门狭窄
      - 癌变
  - 病毒性肝炎
    - 病因　HAV　HBV　HCV　HDV　HEV 感染
    - 病理变化　肝细胞以变性、坏死为主，伴有炎细胞浸润，肝细胞再生和纤维组织增生
    - 临床病理类型
      - 急性普通肝炎
      - 慢性肝炎
      - 重型病毒性肝炎
  - 肝硬化
    - 门脉性肝硬化
    - 坏死后性肝硬化
  - 消化系统常见肿瘤
    - 食管癌
    - 胃癌
    - 原发性肝癌
    - 大肠癌

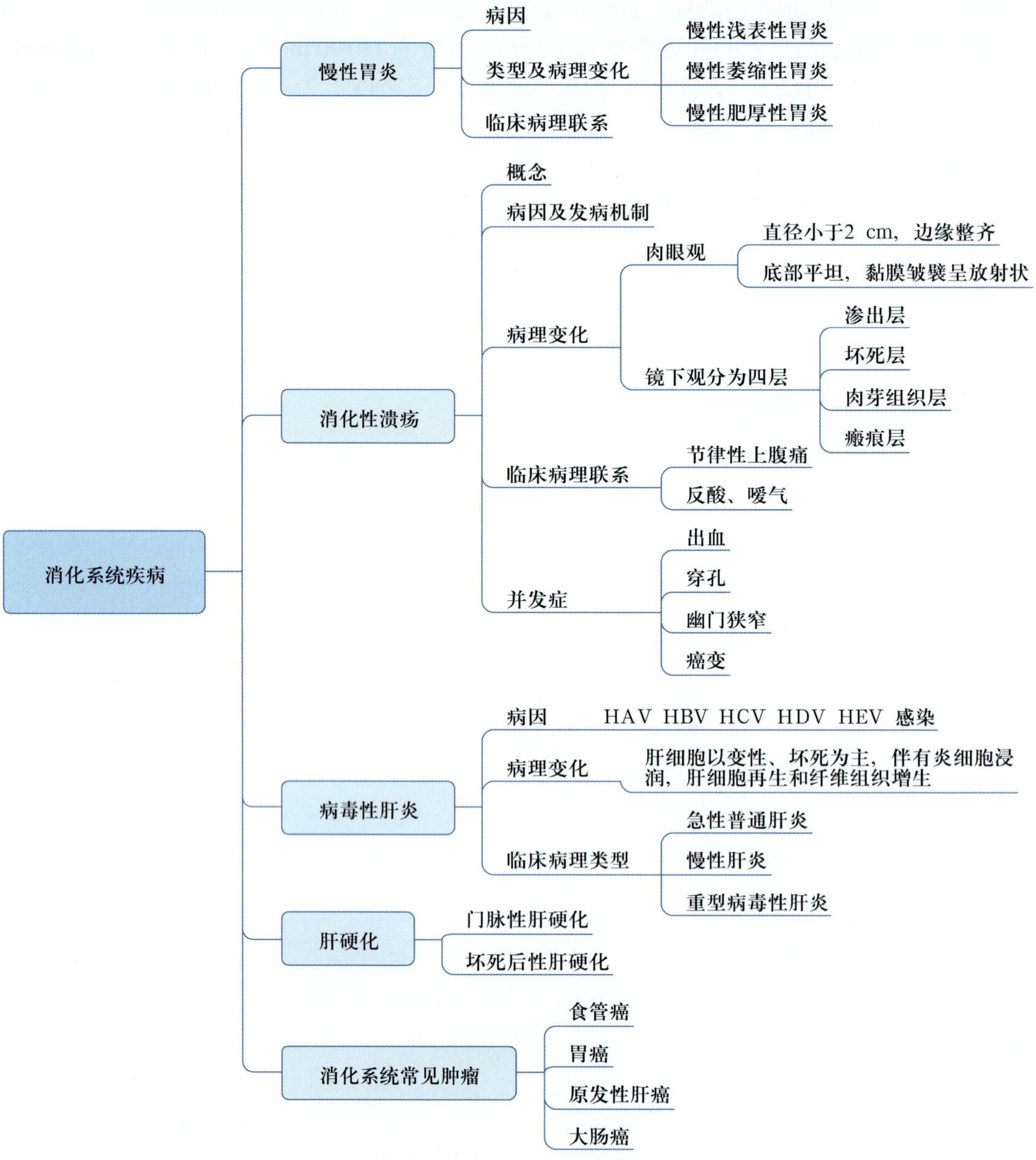

第十七章 消化系统疾病

学习目标

1. 归纳慢性萎缩性胃炎的病变特点，消化性溃疡的病变特点、临床病理联系及并发症。病毒性肝炎的病变特点，门脉性肝硬化的病因、病变特点及临床病理联系。
2. 说出慢性胃炎的类型，消化性溃疡的病因和发病机制，病毒性肝炎的类型及临床病理联系，胃癌和肝癌的病变特点、转移及临床病理联系。
3. 知道食管癌、结肠癌的病变特点及扩散途径。
4. 运用所学知识，形成不畏艰难、积极探索、勇于奉献的精神及良好的职业素养。

导入案例 17-1

患者，王某，女性，54岁，慢性胃病18年，最近发现腹部包块，消瘦贫血，腹胀，查体左锁骨上淋巴结肿大，胃镜检查发现贲门部溃疡与灰白色半透明胶冻状物质，显微镜下见到印戒状细胞。

问题：
该患者最可能的病理诊断是什么？

消化系统由消化管和消化腺两部分组成。消化管包括口腔、食管、胃、小肠、大肠、肛门，消化腺包括唾液腺、肝、胰腺及消化管壁内的黏膜腺体。其基本功能是摄取并消化食物、吸收营养物质，排出剩余食物残渣，同时还具有解毒和内分泌等功能。消化系统疾病在临床的发病率较高。本章将重点阐述慢性胃炎、消化性溃疡、病毒性肝炎和肝硬化等消化系统的一些常见病和多发病。

第一节 慢性胃炎

胃炎（gastritis）是各种致病因素引起的胃黏膜的炎症性病变，是消化系统最常见的疾病之一，包括急性胃炎和慢性胃炎两大类，后者更为常见。近年来随着胃镜技术的广泛应用，胃镜检查病例中胃炎占80%～90%。

一、病因和发病机制

慢性胃炎的病因及发病机制较复杂，目前尚不明确，普遍认为与下列4种因素有关。

1. **幽门螺杆菌（helicobacter pylori，HP）感染** HP感染是**最重要**的因素。幽门螺杆菌是一微弯曲棒状革兰氏阴性杆菌，广泛存在于慢性胃炎患者的胃黏膜上皮表面和胃黏液下层中。幽门螺杆菌可分泌尿素酶、蛋白溶解酶、细胞毒素相关蛋白、细胞空泡毒素等而致病。尿素酶能水解尿素，产生氨和二氧化碳，可抵御胃酸对细菌的杀灭作用。另外幽门螺杆菌还与消化性溃疡、胃恶性肿瘤（如腺癌）、淋巴瘤等有关。

知识链接

幽门螺杆菌在各种胃病中的检出率

不同胃病中幽门螺杆菌检出率如下。

慢性胃炎：53%～95%；胃溃疡：60%～100%，平均84%；十二指肠溃疡：90%～100%，平均95%；胃癌：43%～78%；胃淋巴瘤（尤其是胃黏膜相关组织淋巴瘤）90%以上。

2. 长期慢性刺激 如长期吸烟、酗酒、滥用水杨酸类药物、喜食热烫及辛辣刺激性食物、急性胃炎反复发作等。

3. 十二指肠液反流 胃动力学异常或胃手术后正常生理通道的改变可引起十二指肠液反流，导致碱性肠液和胆汁反流可破坏胃黏膜屏障，引发胃炎。

4. 自身免疫性损伤 患者体内产生针对胃壁细胞和内因子的自身抗体，导致壁细胞破坏，胃酸分泌减少或缺乏，胃黏膜萎缩并发生炎症。

二、类型及病理变化

慢性胃炎的分类方法很多，根据病理变化的不同可分为：浅表性胃炎、萎缩性胃炎、肥厚性胃炎以及其他特殊类型胃炎。

（一）慢性浅表性胃炎

慢性浅表性胃炎又称慢性单纯性胃炎，是胃黏膜最常见的疾病，以胃窦部最常受累。胃镜下，病变呈灶性或弥漫性分布，黏膜充血、水肿、浑浊，失去正常光泽，呈淡红色，表面可有灰黄或灰白色黏液性渗出物，可伴有点状出血、糜烂（图17-1）。光镜下，病变主要位于黏膜浅层即黏膜层上三分之一。胃黏膜充血、水肿、表浅上皮坏死脱落，固有层内淋巴细胞、浆细胞浸润，急性期见中性粒细胞浸润，腺体无减少或破坏（图17-2）。

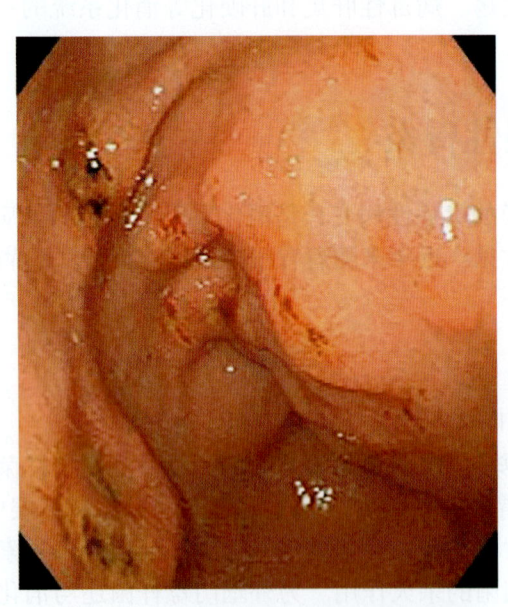

图17-1 慢性浅表性胃炎（胃镜）黏膜充血、水肿，呈淡红色，伴有点状出血、糜烂

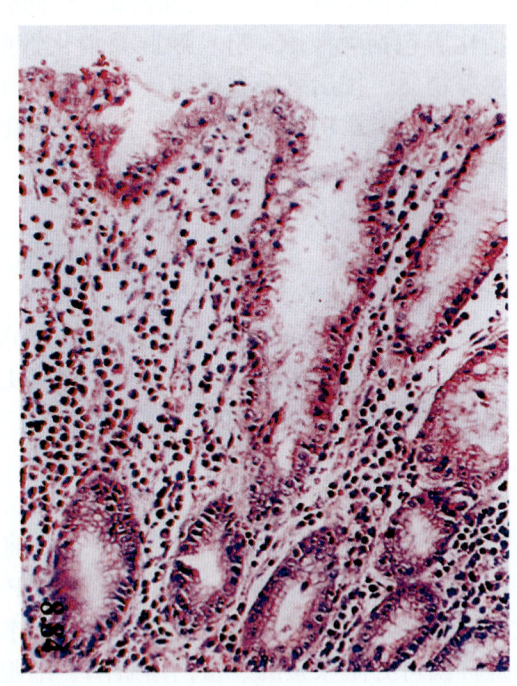

图17-2 慢性浅表性胃炎（光镜）黏膜上皮坏死脱落，固有层内大量淋巴细胞、浆细胞浸润，腺体保持完整（HE染色，低倍镜）

 考点：

慢性浅表性胃炎的病理变化。

大多数慢性浅表性胃炎经治疗或合理饮食可痊愈，少数转变为慢性萎缩性胃炎。

（二）慢性萎缩性胃炎

以胃黏膜萎缩变薄，腺体减少或消失及肠上皮化生为特征的慢性炎症性病变。一般由慢性浅表性胃炎迁延发展而来。胃镜下：病变区胃黏膜由橘红色变为灰白或灰黄色；黏膜变薄，皱襞变浅或消失，表面呈细颗粒状；黏膜下血管清晰可见，可伴有出血、糜烂（图17-3）。

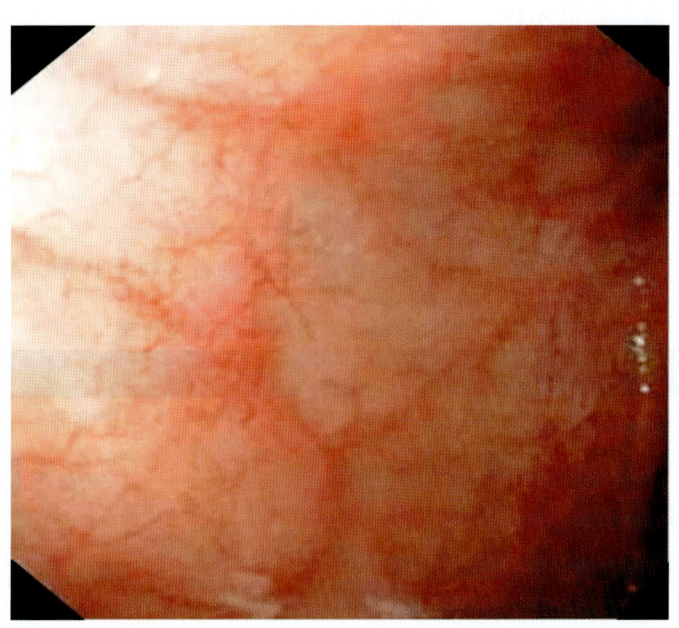

图17-3　慢性萎缩性胃炎（胃镜）黏膜变薄、皱襞消失，颜色灰白，黏膜下血管清晰可见

光镜下：病变累及黏膜全层。①黏膜胃小凹变浅，黏膜全层淋巴细胞、浆细胞浸润，病程长者可形成淋巴滤泡；②黏膜固有层腺体萎缩、稀疏、变小，部分腺体可呈囊性扩张；③腺上皮化生。在胃体和胃底部壁细胞和主细胞消失，出现类似幽门腺的黏液分泌细胞，称为假幽门腺化生。胃窦部幽门腺萎缩或消失出现分泌黏液的杯状细胞、有刷状缘的吸收细胞及潘氏细胞等，形态结构与肠黏膜相似，称**肠上皮化生**（图17-4）。目前认为肠上皮化生与胃癌发生关系密切。

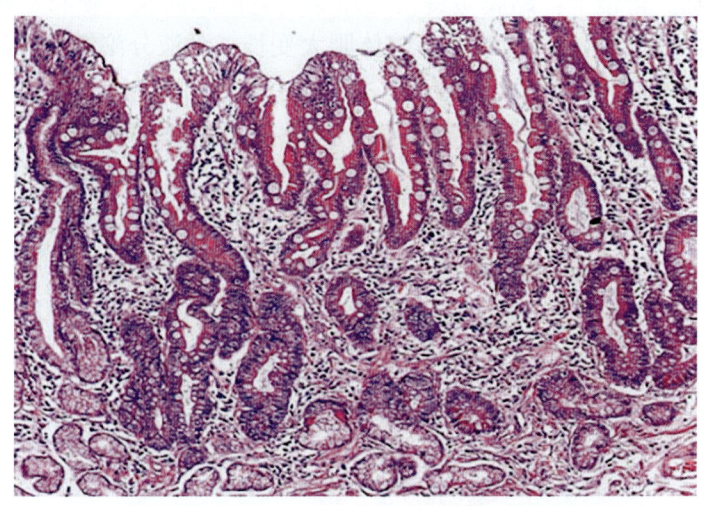

图17-4　慢性萎缩性胃炎（光镜）黏膜腺体萎缩，变小，弥漫性淋巴细胞和浆细胞浸润，伴肠上皮化生（HE染色，低倍镜）

考点:
肠上皮化生的概念。

慢性萎缩性胃炎因胃腺体萎缩，导致壁细胞及主细胞减少或消失，引起胃液分泌减少或缺乏。患者出现消化不良，食欲不佳，上腹部不适或触痛、贫血等症状。少数慢性萎缩性胃炎反复发作，迁延不愈可发生癌变。

 考点:
慢性萎缩性胃炎的病理变化。

根据病因不同将慢性萎缩性胃炎分 A、B 两型，我国患者多属于 B 型，A 型较少见（表 17-1）。

表 17-1 慢性萎缩性胃炎 A 型与 B 型比较

	A 型	B 型
好发部位	胃体及胃底部	胃窦部
病因及发病机制	与自身免疫相关	与 HP 感染相关
血清中抗壁细胞自身抗体	+	—
血清中抗内因子自身抗体	+	—
维生素 B_{12} 吸收情况	障碍	正常
恶性贫血	有	无
胃酸分泌情况	明显降低	中度降低或正常
伴消化性溃疡	无	有（较高）
癌变	不明显	密切

（三）慢性肥厚性胃炎

慢性肥厚性胃炎又称巨大肥厚性胃炎、Menetrier 病。病因和发病机制目前尚不明确。病变主要在胃底及胃体部。胃镜下：黏膜皱襞粗大加深变宽似脑回状，隆起黏膜表面可伴有糜烂，黏膜皱襞上可见横裂（图 17-5）。光镜下，腺体肥大变长，黏液分泌细胞数量增多，分泌亢进；黏膜固有层炎性细胞浸润不明显。

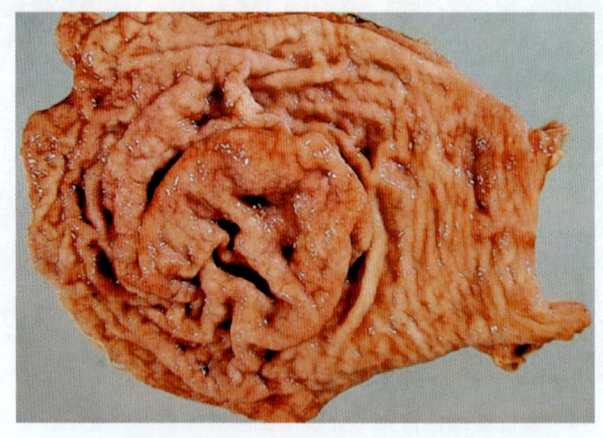

图 17-5 慢性肥厚性胃炎 黏膜皱襞粗大加深变宽似脑回状

第二节 消化性溃疡

消化性溃疡(peptic ulcer)是指发生于胃和十二指肠黏膜的慢性溃疡,因其与胃液自我消化有关,故称消化性溃疡,是胃和十二指肠的常见疾病。十二指肠溃疡约占 70%,胃溃疡约占 25%,如胃与十二指肠溃疡同时发生则称复合性溃疡,约占 5%。本病多见于青壮年,男性多于女性,呈慢性经过,常反复发作。主要表现为上腹部周期性和节律性疼痛,可伴有反酸、嗳气等。

一、病因和发病机制

消化性溃疡的病因和发病机制较复杂,尚未完全明了,目前认为与下列因素有关。

(一) HP 感染

HP 感染是重要因素,HP 可通过分泌的酶(尿素酶、蛋白酶、磷脂酶等)和炎症介质(白细胞三烯、趋化因子等)导致黏膜上皮和血管内皮损伤,从而破坏胃十二指肠黏膜的防御屏障,使胃酸直接接触上皮并进入黏膜内形成溃疡。

(二) 正常黏膜防御屏障破坏

胃和十二指肠黏膜通过胃黏膜分泌的黏液(黏液屏障)和黏液上皮细胞脂蛋白(黏膜屏障)保护黏膜不被胃液消化。如吸烟、酗酒、长期服用非甾体类抗炎药(如阿司匹林)、胆汁反流等,导致上述黏膜屏障破坏,均可引起消化性溃疡的发生。即使是正常的胃酸水平,甚至是低于正常者也可以引起溃疡。

(三) 神经、内分泌功能失调

长期精神紧张、焦虑、抑郁、情绪波动等可引起神经内分泌功能紊乱。胃溃疡时迷走神经兴奋性下降,胃蠕动减弱,胃泌素分泌亢进,促进胃酸分泌;十二指肠溃疡时迷走神经兴奋性增高,刺激胃腺分泌胃酸。胃酸分泌过多可直接损伤胃黏膜,在十二指肠溃疡的发生中更为重要。

(四) 其他因素

遗传因素可能与溃疡发生有关。十二指肠溃疡患者中 O 型血者较多,可能与 HP 易于黏附至表达 O 型血抗原的细胞有关。

二、病理变化

肉眼观:胃溃疡多发生于胃小弯近幽门处,以**胃窦部**多见。溃疡通常只有一个,直径一般在 2 cm 以内,呈圆形或卵圆形,边缘整齐,状如刀切,底部平坦,深浅不一,浅者仅累及黏膜下层,深者可达肌层或浆膜层。由于胃的蠕动,溃疡近贲门侧往往较深,呈潜掘状,近幽门侧则较浅,呈斜坡状,切面斜漏斗形。表面常覆盖灰白或灰黄色分泌物,周围黏膜皱襞向溃疡处呈放射状集中(图 17-6)。

十二指肠溃疡形态特点与胃溃疡相似。多发生于球部前壁或后壁,直径一般在 1 cm 之内,溃疡浅,容易愈合。

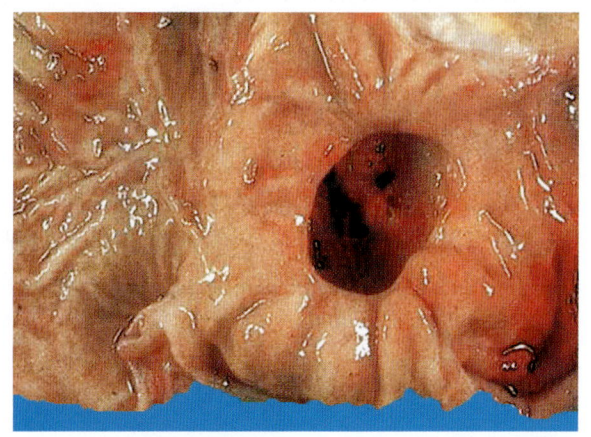

图 17-6 胃溃疡(肉眼)胃小弯近幽门处见一直径约 1 cm 溃疡,边缘整齐,底部平坦

考点：

胃溃疡与十二指肠溃疡的好发部位。

镜下观，溃疡底部由浅至深分四层（图17-7）。①**渗出层**：在最表层，由中性粒细胞和纤维素等构成；②**坏死层**：由坏死的细胞、组织碎片和纤维蛋白样物质构成的凝固性坏死；③**肉芽组织层**：由大量新生毛细血管、成纤维细胞构成，伴有少量的炎细胞；④**瘢痕层**：为大量增生的纤维结缔组织。其内可见中、小动脉管壁增厚、管腔狭窄及血栓形成（增生性动脉炎），可造成局部血供不足，妨碍组织再生使溃疡不易愈合。但这种变化可防止溃疡血管破裂、出血。另外，溃疡底部的神经节细胞及神经纤维常发生变性和断裂及小球状增生，可能是患者产生疼痛症状的原因之一。

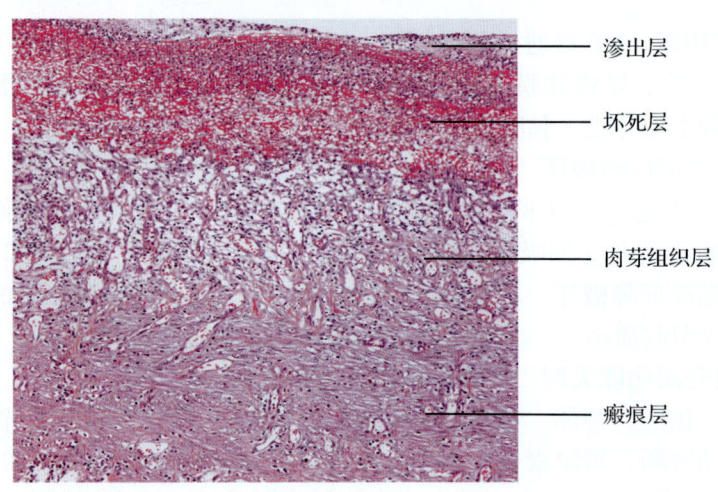

图17-7　消化性溃疡（镜下）溃疡由表面向下依次分为：渗出层、坏死层、肉芽组织层、瘢痕层（HE染色，低倍镜）

考点：

胃溃疡底部的镜下分层。

三、临床病理联系

（一）周期性和节律性上腹部疼痛

周期性和节律性上腹部疼痛是溃疡病的主要临床特征，疼痛可呈钝痛、烧灼痛或饥饿样痛，剧痛常提示溃疡穿孔。疼痛与进食有明显关系，胃溃疡疼痛常在进食后 0.5～1 h，胃排空后减轻或消失，与食物刺激促胃液素促胃酸分泌增多有关。十二指肠溃疡常发生在餐后 3～4 h，表现为空腹痛、饥饿痛和夜间痛，进餐后减轻或消失。溃疡疼痛常因精神刺激、过度疲劳、饮食不规则、气候骤变等诱发或加重。

（二）反酸、嗳气、呕吐

因胃逆蠕动及幽门括约肌痉挛，引起胃内容物反流，导致反酸及呕吐。因胃内容物排空困难，食物滞留在胃内发酵而产气，引起上腹部饱胀感及嗳气。

(三) X 线钡餐检查

溃疡处常呈龛影。

考点：

溃疡病的临床病理联系。

四、结局与并发症

(一) 愈合

渗出物、坏死组织被吸收排出后由肉芽组织增生填补缺损，逐渐形成瘢痕。同时周围黏膜上皮再生，覆盖创面而愈合。

(二) 并发症

1. **出血** **最常见**的并发症，发生率 10%～35%。溃疡底部毛细血管破裂，溃疡面有少量出血。此时患者大便隐血试验阳性。如果溃疡底部大血管破裂后大出血，可表现为呕血或柏油样黑便，严重者因失血性休克而危及生命。

2. **穿孔** 发生率 5%。溃疡穿透浆膜层发生穿孔，胃或十二指肠内容物流入腹腔引起急性弥漫性腹膜炎，导致剧烈腹痛、板状腹，甚至休克。如溃疡穿透较慢，且穿透前已与相邻器官和组织粘连、包裹，可形成局限性腹膜炎。

3. **幽门梗阻、狭窄** 占 3%。溃疡周围组织充血、水肿或反射性痉挛可形成功能性梗阻。溃疡经久不愈，形成大量瘢痕，由于瘢痕收缩形成器质性梗阻即幽门狭窄，使食物通过困难，继发胃扩张。临床可出现胃内容物潴留、反复呕吐，长期可致水、电解质失衡和代谢性碱中毒。

4. **癌变** 发生率一般小于 1%，多见于胃溃疡。十二指肠溃疡几乎不发生癌变。

考点：

消化性溃疡的并发症。

知识链接

出血量的估计

成人每日消化道出血量超过 5 ml，粪便潜血试验阳性，每日出血量超过 50 ml 大便即可为黑色。胃内积血量在 250～300 ml 可引起呕血。临床上比较简单的方法是观察患者的面色及测量血压来估计失血量。①面容：如面色苍白、头晕、恶心甚至晕厥，估计失血量超过血容量的 15%，但需排除呕血时因精神紧张所引起的面色苍白等类似症状。②血压：平时血压正常的患者如出血后收缩压在 12.0～13.3 kPa（90～100 mmHg），出血量为 200～300 ml；收缩压在 10.7～12.0 kPa（80～90 mmHg），则有 500～1000 ml 的出血；如收缩压在 8.00 kPa（60 mmHg）以下时，则出血量可达 1000 ml 以上。

第三节　病毒性肝炎

病毒性肝炎（viral hepatitis）是一组由肝炎病毒引起的以肝实质细胞变性、坏死为主要病变的一种常见传染病。我国常见的是乙型肝炎，其次是甲型和乙型肝炎。病毒性肝炎具有发病率高，流行地区广泛，传染性强，危害性大的特点。

一、病因和发病机制

本病是由肝炎病毒引起的。目前已证实导致肝炎的病毒包括甲型（HAV）、乙型（HBV）、丙型（HCV）、丁型（HDV）、戊型（HEV）及庚型（HGV）六种（表17-2）。

表 17-2　各型肝炎的病毒特点及临床特点

肝炎类型	甲型肝炎	乙型肝炎	丙型肝炎	丁型肝炎	戊型肝炎	庚型肝炎
病毒类型	HAV	HBV	HCV	HDV	HEV	HGV
病毒大小	27～32 nm	42 nm	30～60 nm	35～37 nm	27～34 nm	50～100 nm
病毒性质	RNA	DNA	RNA	缺陷性 RNA	RNA	RNA
传播途径	消化道	密切接触、输血、注射	密切接触、输血、注射	密切接触、输血、注射	消化道	输血、注射
潜伏期（周）	2～6	4～26	2～26	4～7	2～8	不详
转成慢性肝炎	无	5%～10%	＞70%	共同感染＜5% 重叠感染＞80%	无	无
重型肝炎发生率	0.1%～0.4%	＞1%	极少	共同感染 3%～4% 重叠感染 80%	合并妊娠 20%	不详
发生肝癌	是	是	是	是	是	是

注：共同感染指 HDV 与 HBV 同时感染；重叠感染指在慢性 HBV 的基础上重叠感染 HDV。

一般认为，甲型肝炎和丁型肝炎是在肝细胞内繁殖直接引起肝细胞损伤。乙型肝炎病毒则是通过细胞免疫引起损伤，HBV 侵入人体，在肝细胞内复制后入血，并在肝细胞表面留下特异性病毒抗原，此抗原与肝细胞膜结合，使肝细胞表面的抗原性发生改变。当病毒由肝入血后，刺激机体的免疫系统，致敏的 T 淋巴细胞能识别与攻击附有病毒抗原的肝细胞，发挥淋巴细胞毒作用，溶解、破坏肝细胞膜及与其结合的病毒抗原。据此，患者的细胞免疫反应强弱是决定肝炎病变轻重的重要因素。

知识链接

乙肝病毒（HBV）血清学指标及临床意义

乙肝表面抗原（HBsAg）：现在正在感染乙肝病毒。

乙肝表面抗体（HBsAb）：曾经感染过乙肝病毒，已痊愈；保护性抗体。

乙肝 e 抗原（HBeAg）：体内乙肝病毒复制活跃，传染性强。

乙肝 e 抗体（HBeAb）：乙肝病毒复制低下，保护性抗体。

乙肝核心抗体（HBcAg）：既往感染或现症感染。

大三阳：HBsAg（+）、HBeAg（+）、HBcAb（+）表示急性或慢性乙型肝炎，提示 HBV 复制活跃，传染性强。

小三阳：HBsAg（+）、HBeAb（+）、HBcAb（+）表示 HBV 复制活动及传染性较弱。

二、基本病理变化

各种类型肝炎的病变基本相同，都以肝细胞变性、坏死为主，同时伴有不同程度的炎细胞浸润、肝细胞再生和纤维组织增生。

1. **肝细胞变性**

（1）细胞水肿：最常见的病变，常弥漫分布。光镜下见，肝细胞明显肿胀体积增大，胞质疏松呈网状、淡染、出现粉染细颗物，称胞质疏松化。至极期，肝细胞肿胀如气球，胞质几乎完全透明，称为气球样变（图 17-8）。

（2）嗜酸性变：多累及单个或几个肝细胞，散在于肝小叶内。病变肝细胞体积缩小，胞质浓缩，嗜酸性增强（红染增强），细胞核染色也较深。

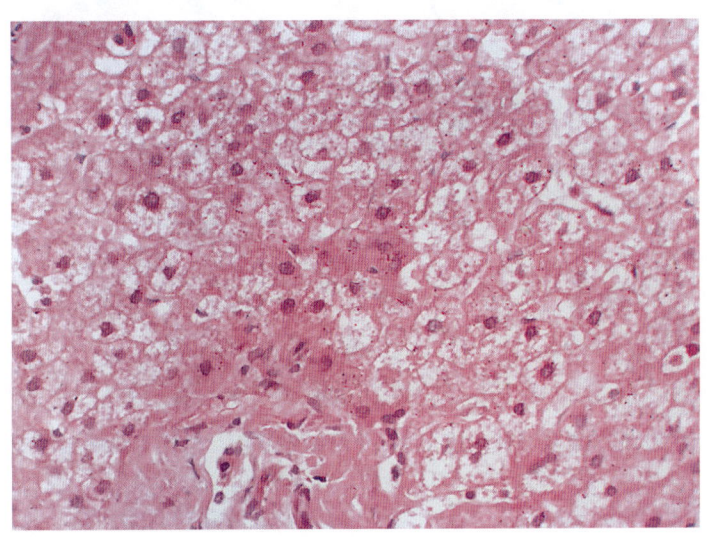

图 17-8　肝细胞水肿　肝细胞肿胀体积增大，胞质疏松化、淡染，部分肝细胞呈空泡（气球样变）（HE 染色，高倍镜）

2. **肝细胞坏死**

（1）嗜酸性坏死：由嗜酸性变发展而来，肝细胞逐渐浓缩，体积变小，核固缩、碎裂或消失，最后胞质成为深红色浓染的圆形小体，称为嗜酸性小体（图 17-9）。

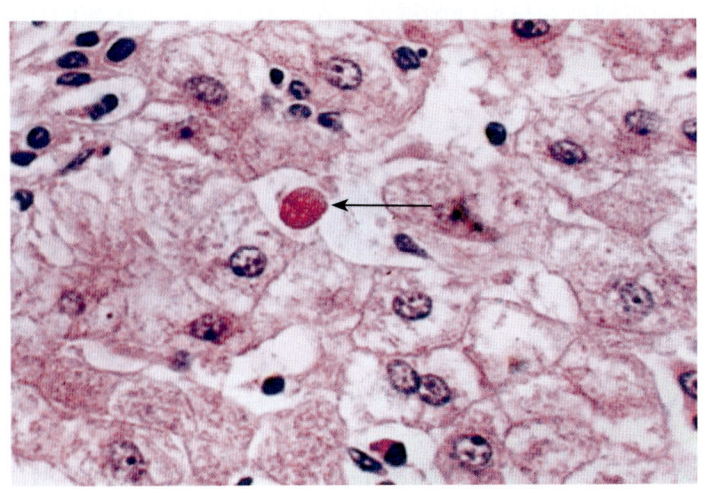

图 17-9　嗜酸性小体　肝细胞浓缩成均匀红染圆形小体（HE 染色，高倍镜）

（2）溶解坏死：由严重的细胞水肿发展而来。根据坏死范围和程度不同，分为四种类型：①点状坏死：单个至几个肝细胞的坏死，坏死区伴炎细胞浸润。常见于急性普通型肝炎（图17-10）。②碎片状坏死：常见于肝小叶周边界板，肝细胞呈灶状坏死，伴有淋巴细胞和浆细胞浸润。常见于慢性肝炎。③桥接坏死：指肝小叶中央静脉与汇管区之间、两个肝小叶中央静脉之间或两个汇管区之间的条带状坏死。坏死处伴有肝细胞不规则再生及纤维组织增生。常见于中、重度慢性肝炎。④大片坏死：坏死范围达整个肝小叶的大范围肝细胞坏死。常见于重型肝炎。

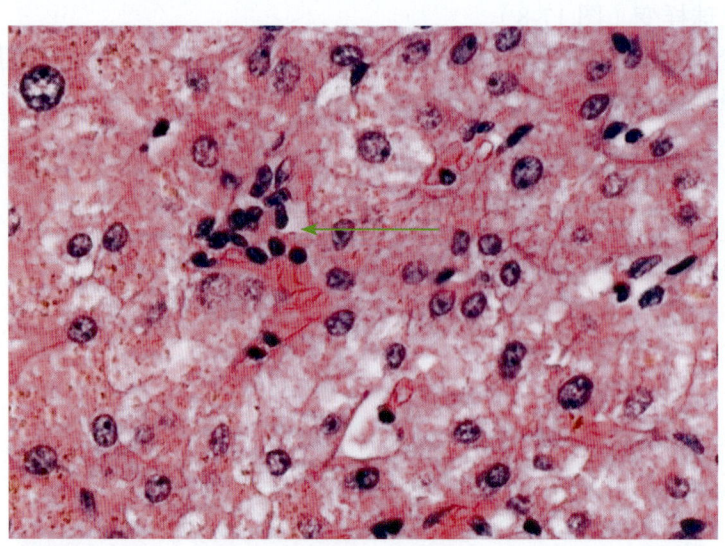

图17-10　点状坏死（镜下）几个肝细胞坏死，常伴有炎细胞浸润
（HE染色，高倍镜）

3. 炎细胞浸润　门管区或肝小叶坏死区内常有程度不等的炎细胞浸润，主要是淋巴细胞和单核细胞，有时可见少量中性粒细胞及浆细胞。

4. 再生与增生　①肝细胞再生：常出现在坏死的肝细胞周围。再生的肝细胞体积较大，核大深染，有时可见双核。②Kupffer（库普弗）细胞增生肥大：是肝内单核-巨噬细胞系统的炎症反应。增生的巨噬细胞呈梭形或多角形，胞质丰富，突出于窦壁或自壁上脱入窦内成为游走的巨噬细胞。③间叶细胞及成纤维细胞的增生：间叶细胞具有多向分化的潜能，存在于间质内，肝炎时可分化为组织细胞参与炎细胞浸润。在反复发生严重坏死的病例，由于大量成纤维细胞增生可发展成肝纤维化及肝硬化。④小胆管增生：在慢性病例的汇管区和坏死灶内可见细小胆管增生。

 考点：

病毒性肝炎的基本病理变化包括哪些？

三、常见的临床病理类型

临床上，通常将病毒性肝炎分为普通型及重型两大类。普通型中根据发病的缓急分为急性及慢性两类。重型又分为急性及亚急性两种（图17-11）。

1. 急性（普通型）肝炎　最常见。临床上又分为黄疸型和无黄疸型。我国以无黄疸型肝炎居多，其中多为乙型肝炎。黄疸型肝炎的病变略重，病程较短，多见于甲型、丁型、戊型肝

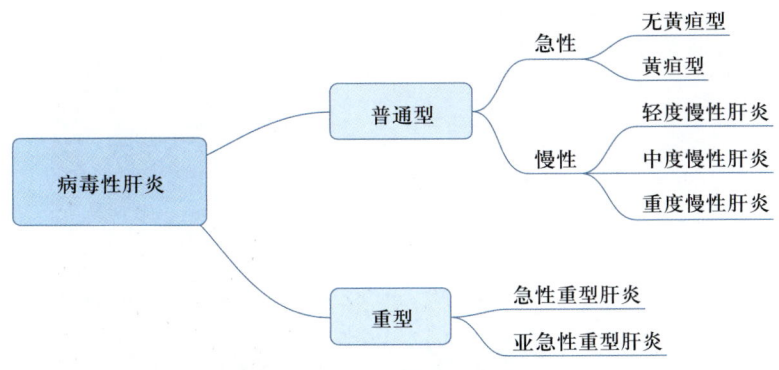

图 17-11　病毒性肝炎的分类

炎。两者病变基本相同。

（1）病理变化：肉眼观，肝体积增大，被膜紧张，表面光滑，质较软（图 17-12）。镜下观，肝细胞广泛胞质疏松化和气球样变，散在点状坏死。嗜酸性小体少见。汇管区及肝小叶内轻度炎细胞浸润。黄疸型患者毛细胆管管腔中可有淤胆和胆栓形成。

（2）临床病理联系：由于肝细胞变性肿胀，肝大，被膜紧张牵拉神经末梢，出现肝区疼痛或压痛。由于肝细胞坏死，细胞内的酶类释出入血，故血清谷丙转氨酶（GPT）等升高。肝细胞坏死还可引起多种肝功能异常。坏死较严重时，胆红素的摄取、结合和分泌发生障碍，加之毛细胆管受压或胆栓形成等则可引起黄疸。由于胆汁形成障碍，出现食欲减退、厌油腻以及恶心、呕吐等症状。

（3）结局：大多在半年内可逐渐治愈。少数病例发展为慢性肝炎，极少数可恶化为重型肝炎。

2. 慢性（普通型）肝炎　病毒性肝炎病程持续在半年以上者即为慢性肝炎，其中乙型肝炎占绝大多数。大多数是由急性肝炎转变而来。根据炎症活动度、肝细胞坏死和纤维化程度，将慢性肝炎分为以下轻度、中度、重度三型。

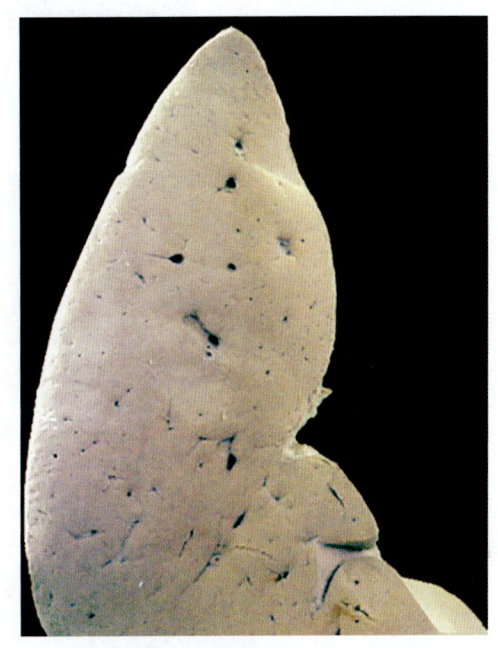

图 17-12　急性普通型肝炎（肉眼）
肝大，质地较软，表面光滑

（1）轻度慢性肝炎：肝细胞主要为点状坏死，偶见轻度碎片状坏死，汇管区周围少量纤维组织增生，慢性炎细胞浸润，肝小叶结构完整。

（2）中度慢性肝炎：肝细胞有中度碎片状坏死（图 17-13）及带状桥接坏死（图 17-14）。肝小叶内有纤维间隔形成，但肝小叶结构大部分保存。

（3）重度慢性肝炎：肝细胞坏死严重且广泛，有重度的碎片状坏死及大范围桥接坏死。可见肝细胞不规则再生。肝小叶周边与肝小叶内肝细胞坏死区间形成纤维条索连接，可分割肝小叶，导致肝小叶结构紊乱，形成假小叶。

3. 重型病毒性肝炎　本型病情严重，较少见，可分为急性重型和亚急性重型两种。

（1）急性重型肝炎：少见。起病急，病变发展迅猛，病死率高。临床上又称为暴发型或电击型肝炎。肉眼观，肝体积显著缩小，质地柔软，被膜皱缩，切面呈黄色或红褐色，部分区域呈红黄相间的斑纹状，故又称急性黄色肝萎缩或急性红色肝萎缩（图 17-15）。镜下观，肝细胞

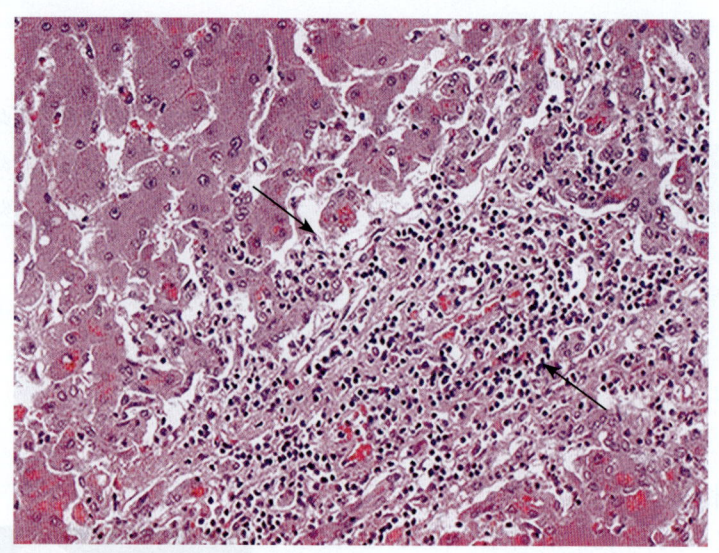

图17-13 碎片状坏死（镜下） 箭头示肝细胞碎片状坏死，伴有纤维结缔组织的增生（HE染色，低倍镜）

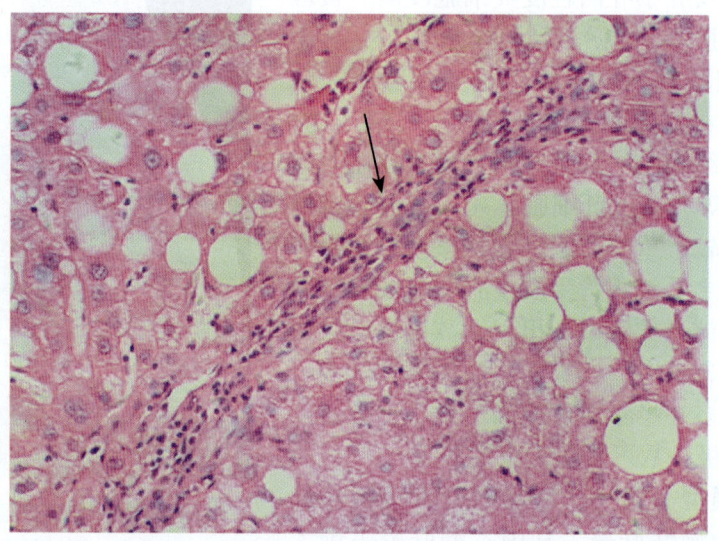

图17-14 桥接坏死（镜下） 坏死肝细胞呈带状融合，似桥接样（黑色箭头），部分肝细胞发生脂肪变性（HE染色，低倍镜）

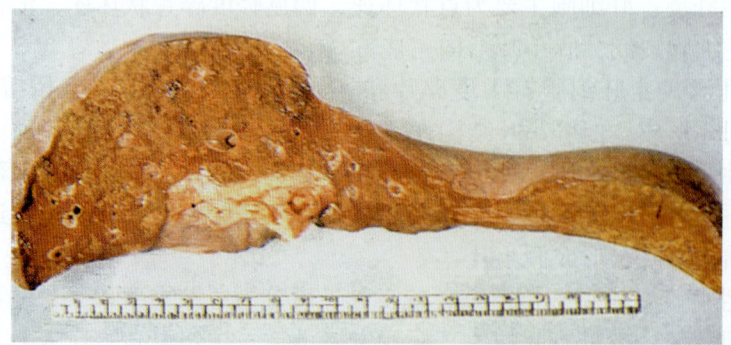

图17-15 急性重型肝炎（肉眼） 肝体积显著缩小，重量减少，质地柔软，被膜皱缩，切面呈黄色或红褐色

广泛坏死。坏死多自肝小叶中央开始，向四周扩延，仅小叶周边部残留少数变性的肝细胞。肝窦明显扩张充血并出血。肝小叶内及汇管区有淋巴细胞和巨噬细胞为主的炎细胞浸润。残留的肝细胞再生现象不明显（图 17-16）。急性重型肝炎的死因主要为肝性脑病，其次为消化道大出血、肾衰竭、DIC 等。如能度过急性期，部分病例可发展为亚急性重型肝炎。

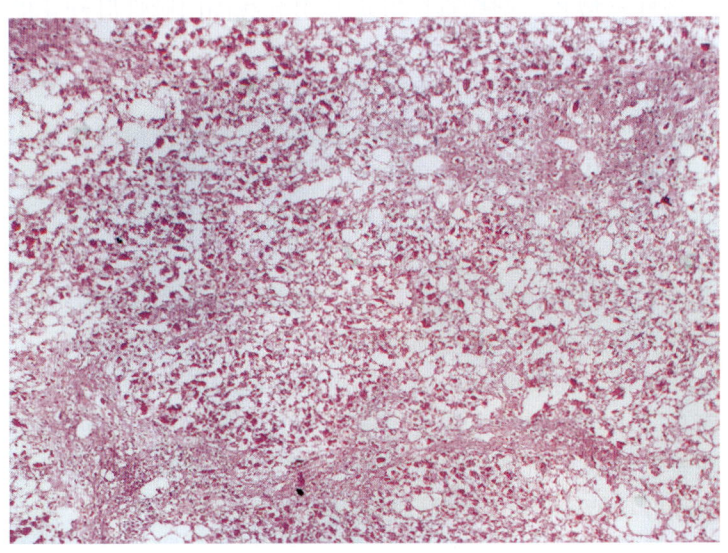

图 17-16　急性重型肝炎（镜下）　肝细胞广泛大片状坏死，无肝细胞再生，仅残留网状支架；Kupffer 细胞增生肥大、吞噬活跃（HE 染色，低倍镜）

（2）亚急性重型肝炎：多数是由急性重型肝炎迁延而来或一开始病变就比较缓和呈亚急性经过。少数病例可能由普通型肝炎恶化而来。本型病程可达一至数月。肉眼观，肝体积缩小，被膜皱缩，呈黄绿色（亚急性黄色肝萎缩），质地软硬程度不一。镜下观，肝细胞亚大片坏死及结节状再生。坏死区网状纤维支架塌陷和胶原纤维化，使再生的肝细胞失去原有的网状支架，呈不规则结节状，失去原有肝小叶的结构。肝小叶内外有明显的炎细胞浸润。小叶周边部小胆管增生，并有胆汁淤积、形成胆栓。此型肝炎如治疗得当且及时，病变可停止发展并有治愈的可能。病程迁延较长，继续发展可转变为坏死后性肝硬化。

第四节　肝 硬 化

肝硬化（liver cirrhosis）是一种常见的慢性肝病，由多种原因引起。主要表现为肝细胞弥漫性变性坏死、纤维组织增生和肝细胞结节状再生，三种改变反复交错进行，引起肝小叶结构和血液循环途径逐渐被改建，使肝变形、变硬形成肝硬化。发病年龄多在 20～50 岁。早期可无明显症状，晚期则出现不同程度的门静脉高压和肝功能障碍。

 考点：

肝硬化的概念。

我国目前采用按病因和临床表现相结合的分类法，分为门脉性肝硬化、坏死后性肝硬化、胆汁淤积性肝硬化、淤血性肝硬化、寄生虫性肝硬化、酒精性肝硬化及其他类型，其中门脉性肝硬化最常见。以下简要介绍前两种肝硬化。

一、门脉性肝硬化

最常见，是以门静脉压力升高为主要表现的肝硬化。

（一）病因和发病机制

1. **病毒性肝炎** 慢性乙型和丙型病毒性肝炎是引起我国门脉性肝硬化的主要原因。大部分肝硬化患者的 HBsAg 阳性率高达 75%。

2. **慢性酒精中毒** 长期酗酒是引起肝硬化的另一个重要因素，在欧美国家因酒精性肝病引起的肝硬化可占总数的 60%～70%。乙醇在肝内氧化产生乙醛并最终代谢为乙酸的过程中，致使肝细胞脂肪变性、坏死，引起肝内纤维组织增生，发展为肝硬化。

3. **营养缺乏** 食物中长期缺乏蛋氨酸或胆碱等物质，易引起脂肪肝。严重脂肪肝导致肝细胞坏死，以及纤维组织增生，可促成肝硬化。

4. **毒物中毒** 某些化学毒物如砷、四氯化碳、黄磷等长期作用可引起肝硬化。

上述各种因素均可引起肝细胞弥漫性损害，如长期作用、反复发作，可导致肝内广泛的进行性纤维化，称为肝纤维化。如果继续进展，广泛增生的胶原纤维一方面向肝小叶内伸展，分割肝小叶；另一方面与肝小叶内的胶原纤维接成纤维间隔包绕原有的或再生的肝细胞团，形成假小叶。这些病变随着肝细胞不断坏死与再生而反复进行，最终形成弥漫全肝的假小叶，并导致肝内血液循环改建和肝功能障碍而形成肝硬化。

考点：

门脉性肝硬化的常见病因。

（二）病理变化

肉眼观，早期肝体积正常或略增大，质地正常或稍硬。后期肝体积缩小，重量减轻，由正常的 1500 g 减至 1000 g 以下。肝硬度增加，表面呈弥漫性颗粒状或小结节状，大小相似，直径 0.1～0.5 cm 之间。结节周围有纤维组织条索包绕（图 17-17）。镜下观，正常肝小叶结构破坏，广泛增生的纤维组织将原来的肝小叶分隔包绕成大小不等，圆形或椭圆形的肝细胞团，称假小叶，是肝硬化的重要形态学标志。其特点：①肝细胞排列紊乱，可有变性、坏死及再生现象。再生的肝细胞体积较大，核大染色较深，常出现双核。②中央静脉缺如、偏位或有两个以上，有时可见被包绕的汇管区（图 17-18）。③假小叶周围增生的纤维组织中有慢性炎细胞浸润，小胆管受压而出现胆汁淤积现象，同时也可见到新生的细小胆管和无管腔的假胆管。

（三）临床病理联系

肝硬化早期因肝强大代偿能力，可不出现症状或仅有较轻临床症状，表现为食欲减退、乏力及轻度肝大。随着病情进展，肝代偿能力逐渐丧失，患者出现门脉高压症和肝功能不全。

1. **门脉高压症** 正常门静脉压为 5～10 mmHg。肝硬化时，当门静脉压增高至 22.1～36.8 mmHg 以上时，形成门静脉高压。主要是由于肝正常结构被破坏，肝内血液循环被改建。其机制主要是：①肝内广泛的纤维组织增生，肝血窦闭塞或窦周纤维化，使门静脉循环受阻。②假小叶及纤维组织压迫小叶下静脉，使肝窦内血液流出受阻，继而阻碍门静脉血液流入肝血窦。③肝动脉小分支与门静脉小分支在汇入肝窦前形成异常吻合，使压力高的动脉血流入门静脉。当门静脉压升高后，患者可出现以下临床症状和体征。

（1）**脾大**：70%～85% 患者由于脾静脉回流受阻引起慢性淤血性脾大。肉眼观，脾体积增大，重量增加，多在 500 g 以下，少数可达 800～1000 g，质硬、被膜增厚。脾大后可引起脾功能亢进，使红细胞及血小板减少，患者表现为贫血和出血倾向。

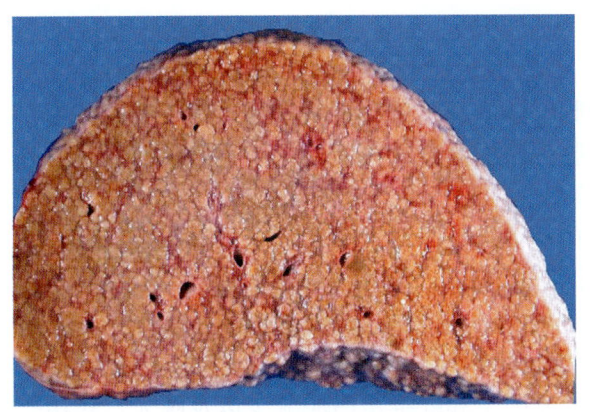

图 17-17 门脉性肝硬化（肉眼） 肝质地变硬，表面呈弥漫性小结节状，结节大小相似，界限清楚

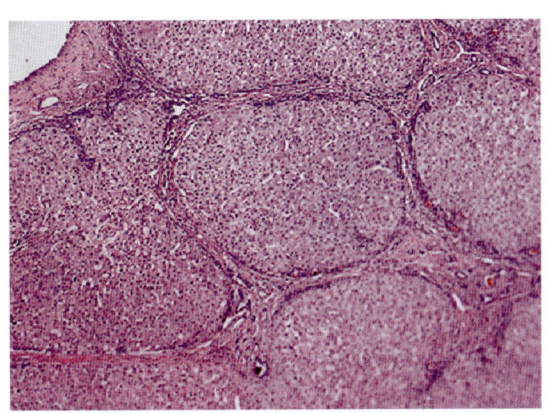

图 17-18 门脉性肝硬化（镜下） 正常肝小叶结构被破坏，由广泛增生的纤维组织将肝小叶分割包绕成大小不等、圆形或椭圆形肝细胞团，称假小叶（HE 染色，低倍镜）

（2）**胃肠淤血、水肿**：门静脉高压造成胃肠静脉回流受阻，影响胃肠的消化、吸收功能，导致患者出现腹胀，食欲缺乏、消化不良等症状。

（3）**腹水**：多发生在肝硬化晚期，为淡黄色透明的漏出液，通常腹水量较大，以致患者腹部明显膨隆。腹水形成机制主要有：①门静脉高压使门静脉系统的毛细血管流体静压升高，液体漏入腹腔。②肝细胞合成白蛋白功能降低，导致低蛋白血症，使血浆胶体渗透压降低。③肝功能障碍，对激素的灭活作用降低，使血中醛固酮、抗利尿素水平升高，引起水、钠潴留。

（4）**侧支循环形成**：门静脉压升高使部分门静脉血经门 - 体静脉吻合支，绕过肝通过上、下腔静脉回到右心。主要的侧支循环和合并症有（图 17-19）：①食管下段静脉丛曲张：途径

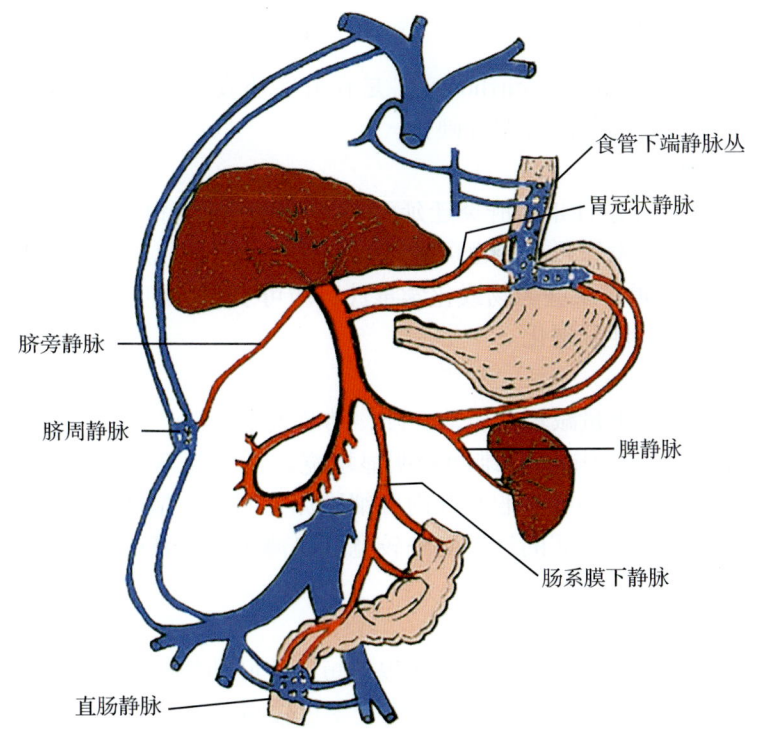

图 17-19 门静脉高压侧支循环模式图

是门静脉→胃冠状静脉→食管静脉丛→奇静脉→上腔静脉。如食管下段静脉丛曲张发生破裂可引起大呕血，是肝硬化患者常见的死因之一。②直肠静脉（痔静脉）丛曲张：途径是门静脉→肠系膜下静脉→痔静脉→髂内静脉→下腔静脉。该静脉丛破裂常发生便血，长期便血可引起贫血。③脐周及腹壁静脉曲张。门静脉→脐静脉→脐周静脉网→腹壁上、下静脉→上、下腔静脉。脐周静脉网高度扩张，形成"海蛇头"现象。

2. **肝功能不全**　与肝细胞长期反复受损和肝内血液循环障碍有关，其有以下主要表现。

（1）**激素灭活作用减弱**：由于肝对雌激素灭活作用减弱，导致雌激素水平升高，体表的小动脉末梢扩张形成蜘蛛状血管痣和肝掌，蜘蛛痣常出现在患者的颈部、胸部、面部等。此外，男性患者可出现睾丸萎缩、乳腺发育；女性患者出现月经不调、不孕等。

（2）**出血倾向**：由于肝细胞合成凝血酶原、凝血因子和纤维蛋白原减少以及脾大、脾功能亢进，使血小板破坏过多所致。患者有鼻出血、牙龈出血、黏膜、浆膜出血及皮下淤斑等。

（3）**黄疸**：因肝细胞坏死及肝内胆管胆汁淤积而出现肝细胞性黄疸，多见于肝硬化晚期。

（4）**蛋白质合成障碍**：肝细胞受损后，合成蛋白质的功能降低，使血浆蛋白减少。同时由于从胃肠道吸收的一些抗原性物质不经肝细胞处理，直接经过侧支循环进入体循环，刺激免疫系统合成球蛋白增多，故出现血浆白/球蛋白比值降低甚至倒置现象。

（5）**肝性脑病（肝昏迷）**：是肝功能极度衰竭的结果，主要由于肠内含氮物质不能在肝内解毒而引起氨中毒，导致中枢神经系统功能障碍，常为肝硬化患者死亡的重要原因之一。

 考点：

门脉性肝硬化的临床表现。

二、坏死后性肝硬化

坏死后性肝硬化（post-necrotic cirrhosis），是在肝实质发生大片坏死的基础上形成的，相当于大结节型肝硬化和大小结节混合型肝硬化。

（一）病因和发病机制

1. **病毒性肝炎**　多由亚急性重型肝炎迁延而来，常见于乙型和丙型肝炎引起的亚急性重型肝炎。另外，慢性肝炎反复发作严重时也可发展为坏死后性肝硬化。

2. **药物及化学物质中毒**　某些药物或化学毒性物质可引起肝细胞广泛性坏死，继而出现结节状再生而发展成为坏死后性肝硬化。

（二）病理变化

肉眼观，肝体积缩小，重量减轻，质地变硬，结节大小悬殊，直径多超过 1 cm，最大结节直径可达 6 cm。切面见结节周围的纤维间隔明显增宽，且厚薄不均。镜下观，正常肝小叶结构破坏，代之以大小不等的假小叶。假小叶内肝细胞坏死明显、呈灶状、带状甚至整个小叶坏死，有胆色素沉着。包绕假小叶间的纤维间隔较宽且厚薄不均，其中炎细胞浸润、小胆管增生均较显著。

（三）结局

坏死后性肝硬化因肝细胞坏死较严重，病程较短，故肝功能障碍较门脉性肝硬化重且出现较早，但门脉高压较轻且出现较晚。此外，其癌变率也较高。

第五节 消化系统常见肿瘤

一、食管癌

食管癌（carcinoma of esophagus）是食管黏膜上皮或腺体发生的恶性肿瘤。以北方发病率较高，是我国较常见的、重点防治的恶性肿瘤之一。发病年龄以 40 岁以上多见，尤其是 50～60 岁，男性多于女性。早期常缺乏明显症状，中、晚期表现为不同程度的吞咽困难和哽噎。

（一）病因和发病机制

1. **饮食习惯** 长期吸烟和饮烈性酒，长期食用热烫、坚硬及粗糙食物。
2. **致癌物质** 包括农作物中亚硝酸盐的含量明显增高，饮水和食物中亚硝酸盐含量过高，长期食用发霉食物。
3. **营养和微量元素缺乏** 维生素、蛋白质及必需氨基酸缺乏，可使食管黏膜增生、间变，微量元素铁、钼、锌等的缺少也与食管癌的发生有关。
4. **遗传因素** 食管癌具有比较显著的家族聚集现象，高发地区常可见连续三代或三代以上家庭出现食管癌患者。

（二）病理变化

食管癌主要发生于食管的三个生理狭窄处，以食管中段**最多**，下段次之、上段较少。可分为早期癌和中晚期癌。

考点：

食管癌的好发部位。

1. **早期癌** 病变较局限，仅累及黏膜层或黏膜下层，未侵及肌层，无淋巴结转移，包括原位癌、黏膜内癌及黏膜下癌。临床症状不明显，易被忽视。肉眼观，病变处黏膜轻度糜烂或表面呈颗粒状，微小的乳头状。钡餐检查仅见管壁轻度局限性僵硬或正常。镜下观，绝大部分是鳞状细胞癌。早期癌预后较好，及时手术 5 年生存率可达 90% 以上，但容易被忽视，发现率低而错过好的治疗时机。

2. **中、晚期癌** 患者多出现吞咽困难等典型临床症状，就诊和发现机会较多。肉眼观可分四型，①髓质型：较多见，累及食管周径全部或大部，管壁内浸润生长，造成管壁增厚，管腔狭窄。切面癌组织质地较软，似脑髓，色灰白。癌组织表面常有溃疡。②蕈伞型：圆形或卵圆形向腔内突起，呈蘑菇状突入管腔，表面有浅溃疡，边缘外翻。瘤体底部常仅波及食管浅肌层。③溃疡型：多见，大小不等，外形不整，周边隆起，底部不平，出血、坏死及转移多见，梗阻较晚（图 17-20）。④缩窄型：较少见，多累及食管全周，管壁内浸润生长，因纤维组织增生形成环形狭窄，近端食管扩张，梗阻出现较早，出血和转移较晚。镜下观，组织学类型分为，①鳞状细胞癌：最常见，达 90%，依分化程度分高、中、低三级（图 17-21）。②腺癌：不多见，与 Barrett 食管相关。③腺鳞癌：较少见，恶性程度高。

（三）扩散和转移

1. **直接浸润** 食管上段癌可侵及喉、气管和颈部软组织，中段癌可侵及支气管、肺，下段癌可侵及贲门、膈肌和心包等处。
2. **淋巴道转移** 常见，转移部位与食管淋巴引流途径一致。上段癌可转移至颈和上纵隔

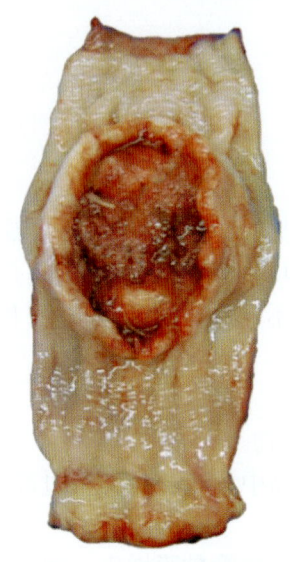

图 17-20 食管癌（溃疡型）

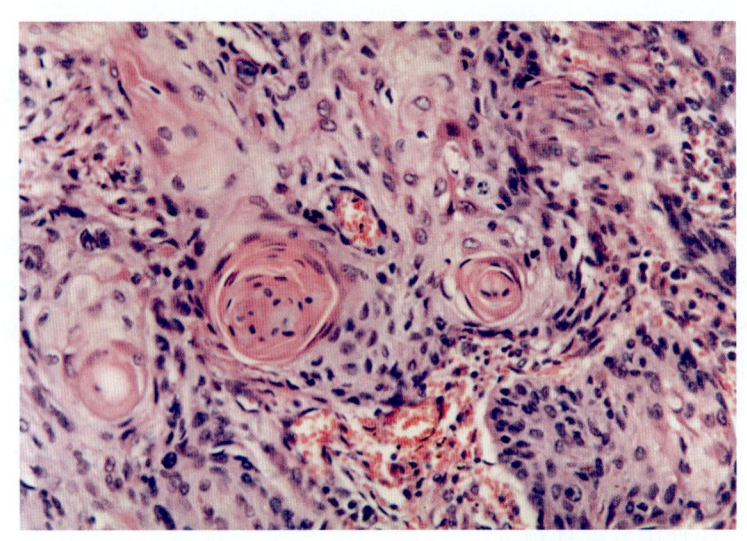

图 17-21 高分化鳞状细胞癌（食管癌） 示鳞状细胞癌癌巢，其中可见数个同心圆排列的角化珠（HE 染色，低倍镜）

淋巴结；中段癌可转移至食管旁或肺门淋巴结；下段癌可转移至食管旁、贲门和腹腔上部淋巴结等。

3. **血道转移** 晚期患者可转移至肝、肺和骨等处。

（四）临床病理联系

早期食管癌症状不明显，可表现为咽下梗噎感，胸骨后和剑突下疼痛、食物滞留感和异物感、咽喉部干燥和紧缩感，与病变类型有关。中、晚期患者表现为进行性吞咽困难及食物反流，如累及相邻组织、器官可出现相应表现如压迫喉返神经出现声音嘶哑，侵及气管或支气管出现呛咳、呼吸困难等。

二、胃癌

胃癌（gastric carcinoma）是胃黏膜上皮和腺上皮发生的恶性肿瘤，是消化系统最常见的恶性肿瘤。好发于 40～60 岁，男性多于女性。临床主要表现为食欲缺乏、胃酸缺乏、贫血以及上腹部肿块等。

（一）病因及发病机制

目前尚未完全阐明，可能与以下因素有关。

1. **幽门螺杆菌（HP）感染** 与胃癌的发生有关，但机制尚不完全清楚。
2. **饮食、环境因素** 胃癌的发生有一定的地理分布特点，如日本、匈牙利、哥伦比亚、中国的某些地区发病率明显较高，提示可能与当地的生活饮食习惯及土壤地质因素有关。高盐饮食、好食熏制鱼肉食品、真菌感染食物及环境和体内 N-亚硝基化合物前体成分如亚硝酸盐等增多均与胃癌发生有不同程度的相关。

（二）病理变化

胃癌好发于胃窦部，尤其是胃小弯侧，其次是贲门部和胃体部。根据癌组织浸润深度，将其分为早期胃癌和进展期胃癌。

1. **早期胃癌** 是指癌组织只限于黏膜层或黏膜下层，不论是否有周围淋巴结转移。局限于黏膜固有层者称黏膜内癌，浸润至黏膜下层者称黏膜下癌。病变直径 < 0.5 cm 者称微小癌，0.6～1.0 cm 者称小胃癌。早期胃癌术后五年生存率 > 90%，微小癌和小胃癌术后 5 年生存率可达100%。

> **考点：**
> 早期胃癌的概念。

早期胃癌肉眼观可分以下三种类型。

（1）隆起型（Ⅰ型）：病变隆起如息肉状，高出黏膜相当于黏膜厚度2倍以上，有蒂或无蒂。

（2）表浅型（Ⅱ型）：肿瘤表面较平坦，隆起不明显，局部黏膜变化轻微。

（3）凹陷型（Ⅲ型）：病变有明显凹陷或溃疡，但限于黏膜下层，此型多见。组织学分型：以原位癌及高分化管状腺癌最多见，其次为乳头状腺癌及印戒细胞癌，未分化癌少见。

2. 进展期胃癌 癌组织侵达肌层或更深者，不论其有无淋巴结转移，均称为进展期胃癌，也称为中、晚期癌。浸润越深，预后越差，转移可能性越大。肉眼观分为以下三种类型。

（1）息肉型或蕈伞型：多为早期隆起型发展而致，病变向腔内生长，呈结节状、息肉状或菜花状，表面常有溃疡形成（图17-22A）。

（2）溃疡型：多为早期凹陷型发展而致。癌组织坏死脱落形成溃疡。底部常浸润性生长，边缘隆起呈火山口状，质脆，易出血（图17-22B）。需与慢性消化性溃疡鉴别（表17-3）。

（3）浸润型：癌组织在胃壁内局限性或弥漫性浸润生长，与周围组织无明显界线。弥漫浸润时胃壁增厚、变硬、皱襞大多消失、弹性减退、胃腔缩小，形状如同皮革制成的囊袋，称为革囊胃（图17-22C）。

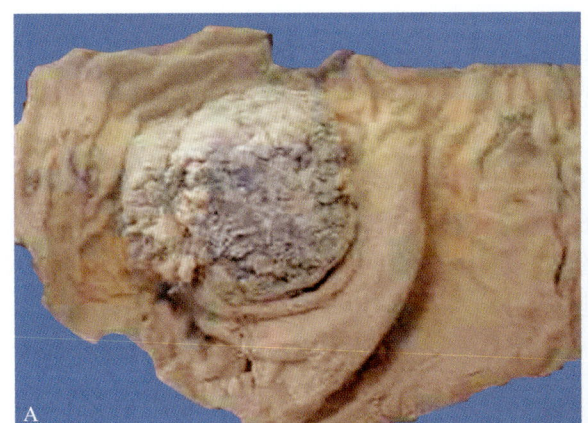
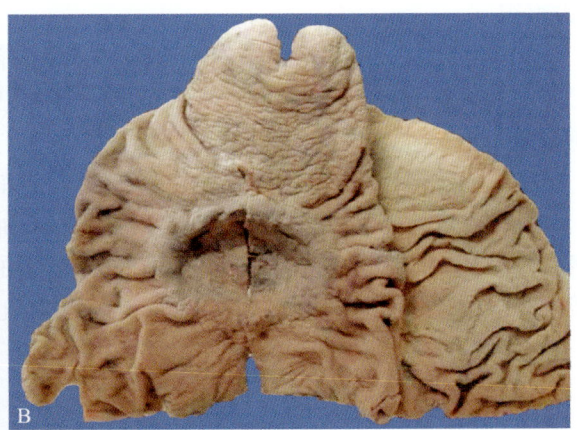
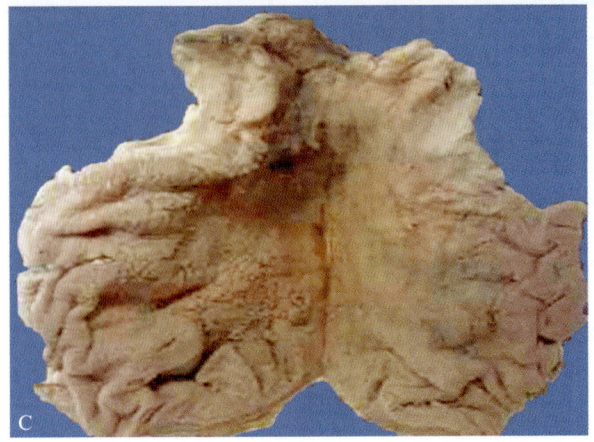

图17-22 进展期胃癌
A. 息肉型　B. 溃疡型　C. 浸润型

表 17-3 溃疡型胃癌与消化性溃疡的肉眼区别

特征	溃疡型胃癌（恶性）	消化性溃疡（良性）
外观	不规则、火山口状	圆形或椭圆形
大小	直径常＞2 cm	直径常＜2 cm
深度	较浅，常高于周围黏膜	较深，常低于周围黏膜
边缘	不规则、常隆起	平整、少隆起
底部	凹凸不平、易出血、坏死	平坦、干净
周围黏膜	皱襞中断、增粗、呈结节状	皱襞向溃疡集中

 考点：

溃疡型胃癌与消化性溃疡的区别。

组织学类型：按分化程度分为乳头状腺癌或管状腺癌，伴不同程度（高、中、低）分化、黏液腺癌、印戒细胞癌和未分化癌等。

（三）扩散途径

1. **直接蔓延** 浸润至浆膜层的癌组织，可直接扩散至食管、大网膜、肝及胰腺等邻近器官或组织。
2. **淋巴道转移** 是胃癌的主要转移途径。首先转移至局部淋巴结（以胃小弯侧胃冠状静脉旁和幽门下淋巴结最多见）。转移至胃大弯淋巴结的胃癌可进一步转移至大网膜淋巴结，再经胸导管转移至左锁骨上淋巴结。
3. **血道转移** 多发生于晚期，常经门静脉转移到肝，其次为肺、骨及脑。
4. **种植性转移** 胃癌特别是黏液腺癌或印戒细胞癌侵透浆膜后脱落，似播种样种植于大网膜、直肠膀胱陷凹及盆腔器官的腹膜等处。胃的黏液腺癌（特别是胃的印戒细胞癌）种植在双侧卵巢形成的转移性肿瘤，称 Krukenberg 瘤，也可经淋巴道或血道转移而致。

 考点：

胃癌的主要转移途径。

（四）临床病理联系

早期胃癌多无明显临床症状，随着肿瘤体积增大及继发坏死、出血，可出现上腹部不适、胃部疼痛、呕血、便血、贫血等表现；癌侵及大血管可引起上消化道大出血；肿瘤位于贲门、幽门部位可引起梗阻，引起咽下困难、呕吐等。

三、原发性肝癌

原发性肝癌（primary carcinoma of liver）是由肝细胞或肝内胆管上皮细胞发生的恶性肿瘤，我国发病率较高，属于常见肿瘤之一。发病年龄多在中年以上，男性多于女性。近年来，由于广泛应用甲胎蛋白（AFP）、影像学检查，使早期肝癌检出率明显提高。临床常有肝硬化病史，表现为进行性消瘦、肝迅速肿大及肝区疼痛、黄疸、腹水等症状和体征。AFP 阳性率可达 75%，其含量比正常升高 100 倍以上。患者常因肝组织的严重破坏而死于肝性脑病。

知识链接

AFP 与肝癌的早期诊断

因肝癌患者 AFP 阳性率达 70%~98%,当肝细胞癌变时,AFP 出现且逐渐增高,在患者的血清、腹水或肝癌组织提取液中均可测出 AFP。此外,睾丸或卵巢畸胎瘤及少数其他肿瘤(如胃癌、肺癌等)患者血清中也可检出 AFP;孕妇及部分急性肝炎、肝硬化患者血清 AFP 含量也可轻度升高。但在分娩后及肝炎病情好转后可恢复正常。我国肝癌患者中,有 60%~70%AFP 高于正常值,如 AFP 400 ng/ml 持续 1 个月,或 200 ng/ml 持续 2 个月,无活动性肝炎证据,并排除妊娠和生殖腺胚胎癌,即可做出肝癌的诊断,假阳性率约为 2%。

(一)病因及发病机制

目前尚不清楚,认为肝癌的发生可能与以下因素有关。

1. **病毒性肝炎** 已有研究表明乙型肝炎病毒与肝癌关系密切。其次为丙型肝炎病毒。
2. **肝硬化** 与肝癌关系密切,我国肝癌常合并肝硬化,其中以坏死后性肝硬化最多,肝炎后肝硬化次之。
3. **真菌及其毒素** 黄曲霉菌、青霉菌、杂色曲霉菌等都可引起实验性肝癌,其中以黄曲霉菌最为重要,尤其是黄曲霉毒素 B_1 与肝细胞性肝癌的密切关系受到人们的高度重视。
4. **化学致癌物质** 以 N-亚硝基化合物为主,如亚硝胺和亚硝酰胺等。
5. **其他因素** 营养过剩或营养缺乏、寄生虫感染及遗传等,也是诱发肝癌的危险因素。

考点:

原发性肝癌的病因。

(二)病理变化及病理类型

1. **早期肝癌** 是指单个癌结节直径在 3 cm 以下或结节数目不超过 2 个,其直径总和在 3 cm 以下的肝癌,又称小肝癌。患者常无临床症状,血清 AFP 阳性。肉眼观,结节呈球形或分叶状,灰白色,质较软,边界清楚,切面无出血坏死。

2. **中晚期肝癌** 肝明显肿大,重量增加,可达 2000 g 以上,黄绿色或棕褐色。以肝右叶多见,也可弥散于全肝并大多合并肝硬化。肉眼观,可分 3 型:①巨块型,多位于肝右叶,肿瘤呈圆形,直径常大于 15 cm。质软,中心部常有出血坏死。瘤体周边常有散在的卫星状瘤结节。②多结节型,最多见,常伴明显肝硬化。瘤结节多个散在,呈圆形或椭圆形,大小不等,有的相互融合形成较大结节(图 17-23)。③弥漫型,少见。癌组织在肝内弥漫分布,无明显结节。常发生在肝硬化基础上。

按组织学发生可将肝癌分为以下三大类。

1. **肝细胞癌** 最多见,是由肝细胞发生的肝癌。分化好者癌细胞类似肝细胞。可排列成巢状,血管多,间质少。分化差者癌细胞异型性明显,癌细胞大小不一。常有巨核及多核瘤巨细胞。癌细胞排列成条索状或腺管样,有时癌组织中可有大量纤维组织分割(图 17-24)。

2. **胆管上皮癌** 较少见,是由肝内胆管上皮发生的癌。癌细胞呈腺管样排列,癌组织间质成分较多。其组织学类型多为腺癌或单纯癌。一般不合并肝硬化。有时继发于华支睾吸虫病。

3. **混合性肝癌** 具有肝细胞癌及胆管上皮癌两种结构,最少见。

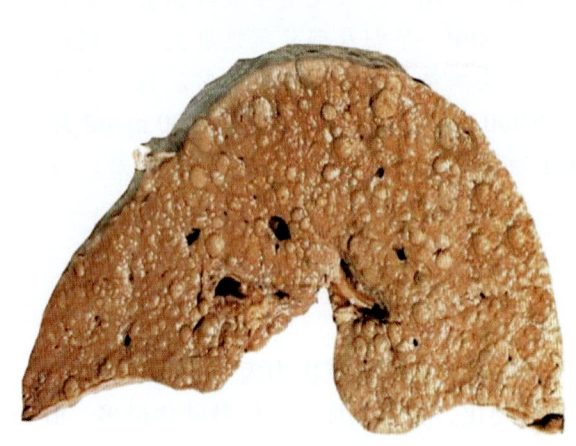

图 17-23　多结节型肝癌　多个癌结节散在分布于整个肝内，呈圆形或椭圆形

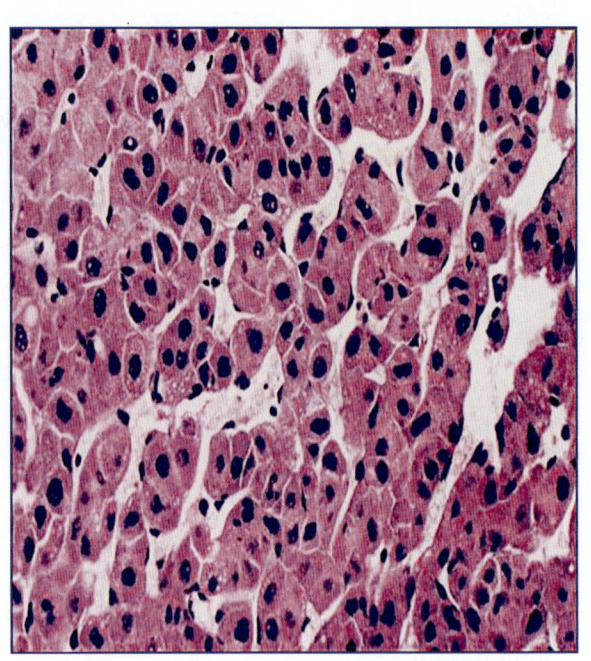

图 17-24　肝细胞癌　肝小叶正常结构消失，癌巢内癌细胞染色深，核大而圆（HE 染色，低倍镜）

四、大肠癌

大肠癌（carcinoma of the large intestine）是大肠黏膜上皮和腺体发生的恶性肿瘤，又可称结肠癌、直肠癌。大肠癌是全世界第三大常见的恶性肿瘤。就全世界范围而言，中国是大肠癌的低发区，但目前在中国已是名列第五位的常见恶性肿瘤。发病年龄多在 40～60 岁，且有年轻化趋势。男性发病率高于女性。

（一）病因及发病机制

环境因素和遗传因素与大肠癌的发生密切相关。环境因素中，高脂肪、高蛋白和低纤维饮食与大肠癌的发生密切相关。遗传因素中，家族性腺瘤性息肉与大肠癌的发生也有关。另外，某些癌前病变或慢性疾病与大肠癌关系密切，如管状腺瘤、绒毛状腺瘤及管状绒毛状腺瘤，尤其是绒毛状腺瘤，癌变率可达 40%；慢性溃疡性结肠炎、肠血吸虫病及克罗恩病等可通过黏膜上皮异常增生而发生癌变。

（二）病理变化及分型

大肠癌好发部位以直肠**最多见**（50%），其余依次为乙状结肠（20%），盲肠和升结肠（16%），横结肠（8%），降结肠（6%）。少数患者呈多发性，常为多发性息肉癌变所致。

1. **早期大肠癌**　癌限于黏膜下层，无淋巴结转移。
2. **中晚期大肠癌**　癌组织侵犯至肌层。肉眼观可分为 4 型。①浸润型：肿瘤在肠壁各层浸润性生长，伴纤维组织增生，致肠壁增厚、狭窄，好发于直肠和乙状结肠。②溃疡型：较多见。肿瘤表面形成溃疡，可深达肌层，外形如火山口状，伴坏死，好发于直肠和乙状结肠。③隆起型或称息肉型、蕈伞型：肿瘤向腔内外生性生长，有蒂或无蒂，好发于右半结肠。④胶样型：外观及切面均呈半透明胶冻状，好发于右侧结肠和直肠，预后较差。

组织学类型：不同分化程度的腺癌（乳头状或管状）、黏液腺癌、印戒细胞癌、未分化癌、腺鳞癌、鳞癌等。其中以腺癌（图 17-25）最多见。

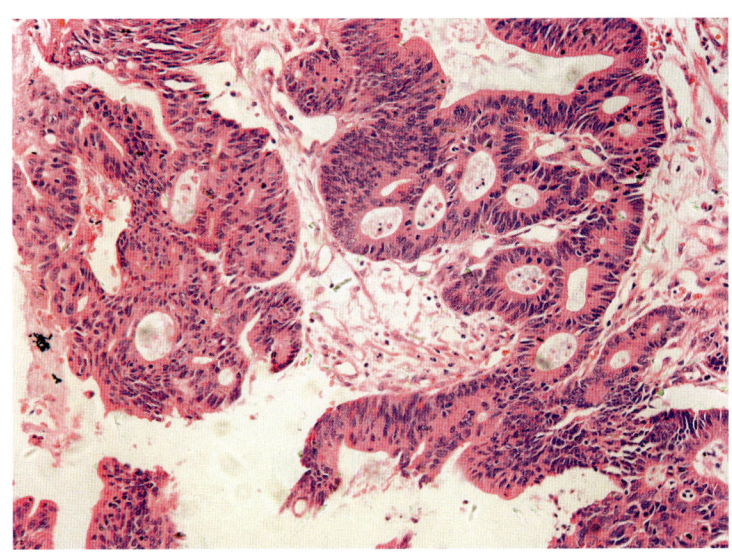

图17-25　直肠腺癌　癌细胞排列成不规则的腺管样结构，其内可有坏死物质及少量分泌物（HE染色，低倍镜）

 考点：

大肠癌的好发部位。

（三）扩散和转移

1. **直接蔓延**　癌侵及浆膜后可直接累及相邻组织和器官，如腹膜、腹膜后组织、膀胱、子宫和输尿管等，与癌所在部位有关。
2. **淋巴道转移**　先转移至肠旁淋巴结，再至肠系膜周围及根部淋巴结，晚期可转移到腹股沟、直肠前凹及锁骨上淋巴结。
3. **血道转移**　晚期易通过门静脉转移至肝，也可经体循环到肺、脑、骨等处。
4. **种植性转移**　癌组织穿透肠壁后脱落种植，常见部位为膀胱直肠陷凹和子宫直肠陷凹。

（四）临床病理联系

早期多无明显症状，随肿瘤增大和并发症而出现排便习惯与粪便形状的变化，如便秘和腹泻交替、腹部疼痛、腹部肿块，后期出现贫血、消瘦、腹水及恶病质。其中以便血最为多见。

思政园地

献身HP的诺奖得主

研究发现，幽门螺杆菌与很多胃部的病变有关，如慢性胃炎、消化性溃疡、胃癌和胃的胃MALT淋巴瘤。

幽门螺杆菌是怎样被发现的呢？1979年，罗宾·沃伦在一份胃黏膜活体标本中，第一次观察到幽门螺杆菌。随后，马歇尔与沃伦模拟胃内部的环境，使用微氧培养的方法，成功在胃炎患者的胃黏膜活检样本中分离出了幽门螺杆菌，并提出了胃溃疡和胃癌是由幽门螺杆菌引起的假说，但当时许多科学家都反驳他的假说。为此，马歇尔不惜以身试菌，在1987年的一个早上，他不顾大家的阻拦，喝下数以亿计含有幽门螺杆菌的培养液，如愿以偿引起了胃炎，并发现自己的胃里充满了幽门螺杆菌，这是他第一次成功证明了幽门螺杆菌能在胃里生存，能感染人体。终于在1994年，美国国立卫生研究院召开了大会，确认幽门螺杆菌为消化性溃疡的元凶。最终在2005年，马歇尔与沃伦登上了诺贝尔奖的领奖台。

马歇尔的这一发现直接扭转了几十年来的错误。所以，医学作为一门自然科学，需要不断地探索和发现，才能不断地前进。作为一名医学生，我们不仅敬畏马歇尔不畏艰难、勇于探索的奉献精神，更要有意识地培养这种精神，努力学习，善于发现，不断探索，甘于奉献。

自 测 题

一、选择题

1. 十二指肠溃疡的好发部位为
   A. 球部　　　　　　　　　　　B. 乳头的近段降部
   C. 乳头的远段降部　　　　　　D. 十二指肠水平段
   E. 十二指肠升段
2. 目前认为慢性胃炎的发病可能与哪种细菌感染有关
   A. 大肠埃希菌　　　　　　　　B. 沙门菌
   C. 幽门螺杆菌　　　　　　　　D. 空肠弯曲菌
   E. 流感嗜血杆菌
3. 消化性溃疡最常见的并发症是
   A. 出血　　　　　B. 穿孔　　　　　C. 幽门梗阻
   D. 癌变　　　　　E. 增生
4. 肝硬化的特征性病理变化特点是
   A. 肝细胞反复变性、坏死　　　B. 肝细胞再生
   C. 间质反应性增生　　　　　　D. 假小叶形成
   E. 小胆管增生

二、简答题

1. 溃疡病好发于什么部位？
2. 消化性溃疡与溃疡型胃癌的区别是什么？

三、案例分析

患者，女性，60岁，进行性上腹部疼痛伴消瘦4个月余，加重伴左锁骨上淋巴结肿大1个月余。钡餐检查发现胃小弯充盈缺损，B超发现肝多发性占位，双侧卵巢肿大，表面有肿物。

请回答：
1. 请分析该患者最可能的诊断及其原发病灶的位置。
2. 哪些是转移病灶？转移途径有哪些？

（彭　莉）

第十八章 肝性脑病

本章思维导图

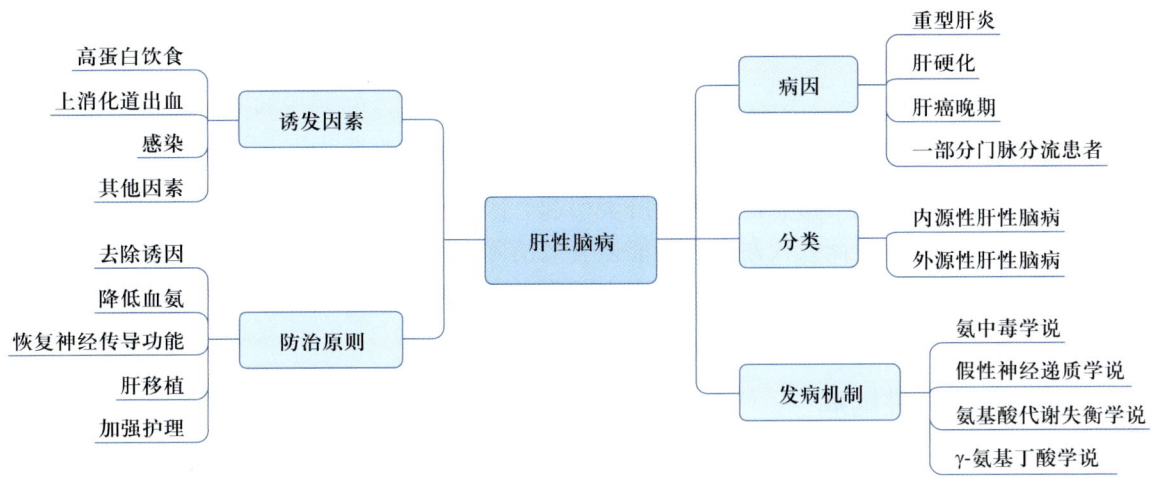

肝性脑病（hepatic encephalopathy，HE）是指在排除其他已知脑疾病的前提下，继发于肝功能障碍的一系列严重的神经精神综合征。可表现为人格改变、智力减弱、意识障碍，并且这些特征早期是可逆的。晚期可发生不可逆性肝性脑病，甚至死亡。

肝性脑病在临床上按神经精神症状的轻重分为四期。①一期（前驱期）：轻微的神经精神症状，可表现出轻度知觉障碍、欣快或焦虑、反应迟缓，轻度的扑翼样震颤。②二期（昏迷前期）：一期症状加重，出现行为异常、人格障碍、嗜睡、定向力和理解力减退、言语不清，明显的扑翼样震颤。③三期（昏睡期）：有明显的精神错乱、时间及空间定向障碍、健忘、言语混乱，昏睡但能唤醒。④四期（昏迷期）：神志丧失，昏迷，不能唤醒，对疼痛刺激无反应，无扑翼样震颤。

学习目标

1. 复述肝性脑病、氨中毒学说、假性神经递质学说概念。
2. 说出肝性脑病的防治和护理原则。
3. 归纳氨中毒学说与假性神经递质学说的基本观点和内容。
4. 理解氨基酸代谢失衡学说、γ-氨基丁酸学说的理论依据及观点。
5. 运用所学知识，逐步具备较好的团队协作精神与人际沟通能力，为缓解医患关系、构建和谐社会奠定基础。

> **导入案例 18-1**
>
> 患者，男，肝硬化已 5 年，平时状态尚可。一天前进食不洁肉食后，出现高热（39 ℃）、频繁呕吐和腹泻，继之出现胡言乱语，扑翼样震颤，最后进入昏迷。
>
> 问题：
> 1. 该患者发生肝性脑病的诱发因素是什么？
> 2. 肝性脑病应如何加以防治？

第一节　肝性脑病的病因与分类

肝性脑病常见于急性或亚急性肝坏死后性肝硬化（重型病毒性肝炎、中毒）和肝癌的晚期，以及一部分门 - 体静脉分流手术后的患者。按病因可分为内源性肝性脑病和外源性肝性脑病两类。

一、内源性肝性脑病

常由急性重型肝炎或严重急性中毒性肝炎引起。因肝细胞广泛坏死，残存肝细胞不能代偿生物代谢作用而致代谢失衡或代谢毒物不能被有效清除，导致中枢神经系统的功能紊乱。其特点是急性发作，无明显诱因，患者经短期兴奋、躁动和谵妄状态后很快进入深昏迷，常在数日内死亡。

二、外源性肝性脑病

常继发于严重慢性肝病（肝硬化、原发性肝癌）和（或）门 - 体静脉分流术。由于门 - 体静脉间有手术分流或自然形成的侧支循环，使门静脉中的毒性物质未经肝处理而进入体循环，导致中枢神经系统功能紊乱。此型脑病通常有明显的诱发因素（表 18-1）。

表 18-1　内源性肝性脑病和外源性肝性脑病的比较

	内源性肝性脑病	外源性肝性脑病
原发病	急性重型肝炎、中毒性肝炎	慢性肝硬化、肝癌等
毒性物质进入体循环途径	经过肝进入体循环	绕过肝进入体循环
发病诱因	常无	常有
起病急缓、病程	起病急、病程短	起病缓慢、病程长
肝功能	差	较好
血氨水平	常正常	常升高
预后	差	较好

根据病程发展缓急分类：①急性型肝性脑病，起病急骤，常由重症病毒性肝炎或严重急性中毒性肝炎引起，迅速出现躁动、谵妄以至昏迷，大多数在短期内死亡。血氨水平大多正常（< 59 μmol/L）。②慢性型肝性脑病，起病较缓，通常有明显诱因，去除诱因，脑病常可获得改善，受到诱因的作用又可复发。多数伴血氨升高。

第二节 肝性脑病的发病机制

迄今为止,肝性脑病的发病机制尚不完全清楚,其神经病理学变化多被认为是继发性改变,肝性脑病的发生发展主要是由于脑组织的功能和代谢障碍所致。目前关于肝性脑病的发生机制主要有以下几种学说。

一、氨中毒学说

半个世纪以来,氨中毒(ammonia intoxication)学说在肝性脑病的发病机制中一直占有支配地位。大量临床资料表明,大多数肝性脑病患者有血氨升高。动物实验也证明,给予大剂量氨盐引起高血氨后,可诱发与人类肝性脑病相似的表现。另外,慢性肝病患者摄入高蛋白膳食或含氨药物,常可诱发肝性脑病。上述依据表明肝性脑病的发生与氨代谢紊乱有密切关系。

正常人血氨(NH_3)含量甚微,不超过 59 μmol/L(100 μg/dl),肝性脑病患者可高达 118~590 μmol/L(200~1000 μg/dl),并且脑脊液内氨浓度也升高,有时还可看到血氨增高与神经精神症状严重程度相平行。生理情况下,人体内氨的生成和清除始终保持动态平衡,从而使血氨水平维持在正常范围。肝性脑病时血氨增高,既可由于氨的清除不足,也可由于氨的生成过多(产氨增加)所致。

1. **氨清除不足** 体内产生的氨一般在肝进入鸟氨酸循环,通过生成尿素清除。肝性脑病时由于鸟氨酸循环障碍而导致血氨增高。氨清除障碍主要见于以下两种情况:①肝清除氨的能力减弱。通常,肝生成 1.0 mol 尿素能清除 2.0 mol 氨,同时消耗 4.0 mol ATP。肝功能障碍时,ATP 供应不足,尿素合成降低,氨清除减少。此外,肝硬化时,门静脉高压形成侧支循环或门-体分流,使来自肠道的氨绕过肝,直接进入体循环,导致血氨升高。②肾排氨减少。肝功能障碍特别是伴有碱中毒时,肾小管上皮细胞分泌氢离子减少,致使肾排氨减少。

2. **产氨增加** 氨的来源主要取决于肠道蛋白质及尿素肠肝循环的量,其生成取决于细菌酶的作用,吸收则取决于肠道内的 pH。其次,肾和肌肉也能少量产氨。肝功能障碍时:①肠道内含氮成分增多。肝硬化时,由于门静脉回流受阻,消化道淤血致使胃肠蠕动减弱和消化液分泌减少,食物的消化、吸收及排空发生障碍,引起细菌繁殖增加,其分泌的氨基酸氧化酶及尿素酶增多,使氨产生增多。②尿素的肠肝循环增加。慢性肝病晚期常伴有肾功能不全,由此引起氮质血症,血液中的尿素等非蛋白氮含量增高,因而弥散到肠腔的尿素大大增加。③肾产氨增加。临床上肝硬化腹水患者伴有呼吸性碱中毒或使用排钾利尿剂利尿时,可使肾小管上皮细胞排钾增加,氢离子排出减少,尿液酸度降低,因而同氨结合生成的 NH_4^+ 也减少,氨弥散入血增加。④肌肉产氨增加。目前认为,肌肉组织中腺苷酸分解是产氨的主要方式之一。当肌肉收缩加强时分解代谢增强,产氨增加。肝性脑病昏迷前期,患者高度不安、躁动、肌肉活动增强,使产氨增加。

3. **氨对中枢神经系统的毒性作用** ①干扰脑细胞的能量代谢。氨进入脑组织后与 α-酮戊二酸结合生成谷氨酸,一方面使 α-酮戊二酸耗竭,三羧酸循环受阻;另一方面又消耗大量还原型辅酶Ⅰ(NADH),妨碍呼吸链中递氢过程,影响高能磷酸键的形成;氨还可抑制丙酮酸脱羧酶的活性,丙酮酸氧化脱羧障碍,使乙酰辅酶 A 生成减少,影响三羧酸循环的正常进行,使 ATP 生成减少。另外,氨进一步与谷氨酸结合形成谷氨酰胺,消耗大量 ATP。②影响脑内神经递质的平衡。血氨增高可引起脑内谷氨酸、乙酰胆碱等兴奋性神经递质减少,而谷氨酰胺、γ-氨基丁酸等抑制性神经递质增多,从而使脑内的神经递质平衡失调,造成中枢神经系统功能障碍。肝性脑病患者初期的狂躁、精神错乱及抽搐等症状和晚期的嗜睡及昏迷等表现，无不和抑制性递质 γ-氨基丁酸先少后多相关。③对神经细胞膜有抑制作用。高浓度的氨干扰神经细胞膜上的 Na^+-K^+-ATP 酶的活性，使复极后膜的离子转运障碍，导致膜电位改变和兴奋性异常；与 K^+ 有竞争作用，以致影响 Na^+、K^+ 在神经细胞膜上的正常分布，从而干扰神经传导活动。

二、假性神经递质学说

1. 假性神经递质的产生　正常食物中蛋白质在肠道中分解成氨基酸，再经肠道细菌的脱羧酶作用形成胺类。其中芳香族氨基酸，如苯丙氨酸和酪氨酸转变为苯乙胺和酪胺，经门静脉输送到肝，经单胺氧化酶作用而被分解清除。肝功能严重障碍或有门-体分流时，胺类即可通过体循环而进入中枢神经系统，在脑细胞非特异性 β-羟化酶作用下被羟化，形成苯乙醇胺和羟苯乙醇胺，其化学结构与真性神经递质去甲肾上腺素和多巴胺相似，但传递信息的生理功能却远较去甲肾上腺素弱，故称假性神经递质。

考点：

假性神经递质的概念。

2. 假性神经递质的作用机制　脑干网状结构中的神经递质的种类较多，其中主要的有去甲肾上腺素和多巴胺等，它们在维持脑干网状结构上行激动系统的唤醒功能中具有重要作用。当这些正常神经递质被假性神经递质所取代时，这一系统的功能将减弱，大脑皮质兴奋性将不能维持而转入抑制状态，出现意识障碍乃至昏迷。

三、氨基酸代谢失衡学说

正常血浆及脑内各种氨基酸的含量有适当的比例。近年来许多研究者发现，肝性脑病发生前与发生过程中，患者血浆内假性神经递质和（或）抑制性神经递质增多。这种增多与血浆氨基酸含量异常变化有关。正常人血浆支链氨基酸/芳香族氨基酸的比值接近 3~3.5，而肝性脑病患者可明显降低，为 0.6~1.2。

1. 血浆氨基酸失衡的原因　肝功能严重障碍时，肝细胞灭活胰岛素和胰高血糖素的功能降低，使两者浓度均增高，但胰高血糖素的增多更明显，使血中的胰岛素/胰高血糖素比值降低，体内分解代谢增强。其中胰高血糖素水平增高，使组织蛋白质分解代谢增强，大量芳香族氨基酸由肝和肌肉释放入血，而功能严重障碍的肝不能将其降解或异生成糖，致使血浆芳香族氨基酸含量增高；血中胰岛素水平升高，增高的胰岛素可促进肌肉摄取和利用支链氨基酸，致使血浆支链氨基酸减少。

2. 血浆氨基酸失衡的后果　正常时，脑神经细胞内的苯丙氨酸在苯丙氨酸羟化酶作用下，生成酪氨酸。酪氨酸在酪氨酸羟化酶作用下，生成多巴。多巴在多巴脱羧酶的作用下，生成多巴胺。多巴胺在多巴胺 β-羟化酶的作用下，生成去甲肾上腺素，这是正常神经递质的生成过程。当血浆中支链氨基酸与芳香族氨基酸的比值下降时，进入脑组织的芳香族氨基酸增多。其中增多的苯丙氨酸可抑制酪氨酸羟化酶的活性，使正常神经递质生成减少。而增多的苯丙氨酸、酪氨酸在脑内经脱羧酶和 β-羟化酶的作用下，分别生成苯乙醇胺和羟苯乙醇胺，使脑内假性神经递质增多。脑内增多的色氨酸在色氨酸羟化酶的作用下，生成 5-羟色胺（5-HT）。5-羟色胺是抑制性神经递质，同时也可作为一种假性神经递质而被肾上腺素能神经元摄取、贮存和释放。氨基酸失衡学说，实际上是对假性神经递质学说的补充和发展。

四、GABA 学说

γ- 氨基丁酸（γ-aminobutyricacid，GABA）是哺乳动物中枢神经系统最主要的抑制性神经递质。通常，脑内的 GABA 贮存在突触前神经元的囊泡内，并无生物活性，只有被释放到突触间隙，才能通过一系列过程发挥生物学效应。血中 GABA 主要来源于肠道，由谷氨酸经肠道细菌脱羧酶催化形成。当肝功能严重障碍时，由于 GABA 分解减少或通过侧支循环绕过肝，使其在血中含量增加，尤其是伴有上消化道出血时，由于血液是细菌形成 GABA 的良好底物，来自肠道的 GABA 更多，使血中 GABA 浓度明显增高。正常情况，GABA 不能通过血脑屏障，但在严重肝病时，血脑屏障通透性增加，血中 GABA 易进入脑，导致中枢神经系统功能抑制，产生肝性脑病。

总之，肝性脑病的发病机制较为复杂，并非单一因素所致。随着研究的深入，越来越明确诸因素间的内在联系及其相互作用，将有利于采取综合性的治疗措施，以提高肝性脑病的治愈率。

考点：

肝性脑病的发病学说。

第三节　影响肝性脑病发生发展的因素

一、高蛋白饮食

摄入过量的蛋白质是诱发肝性脑病的常见原因。尤其是有门-体分流的患者，对肠内蛋白质代谢产物的毒性作用更为敏感。

二、消化道出血

上消化道出血是肝硬化患者最常见的并发症，也是肝性脑病的重要诱因。食管静脉破裂、外伤、手术、产后大出血等，常促使肝性脑病的发生。

三、感染

严重肝疾病若合并肺炎、胆囊炎、胃肠道感染时，使蛋白质分解加强，可导致血浆氨基酸失衡和产氨增多；血脑屏障的通透性增强，使氨和芳香族氨基酸容易进入脑内。

四、其他因素

镇静剂使用不当、大量放腹水、酗酒等，均可诱发肝性脑病。

考点：

肝性脑病的诱发因素。

> **知识链接**
>
> **肝性脑病的预后**
>
> 轻微型肝性脑病，患者常无明显异常，经积极治疗多能好转，重型肝性脑病可由于中枢抑制而危及生命；反复发作或治疗依赖性肝性脑病的预后较差。肝昏迷程度越深，预后越差，死亡率越高，其中Ⅲ期、Ⅳ期肝性脑病的存活率小于30%。

第四节 肝性脑病的防治和护理原则

肝性脑病是严重肝病或门-体分流时复杂代谢紊乱的结果，治疗需在多环节，采取综合性的措施。

一、去除诱因

1. 减少氮负荷　严格控制蛋白质摄入量，减少组织蛋白质的分解，减少氮负荷。
2. 预防上消化道出血　避免粗糙质硬的食物，清除肠道积血等以减少肝性脑病的发生。
3. 防止便秘，减少肠道有毒物质吸收入血。
4. 因肝性脑病患者血脑屏障通透性、脑敏感性增高，因此应慎用止痛、镇静、麻醉等药物。
5. 避免使用大量排钾利尿剂和大量放腹水，注意纠正水、电解质和酸碱平衡紊乱，特别注意纠正碱中毒。

二、降低血氨

1. 口服肠道抗生素以抑制肠道细菌，减少氨的产生。
2. 口服乳果糖等降低肠道pH，减少肠道产氨和有利于氨的排出。
3. 使用降血氨药物，如谷氨酸、精氨酸。

三、恢复神经传导功能

补充正常神经递质，使其与脑内假性神经递质竞争，目前多采用能透过血脑屏障的左旋多巴，其在脑内转化为多巴胺和去甲肾上腺素，从而对抗假性神经递质的作用。

四、恢复血浆氨基酸的平衡

应用含有高支链氨基酸、低芳香族氨基酸及精氨酸的复方氨基酸溶液，有利于恢复血浆氨基酸平衡。

五、肝移植

对于肝硬化、慢性肝衰竭基础上反复发作的肝性脑病，肝移植可能是唯一有效的治疗方法。

六、加强护理

对患者的性格改变和行为异常应予重视并严密观察，协助医师及早诊断、及时处理以控制病情恶化。对四期的昏迷患者，要加强基础护理，特别注意保持呼吸道通畅，防止感染，防止压疮的发生。注意水、电解质的平衡，正确记录出入液量。

思政园地

关爱患者、造福你我

某市某医院消化内科，半个月前收入一位老年患者郭某，该患者因肝硬化并发肝性脑病入院治疗，病情好转后出院。回家后，几天就发病一次。郭某在发病期间，表现为打骂亲戚和朋友、扔东西等，严重时呈现昏迷状态，造成自身和家属的痛苦。经医生仔细询问，才知道原来郭某很喜欢肉类食物，常常背着家人偷偷吃肉，而肉里面的蛋白质恰恰是肝硬化并发肝性脑病的重要诱因。住院期间，在医护人员监管合理饮食与治疗的情况下，病情才得以好转，并出院。

医护人员经常与郭某和家属进行交谈，指导其如何正确饮食，需要注意和避免哪些问题，如何有效控制和缓解肝硬化并发症的发生。这不仅仅是从专业角度为患者和家属提供最有效的预防措施，还让患者和家属了解了更多的相关医疗知识，更从关心、体贴患者的角度，拉近了医患之间的距离，消除了患者的负面情绪，帮助患者和家属以积极乐观的态度战胜病魔，延续生命。

作为医学生，我们要学会如何真心体谅患者、关爱患者，我们应把患者当成自己的亲人去对待，并逐渐增强职业责任感，树立职业道德观；在工作中，我们也要将所学的理论知识真正运用于临床实践中去，为造福患者贡献出自己的力量！

自测题

一、选择题

1. 以下哪个学说是解释肝性脑病发病机制的中心环节
   A. GABA学说　　　　　　　　　　B. 氨基酸失衡学说
   C. 氨中毒学说　　　　　　　　　　D. 假性神经递质学说
   E. 其他神经毒质学说

2. 肝性脑病时血氨增高的主要原因是什么
   A. 上消化道出血，肠道内蛋白质增多　　B. 食物中蛋白质经细菌分解
   C. 尿素经肝肠循环弥散入肠道　　　　　D. 肝鸟氨酸循环障碍，氨清除不足
   E. 蛋白质摄入过高

3. 假性神经递质引起意识障碍的机制是什么
   A. 抑制多巴胺合成　　　　　　　　B. 取代去甲肾上腺素
   C. 抑制去甲肾上腺素合成　　　　　D. 取代乙酰胆碱
   E. 抑制肾上腺素合成

4. 下列哪项不是肝性脑病的常见诱因
   A. 上消化道出血　　B. 酸中毒　　C. 感染
   D. 酗酒　　　　　　E. 高蛋白饮食

5. 肝性脑病患者血中芳香族氨基酸含量增多的影响是什么
   A. 支链氨基酸含量减少　　　　　　B. 生成假性神经递质
   C. 引起酸中毒　　　　　　　　　　D. 对神经细胞膜有抑制作用
   E. 影响ATP生成

二、简答题

1. 简述氨对脑组织的毒性作用是什么。
2. 肝功能不全患者血氨升高的原因是什么？

三、案例分析

患者，男，42岁，右季肋区疼痛1 h入院。患者15年前患乙型病毒性肝炎，经治疗痊愈。一年前，因婚姻问题终日闷闷不乐、郁郁寡欢，大量饮酒，麻痹自己。今晨4时，睡眠中翻身时，右季肋区瞬间疼痛难忍，大汗淋漓，朋友接到电话后于5时将其送入医院，进行治疗。查体：痛苦面容、黄疸，T 36.8 ℃，P 95/min，BP 130/80 mmHg，R 20/min。

辅助检查：心、肺功能正常；肝、胆超声示肝大，肝左叶及肝右叶可见大量大小不等的癌性病灶、腹水；血常规示WBC12.6×10^9/L、血小板150×10^9/L、血红蛋白110 g/L；ALT 180 U/L、AST 230 U/L。诊断：乙肝、肝硬化、原发性肝癌。

两个半月以来，经历两次介入手术治疗，患者出现明显的食欲缺乏、消瘦、乏力，牙龈出血，少量黑便，于3日前，嗜睡，言语不清，烦躁不安，昏迷。持续3天后，病情加重，抢救无效死亡。

请回答：

1. 何为肝性脑病？该患者是否患有肝性脑病？为什么？
2. 肝性脑病分为哪几期？各期特点如何？
3. 关于肝性脑病发病机制的学说主要有哪些？

（潘　琦）

第十九章　泌尿系统疾病

本章思维导图

- 泌尿系统疾病
  - 肾小球肾炎
    - 病因与发病机制
      - 循环免疫复合物沉积
      - 原位免疫复合物沉积
      - 炎症介质参与
    - 基本病理变化
      - 变质性病变
      - 渗出性病变
      - 增生性病变
      - 肾小管肾间质变化
    - 临床病理
      - 急性肾炎综合征
      - 快速进行肾炎综合征
      - 肾病综合征
      - 无症状性血尿或蛋白尿
      - 慢性肾炎综合征
    - 病理类型
      - 急性弥漫性增生性肾小球肾炎
      - 快速进行性肾小球肾炎
      - 膜性肾小球病
      - 膜增生性肾小球肾炎
      - 系膜增生性肾小球肾炎
      - 局灶性节段性肾小球硬化
      - 微小病变性肾小球病
      - IgA肾病
      - 慢性肾小球肾炎
  - 肾盂肾炎
    - 病因及发病机制
      - 上行性感染
      - 下行性感染
    - 类型及病理变化
      - 急性肾盂肾炎
      - 慢性肾盂肾炎
  - 泌尿系统常见恶性肿瘤
    - 肾细胞癌
      - 肾透明细胞癌
      - 乳头状肾细胞癌
      - 嫌色性肾细胞癌
    - 尿路与膀胱上皮肿瘤

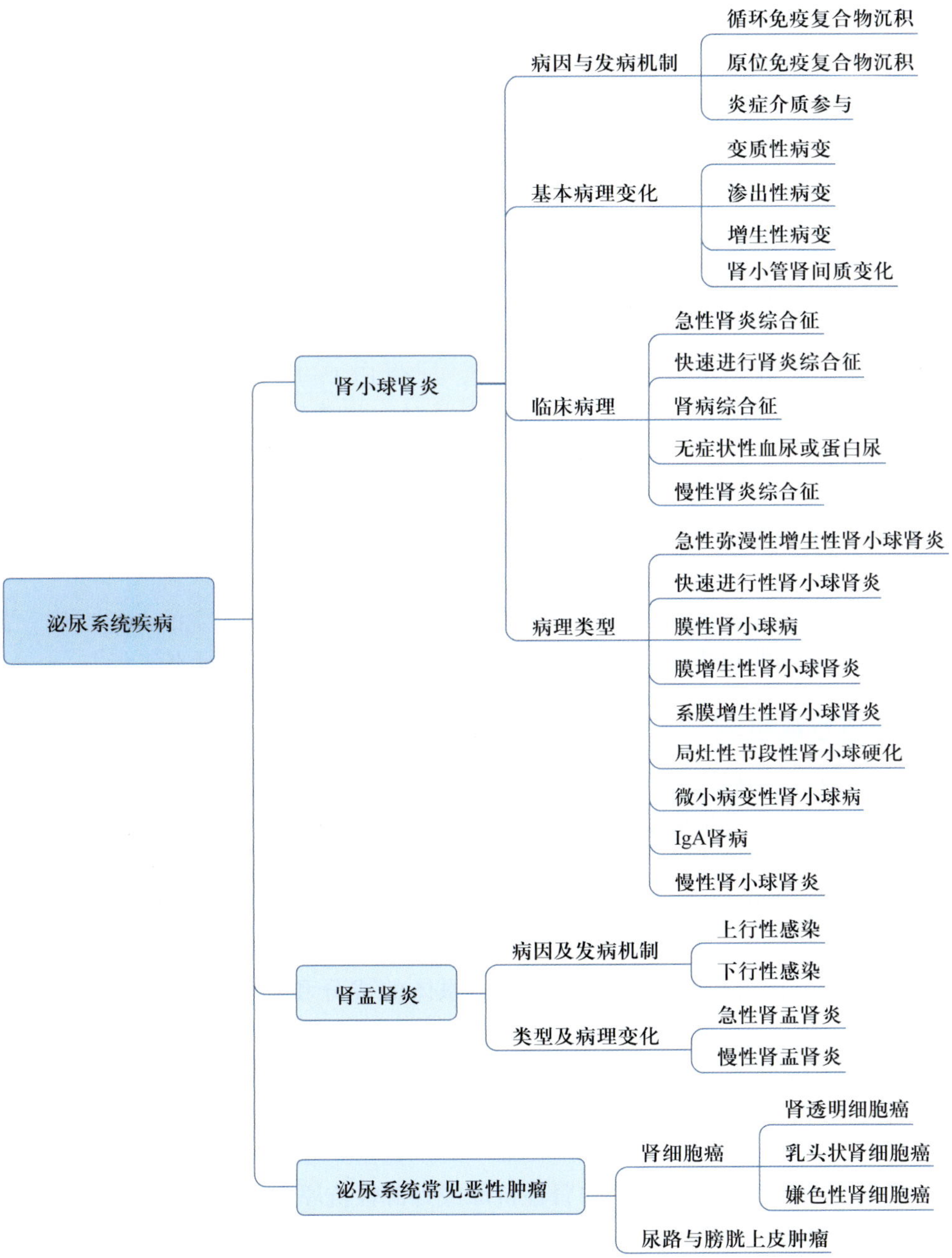

泌尿系统包括肾、输尿管、膀胱和尿道等器官，肾是其中最重要的脏器，其病变可累及肾小球、肾小管、肾间质和血管等，各种原因引起的肾慢性病变最终均可能引起慢性肾衰竭。本章主要介绍肾小球肾炎、肾盂肾炎及肾和膀胱的常见肿瘤。

学习目标

1. 熟记肾小球肾炎、肾盂肾炎的概念、病理变化、临床病理联系。
2. 归纳肾小球肾炎的常见类型，肾盂肾炎的感染途径。
3. 说出肾小球肾炎、肾盂肾炎的病因、发病机制及结局，肾细胞癌和膀胱上皮细胞癌的病变特点。
4. 能够运用所学知识，解释和判断常见泌尿系统疾病的临床表现及合并症，培养对常见泌尿系统疾病病变特点的临床思维，并应用于临床工作及提高护患沟通水平。

第一节　肾小球肾炎

导入案例 19-1

患儿，女，9 岁，因双眼睑水肿、尿少、血尿 2 天入院。2 周前曾有发热，咽痛，扁桃体肿大。5 天前发现尿颜色较深，呈洗肉水样；尿量减少，为每天 150～200 ml。体格检查：双眼睑水肿，咽红肿，心肺（－），血压 146/89 mmHg。

实验室检查：尿常规示尿红细胞满视野，尿蛋白（+++），白细胞 5～8/HP，尿素氮 11.4 mmol/L，血肌酐 170 μmol/L。B 超检查：双肾对称性增大。

问题：
1. 描述患者肾最有可能的病理变化。
2. 根据病理变化解释患者出现一系列临床表现的原因。

肾小球肾炎（glomerulonephritis，GN）是以肾小球损伤和病变为主的一组疾病。肾小球肾炎可分为原发性、继发性和遗传性疾病。本节主要讨论原发性肾小球肾炎。

一、病因与发病机制

原发性肾小球疾病的病因和发病机制尚未完全明确，但大部分原发性以及许多继发性肾小球肾炎的肾小球损伤和病变是抗原抗体反应引起的免疫性疾病。

引起肾小球肾炎的抗原很多，根据其来源分为内源性和外源性两大类。内源性抗原包括肾小球性抗原（肾小球基膜抗原、足细胞、内皮细胞和系膜细胞的细胞膜抗原等）和非肾小球性抗原（DNA、核抗原、免疫球蛋白、肿瘤抗原和甲状腺球蛋白等）；外源性抗原包括细菌、病毒、寄生虫、真菌和螺旋体等生物性病原体的成分和药物、外源性凝集素、异种血清等。

抗原抗体反应引起的肾小球损伤主要有循环免疫复合物沉积和肾小球原位免疫复合物沉积引起肾小球病变两种机制。抗原－抗体免疫复合物形成后，需多种炎症介质参与才能引起肾小球损伤。

1. 循环免疫复合物沉积　内源性非肾性抗原或外源性抗原和相应抗体在血液循环中结合形成免疫复合物，随血液流经肾，沉积于肾小球，并常与补体结合，引起肾小球病变。

各种循环免疫复合物能否在肾小球内沉积并引起肾小球损伤，取决于免疫复合物的大小和携带的电荷这两个最重要的因素。大分子免疫复合物易被血液中吞噬细胞清除,小分子免疫复合物易通过肾小球滤过膜,均不易在肾小球内沉积,只有中分子免疫复合物易沉积在肾小球内。含阳离子的免疫复合物可穿过基膜,易沉积于上皮下;含阴离子的免疫复合物不易通过基膜,常沉积于内皮下;电荷中性的免疫复合物易沉积于系膜区。

2. **肾小球原位免疫复合物的形成**　抗体与肾小球内固有的或植入肾小球的抗原发生反应,形成原位免疫复合物,引起肾小球损伤。基底膜在感染或某些因素的作用下,结构发生改变产生自身抗原;或者细菌、病毒或其他物质与基底膜有相同的抗原性而引起交叉反应,引起肾小球的损伤。内源性和外源性非肾小球抗原进入肾小球内可与肾小球内的某种成分结合,形成植入性抗原,抗体与植入性抗原在肾小球内原位结合形成免疫复合物,引起肾小球肾炎。

不同类型的肾小球肾炎免疫复合物沉积和形成的部位不同,免疫复合物可分别沉积在内皮细胞下(基底膜与内皮细胞之间)、基底膜内、上皮细胞下(基底膜与足突细胞之间)或系膜区内。电子显微镜下见肾小球内有电子致密物沉积,免疫荧光法可证实免疫复合物为免疫球蛋白和补体,用免疫荧光法检查可见免疫复合物在肾小球内不同部位呈颗粒状荧光或线形荧光。

3. **肾小球肾炎中炎症介质的参与**　无论是肾小球原位免疫复合物形成还是循环免疫复合物沉积,引起肾小球损伤的主要机制是通过激活各种炎症介质实现的,其中补体起着重要作用。补体激活后产生 C5a 等趋化因子,引起中性粒细胞在肾小球内浸润,并释放蛋白酶使肾小球基膜降解,释放氧自由基引起细胞损伤,释放花生四烯酸代谢产物使肾小球滤过率降低;补体 C5~C9 构成的膜攻击复合物可引起上皮细胞剥脱、使细胞化基质合成过度、肾小球基膜增厚。单核细胞和巨噬细胞、血小板、肾小球固有细胞也可释放的介质引起肾小球病变,加剧肾小球损伤。另外抗肾小球细胞抗体可直接与肾小球细胞的抗原成分反应,通过抗体依赖的细胞毒反应等机制诱发病变。抗系膜细胞抗原的抗体造成系膜溶解,并使系膜细胞增生;抗内皮细胞抗原的抗体引起内皮细胞损伤和血栓形成;抗脏层上皮细胞糖蛋白抗体引起的损伤可导致蛋白尿。

二、基本病理变化

肾小球肾炎是以增生为主的超敏反应性炎症性疾病。

(一)变质性病变

由于各种蛋白水解酶和细胞因子的作用,肾小球的基底膜通透性增加,肾小球固有细胞变性,毛细血管壁发生纤维素样坏死,常伴微血栓形成和红细胞漏出。肾小球的硬化性病变最终可发生玻璃样变性。

(二)渗出性病变

肾小球肾炎主要表现为中性粒细胞和单核细胞等炎细胞渗出,血浆蛋白和纤维素也可渗出。渗出物可浸润于肾小球和肾间质内,也可渗入球囊腔随尿排出。

(三)增生性病变

肾小球内细胞数目的增多是肾小球肾炎的特征之一,细胞增生性病变主要指肾小球固有细胞数目增多,内皮细胞和系膜细胞增生,可使毛细血管腔受压狭窄或闭塞。肾小囊壁层上皮细胞增生,可形成新月体。系膜基质增生、基底膜增厚、毛细血管塌陷和闭塞,进而发生肾小球纤维化和玻璃样变性。

(四)肾小管和肾间质的改变

由于肾小球血流和滤过性状的改变,肾小管上皮细胞常发生变性,管腔内可出现蛋白质、细胞或细胞碎片浓集形成管型。肾间质可充血、水肿和炎细胞浸润。肾小球发生玻璃样变性和硬化时相应肾小管萎缩或消失，间质发生纤维化。

三、临床与病理联系

少尿或无尿因肾小球细胞增生肥大及数量增多或新月体形成使肾小球毛细血管受压、滤过率下降引起；多尿、夜尿因大量肾单位结构破坏，肾小管结构受累、重吸收功能下降所致，尿浓缩功能降低可形成低比重尿；肾小球毛细血管壁的损伤，血浆蛋白滤过增加，形成大量蛋白尿；长期大量蛋白尿使血浆蛋白含量减少，形成低白蛋白血症；水肿的主要原因是低白蛋白血症引起肾小球滤过减少，钠、水潴留与超敏反应引起的毛细血管通透性增高可使水肿加重；高脂血症可能与低白蛋白血症时刺激肝脂蛋白合成有关，还可能与血液循环中脂质颗粒运送障碍和外周脂蛋白的分解障碍有关；高血压与钠水潴留和因肾小球与细小动脉硬化加重肾缺血使肾素分泌增多有关；贫血主要由于肾组织破坏，促红细胞生成素分泌减少或体内代谢产物堆积对骨髓造血功能的抑制作用引起；肾小球病变可使肾小球滤过率下降、大量肾单位受损使代谢产物不能及时排出，水、电解质和酸碱平衡失调等，导致血尿素氮和血浆肌酐水平增高，形成氮质血症；急性和慢性肾衰竭晚期，出现一系列自体中毒的症状和体征而形成尿毒症。

常见的临床表现可归纳为以下类型。

1. 急性肾炎综合征（acute nephritic syndrome） 起病急，明显血尿，轻、中度蛋白尿，水肿，高血压，严重者可出现氮质血症。多见于急性弥漫性增生性肾小球肾炎。

2. 快速进行性肾炎综合征（rapidly progressive nephritic syndrome） 起病急，进展快，出现水肿、血尿和蛋白尿后，迅速发展为少尿甚至无尿，伴氮质血症，并发生急性肾衰竭。多见于新月体性（快速进行性）肾小球肾炎。

3. 肾病综合征（nephrotic syndrome） 主要表现为大量蛋白尿、严重水肿、低蛋白血症及高脂血症，尿中蛋白含量达到或超过 3.5 g/d，多种类型的肾小球肾炎均可出现肾病综合征。

4. 无症状性血尿或蛋白尿（asymptomatic hematuria or proteinuria） 表现为持续或复发性肉眼或镜下血尿，或轻度蛋白尿，也可两者同时发生，主要见于 IgA 肾病。

5. 慢性肾炎综合征（chronic nephritic syndrome） 慢性肾炎综合征一般为各型肾小球肾炎终末阶段的表现，主要表现为多尿、夜尿、低比重尿，高血压、贫血、氮质血症和尿毒症。

四、肾小球肾炎的常见病理类型

主要根据病变肾小球的分布特点和肾小球内增生细胞的种类和分布特点来对肾小球疾病分类，较为常见的肾小球肾炎类型为：①急性弥漫性增生性肾小球肾炎；②快速进行性肾小球肾炎；③膜性肾小球病；④膜性增生性肾小球肾炎；⑤系膜增生性肾小球肾炎；⑥局灶性节段性肾小球硬化；⑦微小病变性肾小球肾炎；⑧IgA 肾病；⑨慢性肾小球肾炎。

（一）急性弥漫性增生性肾小球肾炎

急性弥漫性增生性肾小球肾炎（acute diffuse proliferative glomerulonephritis）又称毛细血管内增生性肾小球肾炎，以毛细血管丛的内皮细胞及系膜细胞增生为特征，伴中性粒细胞和巨噬细胞浸润。其发病与细菌或病毒感染尤其是 A 组乙型溶血性链球菌的感染有关，所以又称感染后肾小球肾炎或链球菌感染后肾小球肾炎。多见于儿童，起病急，预后好；成人也可发生，但病变一般比儿童严重。

1. 病理变化 肉眼观：双侧肾轻度或中度肿大，充血、被膜紧张，表面光滑，故称大红肾（图 19-1）。如果肾小球毛细血管破裂、出血，肾表面和切面均可见散在的小出血点，呈现蚤咬状，又称蚤咬肾。切面见肾皮质增厚。

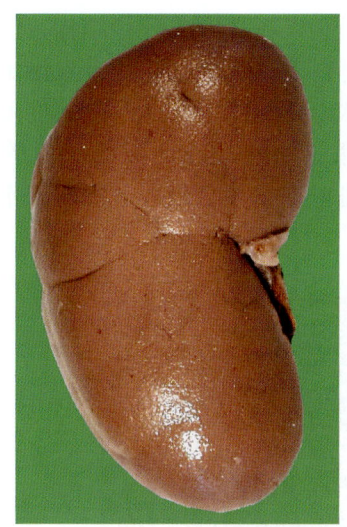
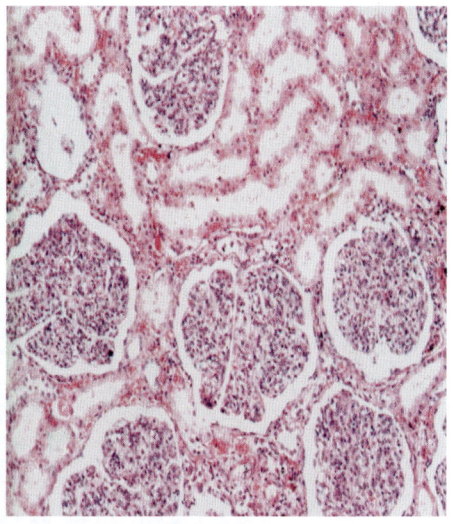

图 19-1　急性弥漫性增生性肾小球肾炎

左图为肉眼观：肾小球肾炎（大红肾）；右图为光镜观：肾小球内细胞数量明显增多，毛细血管腔狭窄（HE 染色，高倍镜）

光镜观：病变为弥漫性，两侧肾同时受累，肾小球体积增大（图 19-1），内皮细胞和系膜细胞增生，内皮细胞肿胀，可见中性粒细胞及单核细胞浸润。毛细血管腔狭窄或闭塞，肾小球血量减少。病变严重时，毛细血管壁可发生纤维素样坏死，导致血管袢破裂、出血，可伴血栓形成。近曲肾小管上皮细胞变性，管腔内含有蛋白管型、红细胞或白细胞管型及颗粒管型。肾间质常有不同程度的充血、水肿和少量炎细胞浸润。

电镜可见肾小球基底膜和脏层上皮细胞间有致密物沉积，也可位于内皮细胞下、基膜内或系膜区，呈驼峰状。免疫荧光检查，在肾小球内有免疫球蛋白和补体沉积（主要为 IgG、IgM 和 C3），呈颗粒状荧光。

2. 病理临床联系　临床主要表现为急性肾炎综合征，常于咽部等处感染后 10 天左右出现发热、少尿和血尿等症状。血尿常见，多数患者表现为镜下血尿；可有各种管型尿、轻度蛋白尿；患者常出现水肿和轻到中度高血压。成人症状不典型，可出现高血压和水肿，常伴血尿素氮增高。

 考点：

急性弥漫性增生性肾小球肾炎的病理变化与临床病理联系。

（二）快速进行性肾小球肾炎

快速进行性肾小球肾炎（rapidly progressive glomerulonephritis，RPGN）起病急骤，病变严重，进展迅速，又称急进性肾小球肾炎，以肾小球壁层上皮细胞增生形成新月体为主要病变特点，故又称新月体性肾小球肾炎。临床上，大多见于青年人和中年人，如不及时治疗，患者常在数周至数月内发生肾衰竭，死于尿毒症。

1. 病理变化　肉眼观：可见双侧肾对称性体积增大，颜色苍白，有时可见散在的点状出血，切面见肾皮质增厚。

光镜观：病变肾小球毛细血管袢严重损伤，毛细血管壁破裂，血液流入肾小囊腔并凝固，导致壁层上皮细胞增生和渗出的单核细胞形成具有特征性的新月体，可有中性粒细胞和淋巴细胞浸润，这些成分附着于球囊壁层，在毛细血管周围形成新月形或环状结构，使肾小球球囊腔变窄或闭塞，并压迫毛细血管丛。新月体细胞成分间有较多纤维素，纤维素渗出是刺激新月体形成的主要因素。早期的新月体以细胞成分为主，称为细胞性新月体；随病变发展纤维成分逐渐增多，称为纤维-细胞性新月体；最终成为纤维性新月体（图19-2）。肾小管上皮细胞因蛋白吸收导致细胞内发生玻璃样变，部分肾小管上皮细胞萎缩甚至消失。肾间质水肿，炎细胞浸润，后期纤维化。

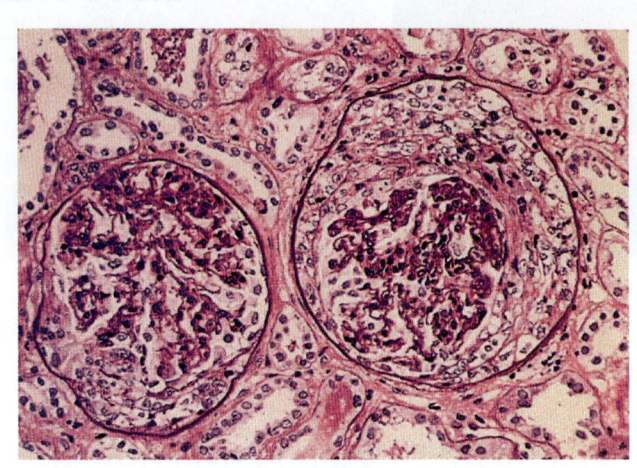

图19-2 新月体性肾小球肾炎（HE染色，高倍镜）
肾小球壁层上皮细胞增生呈新月状

大部分急进性肾炎由免疫机制引起，分为三个类型，各型免疫荧光检查有所不同：Ⅰ型为抗肾小球基膜抗体引起的肾炎，免疫荧光检查显示特征性的线性荧光，主要为IgG沉积，部分有C3沉积；Ⅱ型为免疫复合物性肾炎，我国较常见，免疫荧光检查显示颗粒状荧光；Ⅲ型为免疫反应缺乏型肾炎，免疫荧光和电镜检查均为阴性。

电子显微镜检查见新月体形成，肾小球基膜缺损和断裂，Ⅱ型病例出现电子致密沉积物。

2. **病理临床联系** 临床表现为急进性肾炎综合征，由蛋白尿、血尿等症状迅速发展为少尿和无尿，如不及时治疗，常在数周至数月内死于急性肾衰竭。一些Ⅰ型患者的抗肾小球基膜抗体与肺泡基膜发生交叉反应，引起肺出血，伴有血尿、蛋白尿和高血压等肾炎症状，常发展为肾衰竭。此类病变称为肺出血肾炎综合征。

（三）膜性肾小球病

膜性肾小球病（membranous glomerulopathy）是导致成人肾病综合征的最常见原因。由于本病早期光镜下炎性改变不明显，故称为膜性肾病。病变特征是肾小球毛细血管壁弥漫性增厚，肾小球基膜上皮细胞侧出现含免疫球蛋白的电子致密沉积物。膜性肾小球病为慢性免疫复合物介导的疾病，约85%的患者，属原发性膜性肾小球病，其余病例属继发性膜性肾小球病，为系统性疾病的组成部分。本病通常发生于成年人。

1. **病理变化** 肉眼观：双肾肿大，色苍白，称"大白肾"。光镜观早期肾小球基本正常，之后出现肾小球毛细血管壁弥漫性增厚（图19-3）。电镜下显示上皮细胞肿胀，足突消失，基膜与上皮之间出现电子致密沉积物，可逐渐使基底膜增厚，沉积物之间基膜样物质形成钉状突起，部分沉积物溶解，呈虫蚀状。免疫荧光检查显示免疫球蛋白和补体沉积，表现为典型的颗粒状荧光。增厚的基膜使毛细血管腔缩小，最后造成肾小球硬化。近曲小管上皮细胞内常含蛋白小滴，间质有炎细胞浸润。

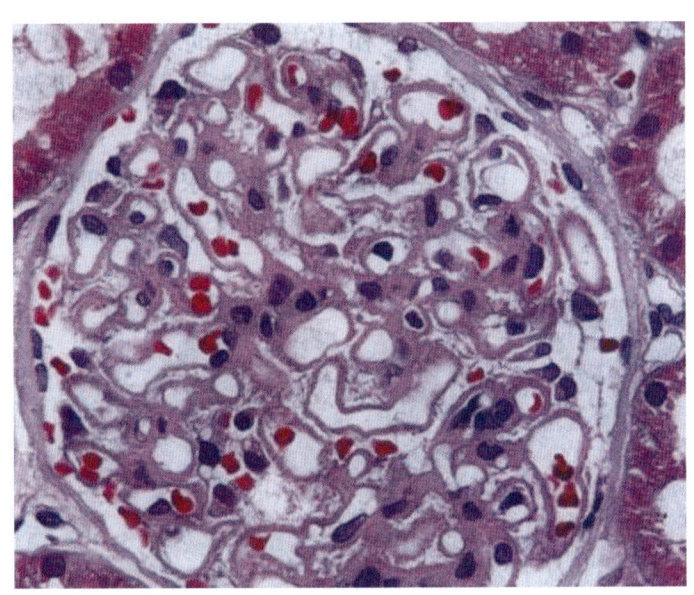

图19-3 膜性肾小球肾病（HE染色，高倍镜）

2. 临床病理联系 本病主要表现为肾病综合征。部分患者伴有血尿或轻度高血压。肾活检时见有肾小球硬化提示预后不佳。

（四）膜增生性肾小球肾炎

膜增生性肾小球肾炎（membranoproliferative glomerulonephritis，MPGN）的病变特点是肾小球基底膜增厚、肾小球细胞增生和系膜基质增多。因系膜细胞明显增生，又称系膜毛细血管性肾小球肾炎。其分为两型：Ⅰ型多见，约占原发性膜增生性肾小球肾炎的2/3，通常由循环免疫复合物沉积引起，并有补体参与。Ⅱ型少见，常出现补体替代途径的异常激活，血清C3水平明显降低。光镜下两型病变相似。

1. 病理变化 镜下观，肾小球体积增大，系膜细胞和内皮细胞数量增多，可有白细胞浸润，弥漫性系膜细胞和系膜基质重度增生，沿内皮细胞和基底膜之间插入，使毛细血管基底膜增厚，六胺银或PASM染色时基底膜呈双线或双轨状改变，由于系膜细胞和系膜基质重度增生，系膜区域扩大导致肾小球呈明显的分叶状。

电镜下，肾小球内见电子致密物，Ⅰ型电子致密物沉积于内皮细胞下和系膜区域；Ⅱ型，大量块状电子致密物沿基底膜致密层呈带状分布。免疫荧光检查显示C3沉积，通常无IgG、C1q和C4出现。

2. 临床病理联系 本病多发生于儿童和青年，多数患者表现为肾病综合征，常伴血尿，也可仅表现为蛋白尿。病变呈慢性进行性，预后较差。

（五）系膜增生性肾小球肾炎

系膜增生性肾小球肾炎（mesangial proliferative glomerulonephritis）在我国较为常见，以弥漫性系膜细胞增生和系膜基质增多为病理特征。病因与发病机制尚不明确，可能存在多种致病途径。

1. 病理变化 光镜观特征为弥漫性系膜细胞增生和系膜基质增多。电镜下可见系膜区等处有电子致密物沉积。免疫荧光检查，我国患者最常见的是IgG和C3沉积，其他国家多表现为IgM和C3沉积，又称IgM肾病。

2. 临床病理联系 本病多见于男性青少年。起病前常有上呼吸道感染等前驱症状。临床表现具有多样性，可表现为肾病综合征，也可表现为无症状蛋白尿和（或）血尿。

（六）局灶性节段性肾小球硬化

局灶性节段性肾小球硬化（focal segmental glomerulosclerosis，FSG）以部分肾小球的部分小叶发生硬化为病变特点。病因和发病机制尚未阐明，本病主要由脏层上皮细胞的损伤和改变引起，可能与导致通透性增高的循环因子有关。

1. **病理变化**　光镜观肾小球病变局灶性分布，部分毛细血管袢内系膜基质增多，基膜塌陷，甚至管腔闭塞。随病情进展，病变终累及整个肾小球使其硬化，受累肾小球增多，并伴肾小管萎缩和间质纤维化。电镜下示弥漫性脏层上皮细胞足突消失，部分上皮细胞从肾小球基膜剥脱。免疫荧光检示 IgM 和 C3 沉积。

2. **临床病理联系**　临床表现主要为肾病综合征。出现血尿、肾小球滤过率降低和高血压的比例较高，蛋白尿多为非选择性，皮质类固醇治疗效果不佳。多进展为慢性肾小球肾炎。小儿预后较好。

（七）微小病变性肾小球病

微小病变性肾小球病（minimal change glomerulopathy）是引起儿童肾病综合征最常见的原因，以弥漫性肾小球脏层上皮细胞足突消失为特征。光镜下肾小球基本正常，肾小管上皮细胞内有大量脂质沉积，故又称为脂性肾病。肾小球内无免疫复合物沉积，但很多证据表明本病与免疫机制有关。

1. **病理变化**　肉眼观，双肾肿胀，呈苍白色，切面皮质可见黄白色条纹。光镜观肾小球基本正常，近曲小管上皮细胞内出现大量脂质和蛋白小滴。电镜下以弥漫性足细胞足突消失为主要改变，基底膜形态正常，无沉积物。免疫荧光检查无免疫球蛋白或补体沉积。

2. **临床表现**　患者多见于儿童，表现为肾病综合征，可发生于呼吸道感染或免疫接种之后。皮质类固醇治疗对 90% 以上的儿童患者有明显疗效。

（八）IgA 肾病

IgA 肾病（IgA nephropathy）以免疫荧光显示系膜区有 IgA 沉积为特点，临床常见反复发作的镜下或肉眼血尿。本病在全球范围内可能是最常见的肾炎类型。IgA 肾病有原发、继发性，分 IgA_1 和 IgA_2 两种亚型，只有 IgA_1 可导致肾内免疫复合物沉积于系膜区，并激活补体替代途径，引起肾小球损伤。

1. **病理变化**　光镜观常见系膜增生性病变，也可见局灶性节段性增生或硬化。免疫荧光以系膜区有 IgA 的沉积为特征，常伴有 C3 和备解素，也可见少量 IgG 和 IgM，通常无补体早期成分。电镜检查示系膜区有电子致密沉积物。

2. **临床病理联系**　儿童和青年多发。常于上呼吸道感染后发生，少数于胃肠道或尿路感染后发生。可表现为急性肾炎综合征，预后差异大，许多患者肾功能可长期维持正常，发病年龄大、出现大量蛋白尿、高血压或肾活检时发现血管硬化或新月体形成者预后较差。

（九）慢性肾小球肾炎

慢性肾小球肾炎（chronic glomerulonephritis）是各型肾小球肾炎发展的终末阶段。病变特点是多数肾小球纤维化及玻璃样变性等硬化性病变，又称慢性硬化性肾小球肾炎，多见于成人，是引起慢性肾衰竭的最常见病理类型。

1. **病理变化**　肉眼观：两侧肾对称性固缩，质地变硬，表面呈较均匀的细颗粒状，称为继发性颗粒性固缩肾。切面见肾皮质变薄，皮、髓质分界不清，肾盂周围脂肪组织增多。

光镜观：大量肾小球玻璃样变和硬化，相应肾小管萎缩、消失；间质的纤维组织增生、收缩，使病变的肾小球相互集中；残存的相对正常的肾小球代偿性肥大，肾小管扩张，腔内可出现各种管型；肾间质内有淋巴细胞、浆细胞浸润（图 19-4）。

2. **临床病理联系**　早期临床表现有原类型肾炎的特点，部分患者起病隐匿，晚期主要表现

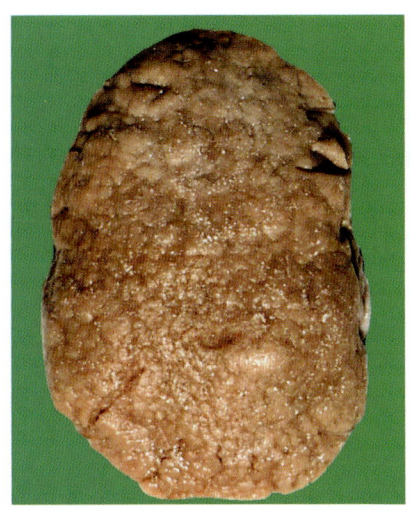
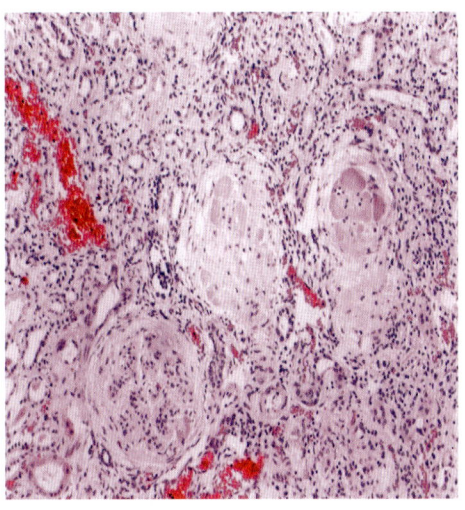

图 19-4 慢性肾小球肾炎（左图为肉眼观；右图为 HE 染色，高倍镜）

为慢性肾炎综合征。预后均很差，患者最终多因尿毒症或由高血压引起的心力衰竭或脑出血而死亡。

考点：

慢性肾小球肾炎的病理变化与临床病理联系。

肾小球疾病的病理诊断和鉴别诊断必须结合病史、临床表现、实验室检查和病理学检查进行全面分析。表 19-1 总结了常见原发性肾小球疾病的特点。

表 19-1 常见肾小球肾炎的主要特点

项目	急性弥漫性增生性肾小球肾炎	新月体性肾小球肾炎	膜性肾小球病	慢性肾小球肾炎
起病	急	更急	隐匿	慢
年龄	儿童多见	成人多见	成人多见	成人多见
病理特征	大红肾蚤咬肾 内皮 C 系膜 C↑	苍白肾 上皮 C↑ 新月体形成	大白肾 基底膜弥漫↑ 钉状突起	继发性颗粒性固缩肾 肾小球纤维化\玻璃样变\硬化； 残存肾单位代偿
临床表现	急性肾炎综合征	快速进行性肾炎综合征	肾病综合征	慢性肾炎综合征
预后	好	差，死于尿毒症	肾衰	差，肾衰

第二节 肾盂肾炎

导入案例 19-2

患者，女，38 岁，尿频、尿急、尿痛 3 天，伴腰痛 1 天入院。发热，寒战，体温 38.7℃，双肾叩击痛。实验室检查：尿白细胞（+++），蛋白（-），RBC（++），脓细胞（+++），尿培养大肠杆菌生长。

问题：
1. 描述患者最有可能的感染方式与疾病诊断。
2. 描述患者肾的最有可能的病理变化。根据病理变化解释患者出现的一系列临床表现。

肾盂肾炎（pyelonephritis）是由细菌感染引起的，以肾盂、肾间质和肾小管化脓性炎为特征的疾病，是肾最常见的感染性疾病。可发生于任何年龄，多见于女性。临床表现主要有发热、腰部酸痛、菌尿和脓尿以及膀胱刺激征等。

一、病因及发病机制

肾盂肾炎是细菌直接感染引起的，感染途径主要有以下两种。

1. 上行性感染 是最主要的感染途径，由病原菌从尿道或膀胱通过输尿管管腔或输尿管周围淋巴管上行到肾盂、肾盏及肾间质而引起，病变累及单侧或双侧肾。主要的致病菌是大肠杆菌，上行感染起始于细菌在尿道末端或女性阴道口黏膜附着和生长，多见于女性，与其尿道短而宽、尿道口距肛门和阴道较近等易受细菌污染，以及妊娠子宫压迫输尿管引起不完全梗阻等因素有关。

医源性因素，如插导尿管、膀胱镜检查和逆行肾盂造影等操作使细菌得以从尿道进入膀胱，引起膀胱炎。留置导尿管引起感染的可能性更大。引起肾盂肾炎的另一因素是肾内反流，尿液通过肾乳头的乳头孔进入肾实质。

2. 下行性感染 病原菌从体内某感染灶侵入血流，并随血流到达肾组织，在肾小球或肾小管周围毛细血管内停留引起炎症。病原菌以金黄色葡萄球菌多见，病变常累及双侧肾。

二、类型及病理变化

肾盂肾炎根据临床表现和病理变化一般分为急性和慢性两种。

（一）急性肾盂肾炎

急性肾盂肾炎（acute pyelonephritis）是肾盂、肾间质和肾小管的化脓性炎症。

1. 病理变化 肉眼观：病变肾肿大、充血，表面散在多数大小不等的黄白色脓肿灶，切面髓质内可见黄色条纹向皮质伸展，或融合形成脓肿。肾盂黏膜充血、水肿，表面可见脓性渗出物及散在小出血点（图19-5）。

光镜观：肾间质内有大量中性粒细胞浸润，并形成多数大小不等的脓肿，脓肿破坏肾小管可使其管腔内充满脓细胞和细菌。上行性感染引起的病变首先累及肾盂，肾盂黏膜充血、水肿，大量中性粒细胞浸润，病变严重时可破坏肾小球。下行性感染引起的肾盂肾炎常先累及肾皮质，病变发生于肾小球及其周围的间质，逐渐向肾盂蔓延。

2. 并发症 ①肾乳头坏死：肾乳头因缺血和化脓发生凝固性坏死，周围有充血和中性粒细胞浸润。②肾盂积脓：严重尿路阻塞，特别是高位尿路阻塞时，脓性渗出物不能排出，淤积于肾盂和肾盏内，形成肾盂积脓。③肾周脓肿：肾内化脓性穿破肾被膜，引起肾周组织形成脓肿。

3. 临床病理联系 起病急，患者主要临床表现有发热、寒战和白细胞增多等症状，常有腰部酸痛和肾区叩痛，伴尿频、尿急和尿痛等膀胱和尿道的刺激症状。尿检查见脓尿、蛋白尿、管型尿和菌尿，也可见血尿。白细胞管型对于诊断意义较大。肾小球通常较少受累。大多数患者经抗生素治疗后症状于数天内消失，但尿中细菌可持续存在，病情常复发。

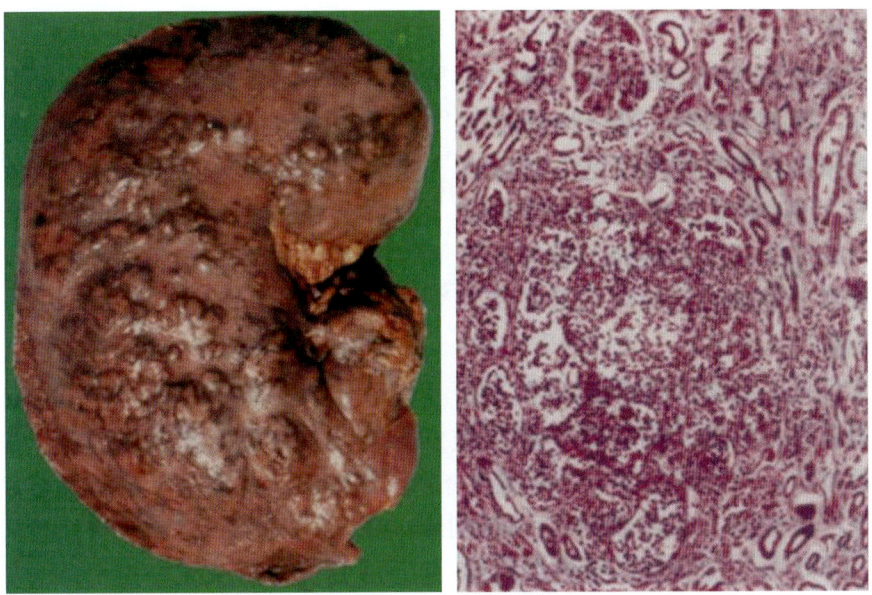

图 19-5 急性肾盂肾炎（左为肉眼观，右为光镜观）

> **考点：**
> 肾盂肾炎的感染途径及急性肾盂肾炎的病理变化。

（二）慢性肾盂肾炎

慢性肾盂肾炎（chronic pyelonephritis）由急性肾盂肾炎反复发作转变而来，以慢性间质性炎症、纤维化和瘢痕形成为特征，常伴有肾盂和肾盏的纤维化和变形，是慢性肾衰竭的常见原因之一。

1. 病理变化 肉眼观：病变以一侧或双侧肾体积缩小，出现不规则的瘢痕为特征。两侧肾不对称。切面可见皮质、髓质界线模糊，肾乳头萎缩。肾盂、肾盏因瘢痕收缩变形，肾盂黏膜增厚、粗糙。

光镜观：肾间质和肾小管最为严重，呈不规则灶状分布。肾间质弥漫性或多灶性纤维组织增生，大量慢性炎细胞浸润，偶见中性粒细胞；部分区域肾小管萎缩、坏死，由纤维组织替代；部分区域肾小管扩张，腔内有均质红染的胶样管型（图 19-6）。早期肾小球尚完好，由于间质的慢性炎症，肾小囊或肾小囊周围组织纤维化，后期部分肾小球发生玻璃样变和纤维化。

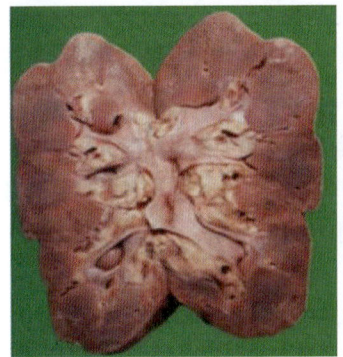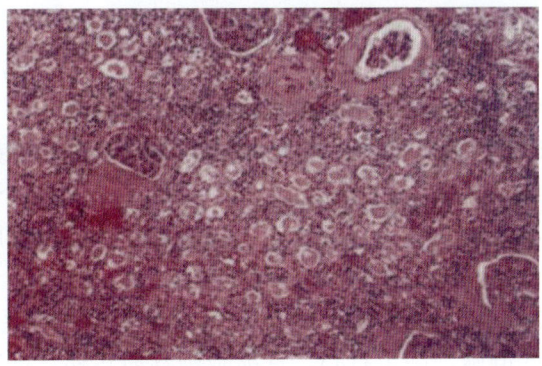

图 19-6 慢性肾盂肾炎（左为肉眼观，右为光镜观）

2. 临床病理联系 慢性肾盂肾炎由于肾小管损伤较重，肾小管浓缩功能降低，患者可有多尿和夜尿；体内电解质因多尿而丢失过多，患者可有低钠血症、低钾血症和代谢性酸中毒；肾组织纤维化和小血管硬化致局部缺血，肾素分泌增加，引起高血压。晚期肾组织破坏严重，可见氮质血症以及尿毒症；患者在急性发作时可出现与急性肾盂肾炎相似的临床表现。肾盂造影可见肾盂、肾盏因瘢痕收缩而变形，有助于临床诊断。

第三节　泌尿系统常见恶性肿瘤

一、肾细胞癌

肾细胞癌（renal cell carcinoma）是成人原发肾肿瘤中最常见的类型，多发生于40岁以后，男性多于女性。流行病学调查显示，吸烟是肾细胞癌最重要的危险因素，吸烟者发生率是非吸烟者的两倍；其他危险因素包括肥胖（特别是女性）、高血压、接触石棉或石油产品和重金属等。

1. 病理变化 肿瘤多为单发，少数为双侧多灶性，多见于肾的两极，尤以上极为多见。肉眼观肿瘤常为单个圆形肿物，直径3～15 cm，可有假包膜形成，似与周围组织分界清楚。切面多为实性，少数为囊性，淡黄色或灰白色，伴灶状出血、坏死、软化或钙化等改变，表现为红、黄、灰、白等多彩的特征。肿瘤界线清楚，可有假包膜形成。肿瘤较大时常伴有出血和囊性变。

光镜下，肾细胞癌主要分三个组织学类型，①肾透明细胞癌：最为常见，占肾细胞癌70%～80%。癌细胞呈圆形或多角形，胞质透明或颗粒状，间质具有丰富的毛细血管和血窦（图19-7）。散发和遗传性病例均有染色体3 p的缺失，缺失区域含有*VHL*基因。②乳头状肾细胞癌：占肾细胞癌10%～15%。癌细胞为正方形或矮柱状，呈现乳头状排列。③嫌色性肾细胞癌：占肾细胞癌的5%。癌细胞胞膜清晰可见，核周常见空晕，排列成实性片状。

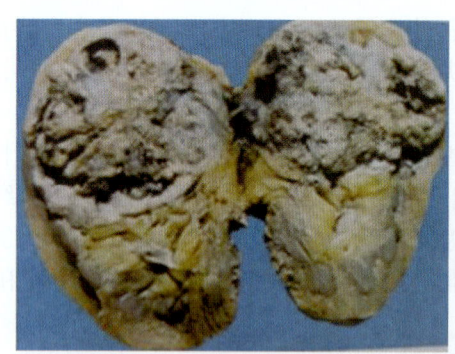
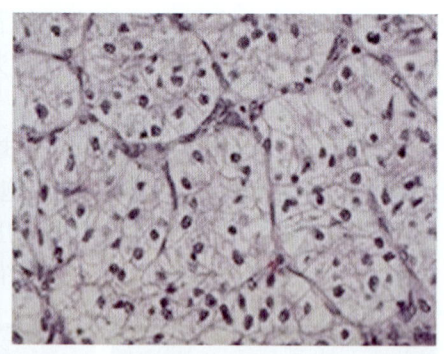

图19-7　肾细胞癌（左为肉眼观，右为光镜观）

2. 临床病理联系 早期症状不明显，可仅表现为镜下血尿，间歇无痛性血尿是其主要症状，早期腰痛、肾区肿块和血尿为具有诊断意义的三个典型症状，发现时肿瘤体积常已较大。肿瘤可产生异位激素和激素样物质，患者可出现多种副肿瘤综合征，如红细胞增多症、高钙血症、库欣综合征和高血压等。

3. 扩散与转移 肿瘤可蔓延到肾盏、肾盂和输尿管，并常侵犯肾静脉，静脉内柱状的瘤栓可延伸至下腔静脉，甚至右心。肾细胞癌容易转移，最常发生于肺和骨，也可发生于局部淋巴结、肝、肾上腺和脑。

二、尿路与膀胱上皮肿瘤

尿路上皮肿瘤以膀胱最为常见,约95%的膀胱肿瘤起源于上皮组织,绝大多数上皮肿瘤成分为尿路上皮,故称为尿路上皮肿瘤。膀胱癌多发于男性,男女比例约为3:1,大多数患者发病在50岁以后。膀胱癌的发生与吸烟、长期接触芳香胺、埃及血吸虫感染、辐射和膀胱黏膜的慢性刺激等有关,吸烟是最重要的危险因素。

1. 病理变化 膀胱癌好发于膀胱侧壁和膀胱三角区近输尿管开口处,肿瘤大小不等,可呈乳头状或息肉状(图19-8),也可呈扁平斑块状。镜下观癌细胞核浓染,部分细胞异型性明显,可有病理性核分裂象,细胞排列紊乱,极性消失。有的可见乳头状结构和巢状浸润灶。

2. 临床病理联系 膀胱肿瘤最常见的症状是无痛性血尿。肿瘤乳头的断裂、肿瘤表面坏死和溃疡均可引起血尿。若肿瘤侵犯膀胱壁,刺激膀胱黏膜或并发感染,可出现尿频、尿急和尿痛等膀胱刺激症状。若肿瘤阻塞输尿管开口可引起肾盂积水、肾盂肾炎甚至肾盂积脓。膀胱移行细胞起源的肿瘤手术后容易复发。

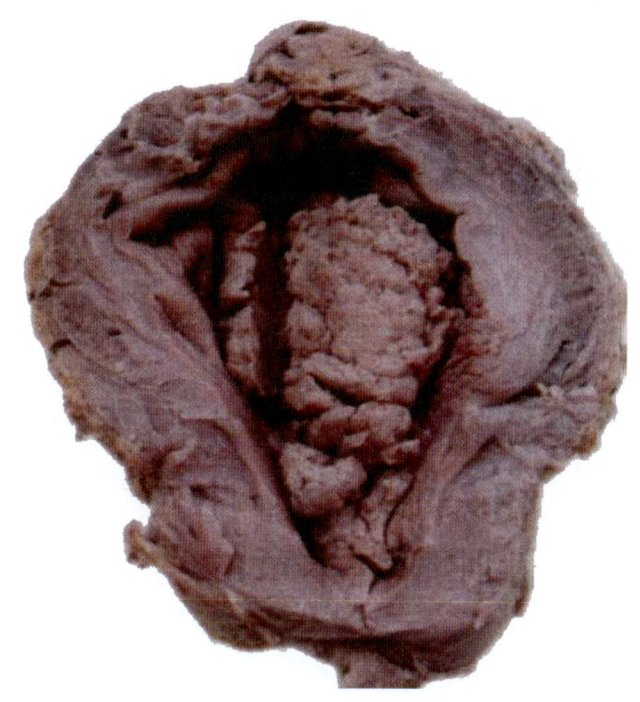

图 19-8 膀胱癌(肉眼观)

考点:
膀胱上皮癌的发病部位及主要临床表现。

知识链接

沉默的"杀手"——肾癌

肾癌起病隐匿,早期症状不明显,患者感到疼痛不甚剧烈,难以被察觉;患者无痛的血尿呈间歇发作,易被忽视;个别患者由于癌转移较早,癌转移症状明显,而原发癌的症状尚未发现，而晚期出现转移又是致命的，因此肾癌常常被称为沉默的"杀手"。据统计，确诊的肾癌患者中，大约三分之一已经发生了癌症转移。临床上，大多数在体检或其他疾病检查被偶然发现早期肾癌。然而，一旦出现血尿、疼痛和肿块这些肾癌的典型症状，即"肾癌三联征"时，疾病多已进展至晚期。可见每年进行一次常规体检是多么的重要，特别是肾超声检查，既高效又经济，所以推荐B超作为肾肿瘤筛查的首选手段。早发现、早治疗，术后生存预后好！

思政园地

肾盂肾炎易反复，健康宣教来助力

一38岁女性患者被诊断为急性肾盂肾炎，服药一天后尿频、尿急、尿痛膀胱刺激症状自觉减轻，擅自停药，并有性生活史，复发尿频、尿急、尿痛，自认为医生误诊误治，未减轻其痛苦，并对接诊医生进行投诉。遇到此类事件，医护学生应注意将来在工作中对患者进行健康宣教的重要性。

大多数患者经抗生素治疗后症状于数天内消失，但尿中细菌可持续存在，病情常复发。我们应给患者进行以下几方面的健康宣教，以配合临床治疗，减少复发。

1. 教育患者注意个人卫生，每天清洗外阴，不穿紧身裤，局部有炎症时要及时诊治。
2. 指导患者坚持适量饮水预防尿路感染，不憋尿是简单有效的预防措施。
3. 避免过度劳累，注意休息。
4. 女性患者要注意经期、孕期卫生。
5. 嘱咐患者一定要坚持遵医嘱服药，保证疗效，定期门诊复查。

医护学生们应运用所学知识，大学期间到社区多参与疾病的健康宣教工作，服务民众，助力健康中国行动。

自 测 题

一、选择题

1. 快速进行性肾小球肾炎的主要临床表现为
   A. 肾病综合征　　　　　B. 急性肾炎综合征　　　C. 无症状血尿、蛋白尿
   D. 快速进行性肾炎综合征　E. 慢性肾炎综合征
2. 有关肾病综合征症状的描述，下列哪项应除外
   A. 高血压　　　　　　　B. 高度水肿　　　　　　C. 高脂血症
   D. 大量蛋白尿　　　　　E. 低蛋白血症
3. 大红肾见于
   A. 轻微病变性肾小球肾炎
   B. 弥漫性系膜增生性肾小球肾炎
   C. 弥漫性新月体性肾小球肾炎

D. 弥漫性膜性增生性肾小球肾炎
E. 急性弥漫性增生性肾小球肾炎

4. 肾体积缩小，颜色苍白，表面呈弥漫性细颗粒状见于下列哪种疾病
   A. 脂性肾病
   B. 毛细血管外增生性肾小球肾炎
   C. 肾盂积水
   D. 急性弥漫性增生性肾小球肾炎
   E. 慢性硬化性肾小球肾炎

5. 急性弥漫性增生性肾小球肾炎引起高血压的可能原因是
   A. 肾小管重吸收增加
   B. 全身小动脉痉挛
   C. 肾小球滤过率减少
   D. 肾小管坏死
   E. 肾小动脉透明变性

6. 弥漫性新月体性肾小球肾炎中新月体的细胞是
   A. 肾小球球囊壁层上皮细胞
   B. 肾小球球囊壁层上皮细胞和单核细胞
   C. 肾小球球囊脏层上皮细胞和单核细胞
   D. 肾小球系膜细胞和内皮细胞
   E. 肾小球系膜细胞

7. 弥漫性硬化性肾小球肾炎的肾表现为
   A. 大红肾
   B. 颗粒性固缩肾
   C. 大白肾
   D. 蚤咬肾
   E. 大瘢痕性固缩肾

8. 慢性肾盂肾炎与慢性硬化性肾小球肾炎的肉眼区别主要是
   A. 体积缩小
   B. 质地变硬
   C. 肾内小动脉硬化
   D. 颜色苍白
   E. 表面有不规则的凹陷性瘢痕

9. 下述哪项不是急性肾盂肾炎的特点
   A. 女性多于男性
   B. 肾盂急性化脓性炎症
   C. 肾体积变大
   D. 病原菌多为大肠杆菌
   E. 多由血源性感染引起

10. 肾盂肾炎时，主要的致病菌是
    A. 链球菌
    B. 肠球菌
    C. 大肠杆菌
    D. 葡萄球菌
    E. 霉菌

11. 肾细胞癌的主要症状是
    A. 无痛性血尿
    B. 尿急
    C. 尿痛
    D. 尿频
    E. 管型尿

12. 膀胱癌发生最重要的影响因素是
    A. 电离辐射
    B. 血吸虫感染
    C. 吸烟
    D. 接触芳香胺
    E. 膀胱黏膜的慢性刺激

二、简答题

1. 如何区别急性肾小球肾炎和急性肾盂肾炎？
2. 试述急性肾小球肾炎的临床表现及其产生的机制。
3. 比较急性肾小球肾炎、新月体性肾小球肾炎、膜性肾小球病与慢性肾小球肾炎的病变区别。

三、案例分析

一患者死亡后尸体解剖主要所见如下：左肾重 32 g，右肾重 30 g；两肾体积明显缩小，表面呈细颗粒状，但无瘢痕；切面见肾实质变薄，皮髓质分界不清，肾盂黏膜稍增厚但不粗糙。镜下见多数肾小球萎缩、纤维化、硬化，肾小管萎缩。间质纤维组织明显增生及淋巴细胞浸润；残留肾小球体积增大，肾小管扩张；间质小动脉壁硬化，管腔狭小。患者10岁时曾患"肾炎"，经住院治疗痊愈。

请回答：
1. 本例肾的病理诊断是什么？
2. 根据肾的病理变化，试分析患者生前可能有哪些临床表现？

（张可丽）

第二十章　肾功能不全

本章思维导图

- 肾功能不全
  - 急性肾衰竭
    - 原因和分类
      - 肾前性
      - 肾性
      - 肾后性
    - 发病机制 — GFR下降
      - 肾血管及血流动力学异常
        - 肾灌注压降低
        - 肾血管收缩
        - 肾毛细血管内皮细胞肿胀
        - 肾血管内凝血
      - 肾小管损伤
        - 肾小管阻塞
        - 原尿返漏
      - 肾小球滤过系数降低
    - 机体的功能和代谢变化
      - 少尿型
        - 少尿期
          - 尿变化
          - 水中毒
          - 高钾血症
          - 代谢性酸中毒
          - 氮质血症
        - 移行期
        - 多尿期
        - 恢复期
      - 非少尿型
    - 防治原则
      - 防治原发病
      - 纠正内环境紊乱
      - 抗感染和营养支持
      - 针对发生机制用药
      - 护理原则
  - 肾泌尿及内分泌功能障碍

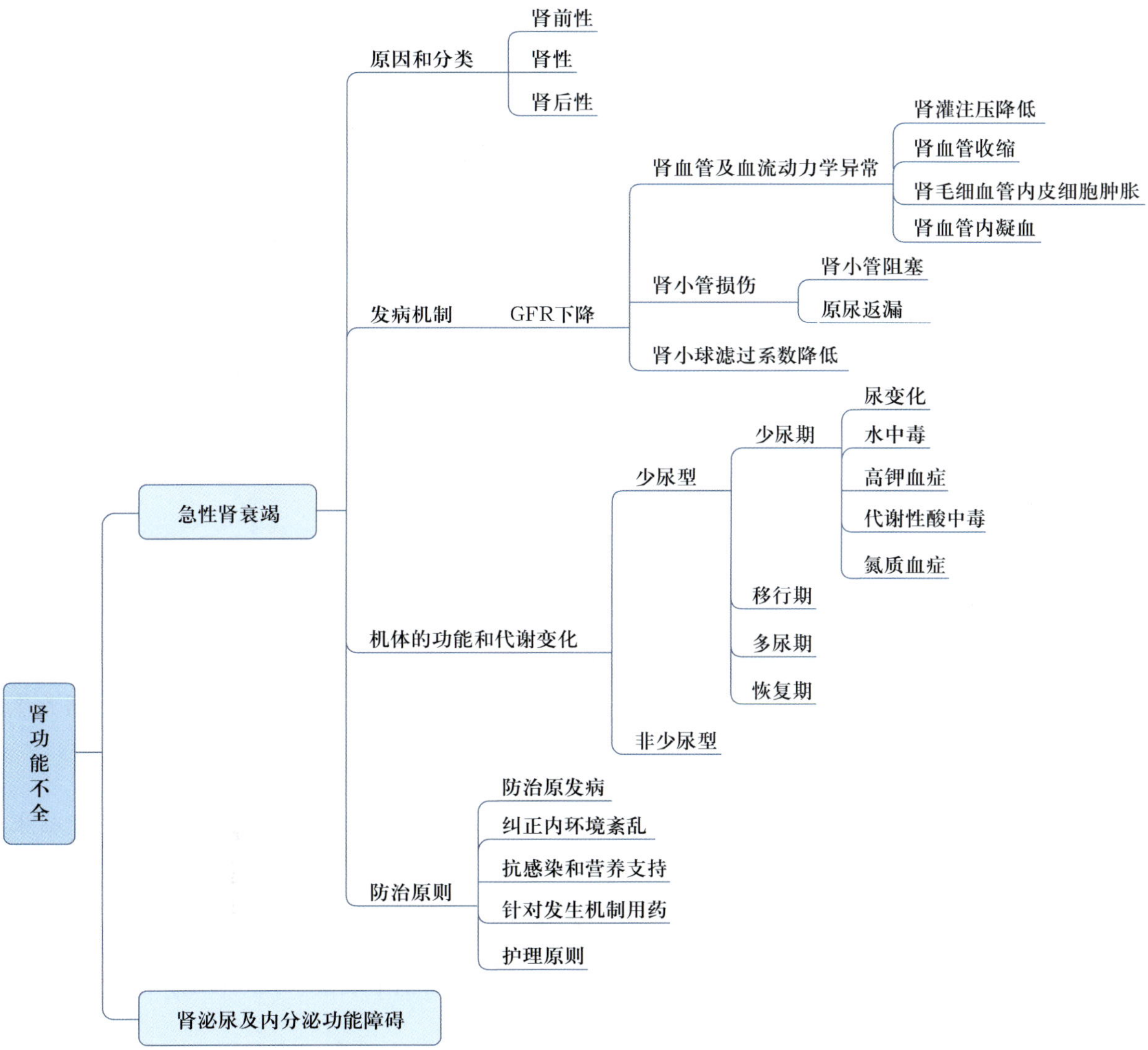

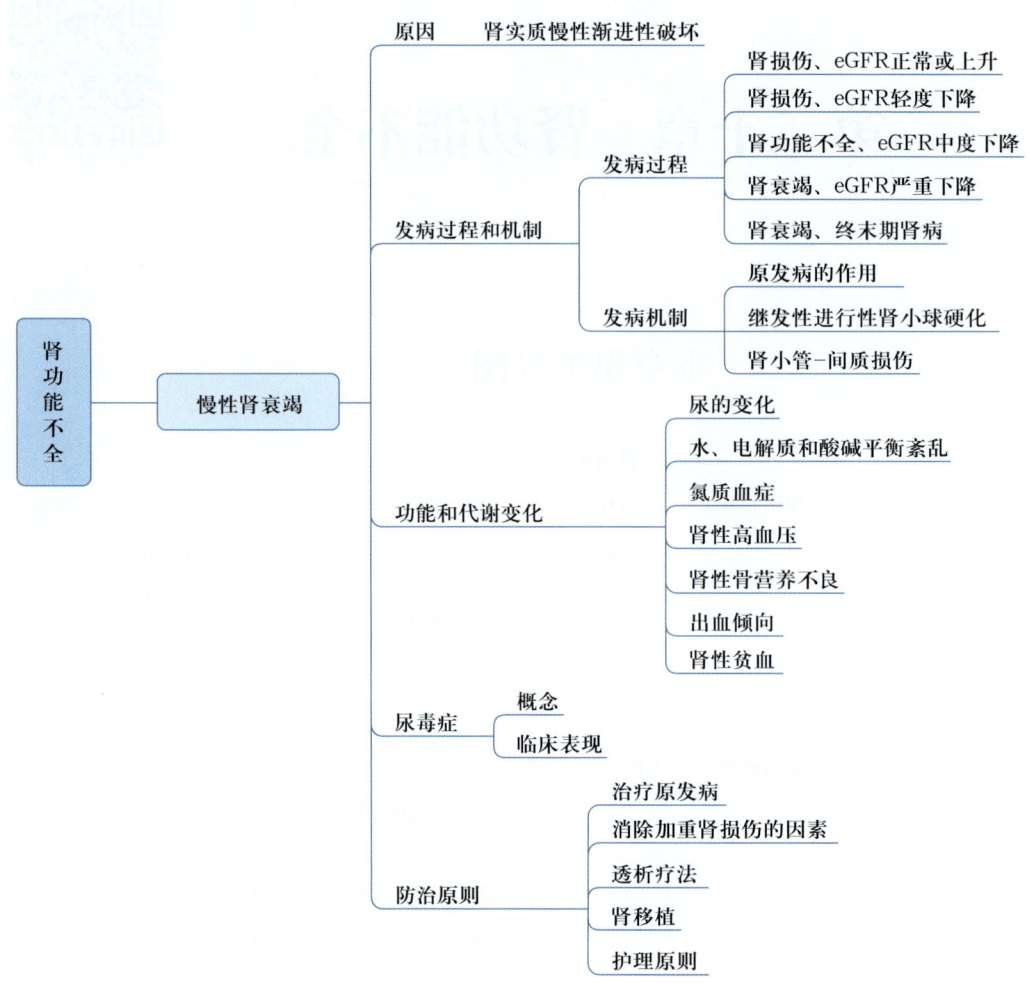

学习目标

1. 解释肾功能不全和急、慢性肾衰竭的概念。
2. 归纳急性肾衰竭的原因和分类、发病机制、少尿期功能代谢的表现和机制、多尿期多尿的机制。
3. 描述慢性肾衰竭的原因、发展进程（四期）、发病机制、机体功能和代谢的表现。
4. 能运用所学知识，提高分析急、慢性肾衰竭的病情演变、疾病转归能力，并运用于临床以提高护患沟通水平。

肾是人体重要的泌尿生命器官，有诸多生理功能：排泄体内代谢产物、药物和毒物；调节水、电解质和酸碱平衡，参与血压调控；产生肾素、促红细胞生成素、$1,25-(OH)_2-D_3$ 和前列腺素，灭活甲状旁腺激素（PTH）和胃泌素等。

各种病因引起肾功能严重障碍时，出现多种代谢产物、药物和毒物在体内蓄积，水、电解质和酸碱平衡紊乱，以及肾内分泌功能障碍，从而出现一系列症状和体征，这种临床综合征称为肾功能不全（renal insufficiency）。肾衰竭（renal failure）是肾功能不全的晚期阶段。临床上两者属同一概念而不加区别。肾衰竭按照病程长短和发病急缓分为急性肾衰竭和慢性肾衰竭两类，两者发展到严重阶段均表现为尿毒症（uremia）。

第二十章 肾功能不全

考点：

肾功能不全的概念。

第一节 急性肾衰竭

导入案例 20-1

患者，女，35 岁。因"恶心、呕吐 5 日，发现肾功异常 10 小时"入院。患者听信偏方"生鱼胆能清火明目"，5 天前进食 5 枚生鱼胆后出现恶心、呕吐、腹痛、腹泻，伴腰痛，10 h 前上述症状加重，少尿，24 h 尿量不足 100 ml。肾功能提示血尿素氮（BUN）43 mmol/L，血肌酐（Cr）1040 μmol/L。诊断：急性鱼胆中毒，急性肾衰竭。

问题：
1. 分析该患者产生少尿的机制有哪些？
2. 护士应该怎样指导患者预防此类疾病发生？

急性肾衰竭（acute renal failure，ARF）是指各种原因引起双肾泌尿功能在短期内急剧障碍，导致代谢产物在体内迅速积聚，水、电解质和酸碱平衡紊乱，出现氮质血症、高钾血症和代谢性酸中毒，从而机体内环境出现严重紊乱的临床综合征。多数患者伴有少尿（成人每日尿量＜400 ml）或无尿（成人每日尿量＜100 ml），即少尿型 ARF。少数患者尿量并不减少，但肾排泄功能障碍，氮质血症明显，即非少尿型 ARF。无论少尿型或非少尿型，肾小球有效滤过率（glomerular filtration rate，GFR）均显著降低，故 GFR 降低被认为是发生 ARF 的中心环节。

考点：

急性肾衰竭的概念。

一、急性肾衰竭的原因和分类

急性肾衰竭可由多种原因引起，一般可根据发病环节分为肾前性、肾性和肾后性三大类。

（一）肾前性急性肾衰竭

肾前性急性肾衰竭指各种原因引起的有效循环血量减少和肾血管强烈收缩，导致肾血流量显著降低所致的 ARF。常见于失血、失液、烧伤、创伤、感染等引起的休克早期，由于血容量减少、心泵功能障碍或血管床容积增大，引起有效循环血量减少和肾血管强烈收缩，导致肾血液灌流量和肾小球有效滤过率显著降低，出现尿量减少和氮质血症等内环境紊乱。

（二）肾性急性肾衰竭

肾性肾衰竭指各种原因导致的肾实质发生器质性病变引起的 ARF。

1. **持续性肾缺血和再灌注损伤** 肾前性肾衰竭早期肾并未发生器质性病变，一旦恢复血供肾小球滤过率可以恢复正常，故称功能性急性肾衰竭。早期若未及时抢救而发生持续肾缺血，可引起急性肾小管坏死（acute tubular necrosis，ATN），转变为器质性肾衰竭。此外，休克复苏后的再灌注损伤也是导致 ATN 的主要因素之一。

2. **肾中毒** 药物（如氨基苷类抗生素、四环素族、两性霉素 B、X 线造影剂等）、有机溶剂（如四氯化碳、乙二醇和甲醇等）、重金属（如汞、铋、铅、锑、砷等）、生物毒素（如生鱼胆、蛇毒、蜂毒等）和内源性肾毒物（如肌红蛋白、血红蛋白和尿酸等）均可直接损害肾小管引起 ATN。ATN 是引起肾性 ARF 的最常见、最重要原因。

3. **肾小球、肾间质和肾血管疾病**　如急性肾小球肾炎引起的肾小球损伤，使肾小球滤过膜受累，滤过面积减少，导致 GFR 降低；急性肾盂肾炎、药物过敏及巨细胞病毒感染等导致的肾间质损伤，压迫或阻塞肾小管，造成囊内压升高，使 GFR 减少，出现少尿；肾小球毛细血管血栓形成和微血管闭塞等微血管疾病，以及肾动脉粥样栓塞和肾动脉狭窄等大血管病变，使肾血流量减少，GFR 降低。

（三）肾后性急性肾衰竭

肾后性急性肾衰竭指下泌尿道（从肾盂到尿道口）的梗阻引起的 ARF。常见于双侧尿路结石、盆腔肿瘤、前列腺肥大等引起的尿路梗阻，肾盂积水形成，肾间质压力升高，肾小球囊内压升高，导致肾小球有效滤过压下降而引起 GFR 降低，出现少尿、氮质血症和酸中毒等。及时解除梗阻，肾泌尿功能可迅速恢复。

考点：

急性肾衰竭的原因分类。

二、急性肾衰竭的发病机制

不同原因所致急性肾衰竭的机制不尽相同：肾血流量显著降低以及尿路梗阻在早期并无肾实质损害，由于肾小球有效滤过压下降导致肾小球有效滤过率（GFR）降低，可出现急性肾衰竭的临床表现。若及时恢复血流或解除梗阻，肾泌尿功能可很快恢复。若持续发展，则进展为肾实质损伤。各种肾实质的损伤是 GFR 下降的病理生理学基础，GFR 下降所致的少尿或无尿一贯被认为是急性肾衰竭发生的中心环节。肾前性及肾后性 ARF 时 GFR 降低的机制如前所述，下面主要对 ATN 引起的少尿型 ARF 的发病机制进行讨论。

（一）肾血管及血流动力学异常

ATN 主要以肾小管上皮细胞损伤为主，但导致肾功能障碍和内环境持续紊乱的中心环节仍是 GFR 降低。肾血管及血流动力学的异常是 ARF 初期 GFR 降低和少尿的主要机制。

1. **肾灌注压降低**　各种病因作用下，当系统动脉血压低于 80 mmHg，肾血管失去自身调节，肾血流量不能保持恒定而出现下降，GFR 降低。

2. **肾血管收缩**　①交感-肾上腺髓质系统兴奋：因有效循环血量减少或毒物的作用引起 ATN 时，交感-肾上腺髓质系统兴奋，血中儿茶酚胺增多。②肾素-血管紧张素系统激活：有效循环血量减少使肾血管灌注压降低导致入球小动脉壁受牵拉程度减小；交感神经兴奋时释放肾上腺素和去甲肾上腺素；肾缺血或肾毒物导致近曲小管和髓袢容易受到损害，对 Na^+ 和 Cl^- 的重吸收减少，使远曲小管内液中的 Na^+ 和 Cl^- 浓度升高，可刺激远曲小管起始部的致密斑。以上因素均可刺激球旁细胞释放肾素增多，肾素-血管紧张素系统激活，血管紧张素Ⅱ水平升高。③肾内收缩及舒张因子释放失衡：肾缺血或肾中毒使肾血管内皮细胞受损，血管内皮源性收缩因子（如内皮素，endothelin，ET）分泌增多以及血管内皮源性舒张因子（如一氧化氮，NO）释放减少；急性肾衰竭时，肾内产生扩张血管物质前列腺素如 PGE_2 和 PGI_2 减少。以上三方面的因素均可导致入球小动脉收缩，使 GFR 降低。

3. **肾毛细血管内皮细胞肿胀**　肾缺血、缺氧及肾中毒时，肾血管内皮细胞膜上的"钠泵"失灵，细胞发生水肿；肾缺血再灌注产生大量氧自由基，损伤血管内皮细胞。这些因素导致血管管腔变窄，血流阻力增加，肾血流量减少，使GFR降低。

4. 肾血管内凝血 急性肾衰竭患者血液黏度升高，血和尿中纤维蛋白降解产物增多，部分患者的肾小球毛细血管内有纤维蛋白和血小板沉积，从而堵塞肾内血管，肾血流量减少，使GFR降低。

（二）肾小管损伤

1. 肾小管阻塞 肾缺血、肾毒物导致肾小管坏死形成的上皮细胞脱落碎片、异型输血产生的血红蛋白、挤压综合征产生的肌红蛋白，均可在肾小管内形成各种管型，阻塞肾小管，使原尿不易通过，引起少尿。同时，管腔内压升高，使肾小球囊内压增加，有效滤过压降低，使GFR减少。

2. 原尿返漏 持续肾缺血和肾毒物作用，肾小管上皮细胞变性、坏死、脱落，原尿可经受损肾小管返漏入周围肾间质，除直接造成尿量减少外，还引起肾间质水肿，压迫肾小管，造成管腔内压升高，使GFR减少，尿量进一步减少。

（三）肾小球滤过系数降低

肾小球滤过率=滤过系数×有效滤过压。滤过系数代表肾小球的通透能力，与滤过膜的面积及其通透性的状态有关。肾缺血和肾中毒时滤过系数降低与肾小球毛细血管内皮细胞肿胀、足细胞足突结构变化、滤过膜上的窗孔大小及密度减少、肾小球系膜细胞收缩有关。

总之，肾缺血和肾中毒等因素导致的肾血管及血流动力学改变、肾小管损伤和肾小球滤过系数降低，是ATN引起的少尿型急性肾衰竭的主要发病机制（图20-1）。

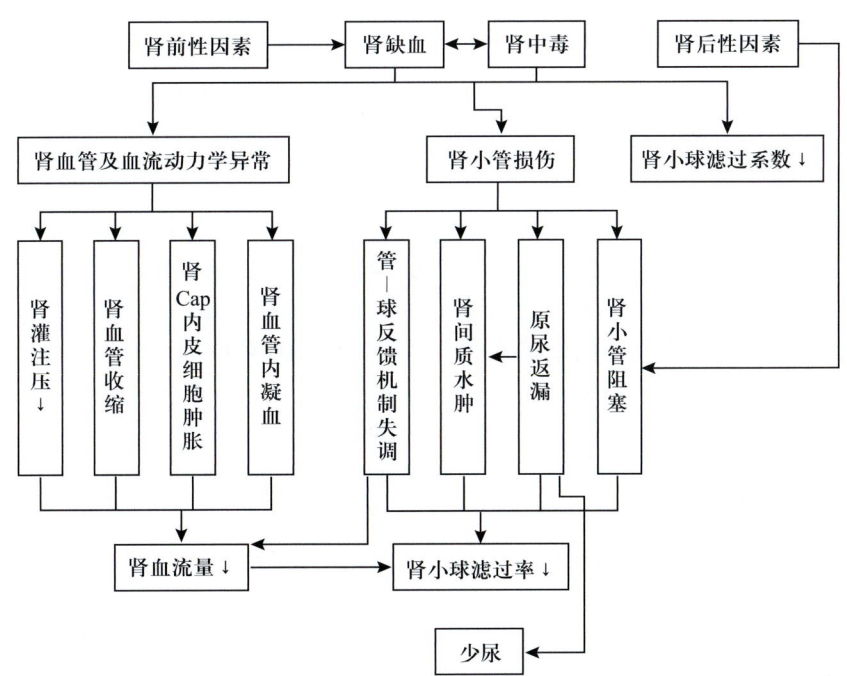

图20-1 急性肾衰竭少尿的发生机制

考点：

急性肾衰竭少尿的发生机制。

三、急性肾衰竭时机体的功能和代谢变化

少尿型急性肾衰竭可分为少尿期、移行期、多尿期和恢复期。

（一）少尿期

为病情最危重阶段。此期尿量显著减少，内环境严重紊乱。一般持续几天至两周，持续愈久，预后愈差。

1. 尿变化

（1）少尿或无尿：多数患者出现少尿（成人 < 400 ml/d）或无尿（成人 < 100 ml/d）。

（2）尿成分：低比重尿，常固定于 1.010~1.015，系原尿浓缩稀释功能障碍所致；尿钠高，系肾小管对钠的重吸收障碍所致；血尿、蛋白尿、管型尿：由于肾小球滤过障碍和肾小管受损，尿中可出现红细胞、白细胞、蛋白质等；尿沉渣检查可见透明、颗粒和细胞管型。

功能性 ARF，肾小管功能未受损，其少尿主要是由于 GFR 显著降低所致；而器质性 ARF 则同时有肾小球和肾小管功能障碍。功能性 ARF 与器质性 ARF，不仅在少尿的发生机制上不同，尿液成分也有区别，主要治疗和预后也不同（表 20-1）。

表 20-1 功能性 ARF 与器质性 ARF 的区别

	功能性 ARF	器质性 ARF
尿比重	> 1.020	< 1.015
尿钠（mmol/L）	< 20	> 40
尿蛋白	阴性或微量	+~++++
尿/血肌酐比	> 40:1	< 20:1
尿沉渣镜检	轻微	褐色颗粒管型、红白细胞及变形上皮细胞
甘露醇利尿效应	良	差

2. 水中毒 因尿量减少、体内分解代谢所致内生水增多、输入水分过多等原因，导致体内水潴留并引起稀释性低钠血症；水分也可向细胞内转移引起细胞水肿，严重时可出现脑水肿、肺水肿和心力衰竭。因此，在少尿期应严密控制补液速度和补液量。

3. 高钾血症 是 ARF 患者的最危险变化，常为少尿期致死原因。有以下主要发生原因。

（1）尿量减少致钾排出减少。

（2）组织损伤和分解代谢增强，使细胞内钾外逸。

（3）酸中毒时，由于 H^+-K^+ 交换，细胞内钾离子向细胞外转移。

（4）输入库存血或食入含钾量高的食物或药物等。

高钾血症可引起心脏传导阻滞和心律失常，严重时可出现室颤或心搏骤停。

4. 代谢性酸中毒

（1）GFR 降低，使酸性代谢产物在体内蓄积。

（2）肾小管泌 H^+ 和 NH_4^+ 能力降低，HCO_3^- 重吸收减少。

（3）分解代谢增强，固定酸产生增多。

酸中毒可抑制心血管系统和中枢神经系统，并促进高钾血症的发生。

5. 氮质血症 正常人血中尿素氮为 2.9~8.2 mmol/L，肌酐 44~133 μmol/L。血中尿素、肌酐、尿酸等非蛋白氮（non-protein nitrogen，NPN）含量显著升高，称为氮质血症。其发生主要是由于肾排泄功能障碍和体内蛋白质分解增加（感染、中毒、组织严重创伤等）所致。ARF 少尿期，氮质血症进行性加重，严重可出现尿毒症。

考点:
急性肾衰竭少尿期的机体功能代谢变化。

(二) 移行期

尿量增加到 400 ml/d 以上时,标志着患者已度过危险的少尿期进入移行期,提示肾小管上皮细胞已开始修复再生,病情趋于好转,但氮质血症、高钾血症和酸中毒等内环境紊乱还不能立即改善。

(三) 多尿期

此期尿量可达每日 3000 ml 及以上。出现多尿的机制是肾血流量和肾小球滤过功能逐渐恢复正常;新生肾小管上皮细胞功能尚不完善,钠、水重吸收功能仍低下;肾间质水肿消退以及肾小管内管型被冲走,阻塞解除;少尿期中潴留在血中的尿素等代谢产物经肾小球大量滤出,引发渗透性利尿。

多尿期早期,血中尿素氮等仍明显增高,此后,随着尿量继续增加,水肿消退,尿素氮等逐渐趋于正常。后期,由于水和电解质大量排出,易发生脱水、低钾血症和低钠血症。多尿期一般持续 1~2 周,可进入恢复期。

(四) 恢复期

尿量逐渐恢复正常,血中非蛋白氮含量接近正常,水、电解质和酸碱平衡紊乱得到纠正。坏死的肾小管上皮细胞已再生,但肾小管功能还需数月甚至更长时间才能完全恢复。少数患者由于肾小管上皮细胞和基底膜破坏严重,出现肾组织纤维化而转变为慢性肾衰竭。

非少尿型急性肾衰竭:指患者在进行性氮质血症期内每日尿量持续在 400 ml 以上,甚至可达 1000~2000 ml。肾内病变和临床表现较轻,无明显的多尿期,病程较短,以尿浓缩功能障碍为主,尿量较多,尿钠含量较低,尿比重也较低,尿沉渣检查细胞和管型较少,高钾血症较为少见。因非少尿型急性肾小管坏死患者 GFR 的减少,引起氮质血症表现。若延误治疗,可转变为少尿型,病情恶化。

四、急性肾衰竭的防治和护理原则

1. **防治原发病** 尽可能明确病因,消除病因。如解除尿路和肾血管的阻塞,清除肾毒物,纠正血容量不足,抗休克及慎用对肾有损害的药物等。

2. **纠正内环境紊乱** 纠正水、电解质紊乱及代谢性酸中毒、处理高钾血症、控制氮质血症、透析治疗等。

3. **抗感染和营养支持**。

4. **针对发生机制用药** 如自由基清除剂、RAAS 的阻断剂、钙通道阻断剂、能量合剂、膜稳定剂等。

5. **护理方面** 注意监测患者的血压、心率、呼吸、神志状态、尿量等的变化。密切观察血钾变化。

第二节 慢性肾衰竭

慢性肾衰竭 (chronic renal failure, CRF) 指各种慢性肾病引起肾单位进行性破坏,健存肾单位逐渐减少,不足以充分排除代谢废物和维持内环境恒定,进而出现以各种代谢产物在体内积聚,水、电解质和酸碱平衡紊乱,以及肾内分泌功能障碍,并伴有一系列临床症状的病理过程。CRF 是各种慢性肾病持续进展的共同结局，发展呈渐进性，病程数月至数十年不等，结局常为尿毒症导致死亡。

 考点：

慢性肾衰竭的概念。

一、慢性肾衰竭的原因

凡能造成肾实质慢性进行性破坏的原发性和继发性肾疾病，均可引起 CRF。如慢性肾小球肾炎、肾小动脉硬化症、慢性肾盂肾炎、肾结核等为引起 CRF 的原发性肾疾病。如糖尿病肾病、高血压性肾损害、过敏性紫癜肾炎、狼疮性肾炎等为引起 CRF 的继发性肾疾病。既往认为，慢性肾小球肾炎是 CRF 的最常见原因，而近年的资料表明，糖尿病肾病和高血压性肾损害所致的 CRF 逐年增多。

二、慢性肾衰竭的发病过程及其机制

（一）发病过程

参考基于估算肾小球滤过率（eGFR）的慢性肾病（CKD）分期标准，CRF 主要发生在 CKD4～5 期，但 CKD1～5 期均有发生 CRF 风险。故参考 CKD 分期，CRF 病程的缓慢而渐进过程归纳如下。

1. **肾损伤、eGFR 正常或上升**　eGFR ＞ 90 ml/（min·1.73 m²），肾排泄与调节功能维持正常，内环境相对稳定而不出现肾功能不全的征象，肾可有血（或）尿成分异常。

2. **肾损伤、eGFR 轻度下降**　肾单位减少但 eGFR 处于 60～89 ml/（min·1.73 m²），肾排泄与调节功能保持良好，无明显临床症状，肾有血（或）尿成分异常，但肾单位不能耐受额外的负担，一旦发生感染、创伤、失血及滥用肾血管收缩药等因素加重肾负担，可出现内环境紊乱。

3. **肾功能不全、eGFR 中度下降**　eGFR 处于 30～59 ml/（min·1.73 m²），肾排泄和调节功能下降，轻度的氮质血症和代谢性酸中毒，可有夜尿和多尿、轻度贫血、乏力和食欲减退等肾功能不全临床症状。

4. **肾衰竭、eGFR 严重下降**　eGFR 下降至 15～29 ml/（min·1.73 m²），明显的氮质血症、代谢性酸中毒、高磷血症和低钙血症、高氯及低钠血症，可有轻度高钾血症、夜尿多、严重贫血等肾衰竭的临床症状，以及尿毒症部分中毒症状如恶心、呕吐和腹泻等。

5. **肾衰竭、终末期肾病**　eGFR ＜ 15 ml/（min·1.73 m²），大量毒物在体内积聚，全身性严重中毒症状，继发性甲状旁腺功能亢进症，明显水、电解质和酸碱平衡紊乱，肾毒性脑病和多器官功能障碍和物质代谢紊乱，需行肾替代治疗。

（二）慢性肾衰竭的发病机制

CRF 的发病机制，迄今未完全阐明，目前认为，有多种病理生理过程参与 CRF 进行性发展，造成肾实质渐进性破坏，肾功能进行性减退，最终发展为终末期肾衰竭（图 20-2）。

1. **原发病的作用**　各种慢性肾疾病和继发于全身性疾病的肾损害可导致肾发生炎症反应、缺血、免疫反应、尿路梗阻、大分子沉积等，破坏肾小球、肾小管及肾间质，使肾功能丧失。

2. **继发性进行性肾小球硬化**　各种肾原发病的作用导致 CRF，肾功能损伤到达一定程度后，即使原发病因去除，病情仍然进展，这与继发性进行性肾小球硬化促进 CRF 发生有关，

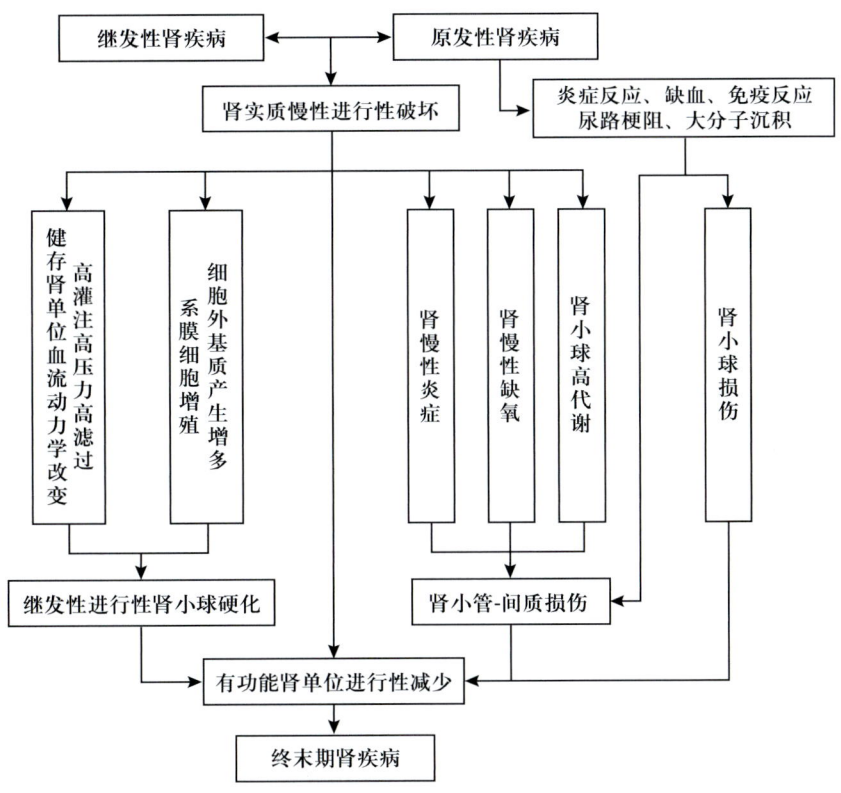

图 20-2　慢性肾衰竭发生机制

其发生机制为健存肾单位的过度灌注和滤过或系膜细胞增殖及细胞外基质增多和聚集导致肾小球逐渐纤维化和硬化，继发性肾单位丧失，从而促进肾衰竭。

3. 肾小管-间质损伤　CRF 患者的慢性炎症、慢性缺氧、肾小管高代谢状态等多种病理因素综合作用可导致肾小管-间质损伤，病理变化表现为肾小管肥大或萎缩，肾小管腔内细胞显著增生、堆积、堵塞管腔，间质炎症与纤维化，与 CRF 发生发展具有密切的相关性。

综上所述，原发病的作用、继发性进行性肾小球硬化和肾小管-间质损伤导致有功能肾单位不断减少，肾功能丧失，是 CRF 的主要机制。还有许多因素如蛋白尿、高血压、高脂血症、尿毒症毒素、营养不良和高血糖等也与 CRF 的进展相关。

三、慢性肾衰竭时机体的功能和代谢变化

（一）尿的变化

早期患者常出现多尿、夜尿的表现。

1. 多尿　成人 24 h 尿量超过 2000 ml 称为多尿。多尿有以下机制。

（1）原尿流速快：肾血流集中在健存肾单位及健存肾单位代偿性肥大，使其 GFR 增高，原尿生成增多，流经肾小管时流速增快，肾小管来不及充分重吸收。

（2）渗透性利尿：健存肾单位滤出的原尿中溶质（尿素）含量代偿性增高，产生渗透性利尿。

（3）尿浓缩功能降低：肾髓质病变使髓质高渗环境形成受阻，尿液浓缩障碍。

2. 夜尿　CRF 早期出现夜间尿量增多，与白天尿量接近，甚至超过白天尿量，称为夜尿。

3. 少尿　在晚期，由于肾单位大量破坏，肾小球滤过率极度减少，则出现少尿。

4. **尿比重** CRF 早期肾浓缩功能降低而稀释功能正常，出现低比重尿或低渗尿。CRF 晚期，肾的稀释功能亦障碍，使终尿渗透压接近于血浆晶体渗透压，尿比重常固定在 1.008～1.012 之间，称为等渗尿。

5. **尿成分** 尿中出现蛋白质、红细胞、各种管型等。

（二）水、电解质和酸碱平衡紊乱

1. **水钠代谢障碍** CRF 时，肾对钠、水负荷的调节适应能力减退。严格限制水摄入，加之多尿，易发生脱水；水摄入增加，晚期 GFR 下降明显，可发生水潴留，引起肺水肿、脑水肿和心力衰竭。CRF 晚期，肾已丧失调节钠的能力，常因尿钠排出减少而致血钠增高。如摄钠过多，极易导致钠、水潴留，水肿和高血压。过多限制钠盐摄入，加之渗透性利尿排钠增多，易引起低钠血症，导致细胞外液和血浆容量减少。

2. **钾代谢障碍** CRF 早期，由于多尿，血钾浓度可长期维持正常。低钾血症见于多尿时钾摄入不足或丢失过多的情况；晚期也可发生高钾血症，与晚期尿量极度减少致排钾减少有关，另外组织分解加强或严重酸中毒也可引起血钾升高。高钾血症和低钾血症均可影响神经、肌肉和心脏，严重时可发生呼吸肌麻痹和心搏骤停。

3. **镁代谢障碍** CRF 晚期由于尿量减少，镁排出障碍，如果使用含镁药物过多，可引起高镁血症出现恶心、呕吐、血管扩张、全身乏力、中枢神经系统抑制等。当血清镁浓度＞3 mmol/L 时可出现反射消失、呼吸麻痹、神志昏迷和心搏停止等严重症状。

4. **钙、磷代谢障碍**

（1）高磷血症：由于肾排磷增加，CRF 患者可在很长时间内不发生血磷升高，但随病情进展，GFR 下降，血磷排出障碍与继发性 PTH 分泌增多产生的溶骨作用导致骨磷释放，使血磷显著升高。

（2）低钙血症：其原因有，①血液中钙、磷浓度的乘积为一常数，血磷浓度升高，血钙浓度降低；②由于肾实质破坏，1,25-$(OH)_2$-D_3 生成不足，影响肠钙吸收；③血磷升高时，肠道磷酸根分泌增多，磷酸根在肠内与食物中的钙结合形成难溶解的磷酸钙，从而妨碍肠钙的吸收；④肾毒物损伤小肠黏膜，影响肠道钙吸收。

5. **代谢性酸中毒** 晚期或严重的 CRF 因受损肾单位增多，肾小管泌 NH_4^+ 减少使 H^+ 排出障碍、肾小管重吸收 HCO_3^- 减少及 GFR 降低致酸性代谢产物堆积可发生代谢性酸中毒。酸中毒除对神经和心血管系统有抑制作用外，尚可影响体内许多代谢酶的活性，并使细胞内钾外逸和骨盐溶解。

（三）氮质血症

CRF 时，由于肾小球滤过功能降低导致含氮的代谢终产物在体内蓄积，进而引起血中非蛋白氮含量增高，即出现氮质血症。其中最常见的非蛋白氮包括血浆尿素氮、血浆肌酐以及血浆尿酸氮。

（四）肾性高血压

由肾实质病变引起的高血压称为肾性高血压。CRF 伴发高血压的机制与钠、水潴留、肾素分泌增多、肾降压物质生成减少有关。

（五）肾性骨营养不良

肾性骨营养不良是指 CRF 时，由于钙磷及维生素 D 代谢障碍、继发性甲状旁腺功能亢进、酸中毒和铝积聚等所引起的骨病，在儿童表现为肾性佝偻病，成人表现为骨质软化、纤维性骨炎、骨质疏松和骨囊性纤维化等。其发病机制：① PTH 继发性升高，溶骨作用明显；② 1,25-$(OH)_2$-D_3 生成减少，影响钙吸收和骨盐沉积；③酸中毒，骨盐溶解，释放骨钙，干扰肠吸收钙；④铝积聚直接抑制骨盐沉着，干扰骨质形成过程，导致骨软化。

（六）出血倾向

CRF 患者常伴有出血倾向，表现为皮下瘀斑、黏膜出血（鼻出血）等。这主要是由于体内蓄积的毒性物质（尿素、胍类、酚类化合物等）抑制血小板的功能所致。

（七）肾性贫血

CRF 患者贫血程度与肾功能损害程度往往一致，其发生机制：①促红细胞生成素生成减少，导致骨髓红细胞生成减少；②体内蓄积的毒性物质对骨髓造血功能、血小板功能的抑制；③毒性物质使红细胞破坏增加，引起溶血；④肾毒物可引起肠道对铁和叶酸等造血原料的吸收减少或利用障碍。

 考点：

慢性肾衰竭机体功能代谢的变化。

四、尿毒症

尿毒症是急、慢性肾衰竭的终末期。由于肾单位大量破坏，导致代谢终末产物和毒性物质在体内大量潴留，除水、电解质、酸碱平衡紊乱和肾内分泌功能失调外，还出现内源性毒性物质蓄积而引起的一系列自身中毒症状，故称之为尿毒症（uremia）。尿毒症患者需靠透析或肾移植来维持生命。

尿毒症的发病机制非常复杂，目前认为可能是毒性物质在体内蓄积，水、电解质和酸碱平衡紊乱及某些内分泌功能障碍等多因素综合作用的结果，其中毒性物质蓄积在尿毒症的发病中起着重要作用。肾衰竭患者体液中浓度明显增高，并与尿毒症代谢紊乱或临床表现密切相关的某些物质称尿毒症毒素。常见的尿毒症毒素有 PTH、胍类化合物、尿素、多胺、中分子量物质等。

尿毒症期，除上述水、电解质、酸碱平衡紊乱，贫血、出血倾向、高血压等进一步加重外，可出现各器官系统功能及代谢障碍所引起的临床表现。如中枢神经系统功能紊乱的表现：不安、思维不集中、记忆力减退、失眠等，严重者嗜睡甚至惊厥、昏迷，称为尿毒症性脑病；周围神经病变表现：足部发麻，腱反射减弱或消失，甚至远侧肌肉麻痹等；消化系统表现：恶心、呕吐、腹泻、口腔黏膜溃疡，以及消化道出血等；心血管系统表现：充血性心力衰竭、心律失常、尿毒症心包炎；呼吸系统表现：酸中毒引起的呼吸加深加快甚至酸中毒固有的深大呼吸、有氨味的呼出气、肺水肿、纤维素性胸膜炎或肺钙化等；免疫功能障碍：细胞免疫反应受到明显抑制，而体液免疫反应正常或稍减弱；皮肤表现：瘙痒、干燥、脱屑和色素沉着等，尿素随汗液排出，在汗腺开口处形成的细小白色结晶，称为尿素霜；糖、脂肪、蛋白质代谢障碍：葡萄糖耐量降低、消瘦、恶病质、低蛋白血症等负氮平衡的体征，高脂血症等。

五、慢性肾衰竭与尿毒症的防治和护理原则

1. **治疗原发病**　积极治疗原发病，可防止肾实质的继续破坏，从而改善肾功能。
2. **消除加重肾损伤的因素**　控制感染、高血压、心力衰竭等，避免使用血管收缩药物与肾毒性药物，及时纠正水、电解质和酸碱平衡紊乱，以延缓疾病进展。
3. **透析疗法**　包括血液透析疗法（人工肾）与腹膜透析。
4. **肾移植**　肾移植是目前治疗尿毒症最根本的方法。
5. **一般护理休息和活动**　通过监测液体出入量、体重、尿量、血压等指标控制体液容量的变化。进行饮食指导（低蛋白，低磷，高热量，高必需氨基酸）。

知识链接

3D 生物打印技术与肾移植

肾移植是目前治疗终末期肾衰竭最佳方案，但肾供体数量远远不足。3D 生物打印制作技术可用于精确分配细胞负载生物材料来制造复杂的功能性 3D 活组织或器官。Organovo 公司利用 3D 生物打印技术制作出世界上第一个全细胞肾组织。随着 3D 生物打印技术的发展，将特定生物材料、组织或干细胞利用 3D 生物打印技术有望打印出具有正常生理功能的肾器官，改善目前肾移植器官供不应求的现状，减少异体肾移植的相关并发症，给予终末期肾病患者重生的希望。

思政园地

器官捐献，人间大爱

国务院总理签署国务院令，公布《人体器官捐献和移植条例》，自 2024 年 5 月 1 日起施行。这是自 2007 年颁布实施《人体器官移植条例》后的首次修订并获通过。最新修订的条例，加上了"捐献"二字，意味着公民逝世后器官捐献是唯一的合法渠道。

人体器官捐献坚持自愿、无偿原则，是生死链接，是生命共享，是人间大爱，关乎人民生命健康，关乎生命伦理和社会公平，是国家医学发展和社会文明进步的重要标志。

当代医学生应多了解一些医学法律知识，研读《人体器官捐献和移植条例》，结合在校期间利用所学医学知识，参与对器官捐献的褒扬和引导的宣传工作，参与遗体器官捐献人缅怀纪念活动，做心中有大爱的医学生。

自 测 题

一、选择题

1. 肾功能不全是指
   A. 持续少尿或无尿的病理过程
   B. 引起氮质血症的各种疾病
   C. 尿中出现蛋白质、管型、红细胞和白细胞的病理过程
   D. 各种肾实质疾病引起的病理过程
   E. 因肾功能障碍导致代谢产物蓄积，水、电解质和酸碱平衡紊乱，以及肾内分泌功能紊乱的综合征
2. 引起肾前性急性肾衰竭的病因是
   A. 急性肾炎　　　　　B. 肾结石　　　　　C. 大失血
   D. 汞中毒　　　　　　E. 尿路梗阻
3. 引起肾后性肾衰竭的病因是
   A. 急性肾小球肾炎　　B. 汞中毒　　　　　C. 肾盂肾炎
   D. 输尿管结石　　　　E. 肾癌
4. 不符合急性肾性肾衰竭常见原因的是
   A. 持续肾缺血　　　　　　　　　　　　　B. 急性肾中毒

C. 血红蛋白和肌红蛋白对肾小管的阻塞　　D. 急性肾实质性疾病

E. 慢性肾小球肾炎

5. 大量使用磺胺类药物可引起

    A. 肾前性肾衰竭　　　　　　　　　B. 肾性肾衰竭

    C. 肾后性肾衰竭　　　　　　　　　D. 慢性肾衰竭

    E. 尿崩症

6. 慢性肾小球肾炎晚期可引起

    A. 肾前性肾衰竭　　　　　　　　　B. 肾性肾衰竭

    C. 肾后性肾衰竭　　　　　　　　　D. 慢性肾衰竭

    E. 尿崩症

7. 急性肾衰竭发病的中心环节是

    A. GFR 降低　　　　　　　　　　　B. 囊内压增高

    C. 血浆胶体渗透压降低　　　　　　D. 体内儿茶酚胺增加

    E. 肾素 - 血管紧张素系统激活

8. 关于急性肾小管坏死时少尿的发病机制错误的是

    A. 肾缺血　　　　B. 肾小管阻塞　　　　C. 肾小管原尿返流

    D. 肾小球 GFR ↓　　E. 肾小球 GFR ↑

9. 与肾性高血压无关的是

    A. RAS 激活　　　B. 钠水潴留　　　　　C. 扩血管物质分泌减少

    D. 扩血管物质分泌增多　　E. 缩血管物质分泌增多

10. 急性肾衰竭少尿期患者最危险的变化是

    A. 水中毒　　　　B. 高钾血症　　　　　C. 少尿

    D. 代谢性酸中毒　　E. 氮质血症

二、简答题

1. 急性肾衰竭少尿的发生机制有哪些？
2. 急性肾衰竭少尿期常见的致死原因是什么？简述其发生原因机制有哪些？
3. 为什么慢性肾衰竭患者易发生贫血？

三、案例分析

患者，男，46 岁，因水肿 3 年，夜尿增多 1 年，乏力、厌食 1 个月入院。患者慢性肾小球肾炎 8 年。入院检查，慢性病容，贫血貌，皮肤有氨味，血压 160/100 mmHg，Hb 80 g/L。尿常规：蛋白（++），RBC（++）；血生化：血尿素氮（BUN）75 mmol/L，SCr 900 μmol/L。

入院诊断：慢性肾衰竭。

请回答：

试分析该患者发生慢性肾衰竭血压升高的机制。

（张可丽）

第二十一章 传染病与寄生虫病

第二十一章数字资源

本章思维导图

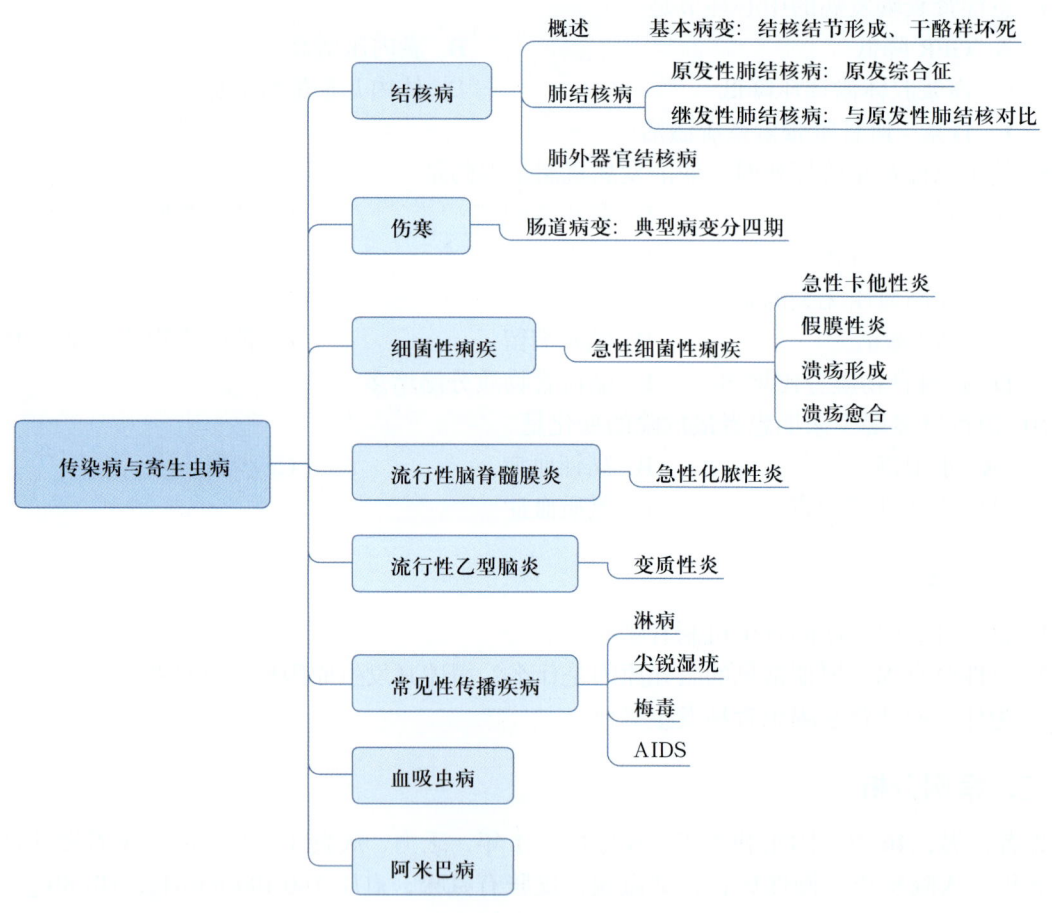

学习目标

1. 描述结核病、伤寒、细菌性痢疾、流行性脑脊髓膜炎、流行性乙型脑炎、尖锐湿疣、淋病、梅毒、艾滋病、阿米巴病、血吸虫病的病原体和发病情况。

2. 说出结核病的基本病理变化和转化规律，说出原发性肺结核和继发性肺结核的病变特点和临床病理联系。

3. 说出细菌性痢疾、伤寒的病理变化和临床病理联系，归纳细菌性痢疾、伤寒、肠结核的区别。

4. 说出流行性脑脊髓膜炎、流行性乙型脑炎的病理变化和临床病理联系，归纳流行性脑脊髓膜炎、流行性乙型脑炎、结核性脑膜炎的区别。

5. 说出常见性病的类型，熟记尖锐湿疣、梅毒、艾滋病、淋病的传播途径，说出其病理变化和临床病理联系。

6. 描述阿米巴病和血吸虫病病理变化和临床病理联系。

7. 运用所学知识发扬工匠精神，战"疫"到底。

传染病和寄生虫病是由病原微生物（包括细菌、病毒、立克次体、支原体、螺旋体、真菌等）和寄生虫（包括原虫、蠕虫等）侵入机体后导致具有传染性和流行性的一类疾病。传染病能够在人群中引起局部或广泛的流行传播必须同时具备三个基本环节：传染源、传播途径和易感人群。

传染病的共同规律是：由一定病原微生物引起，基本病理变化大多为炎症，故其局部和全身反应的变化规律和炎症的规律基本相同。传染病的病理过程取决于病原微生物数量的多少、毒力的强弱以及机体免疫状态。

传染病的发生有一定的时代性。诸如伤寒、麻风等的发病率和死亡率到目前都已明显下降；但随着人们生活方式、生活习惯的改变，又出现了一些新的传染病，诸如非典型肺炎、禽流感、艾滋病等；结核病在新中国成立后，曾被很好地控制住，但近年来发病率和死亡率却有所提高；还有一些已被消灭的传染病仍有死灰复燃的可能性，这些都会给人类健康造成新的危害，也使得医学工作者时刻都不能放松对传染病的监控和研究。

第一节 结 核 病

导入案例 21-1

患儿，男，12岁，低热、反复咳嗽1个月余，无痰，自行服用感冒药不见好转，家长带其到医院就诊，X线片显示肺门哑铃状阴影，询问病史，患儿有夜间盗汗现象。

问题：

1. 患儿最可能的诊断是什么？
2. 结核病的病因和发病机制有哪些？

结核病（tuberculosis）是由结核分枝杆菌引起的一种慢性肉芽肿性传染病。全身各器官均可发生，以肺结核最常见。其典型病变的特征为结核结节形成伴干酪样坏死，临床上常有低热、盗汗、食欲缺乏、消瘦及乏力等结核中毒症状。

一、概述

（一）病因和发病机制

1. **病因** 致病菌为结核分枝杆菌，对人致病的主要是人型和牛型结核杆菌。

2. **传染源** 结核病患者或带菌者。

3. **传播途径** 结核病主要经呼吸道传染。少数食入带菌的食物或吞咽带菌的痰液经消化道传染，偶可经皮肤、黏膜伤口感染。

4. **发病机制** 结核分枝杆菌无内外毒素，其致病力主要与菌体和细胞壁含有的脂质、蛋白质和糖类三种成分有关。它们分别引起Ⅳ型超敏反应和细胞免疫，结核病中超敏反应和细胞免疫往往同时发生相伴出现，但是二者的结局不同，机体的细胞免疫对结核分枝杆菌具有杀伤作用，超敏反应强时可引起干酪样坏死和全身中毒症状，使疾病恶化。结核病的免疫反应和变态反应随机体内、外环境的变化而彼此消长，从而决定着病变的发展与转化，细胞免疫强时趋向局限或好转，反之则恶化或播散。

 考点：

结核病的基本常识——传播途径。

（二）基本病变

结核病的基本病变包括变质、渗出和增生3种变化，特征性病变是结核结节形成和干酪样坏死。

1. 渗出性病变 常见于结核病早期或细菌数量多、毒力强、机体免疫力低或变态反应较强时。病变好发于肺、浆膜、滑膜及脑膜等处。呈浆液性或浆液纤维素性炎。

2. 增生性病变 在细菌数量少、毒力弱及机体免疫力较强时形成肉芽肿性病变——结核结节。单个结核结节肉眼不易看到，几个结节融合后呈灰白或灰黄色、境界清楚的粟粒状病灶。

镜下观：结核结节由增生的上皮样细胞、朗汉斯巨细胞（Langhans giant cell）及外周的少量淋巴细胞和成纤维细胞构成，典型的结核结节中央常伴干酪样坏死（图21-1、图21-2）。

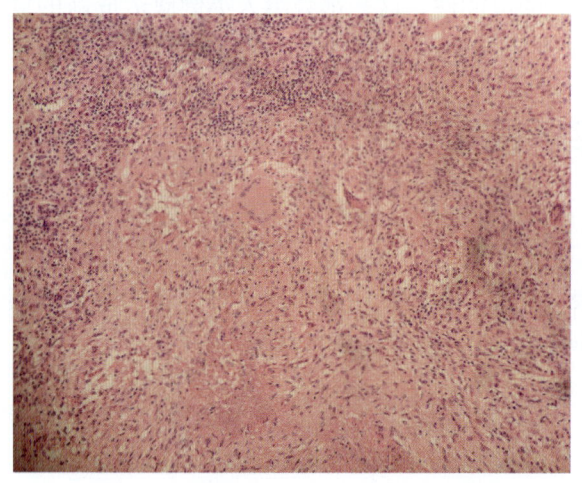

图21-1 结核结节（HE染色，低倍镜）

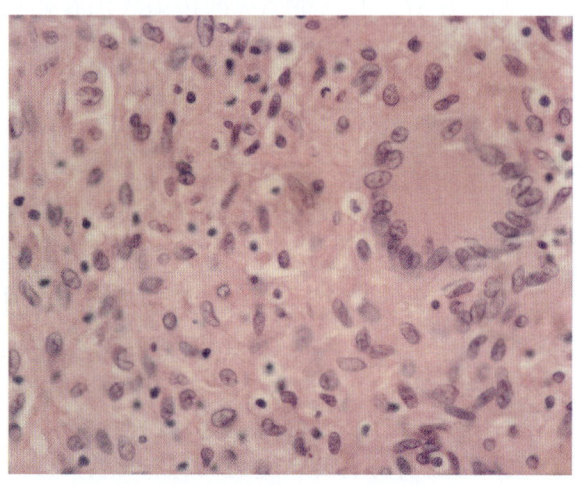

图21-2 上皮样细胞（右上角见一朗汉斯巨细胞）（HE染色，高倍镜）

3. 坏死性病变 在细菌数量多、毒力强，机体免疫力低或变态反应强时发生。表现为干酪样坏死。坏死灶内含脂质较多，肉眼呈淡黄色，均匀细腻，质地较实，状似奶酪。镜下为红染无结构的颗粒状物（图21-3）。

（三）基本病变的转化规律

1. 转向愈合

（1）吸收、消散：为渗出性病变、较小的增生性和坏死性病变的主要愈合方式，渗出物或少量的坏死物可经淋巴道和血道吸收。

（2）纤维化、纤维包裹和钙化：增生性病变和小的干酪样坏死灶可逐渐纤维化，最后形成瘢痕而愈合。较大的干酪样坏死灶由其周围增生的纤维组织包裹，继而

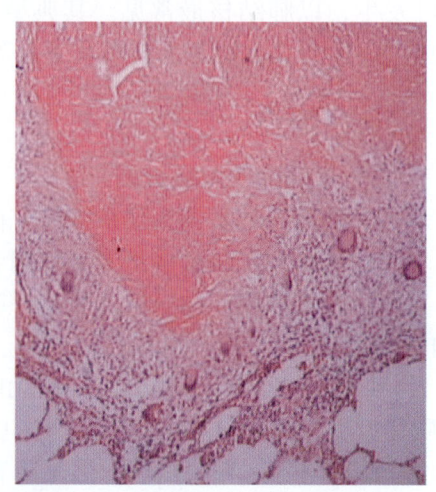

图21-3 干酪样坏死（HE染色，低倍镜）

干燥浓缩，体积缩小，常伴钙盐沉着。病灶内可有少量存活的结核分枝杆菌。

2. **转向恶化**

（1）浸润进展：原有病灶周围出现渗出性病变，并继发干酪样坏死，病变范围不断扩大。

（2）溶解播散：干酪样坏死物可发生液化，形成的半流体物质经自然管道（如支气管、输尿管）排出，致局部形成空洞。坏死物中的结核分枝杆菌还可经血行、淋巴道播散到全身各处。

二、肺结核病

肺结核病最常见，可因机体初次感染和再次感染结核分枝杆菌时机体的反应性及病变特点不同，分为原发性肺结核病和继发性肺结核病。

（一）原发性肺结核病

原发性肺结核病是指机体第一次感染结核分枝杆菌所引起的肺结核病。多见于儿童，故又称儿童型肺结核病。病理特点表现为肺原发综合征形成。

1. **病理变化** 原发病灶多发生在通气较好的肺上叶下部或下叶上部近胸膜处，直径1～1.5 cm，灰白色、质实，中央多见干酪样坏死。由于机体缺乏特异性免疫力，细菌极易侵入淋巴管，引起淋巴管炎，并被引流到肺门淋巴结，引起肺门淋巴结结核。引起肺门淋巴结肿大，呈现干酪样坏死。肺的原发病灶、结核性淋巴管炎和肺门淋巴结结核三者合称为肺原发综合征。X线呈哑铃状阴影。

2. **结局**

（1）自然痊愈：95%以上病例在无明显症状和体征的情况下，随着机体免疫力逐渐增强，病灶吸收消散、纤维化和钙化而不治自愈。

（2）病变恶化：少数患者由于机体抵抗力下降，病灶浸润进展或通过淋巴道、血道或支气管播散，严重者可导致死亡。

考点：

原发性肺结核的特点，原发综合征的组成成分。

（二）继发性肺结核病

继发性肺结核病是指机体再次感染结核分枝杆菌引起的肺结核病。多发生于成人，故又称成人型肺结核病。主要来自内源性潜伏病灶重新感染。

1. **病变特点** 机体再次感染结核分枝杆菌时已具备一定的特异性免疫力，发生部位和病变特点与原发性肺结核病有较大的不同。具体比较见表21-1。

表 21-1　原发性和继发性肺结核病比较

	原发性肺结核病	继发性肺结核病
结核分枝杆菌感染	初次	再次
好发年龄	儿童	成人
特异性免疫力	一开始无，随着病程逐渐建立	有
病变起始部位	上肺叶下部、下肺叶上部近胸膜处	肺尖部
病变特点	肺原发综合征	病变多样，新旧不等
播散方式	淋巴道或血行为主	支气管为主
病程	短，大多自愈	长，需治疗

2. 病变类型 根据病变特点及临床经过不同可分为以下几种类型。

（1）局灶型肺结核：属于早期、非活动性结核病。病变多位于肺尖下 2～4 cm 处，大小为 0.5～1 cm，灰白色，境界清楚。镜下观：以增生性病变为主，中央为干酪样坏死。患者常无明显症状。机体免疫力强时，病变可发生纤维化或钙化而自愈，机体免疫力降低时可发展为浸润型肺结核。

（2）浸润型肺结核：为临床上最常见的活动性肺结核。病变多位于右肺尖部或锁骨下区，界限不清。镜下观：病灶中央为干酪样坏死，周围渗出性病变。患者常有低热、盗汗、食欲缺乏、疲乏无力等结核中毒症状及咳嗽、咯血等。如能及时发现并适当治疗，渗出性病变可吸收，增生和坏死性病变可通过纤维化或纤维包裹、钙化而愈合。如机体抵抗力低下，干酪样坏死液化形成急性空洞。空洞与外界相通，干酪样坏死物中大量结核分枝杆菌排出体外，成为重要的传染源，称为开放性肺结核。液化坏死物若经支气管在肺内播散，可引起干酪样肺炎。急性空洞小而不规则，洞壁薄，一般情况下容易愈合。经适当治疗，洞腔由肉芽组织填充，最终以瘢痕愈合；也可通过空洞塌陷，形成条索状瘢痕而愈合。如果急性空洞经久不愈，则可发展为慢性纤维空洞型肺结核。

（3）慢性纤维空洞型肺结核：属于开放性肺结核，是临床重要的传染源。主要有以下病变特点：①肺内有一个或多个慢性空洞。空洞多位于肺上叶，大小不一，形态不规则，洞壁厚，有时可达 1 cm 以上（图 21-4）。②同侧或对侧肺内可见由支气管播散引起的多个新旧不一、大小不等的病灶，越往下越新鲜。③后期肺组织严重破坏，广泛纤维化，使肺体积缩小、变形、变硬，最终导致结核性肺硬化。病变接近胸膜时可引起胸膜增厚并与胸壁粘连。

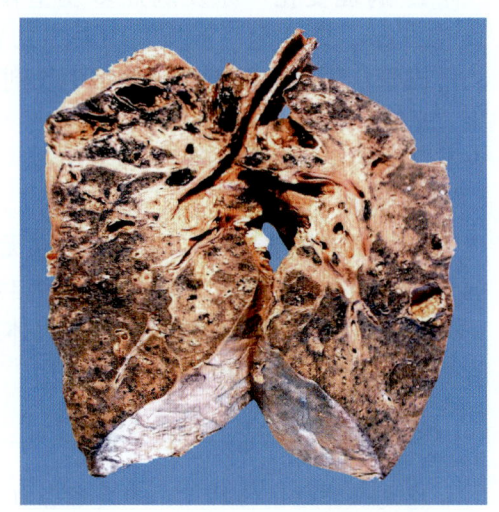

图 21-4 慢性纤维空洞型肺结核

镜下洞壁分三层：内层为含大量结核分枝杆菌的干酪样坏死物，中层为结核性肉芽组织，外层为纤维结缔组织。

临床上病程较长，症状时好时坏。患者可有咳嗽、咳痰、咯血等症状，较小的慢性空洞可瘢痕修复。较大的慢性空洞，干酪样坏死物脱落，表面由支气管上皮覆盖。空洞虽存在，但已无菌，称为开放性愈合。

（4）干酪样肺炎：多由浸润型肺结核恶化或急、慢性空洞内干酪样坏死物液化通过支气管播散而致。按病变范围可分为小叶性和大叶性。肉眼观：肺叶肿大实变，切面灰黄色干酪样坏死灶及急性空洞。镜下观：以干酪样坏死为主。临床上患者有明显的结核中毒症状，病变发展迅猛，死亡率高。

（5）结核球：又称结核瘤，是指肺内孤立的、境界分明的、直径 2～5 cm、由纤维包裹的球形干酪样坏死灶（图 21-5）。临床上患者多无明显症状，常在 X 线检查时偶然发现，须与肺癌相鉴别。

（6）结核性胸膜炎：在原发性和继发性肺结核各

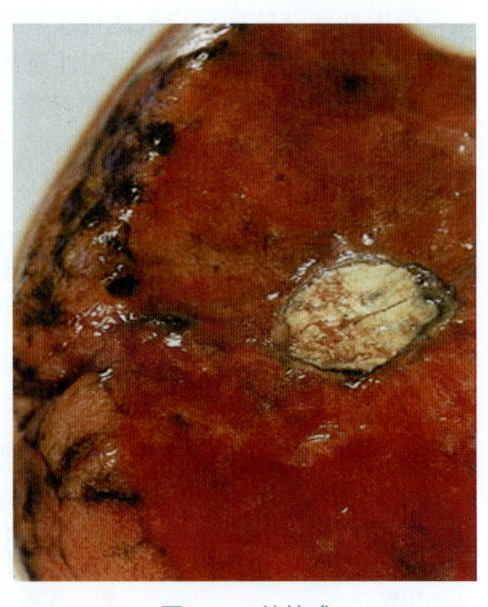

图 21-5 结核球

个时期均可发生。按病变性质可分为渗出性和增生性胸膜炎两种。

①渗出性胸膜炎：又称湿性胸膜炎，病变为浆液纤维素性炎，临床常常引起胸腔积液。

②增生性胸膜炎：又称干性胸膜炎，病变较局限，多位于肺尖，以增生性病变为主。可引起胸膜粘连。

三、肺外器官结核病

肺外器官结核病主要由原发性肺结核病血行播散和淋巴道播散所致，消化道和皮肤结核病变也可由直接感染所致。

（一）肠结核病

肠结核病可分原发性和继发性两型。原发性者多见于婴幼儿，因饮用含结核分枝杆菌的牛奶而感染。病变与肺原发综合征相似，包括肠内原发病灶、结核性淋巴管炎和肠系膜淋巴结结核，三者合称为肠原发综合征。继发性肠结核病多见于活动性空洞型肺结核病患者，咽下大量含菌痰液所致。多见于21~40岁的成人。肠结核好发于回盲部。按病变特点可分两型。

1. 溃疡型　病变部位可发生干酪样坏死，破溃形成溃疡。由于肠壁淋巴管呈环形分布，因此典型的溃疡多呈环形，溃疡长轴多与肠长轴垂直。溃疡边缘不整齐，底部为干酪样坏死及结核性肉芽组织，可达肌层。临床上除出现结核中毒症状外，常伴有腹痛、腹泻、消瘦，不完全性肠梗阻表现。

2. 增生型　较少见，病变特征是结核性肉芽组织和纤维组织大量增生，致肠壁高度增厚，肠腔狭窄。临床上有慢性不完全低位肠梗阻表现。

（二）结核性腹膜炎

多见于青少年。通常由肠、肠系膜淋巴结及输卵管结核直接蔓延而来。也可为急性全身粟粒性结核病的一部分。按病变特征可分为干型和湿型两型。

1. 干型　腹膜表面结核结节形成和大量纤维素渗出。渗出物机化常引起肠管间、大网膜、肠系膜的广泛粘连。粘连处干酪样坏死明显时可形成瘘管。

2. 湿型　腹膜表面结核结节形成和多量浆液渗出，形成腹水，腹水多呈草黄色，有时也可为血性。

（三）结核性脑膜炎

多见于儿童，主要由原发性肺结核病灶经血源播散而成，可以是全身粟粒性结核病的一部分。病变多发生大脑、小脑、脑桥、脊髓和脑膜等处，以脑底最严重。

肉眼观：脑膜充血、浑浊，偶见细小的灰白色粟粒结节，蛛网膜下腔有大量灰黄色、浑浊胶冻样渗出物。

镜下观：蛛网膜下腔增宽，炎性渗出物主要为浆液、纤维素、巨噬细胞和淋巴细胞，有时可见结核结节和干酪样坏死。

（四）泌尿系统结核病

泌尿系统结核多由肾结核开始。肾结核常见于21~40岁男性，单侧性多见，主要由原发性肺结核血行播散而来。病变大多开始于皮质与髓质交界处或肾锥体乳头处，逐渐累及皮质并可突破肾盂。干酪样坏死物液化、从输尿管排出形成空洞。严重时整个肾组织仅剩一空壳。大量结核杆菌随尿液下行感染输尿管和膀胱，也可经逆行累及对侧输尿管和肾。

（五）生殖系统结核病

男性生殖系统结核病主要发生在附睾，多由泌尿系统结核直接蔓延而来。女性生殖系统结核多由血行或淋巴道播散而来，主要发生在输卵管、子宫内膜和卵巢，是男性不育和女性不孕的常见原因之一。

（六）骨与关节结核病

多由血行播散所致，多见于儿童和青少年。

1. **骨结核** 以脊椎骨、长骨骨骺及指骨最多见。脊椎结核多见于第 10 胸椎至第 2 腰椎。常发生干酪样坏死，可以破坏骨质，形成死骨。坏死物液化后可在骨旁形成结核性"脓肿"，由于这种"脓肿"没有红、痛、热，故称冷脓肿。

2. **关节结核** 以髋、膝、踝、肘等关节多见。多继发于骨结核。关节滑膜增生，有结核性肉芽组织形成，关节腔有浆液和纤维素渗出。临床关节明显肿胀，严重影响功能。病变愈合时，由于关节腔大量纤维组织增生致使关节强直。

第二节 伤 寒

导入案例 21-2

杨某，男，21 岁，某酒店餐饮部主任，因高热，食欲缺乏，腹部不适，乏力一周入院。一周前开始发热，午后高达 40～41 ℃，伴腹痛，腹胀便秘，无恶心、呕吐，不思饮食，全身乏力，曾做上感治疗，用药不详。入院检查：T 40.5 ℃，P 88/min，R 28/min，神清、表情淡漠，消瘦，重听；舌尖红、舌苔黄厚；右胸前皮肤有数个淡红色皮疹，压之退色。心肺未见异常，肝肋下 1.5 cm，剑突下 2 cm，质软有轻度触痛，脾肋下 2 cm。血常规：WBC 3000/mm^3，中性占 56%，淋巴占 38%，单核占 6%，未见嗜酸性粒细胞，EC 直计"0"，入院时血培养阴性，肥达反应结果：T0 1∶160。

临床诊断：伤寒。

问题：

1. 伤寒的病因是什么？病变最常累及的部位是哪里？
2. 伤寒的肠道病变有哪些？

伤寒（typhoid fever）是由伤寒杆菌引起的急性传染病。病变特点是全身单核巨噬细胞系统增生，是一种急性增生性炎。以回肠末端淋巴组织的病变最为突出。

知识链接

隐藏的危险：健康带菌者

有些伤寒患者症状消失后，伤寒杆菌仍在胆汁中大量繁殖，通过肠道排菌，成为带菌者，少数甚至成为慢性带菌者或终生带菌者，这是伤寒重要的传染源。有些患者为隐性感染，即感染伤寒杆菌后没有发病，但细菌进入体内继续生长繁殖，并传染给别人。医学上把这些人称为"健康带菌者"。21 世纪初叶，美国的"伤寒玛丽"就是一名健康带菌者，她曾造成多次伤寒病流行，故从事餐饮或幼托职业的人需要定期进行健康检查，一旦发现带菌者，应立即调离工作岗位，直到停止排菌为止。

一、病因和发病机制

（一）病因及传播途径

1. **致病菌** 伤寒杆菌为革兰氏阴性杆菌，属沙门菌属。可以释放强烈的内毒素致病，伤寒杆菌具有菌体"O"抗原、鞭毛"H"抗原和表面"Vi"抗原，能刺激机体产生相应的抗体。因此临床上常测定血清中的抗体进行辅助诊断（肥达反应）。细菌最终依靠细胞免疫被杀灭。

2. **传播途径** 伤寒患者和带菌者是本病的传染源，经消化道传染，蝇是重要的传播媒介。

（二）发病机制

伤寒杆菌进入消化道后，在机体抵抗力低下或侵入的细菌量多时，未被胃酸杀灭的细菌即进入小肠，通过肠黏膜淋巴组织，进入淋巴道播散。伤寒杆菌在淋巴组织内生长繁殖，一方面可被巨噬细胞吞噬，另一方面可经胸导管入血，引起菌血症。细菌随后进入全身单核巨噬细胞系统，如脾、肝、骨髓和淋巴结内并生长繁殖。这一阶段临床上无明显症状，称为潜伏期，一般为10天左右。当全身单核巨噬细胞系统内繁殖的伤寒杆菌及其毒素再次入血，引起败血症，患者出现全身中毒症状，并引起多器官病变。在胆囊内繁殖的细菌随胆汁再次进入回肠，使已致敏的肠壁淋巴组织发生坏死、脱落形成溃疡。

二、病理变化和临床病理联系

伤寒的基本病变是全身单核巨噬细胞系统增生，属于一种急性增生性炎。增生的巨噬细胞体积较大，胞质丰富，吞噬功能十分活跃，胞质内常见被吞噬的伤寒杆菌、红细胞、淋巴细胞及坏死组织碎片，这种细胞称为伤寒细胞。伤寒细胞聚集成团，称为伤寒肉芽肿或伤寒小结。伤寒肉芽肿是伤寒的特征性病变，具有病理诊断价值。

（一）肠道病变

肠道病变主要发生在回肠下段的集合淋巴小结和孤立淋巴小结。按典型病变发展过程，分为以下四期，每期持续约1周。

1. **髓样肿胀期** 发病第1周。肠壁充血、水肿，淋巴小结明显肿胀、突出，颜色灰红，质软，表面凹凸不平，形似脑的沟回。镜下观：淋巴小结内伤寒细胞大量增生和伤寒肉芽肿形成。患者表现为发热、食欲缺乏、便秘或腹泻等。

2. **坏死期** 发病第2周。肿胀的淋巴小结从中央开始发生小灶性坏死，并逐渐融合扩大。镜下观：坏死组织红染、无结构。患者腹胀、右下腹压痛、便秘或腹泻等。

3. **溃疡期** 发病第3周。坏死组织溶解、脱落，形成大小不等的圆形或椭圆形溃疡，椭圆形溃疡者其长轴与肠纵轴平行。溃疡边缘隆起，底部高低不平。溃疡一般达黏膜下层，严重者可达肌层，甚至浆膜层。此期常有肠出血、肠穿孔等并发症发生。

4. **愈合期** 发病第4周。溃疡底部坏死组织完全脱落，肉芽组织逐渐将溃疡填平，再由溃疡边缘的上皮再生覆盖使溃疡愈合。因溃疡与肠纵轴平行，故不致引起肠腔狭窄。患者体温下降，症状及体征逐渐消失（图21-6）。

考点：

伤寒肠道病变特点。

（二）单核巨噬细胞系统器官病变

肠系膜淋巴结、肝、脾常明显肿大。骨髓因伤寒病变致使粒细胞系统严重受抑制，外周血中性粒细胞和嗜酸性粒细胞明显减少。

（三）其他器官病变

心肌细胞、中枢神经细胞及肾小管上皮细胞受内毒素影响而发生水肿，严重时出现灶状坏

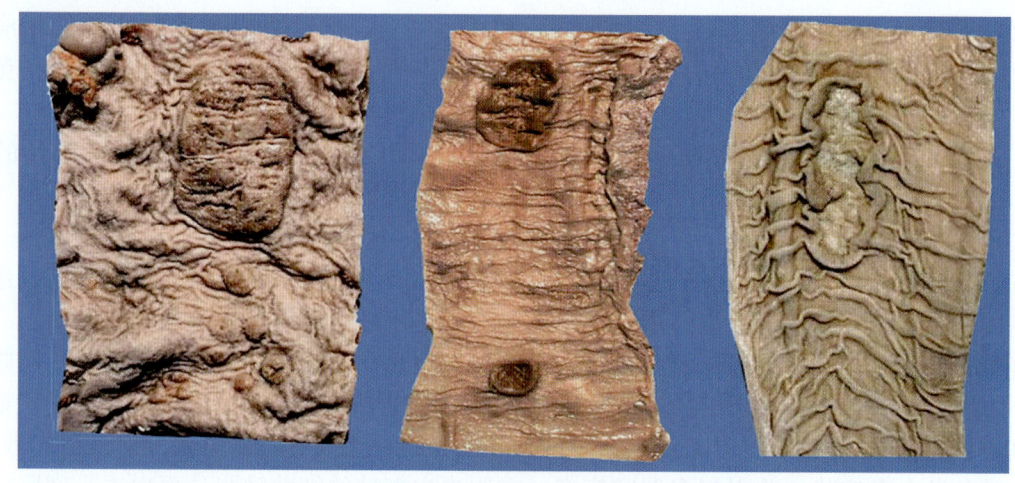

图 21-6 伤寒肠道病变

死。患者出现相对缓脉，皮肤出现淡红色小丘疹（玫瑰疹），分布于胸腹部皮肤。膈肌、腹直肌、股内收肌常发生凝固性坏死（也称蜡样变性），患者可表现为肌痛。

三、结局和并发症

1. **痊愈** 典型病例经适当治疗一般经 4～5 周痊愈，并获持久免疫力。
2. **肠穿孔和肠出血** 多发生在溃疡期。肠穿孔是伤寒最严重的并发症。
3. **支气管肺炎** 以儿童伤寒多见。多因机体抵抗力较低，继发肺炎链球菌或其他细菌感染所致。

第三节 细菌性痢疾

细菌性痢疾（bacillary dysentery）简称菌痢，是由痢疾杆菌引起的一种常见的肠道传染病。病变主要为累及结肠的纤维蛋白性炎。

一、病因和发病机制

（一）病因及传播途径

痢疾杆菌为革兰氏阴性杆菌，属志贺菌属，在我国以福氏志贺菌和宋内志贺菌为主。传染源为患者与带菌者。病菌经粪-口途径传染。苍蝇是重要的传播媒介。

（二）发病机制

痢疾杆菌对肠黏膜上皮的侵袭力和毒素是致病的主要因素。痢疾杆菌随食物进入胃部后，由于暴饮暴食、过食生冷等诱因，胃肠道局部防御功能降低，感染菌量多、毒力强时，痢疾杆菌粘附于结肠黏膜上皮细胞，并在其中繁殖，释放毒素，引起肠道病变，内毒素吸收入血引起毒血症，严重时可引起中毒性休克。

二、病理变化和临床病理联系

病变主要发生于大肠，以乙状结肠和直肠最严重。

（一）急性细菌性痢疾

最常见，典型病变主要经历以下 4 个阶段。

（1）急性卡他性炎：肠黏膜充血水肿，有散在点状出血，黏液分泌亢进。肠黏膜上皮坏死脱落，有中性粒细胞浸润。

（2）假膜性炎：为菌痢的特征性病变。黏膜浅层坏死，有大量纤维素渗出，坏死组织与纤维素、白细胞、红细胞及细菌共同形成灰白色或灰红色糠皮样的假膜，覆盖于黏膜表面。

（3）溃疡形成：假膜被中性粒细胞崩解释放的蛋白水解酶溶解脱落，形成浅表的、大小不等、形状不一的"地图状"溃疡（图21-7、图21-8）。

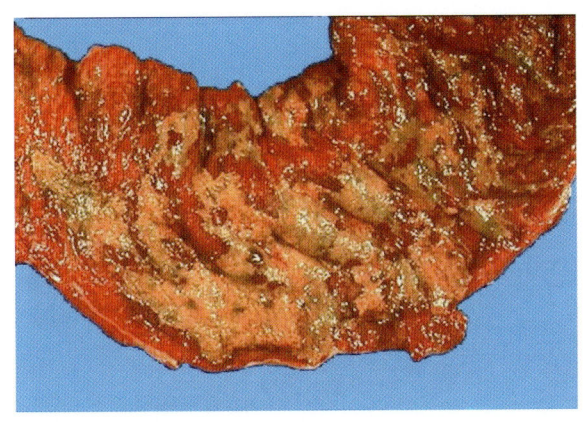

图 21-7　细菌性痢疾（肉眼）
结肠黏膜表面不规则灰色或绿色（胆汁污染）
假膜覆盖，局部脱落形成浅表溃疡

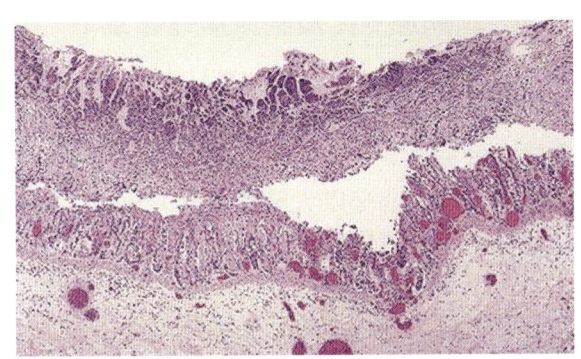

图 21-8　细菌性痢疾（HE 染色，低倍镜）

（4）溃疡愈合：大多数患者经过及时治疗，溃疡经黏膜再生而愈合，不留明显瘢痕。

急性菌痢病程一般为 1～2 周，经适当治疗大多数病例能痊愈。患者主要有腹痛、腹泻、里急后重、黏液脓血便等肠道症状。

（二）慢性细菌性痢疾

多数由急性菌痢转变而来。病变新旧不等，既有溃疡形成又有黏膜和纤维组织的增生。由于病变反复进行，可使肠壁增厚、变硬，甚至肠腔狭窄。临床病程在 2 个月以上，有时可长达数月至数年。主要表现有腹痛、腹泻或腹泻与便秘交替出现，病情时好时坏可急性发作。

（三）中毒性细菌性痢疾

多见于 2～7 岁儿童，起病急，全身中毒症状严重，而肠道病变和症状轻微。患儿于发病后几小时或十几小时即出现高热、中毒性休克或脑水肿的症状和体征。肠黏膜仅呈轻度急性卡他性炎改变或滤泡性结肠炎。

 考点：
细菌性痢疾的好发部位和急性菌痢的病变特点。

第四节　流行性脑脊髓膜炎

流行性脑脊髓膜炎简称流脑，是由脑膜炎奈瑟菌感染引起的脑膜和脊髓膜的急性化脓性炎症。多在冬春季流行。儿童和青少年多见。

一、病因和发病机制

流脑的病原体为脑膜炎奈瑟菌（又称脑膜炎球菌），属革兰氏阴性球菌。患者或带菌者为传染源，细菌通过咳嗽、喷嚏由飞沫经呼吸道传染。当机体抵抗力低下或菌量多、毒力强时，细菌从呼吸道黏膜入血，引起菌血症或败血症，机体对内毒素敏感时可引起中毒性休克和DIC。少数患者细菌通过血脑屏障侵入脑脊髓膜引起脑脊髓膜炎。

二、病理变化及临床病理联系

脑膜和脊髓膜的急性化脓性炎。

肉眼观：脑脊膜血管高度扩张充血，蛛网膜下腔充满灰黄色脓性渗出物，脑沟、脑回模糊不清。病变以大脑的额叶、顶叶、枕叶及脊髓的背侧为重。

镜下观：蛛网膜下腔血管高度扩张充血，有大量中性粒细胞、纤维蛋白渗出和少量单核细胞、淋巴细胞浸润（图21-9）。

临床主要表现：寒战、高热、脑膜刺激征、角弓反张、颅内压增高，患者可表现为剧烈头痛、喷射性呕吐，小儿前囟饱满，甚至可引起脑疝死亡。

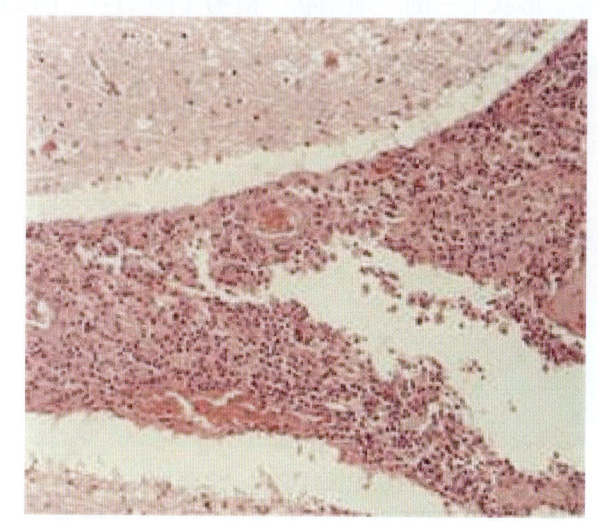

图21-9　流行性脑脊髓膜炎（HE染色，低倍镜）
软脑膜血管高度充血，蛛网膜下腔内有大量脓性渗出物

第五节　流行性乙型脑炎

流行性乙型脑炎（epidemic encephalitis B）简称乙脑，是由乙型脑炎病毒感染引起的以脑实质损害为主的变质性炎，多在夏秋季流行。多见于10岁以下儿童。

一、病因和发病机制

乙型脑炎病毒为嗜神经性RNA病毒。传播媒介主要为库蚊。带病毒的蚊在叮咬人时，病毒即随蚊的唾液侵入人体。当侵入病毒量多、毒力强、机体的免疫功能低下，尤其在血脑屏障功能不健全的儿童，病毒侵入中枢神经系统而发病。

二、病理变化和临床病理联系

病变累及整个中枢神经系统灰质，以大脑皮质及基底核、视丘最严重；小脑皮质、丘脑及脑桥次之；脊髓病变最轻，仅限于颈段脊髓。病变以变质为主。

肉眼观：脑膜血管充血，脑水肿明显，脑回增宽、脑沟变窄；切面可见粟粒或针尖大小的半透明软化灶或腔隙，散在分布或聚集成群，界线清楚。

镜下观：

（1）神经细胞变性坏死：周围可见5个或5个以上少突胶质细胞围绕在神经细胞周围，称为卫星现象；小胶质细胞或巨噬细胞吞噬变性坏死神经细胞的现象称为噬神经细胞现象。

（2）血管改变及渗出性变化：脑内血管扩张充血，血管周围间隙增大，有以淋巴细胞为主的炎细胞浸润，围绕血管呈袖套状，称为血管套（图21-10）。

（3）软化灶形成：神经组织灶状液化性坏死，局部疏松淡染，呈筛网状，又称筛网状软化灶（图 21-11）。

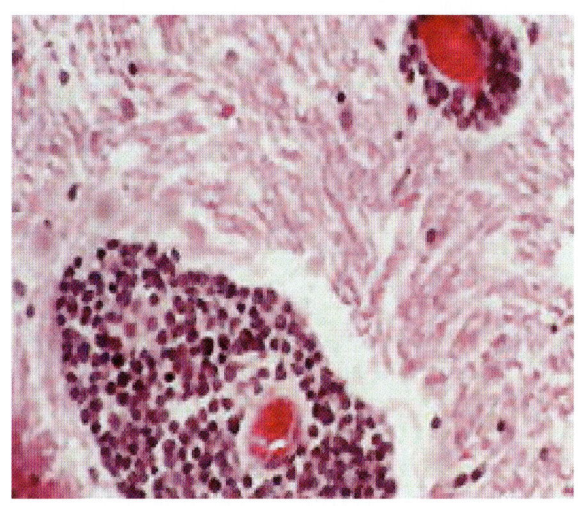
图 21-10 血管套（HE 染色，低倍镜）

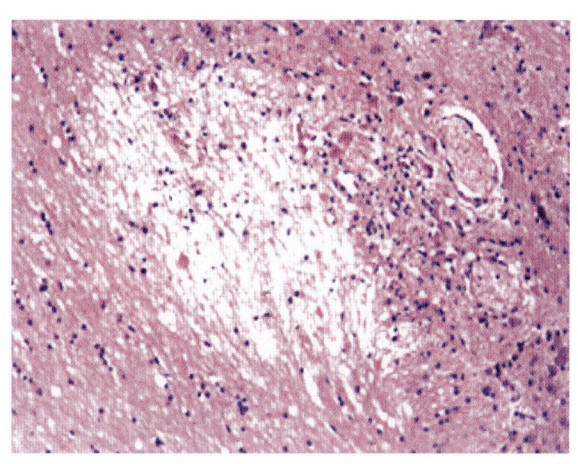
图 21-11 筛网状软化灶（HE 染色，低倍镜）

（4）胶质细胞增生：小胶质细胞弥漫或局灶性增生，在坏死病灶或小血管旁可形成小胶质细胞结节。

患者有高热、头痛、呕吐、嗜睡、昏迷等症状，由于血管高度扩张充血，可导致颅内压增高、脑水肿，严重者可引发脑疝。

第六节 常见性传播疾病

性传播疾病（sexually transmitted diseases，STD），是一组通过性行为或类性行为传播的传染病，在社会上有重要的流行病学意义。经典性病只包括梅毒、淋病、软下疳、性病性淋巴肉芽肿及腹股沟淋巴肉芽肿。现 STD 病种已达 21 余种。本章仅叙述淋病、尖锐湿疣、梅毒和艾滋病。

一、淋病

淋病是由淋病奈瑟菌感染引起的急性化脓性炎症，是最常见的性传播疾病。好发于青壮年，主要累及泌尿生殖系统。

（一）病因和发病机制

淋病奈瑟菌属革兰氏阴性双球菌。人类是该菌的唯一宿主，无症状的带菌者和患者是本病的主要传染源。淋病主要通过性交直接传染，也可通过污染的衣物、毛巾、浴缸间接感染，新生儿可通过母亲产道感染，引起淋菌性眼结膜炎。

淋病奈瑟菌主要侵犯泌尿生殖系统，对柱状上皮和移行上皮亲和力较强。一般感染开始于男性的前尿道、女性尿道与子宫颈，随后上行扩散，导致泌尿、生殖系统各器官的病变。

（二）病理变化和临床病理联系

根据病程可分为急性淋病和慢性淋病，其病变特征为化脓性炎症，转为慢性时常伴肉芽组织形成和浆细胞浸润。

1. **急性淋病** 在感染的 2～7 天，尿道、尿道附属腺体和生殖道出现急性卡他性化脓性炎症，尿道黏膜充血、水肿，并有脓性渗出物流出。如未经有效治疗，病变可上行延及后尿道及其附属腺体、前列腺、附睾和精囊，或前庭大腺、子宫颈引起化脓性炎症。约15%女性可引起子宫内膜炎和急性输卵管炎，进一步可发展为弥漫性腹膜炎。急性期男性患者表现为尿频、尿急、尿痛等明显症状，尿道口有疼痛及烧灼感并有脓性分泌物流出。女性表现为阴道分泌物增多、发黄，也可没有任何自觉症状。

2. **慢性淋病** 急性淋病未经治疗或治疗不彻底转为慢性淋病。主要表现为泌尿生殖系统的慢性炎症，淋病奈瑟菌可长期潜伏在病灶处，并反复引起急性发作。

二、尖锐湿疣

尖锐湿疣是由人乳头瘤病毒（human papilloma virus，HPV）引起的良性疣状增生物，主因性接触传染，故又称性病疣。好发于中青年人，近年来，我国尖锐湿疣的发病率增高，在STD中仅次于淋病居第二位。

（一）病因和发病机制

人乳头瘤病毒是双股DNA病毒，有60多个基因型。尖锐湿疣主要由HPV6、11型引起。患者和无症状的病毒携带者是本病的传染源。本病主要通过性接触传染，也可以通过病毒的污染物而间接感染。

HPV通过皮肤与黏膜的交界部位微小的糜烂进入上皮细胞，可在鳞状上皮细胞核内复制、增殖，引起增生性病变。

（二）病理变化和临床病理联系

好发部位是温暖潮湿的皮肤和黏膜交界处。男性好发于阴茎冠状沟、阴茎头、包皮系带、尿道口和肛门附近。女性常见于阴唇、阴蒂、子宫颈、会阴部及肛周。也偶见于身体的其他部位如口腔、腋窝等。

病变初期形成散在小而尖的突起，逐渐增大、增多，表面凸凹不平，可融合成鸡冠状或菜花状团块，质软，湿润，呈淡红色、暗红色或污灰色，顶端可有溃烂，触之易出血。

镜下观：表皮增生呈乳头状结构；棘细胞增生明显使棘层显著增厚，在棘细胞层可见散在或成群的挖空细胞（图21-12），细胞较正常大，核大居中，圆形、椭圆形或不规则形，可有异型，胞质空泡状，细胞边缘常残存带状胞质；上皮脚下延；角质层轻度增厚伴角化不全；真皮层毛细血管及淋巴管扩张，大量慢性炎细胞浸润。

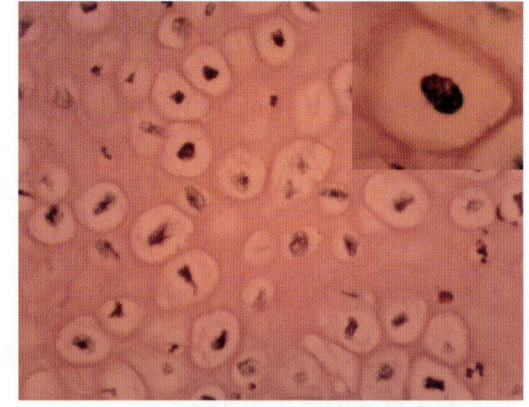

图21-12 挖空细胞（HE染色，高倍镜）

临床上，尖锐湿疣的病损常反复发作，患者局部可伴有瘙痒、烧灼痛。本病有癌变可能，需引起重视。

三、梅毒

梅毒是由梅毒螺旋体感染而引起的慢性传染病。病程长而隐匿，可以侵犯任何器官，危害较为严重。21世纪50年代中期，我国基本消灭了梅毒，但自70年代末以来，该病"死灰复燃"，并有进一步蔓延的趋势。

（一）病因和发病机制

梅毒的病原体是苍白螺旋体，又称梅毒螺旋体。梅毒患者是唯一的传染源。95%的患者通过性交传播，少数可通过输血、接吻、医务人员不慎污染等接触传播；梅毒螺旋体也可经胎盘感染胎儿。

梅毒螺旋体可通过破损的皮肤、黏膜或血液进入体内，经过3周左右的潜伏期，梅毒螺旋体就会大量繁殖、播散，侵犯全身各个系统，梅毒螺旋体有较强的侵袭力和各种致病物质，进而引起多个脏器的损伤。患者感染梅毒螺旋体后会逐渐建立细胞免疫和体液免疫。患者在发病过程中会出现暂时症状缓解的现象，但梅毒螺旋体并没有被消灭，而是终身潜伏在各个器官内引起复发或晚期梅毒。病原体诱发的细胞介导的Ⅳ型超敏反应可引起慢性肉芽肿（梅毒树胶肿），机体感染梅毒后第6周血清出现特异性抗体，具有血清学诊断价值。

（二）基本病理变化

梅毒的基本病理变化为闭塞性动脉内膜炎、小血管周围炎和树胶样肿。

（1）闭塞性动脉内膜炎：指小动脉内皮细胞及纤维细胞增生使血管壁增厚、管腔狭窄甚至闭塞。

（2）小血管周围炎：指炎细胞包绕血管，包括单核细胞、淋巴细胞、浆细胞浸润，浆细胞的恒定出现是本病的病变特点之一。

（3）树胶样肿：是第三期梅毒的特征性病变，又称梅毒瘤。

肉眼观：呈灰白色、结节状，质韧而有弹性，似树胶。

镜下观：结构似结核结节，中央为凝固性坏死，坏死灶周围富含淋巴细胞和浆细胞，而上皮样细胞和朗汉斯巨细胞较少。树胶样肿后期可被吸收、纤维化，最后使器官变形。

（三）各型梅毒病变特点和临床病理联系

梅毒分为先天梅毒和后天梅毒。先天梅毒是梅毒螺旋体感染的孕妇将病原体经胎盘传给胎儿，在胎儿或婴幼儿期发病，临床表现多样。后天性梅毒又称为获得性梅毒，发生在成人，后天梅毒按病程经过分为三期。一、二期称早期梅毒，有强传染性。三期称晚期梅毒，因常累及内脏，故又称内脏梅毒，传染性小但损伤严重。

1. 第一期梅毒 一般发生在3周左右潜伏期后，病变特点为硬性下疳形成。病变发生在梅毒螺旋体最初侵入的部位，如阴茎冠状沟、龟头、阴唇、子宫颈等处。

肉眼观：形成质硬、边缘隆起、底部清洁平坦的溃疡，称硬性下疳。内有大量的梅毒螺旋体。

镜下观：溃疡底部可见闭塞性动脉炎及小血管周围炎。

2. 第二期梅毒 病变特点为梅毒疹的形成。在下疳发生7～8周后，潜伏于体内的螺旋体继续繁殖，大量入血并引起全身广泛性皮肤和黏膜出现暗红色丘疹，称梅毒疹。外阴、肛周、腹股沟内侧的病变常融合成表面湿润的扁平斑块，称梅毒湿疹或扁平湿疣。

镜下观：可见典型闭塞性血管内膜炎和血管周围炎。病灶中有梅毒螺旋体，此期传染性极强。皮肤、黏膜病变均可不经治疗自然消退，进入潜伏状态。

3. 第三期梅毒（又称晚期梅毒） 病变特点为内脏受累并树胶样肿形成。常发生于梅毒螺旋体感染后4～5年，病变可侵犯全身任何器官，最常侵犯心血管系统，主要累及主动脉引起梅毒性主动脉炎。由于主动脉外膜的滋养血管发生闭塞性内膜炎，导致主动脉中层弹性纤维和平滑肌缺血而发生退行性变，逐渐由瘢痕取代。瘢痕部位膨出形成主动脉瘤，患者可因主动脉瘤破裂而猝死。其次为中枢神经系统，此外，肝、骨骼、睾丸等器官也常受累。由于树胶样肿的纤维化、瘢痕收缩，引起严重的组织器官破坏和功能障碍。

四、获得性免疫缺陷综合征

获得性免疫缺陷综合征（acquired immunodeficiency syndrome，AIDS）简称艾滋病，是由

人类免疫缺陷病毒（human immunodeficiency virus，HIV）感染引起的以获得性细胞免疫缺陷为主要特征的一种传染病。

> **知识链接**
>
> ### 艾滋病的流行情况
>
> 自20世纪80年代初首次报告艾滋病以来，世界上已有200多个国家和地区报告发现或流行这种死亡率极高的传染病。根据联合国HIV/AIOS联合规划署和世界卫生组织联合发布的《2003年全球艾滋病疫情报告》，全世界感染HIV的人数已达到约4000万，包括2500万15岁以下儿童。今年，全世界平均每天有14 000人感染HIV，8000多人死于艾滋病。撒哈拉以南非洲是艾滋病发病率最高的地区，占全世界患者总数的2/3和死亡人数的3/4。南非有530万艾滋病患者，居世界首位。

（一）病因和发病机制

HIV属反转录病毒，单链RNA病毒。存在于患者或病毒携带者的血液、精液、阴道分泌物、唾液、眼泪、尿、母乳等体液中，可通过性接触、血液及血液制品和母婴传染三种途径在人群中传播。

HIV由皮肤或黏膜破口进入血液，主要攻击和破坏辅助T淋巴细胞（Th）。Th细胞明显减少。其减少导致细胞免疫和体液免疫功能缺陷，患者免疫功能全线崩溃，最终引起一系列机会感染和继发肿瘤。

（二）病理变化和临床病理联系

AIDS的主要病理改变分以下三个方面：

1. 淋巴组织的变化 早期淋巴结肿大，滤泡反应性增生；随着病变的发展，皮质区及副皮质区淋巴细胞减少，有小血管的增生，伴浆细胞浸润。晚期的淋巴结一片荒芜，淋巴细胞几乎消失殆尽，淋巴结结构完全消失，仅见巨噬细胞和浆细胞残留。

2. 继发感染 多表现为机会感染，病原体有病毒、细菌、真菌、原虫等，可累及各器官，其中以中枢神经系统、肺、消化道继发感染最常见，通常有两种以上病原体同时感染。卡氏肺孢子菌引起的肺炎是患者常见的病死原因之一，临床具有一定的诊断参考价值。

3. 恶性肿瘤 约30%的患者伴有卡波西肉瘤，该肿瘤起源于血管内皮，广泛累及皮肤、黏膜和内脏，以下肢多见。

肉眼观：肿瘤呈暗蓝色或紫棕色结节。

镜下观：主要由成片的梭形细胞构成的毛细血管样腔隙构成。有少数人可发生非霍奇金淋巴瘤和中枢神经系统的淋巴瘤。

临床上患者常常在感染HIV后有一段潜伏期，长短不一，最长10年。发病期常表现为发热、乏力、腹泻、消瘦及广泛性全身淋巴结肿大。晚期伴有各种机会性感染和继发的肿瘤，可能成为其主要的死亡原因，约60%的患者可出现神经系统症状，表现为头痛、意识障碍、痴呆、抽搐等。

艾滋病预后极差，死亡率高达100%，目前人们开展各种药物研究，但只能改善症状、降低机会性感染和继发肿瘤的发生率。疫苗的研究和使用也存在诸多问题。所以艾滋病现在尚无明确切有效的疗法，因此大力开展艾滋病的预防工作至关重要。

第七节　血吸虫病

血吸虫病是血吸虫寄生于人体引起的一种寄生虫病。我国只有日本血吸虫病流行。

一、病因和感染途径

血吸虫生活史包括成虫、虫卵、毛蚴、尾蚴及童虫等发育阶段。人或家畜接触疫水时，尾蚴便钻入其皮肤脱去尾巴而成童虫；童虫侵入淋巴管或小血管，经静脉系统、右心到达肺，再经肺静脉进入大循环散布到全身。童虫在肠系膜静脉内发育成成虫并产卵。虫卵随血流进入肝或肠壁，在肝和肠壁引起病变。虫卵可突破肠黏膜进入肠腔，并随粪便排出体外，重演其生活周期。

二、病理变化及临床病理联系

血吸虫病的主要病变是由虫卵沉积在乙状结肠、直肠和肝中的急慢性虫卵结节。

1. 急性虫卵结节

肉眼观：灰黄色，直径 0.5～4 mm。

镜下观：结节中心常有 1～2 个成熟虫卵，卵壳薄、色淡黄、折光性强，卵内毛蚴呈梨状；在虫卵表面可见放射状嗜酸性棒状体，即抗原抗体复合物（称为 Hoeppli 现象）；在虫卵周围有大量变性、坏死的嗜酸性粒细胞聚集，故又称为嗜酸性脓肿。在坏死灶内可见菱形或多面形、折光强的蛋白性结晶，即 Charcot-Leyden 结晶，系嗜酸性粒细胞中的嗜酸性颗粒互相融合而成。病变发展则转变为慢性虫卵结节。

2. 慢性虫卵结节　急性虫卵结节经过 10 天左右，虫卵内毛蚴死亡，坏死物质逐渐被吸收，形成由血吸虫卵壳、上皮样细胞、异物巨细胞、淋巴细胞和成纤维细胞组成的慢性虫卵结节，称为假结核结节。最后结节纤维化，形成瘢痕性结节。

结肠病变主要累及直肠和乙状结肠。患者可有腹痛、腹泻和脓血便。晚期肠壁增厚、变硬，部分慢性病例可发展为上皮非典型增生及结肠癌。肝可发展为血吸虫性肝硬化。

第八节　阿米巴病

阿米巴病是由溶组织内阿米巴原虫引起的一种寄生虫病。原虫寄生于结肠，随血液到各个器官，引起相应部位的阿米巴溃疡和阿米巴脓肿。

一、病因和发病机制

溶组织内阿米巴原虫在其生长过程中有滋养体和包囊两种形态，包囊有较强的抵抗力，有利于传播；滋养体可运动、摄食、繁殖、致病；滋养体主要通过对宿主组织的溶解破坏作用，导致组织坏死液化。

二、病理变化和临床病理联系

（一）肠阿米巴病

肠阿米巴病是由阿米巴原虫引起的结肠炎症，患者有腹痛、腹泻和里急后重等症状，又称阿米巴痢疾。

病理变化：病变部位多位于盲肠、升结肠，其次为乙状结肠和直肠，严重时波及整个结肠，由于阿米巴原虫引起组织液化坏死，病变部位的炎症类型是变质性炎。

1. 急性期病变

肉眼观：肠黏膜表面可见多个隆起的灰黄色针头大小的点状坏死或浅溃疡，周围充血。随着病变进展，逐渐扩大成圆形纽扣状，阿米巴滋养体在肠壁黏膜层内不断繁殖，同时溶解组织，形成口小底大的烧瓶状溃疡。

镜下观：口小底大溃疡，溃疡处为无结构红染坏死组织。溃疡边缘的小静脉内可见阿米巴大滋养体，肠腔和坏死组织中可找到小滋养体。

2. 慢性病变 慢性肠阿米巴病的病变比较复杂，由于肉芽组织增生、瘢痕形成和坏死同时并存，反复发生，可导致肠腔狭窄，或引起肠梗阻，慢性患者是阿米巴病的主要传染源。

（二）肠外阿米巴病

肠外阿米巴病以肝、肺、脑为常见，也可累及脑膜、皮肤和泌尿生殖系统。主要引起阿米巴脓肿，导致组织坏死、结构破坏。

思政园地

一生报国家——时代楷模李恒英

李恒英是一位一生同传染病斗争的医生，她终生未嫁，在世界卫生组织任职多年后，婉拒世界卫生组织续约的邀请，果断回国，她亲自深入麻风地区积极宣传，倡导不要嫌弃、隔离麻风病患者，并成功推行利用利福平等三种药物联合化疗的治疗方法，治愈了大批麻风病患者。同时李恒英为基层培养了大批麻风病防治骨干，为麻风病防治事业做出了杰出的贡献。

百岁老人李恒英并不为我们所熟悉，但她一生只做一件事——解除麻风病患者的痛苦，在中国卫生健康事业发展史上写下了重要的一笔。她为国家、为人民所做出的贡献，永远值得我们感谢和铭记。

李恒英的事迹让我们看到科学家热爱祖国、无私奉献的精神。医护学生应该有老一辈革命家的爱国情怀和奉献精神，有为"中华之崛起而读书"的理想信念。新时代医护学生们更应该将"敬佑生命，救死扶伤；甘于奉献，大爱无疆"的职业精神传递下去。

自 测 题

一、选择题

1. 原发性肺结核的原发灶常位于
   - A. 肺尖
   - B. 肺上叶下部或下叶上部靠近肺胸膜处
   - C. 肺门
   - D. 肺下叶
   - E. 肺门淋巴结

2. 临床上最常见的继发性肺结核是
   - A. 局灶性肺结核
   - B. 浸润性肺结核
   - C. 慢性纤维空洞型肺结核
   - D. 干酪样肺炎
   - E. 原发综合征

3. 一患者阵发性腹痛、腹泻入院，临床病理诊断急性细菌性痢疾，患者腹痛、腹泻的最主要原因是

    A. 炎细胞及纤维素渗出　　　　　　　　B. 黏膜腺体分泌亢进
    C. 溃疡形成　　　　　　　　　　　　　D. 病变肠管蠕动亢进并有痉挛
    E. 红细胞漏出

二、简答题

1. 简述结核结节的镜下特点。
2. 原发性肺结核与继发性肺结核的区别有哪些？

三、案例分析

患者，女性，28岁，咳嗽、咳痰，午后低热一年，其母亲20年前曾患有肺结核，现已治愈。患者痰涂片抗酸染色阳性，X线胸片显示左肺锁骨上下小片云絮状影，密度较淡。临床病理活检，镜下可见干酪样坏死及朗汉斯巨细胞，初步诊断为肺结核。

请回答：

1. 患者是原发性肺结核还是继发性肺结核？为什么？
2. 结核病患者护理方面有哪些注意事项？

（许连静）

主要参考文献

［1］赵其辉，魏昕.病理学与病理生理学.北京：北京大学医学出版社，2019.
［2］王建枝，钱睿哲.病理生理学.9版.北京：人民卫生出版社，2018.
［3］步宏，李一雷.病理学.9版.北京：人民卫生出版社，2018.
［4］魏昕，唐忠辉，宋印利.病理学与病理生理学.2版.北京：北京大学医学出版社，2020.
［5］张忠，王化修.病理学与病理生理学.8版.北京：人民卫生出版社，2018.
［6］陈杰，周桥.病理学.3版.北京：人民卫生出版社，2016.
［7］李玉林.病理学.8版.北京：人民卫生出版社，2013.
［8］丁运良，王见遐.病理学与病理生理学.4版.北京：科学出版社，2012.
［9］唐慧玲，张忠，宋维芳.病理学与病理生理学.北京：北京大学医学出版社，2013.

中英文专业词汇索引

A

癌（carcinoma） 68
癌前病变（precancerous lesion） 71
癌肉瘤（carcinosarcoma） 69
癌症（cancer） 69
氨中毒（ammonia intoxication） 251

B

白细胞三烯（leukotriene，LT） 51
白血病（leukaemia） 77
鼻咽癌（nasopharyngeal carcinoma，NPC） 207
变性（degeneration） 20
变质（alteration） 47
标准碳酸氢盐（standard bicarbonate，SB） 117
濒死期（agonal stage） 11
病毒性肺炎（viral pneumonia） 204
病毒性肝炎（viral hepatitis） 231
病理性钙化（pathologic calcification） 23
病理性色素沉着（pathologic pigmentation） 22
病理学与病理生理学（pathology and pathophysiology） 1
病因学（etiology） 6
玻璃样变性（hyaline degeneration） 21

C

充血（hyperemia） 36
充血性心力衰竭（congestive heart failure） 181
出血（hemorrhage） 37
创伤愈合（wound healing） 30
促甲状腺激素（thyroid stimulating hormone，TSH） 8
促甲状腺激素释放激素（thyrotropin-releasing hormone，TRH） 8

D

大肠癌（carcinoma of the large intestine） 246
大叶性肺炎（lobar pneumonia） 201
代谢性碱中毒（metabolic alkalosis） 121
代谢性酸中毒（metabolic acidosis） 118
单纯型酸碱平衡紊乱（simple acid-base disturbance） 116
等渗性脱水（isotonic dehydration） 86
低钾血症（hypokalemia） 93
低渗性脱水（hypotonic dehydration） 85
低张性缺氧（hypotonic hypoxia） 130
淀粉样变（amyloidosis） 23
凋亡（apoptosis） 26
动脉粥样硬化（atherosclerosis，AS） 165
动物实验（animal experiment） 2

E

恶性高血压（malignant hypertension） 170
恶性淋巴瘤（malignant lymphoma） 76
二尖瓣关闭不全（mitral insuffciency） 177
二尖瓣狭窄（mitral stenosis） 176
二期愈合（secondary healing） 31

F

发病学（pathogenesis） 8
非蛋白氮（non-protein nitrogen，NPN） 278
非霍奇金淋巴瘤（non-Hodgkin lymphoma，NHL） 77
肥大（hypertrophy） 18
肺癌（carcinoma of the lung） 208
肺表面活性物质（pulmonary surfactant，PS） 218
肺气肿（pulmonary emphysema） 197
肺肉质变（pulmonary carnification） 203
肺炎（pneumonia） 201
分化（differentiation） 63
分化程度（degree of differentiation） 63
风湿病（rheumatism） 172

风湿性全心炎（rheumatic pancarditis） 174
风湿性心肌炎（rheumatic myocarditis） 174
风湿性心内膜炎（rheumatic endocarditis） 174
风湿性心外膜炎（rheumatic pericarditis） 174
风湿性心脏病（rheumatic heart disease，RHD） 173
副肿瘤综合征（paraneoplastic syndrome） 67

G

肝性脑病（hepatic encephalopathy，HE） 249
肝硬化（liver cirrhosis） 237
感染性心内膜炎（infective endocarditis，IE） 175
干扰素（interferon，IFN） 103
高钾血症（hyperkalemia） 95
高渗性脱水（hypertonic dehydration） 84
高血压（hypertension） 169
高血压脑病（hypertensive encephalopathy） 171
高血压心脏病（hypertensive heart disease） 170
梗死（infarction） 42
骨肉瘤（osteosarcoma） 76
固定酸（fixed acid） 113

H

黑色素瘤（melanoma） 77
呼吸性碱中毒（respiratory alkalosis） 122
呼吸性酸中毒（respiratory acidosis） 120
化脓性炎（suppurative inflammation） 55
坏疽（gangrene） 25
坏死（necrosis） 24
坏死后性肝硬化（post-necrotic cirrhosis） 240
缓冲碱（buffer base，BB） 117
挥发酸（volatile acid） 112
混合型酸碱平衡紊乱（mixed acid-base disturbance） 116
活体组织检查（biopsy） 2
霍奇金淋巴瘤（Hodgkin lymphoma，HL） 77

I

IgA 肾病（IgA nephropathy） 264

J

机化（organization） 26
基底细胞癌（basal cell carcinoma） 74
畸胎瘤（teratoma） 77

急进性高血压（accelerated hypertension） 171
急性弥漫性增生性肾小球肾炎（acute diffuse proliferative glomerulonephritis） 260
急性肾衰竭（acute renal failure，ARF） 275
急性肾炎综合征（acute nephritic syndrome） 260
急性肾盂肾炎（acute pyelonephritis） 266
家族性腺瘤性息肉病（familial adenomatous polyposis，FAP） 72
间变（anaplasia） 63
间变性肿瘤（anaplastic tumor） 63
间质（stroma） 63
碱剩余（base excess，BE） 117
浆液性炎（serous inflammation） 54
交界性肿瘤（borderline tumor） 68
结核病（tuberculosis） 287
精氨酸加压素（arginine vasopressin，AVP） 84
局灶性节段性肾小球硬化（focal segmental glomerulosclerosis，FSG） 264

K

康复（recovery） 10
抗利尿激素（antidiuretic hormone，ADH） 84
快速进行性肾小球肾炎（rapidly progressive glomerulonephritis，RPGN） 261
快速进行性肾炎综合征（rapidly progressive nephritic syndrome） 260

L

离心性肥大（eccentric hypertrophy） 170
良性高血压（benign hypertension） 170
临床死亡期（stage of clinical death） 11
淋巴管瘤（lymphangioma） 75
鳞状细胞癌（squamous cell carcinoma） 74
流行性乙型脑炎（epidemic encephalitis B） 296

M

慢性肺源性心脏病（chronic cor pulmonale） 199
慢性肾衰竭（chronic renal failure，CRF） 279
慢性肾小球肾炎（chronic glomerulonephritis） 264
慢性肾炎综合征（chronic nephritic syndrome） 260
慢性肾盂肾炎（chronic pyelonephritis） 267
慢性支气管炎（chronic bronchitis，CB） 195
慢性阻塞性肺疾病（chronic obstructive pulmonary

disease，COPD） 194

弥散性血管内凝血（disseminated intravascular coagulation，DIC） 53，152

膜性肾小球病（membranous glomerulopathy） 262

膜增生性肾小球肾炎（membranoproliferative glomerulonephritis，MPGN） 263

N

脑死亡（brain death） 11

内源性致热原（endogenous pyrogen，EP） 101

黏液样变（mucoid change） 23

尿毒症（uremia） 274

凝固性坏死（coagulative necrosis） 24

P

胚胎干细胞（embryonic stem cell，ESC） 28

平滑肌瘤（leiomyoma） 75

平滑肌肉瘤（leiomyosarcoma） 76

Q

前列腺素（prostaglandin，PG） 51

R

肉瘤（sarcoma） 68

肉芽肿性炎（granulomatous inflammation） 58

肉芽组织（granulation tissue） 29

乳头状瘤（papilloma） 73

S

伤寒（typhoid fever） 292

上皮-间质转化（epithelial-mesenchymal transition，EMT） 20

肾病综合征（nephrotic syndrome） 260

肾功能不全（renal insufficiency） 274

肾衰竭（renal failure） 274

肾细胞癌（renal cell carcinoma） 268

肾小球滤过分数（glomerular filtration fraction，GFF） 90

肾小球滤过率（glomerular filtration rate，GFR） 90

肾小球肾炎（glomerulonephritis，GN） 258

肾盂肾炎（pyelonephritis） 266

渗出（exudation） 47

生物学死亡期（stage of biological death） 11

尸检（autopsy） 1

实际碳酸氢盐（actual bicarbonate，AB） 117

实质（parenchyma） 63

食管癌（carcinoma of esophagus） 241

视前区-下丘脑前部（preoptic-anterior hypothalamus，POAH） 100

适应（adaptation） 16

水中毒（water intoxication） 87

水肿（edema） 88

死亡（death） 11

酸碱平衡紊乱（acid-base disturbance） 112

损伤（injury） 20

T

脱水（dehydration） 84

W

胃癌（gastric carcinoma） 242

胃炎（gastritis） 225

无症状性血尿或蛋白尿（asymptomatic hematuria or proteinuria） 260

萎缩（atrophy） 16

X

细胞老化（cellular aging） 27

细胞水肿（cellular swelling） 20

细菌性痢疾（bacillary dysentery） 294

细菌性心内膜炎（bacterial endocarditis，BE） 175

细小动脉硬化（arteriolosclerosis） 22

纤维斑块（fibrous plaque） 166

纤维瘤（fibroma） 75

纤维肉瘤（fibrosarcoma） 76

纤维素性炎（fibrinous inflammation） 54

纤维性修复（fibrous repair） 29

腺癌（adenocarcinoma） 75

腺瘤（adenoma） 74

向心性肥大（concentric hypertrophy） 170

消化性溃疡（peptic ulcer） 229

小叶性肺炎（lobular pneumonia） 203

心瓣膜病（valvular vitium of the heart） 176

心房钠尿肽（atrial natriuretic peptide，ANP） 90

心肌梗死（myocardial infarction） 167

心绞痛（angina pectoris） 167

心力衰竭（heart failure） 181

心输出量（cardiac output，CO） 181
性传播疾病（sexually transmitted diseases，STD） 297
休克（shock） 138
修复（repair） 27
血管瘤（hemangioma） 75
血栓（thrombus） 38
血栓形成（thrombosis） 38
血小板激活因子（platelet activating factor，PAF） 52
血氧饱和度（oxygen saturation of hemoglobin，SO_2） 130
血氧分压（partial pressure of oxygen，PO_2） 129
血氧含量（oxygen content，CO_2） 130
血氧容量（blood oxygen capacity，CO_2 max） 129
血液性缺氧（hemic hypoxia） 131
循环性缺氧（circulatory hypoxia） 132

Y

亚急性感染性心内膜炎（subacute infective endocarditis） 175
亚健康（sub-health） 6
严重急性呼吸综合征（severe acute respiratory syndrome，SARS） 205
炎性增生（proliferation） 51
炎症（inflammation） 46
炎症介质（inflammation mediator） 51
液化性坏死（liquefactive necrosis） 25
一期愈合（primary healing） 30

移行细胞癌（transitional cell carcinoma） 75
异型性（atypia） 63
阴离子间隙（anion gap，AG） 117
幽门螺杆菌（helicobacter pylori，HP） 225
诱因（precipitating factor） 8
淤血（congestion） 36
原发性肝癌（primary carcinoma of liver） 244
原发性颗粒性固缩肾（primary granular atrophy of kidney） 170
原位癌（carcinoma in situ） 73

Z

再生（regeneration） 27
增生（hyperplasia） 18
支原体肺炎（mycoplasmal pneumonia） 206
脂肪变性（fatty change，steatosis） 21
脂肪瘤（lipoma） 75
脂肪肉瘤（liposarcoma） 76
脂纹（fatty streak） 166
肿瘤（tumor，neoplasm） 61
肿瘤坏死因子（tumor necrosis factor，TNF） 103
粥瘤（atheroma） 166
粥样斑块（atheromatous plaque） 166
主动脉瓣关闭不全（aortic insufficiency） 178
主动脉瓣狭窄（aortic stenosis） 177
转移（metastasis） 65
赘生物（vegetation） 174